総合小児医療カンパニア

小児科外来
薬の処方プラクティス

総編集◉**田原 卓浩** たはらクリニック
専門編集◉**宮田 章子** さいわいこどもクリニック

中山書店

刊行にあたって

　日常の"小児医療サービス"を極めるには，最新の知識を求め厳選する"小児医学"とその知識を実際に活用する"小児医療"とのバランスを保ちながら，どちらをも常に深化させるための熱意が欠かせません．小児科医が生涯研鑽を続けるだけでなく，小児医療に携わるすべての人々が，自身の能力を絶えず更新しながら相互に高め合うことのできる環境を整えることは重要な課題です．

　『総合小児医療カンパニア』シリーズは，臨床現場で医師ならびにメディカル・スタッフが診療に関する知識・技術・課題などを共有するための情報やエビデンスを紹介するために刊行されました．

　超少子高齢化社会・世代間格差の拡大・グローバル化など子どもをとりまく環境が目まぐるしく変化し続けるなかで，子どもと家族を中心にした"小児医療サービス"を多面的に解析・理解・把握し，より良い医療サービスを提供することが求められています．

　刊行にあたっては，"小児医学"偏重ではなく"小児医療"を基軸として，より確かな基礎臨床能力（知識と技能）を備え，"総合診療力"を高めることを主な目標に掲げました．各巻の編集を経験豊かな開業小児科医にお願いし，小児医療の現場で遭遇する課題をクローズアップしていただきました．さらに執筆陣には小児医療の最前線で活躍されている方々を据え，これまでの経験から得られた知識・技術を紹介・解説していただきました．

　未来を担う子どもたちの健康を支えるというミッションを遂行するために，われわれ小児科医がメディカル・スタッフとともに「今できることは何か」を探求していくことへの一助になれば幸いです．

田原卓浩
（たはらクリニック）

2012 年 12 月

序

　小児に対する薬物療法に関する調査・研究は継続的に進められているものの，小児医療の臨床現場で繁用されている薬物の大半が，それらの添付文書の記載事項（効能・効果，用法・用量，使用上の注意，文献など）と照らし合わせると"適応外使用"と判断される俎上に置かれたままである．総医療費抑制に向かう医療制度改革の下，薬物の使用状況への監視が徐々に厳しくなり，小児プライマリ・ケアに不可欠な薬物に対しても，保険者が添付文書の記載内容との照合をより厳格に行う傾向にある．また，小児に使用可能な剤形も多様化していることはアドヒアランス向上への"追い風"となっているとはいえ，小児薬用量をすべての薬物・剤形について臨床治験を実施したうえで評価・判定することは不可能である．換言すれば，添付文書だけをエビデンスとして判断することには限界がある．

　このような環境下で"安全で安心な医療サービスの提供"を使命とするわれわれ医師には，自身が選択する薬物の安全性を常に確認しながら処方・使用することが求められている．わが国の医療体制の中でより充実した医療サービスを提供し続けるためには，医師・薬剤師・看護師などの協働（多職種連携）が不可欠であり，その熟成に必要な「かかりつけ医」「かかりつけ薬局」の啓発には，力強いリーダーシップが求められている．薬物のアドヒアランスを高めるためのさまざまな配慮・工夫は全国各地で行われており，現場で練り上げられたノウハウを共有することはわが国の薬物療法の質を高めることにつながる．

　本書では，小児プライマリ・ケア（総合小児医療）をさらに積極的に展開するために役立つことを期待して小児薬物療法の理論・手法・コツを披露していただいた．本書を紐解いていただいた瞬間から，さらに一歩踏み込んだ医療が実践されることにつながれば望外の喜びである．

　最後に，総合小児医療カンパニアシリーズの完結にあたり，書物において最も重要なことは「幹をしっかりつかめば，すべての枝を揺らせる」"grasp the trunk hard only, and you will shake all the branches."というサミュエル・ジョンソン（1709-1784）の言葉で結びたい．

田原卓浩
（たはらクリニック）

2016年11月

序

　総合小児医療カンパニアシリーズは小児科プライマリ診療を身近に感じ，外来ですぐ活用できることをコンセプトにして編集されてきました．ここに最終章として『小児科外来　薬の処方プラクティス』を発刊することができ，シリーズのコンセプトに沿った実際的な内容になったと思います．

　とくに小児科診療に携わりはじめた医師や，多忙な診療のなかで実地医家が身近に置きすぐに活用できるよう，「薬を出すタイミング（どんな症状がみられたら薬を出すのか）」「処方例」「保護者への説明」「再診指示が必要な患者・症状」「薬を中止するタイミング（治癒，悪化）」の5つの視点からまとめ，読みやすい工夫をしました．実際の処方例では臨床医にとって使い慣れている販売名が併記され，用量や剤形も詳細に紹介しました．また「保護者のへの説明」や「再診指示の必要な患者・症状」は，小児科診療の根幹をなすもので，記載内容はそれぞれの著者の経験と工夫がちりばめられています．

　疾患別の処方例ではフリーアクセスの総合小児科外来を想定し，小児のcommon diseaseの処方を意識し急性疾患という枠にとらわれない皮膚科・耳鼻咽喉科・眼科領域など他科の疾患についての処方例に加え，最近増加している発達障害の処方，慢性疾患の処方例を紹介しています．また，家族の病気が子どもに影響することがあります．時には保護者の診察や処方をすることも小児科医の役目でもあると考え，家族からよく相談される処方についても触れています．

　子どもの成長・発達に見合った薬剤の選択と投与量の設定，効果と副作用の予測など臨床薬理学の知識と，服薬アドヒアランスの工夫などを含め，この一冊で小児の薬物療法を俯瞰し，かつ診療の実際で活用できるものと願っています．

宮田章子
（さいわいこどもクリニック）

2016年11月

CONTENTS 小児科外来 薬の処方プラクティス

小児の処方：基本と小ワザ

処方の掟・禁じ手 ………………………………………………………………… 市川光太郎 …… 2
かぜ薬の変遷 ……………………………………………………………………… 崎山　弘 …… 13
調剤薬局との処方箋記載ルール ………………………………………………… 時田章史 …… 18
ジェネリック医薬品の使い方 …………………………………………………… 佐藤好範 …… 22
主要症候と薬の使い方 …………………………………………… 浅井大介，長村敏生 …… 26
医薬部外品・保険給付対象外の薬剤 …………………………………………… 伊藤純子 …… 38
「お薬手帳」の活用術 ……………………………………………………………… 進藤静生 …… 42
添付文書の読み方・使い方 ……………………………………………………… 山口賢一 …… 46

疾患別の薬剤処方

かぜ症候群 ………………………………………………………………………… 崎山　弘 …… 52
インフルエンザ
　―年齢を考慮したインフルエンザに対する抗ウイルス薬の選択 ………… 齋藤昭彦 …… 60
マイコプラズマ肺炎 ……………………………………………………………… 成田光生 …… 65
RS ウイルス細気管支炎，ヒトメタニューモウイルス気管支炎 …………… 成相昭吉 …… 70
クループ …………………………………………………………………………… 永井和重 …… 76
気管支喘息 ………………………………………………………… 五十嵐隆夫，五十嵐丈二 …… 79
溶連菌感染症―GAS 感染症 ……………………………………………………… 坂田　宏 …… 86
溶連菌感染症と鑑別を要する咽頭・扁桃炎 …………………………………… 西　順一郎 …… 92
熱性けいれん ……………………………………………………………………… 宮田章子 …… 96
片頭痛 ……………………………………………………………………………… 桑原健太郎 …… 102
注意欠如多動症（ADHD），自閉スペクトラム症（ASD） …………………… 山下裕史朗 …… 106
起立性調節障害，乗り物酔い …………………………………………………… 石谷暢男 …… 110
便秘 ………………………………………………………………………………… 冨本和彦 …… 114
下痢，急性胃腸炎 ………………………………………………………………… 中村　豊 …… 120
アトピー性皮膚炎 ………………………………………………………………… 吉田雄司 …… 126
伝染性膿痂疹 ……………………………………………………………………… 田原卓浩 …… 133
じんま疹 …………………………………………………………………………… 塙　佳生 …… 136
熱傷と創傷一般―被覆材（ドレッシング材） ………………………………… 佐久間秀人 …… 140
日やけ，汗疹 ……………………………………………………………………… 杉原雄三 …… 147
にきび（尋常性痤瘡） …………………………………………………………… 野崎　誠 …… 150
接触皮膚炎 ………………………………………………………………………… 野崎　誠 …… 153
乾燥肌へのスキンケア …………………………………………………………… 野崎　誠 …… 156

ペット外傷	井上信明	159
凍瘡(しもやけ)	佐藤　勇	162
水痘・帯状疱疹	幸道直樹	165
アタマジラミ, 疣贅	田中秀朋	169
口内炎, 口唇ヘルペス, 鵞口瘡(口腔カンジダ症)	小野靖彦	173
尿路感染症	平岡政弘	178
亀頭包皮炎, 外陰炎, 腟炎, 子宮頸管炎	津田　隆	182
蟯虫	高田　修	186
結膜炎, 麦粒腫	鈴木克佳	189
急性中耳炎	深澤　満	195
滲出性中耳炎	伊藤真人	201
鼻副鼻腔炎	伊藤真人	206
アレルギー性鼻炎	兼定啓子	211
ORT(経口補液療法), 輸液	松下　享	214
シナジス®(RSウイルス予防)	渡部晋一	217

家族への薬剤処方

筋肉痛・腰痛, 肩こり, 頭痛	竹田加奈子, 宮本雄策	224
胃食道逆流症(GERD)	小口　学	227
不眠症	宮崎雅仁	230
花粉症	松原茂規	233
不定愁訴	小柳憲司	236

プロフェッショナルな薬の使い方

適切な抗菌薬の使用法	田島　剛	240
適応外使用をどう考えるのか	賀藤　均	246
在宅医療で使う薬	石渡久子	251
授乳中の薬	石和　俊	257
漢方薬の使い方	黒木春郎	262
アナフィラキシーショック	椿　俊和, 海老澤元宏	269

薬の飲ませ方

飲ませ方・処方の工夫	上荷裕広	278
服薬アドヒアランスを上げるコツ	三浦哲也	284
効果的な処方	木津純子, 松元一明	289

スペシャリストからジェネラリストへ

抗菌薬の分類と特徴―系統的に理解するために ………………………… 田島　剛 …… 300

コラム

かぜ薬の有効性と安全性についての検討―市販薬と処方薬 ……………… 冨本和彦 …… 48
かゆみ止め(抗ヒスタミン薬)はけいれんを誘発するか？ ……… 宮本雄策，竹田加奈子 …… 220
細粒は溶けやすく速く効くか？ …………………………………………… 木津純子 …… 295
水薬とチャイルドロック …………………………………………………… 上荷裕広 …… 296

索引　薬剤 …………………………………………………………………………………… 314
　　　用語 …………………………………………………………………………………… 319

本書のご使用にあたって

　出版時の最新情報に基づいて編集しておりますが，記述内容は日々更新されますため，各医薬品・医薬部外品の添付文書につきましては企業のホームページでの確認をお勧めします．
　また，下記の点についてもご注意ください．
・投与量の上限は成人量です．
・小児用製剤を使用する際，体重に留意してください．
　(40 kg 以上の推奨用量は確立していないため)
・製剤(錠剤・カプセルなど)の選択はアドヒアランスの維持を念頭にしてください．
・用量は成分量(力価)，製剤量，いずれかで記載しております．
・分量は基本的に1回量(1日○回・○日分)で記載していますが，製剤によっては1日量で記載していることもあります．
・軟膏，クリームは1本単位での処方例として記載しております．

執筆者一覧（執筆順）

本文

市川光太郎	北九州市立八幡病院小児救急センター	井上　信明	東京都立小児総合医療センター救命救急科
崎山　弘	崎山小児科	佐藤　勇	よいこの小児科さとう
時田　章史	クリニックばんびぃに	幸道　直樹	こうどう小児科
佐藤　好範	さとう小児科医院	田中　秀朋	あかちゃんとこどものクリニック
浅井　大介	京都第二赤十字病院小児科	小野　靖彦	おの小児科医院
長村　敏生	京都第二赤十字病院小児科	平岡　政弘	愛育小児科
伊藤　純子	虎の門病院小児科	津田　隆	ほしの婦人科小児科クリニック
進藤　静生	しんどう小児科医院	高田　修	たかだこども医院
山口　賢一	聖路加国際病院 Immuno-Rheumatology Center	鈴木　克佳	鈴木眼科/山口大学大学院医学系研究科眼科学
齋藤　昭彦	新潟大学大学院医歯学総合研究科小児科学分野	深澤　満	ふかざわ小児科
成田　光生	札幌徳洲会病院小児科	伊藤　真人	自治医科大学とちぎ子ども医療センター小児耳鼻咽喉科
成相　昭吉	島根県立中央病院小児科	兼定　啓子	耳鼻咽喉科 ののはなクリニック
永井　和重	滝川市立病院小児科	松下　享	松下こどもクリニック
五十嵐隆夫	いからし小児科アレルギークリニック	渡部　晋一	倉敷中央病院総合周産期母子医療センター
五十嵐丈二	笹菊薬品株式会社薬剤師		
坂田　宏	旭川厚生病院小児科	竹田加奈子	聖マリアンナ医科大学小児科/川崎市立多摩病院小児科
西　順一郎	鹿児島大学大学院医歯学総合研究科微生物学分野	宮本　雄策	聖マリアンナ医科大学小児科/川崎市立多摩病院小児科
宮田　章子	さいわいこどもクリニック		
桑原健太郎	広島市立広島市民病院小児科	小口　学	おぐち小児科
山下裕史朗	久留米大学医学部小児科	宮崎　雅仁	小児科内科三好医院
石谷　暢男	石谷小児科医院	松原　茂規	松原耳鼻いんこう科医院
冨本　和彦	とみもと小児科クリニック	小柳　憲司	長崎県立こども医療福祉センター小児心療科
中村　豊	ゆたかこどもクリニック		
吉田　雄司	よしだ小児科医院	田島　剛	博慈会記念総合病院
田原　卓浩	たはらクリニック	賀藤　均	国立成育医療研究センター
塙　佳生	塙小児科医院	石渡　久子	あおぞら診療所新松戸
佐久間秀人	佐久間内科小児科医院	石和　俊	石和こどもクリニック
杉原　雄三	こどもクリニック八本松	黒木　春郎	外房こどもクリニック
野崎　誠	わかばひふ科クリニック	椿　俊和	つばきこどもクリニック

海老澤元宏	国立病院機構相模原病院臨床研究センター	三浦　哲也	アップル薬局
上荷　裕広	すずらん調剤薬局	木津　純子	慶應義塾大学薬学部
		松元　一明	慶應義塾大学薬学部

コラム

冨本　和彦	とみもと小児科クリニック	木津　純子	慶應義塾大学薬学部
宮本　雄策	聖マリアンナ医科大学小児科/川崎市立多摩病院小児科	上荷　裕広	すずらん調剤薬局
竹田加奈子	聖マリアンナ医科大学小児科/川崎市立多摩病院小児科		

小児の処方
基本と小ワザ

小児の処方：基本と小ワザ

処方の掟・禁じ手

市川光太郎｜北九州市立八幡病院小児救急センター

- 日本人は「薬好き」という国民性があるといわれているが，実際に，薬を欲しがる保護者は多いし，処方なしで診察終了すると，「せっかく来たのに，薬ももらえなかった」という小言が受付事務でささやかれていることはよく経験される．ある意味で「処方しない診療」も勇気が要るものだと勝手に自分に言い聞かせている現状である．
- 本書のテーマは「小児の薬物療法」の掟・禁じ手であり，「処方なし」を多用するわけにはいかないが，いわゆるかぜ症候群であるウイルス疾患に対する抗菌薬など，不要な処方を控えることにも多少は言及が必要だろうと思っている．
- さらに処方に際しては，平成15年3月31日に厚生労働省医政局長からの都道府県知事宛の通知による遠隔診療についての一部改正にて，「直接対面に代替しうる程度の情報を得られる場合という条件を満たすときには診療・処方可能であるが，初診・急性期疾患に対しては原則として直接対面診療によること」とただし書きされており[*1]，日常診療においても直接対面ではない状況下での処方には注意が必要である．

[*1] 平成19年の局長通知で#8000などの相談事業において，「診断に必要な情報を得られないまま，相談者に対処方法等の指示はしてはならない」とある．

[*2] 薬物の意味を正確かつ丁寧に説明し，納得してもらったうえでの薬物治療を行うべきで，常に家族と医療者との協働医療を十分に意識・理解しての対応が不可欠である．

処方の前に留意すべきこと

- 子ども自身の成長・発達のため，遺伝薬理学，発達薬理学の視点をもって子どもへの薬物投与を行う必要がある．これにより適切な薬理効果を期待しうる原点になり，副作用の発症予防にもつながる．
- 子どもへの薬物投与においては，アドヒアランスの問題は避けて通れない課題である．すなわち，単に投与に徹するのではなく，患児・家族−医師関係を良好に保ったうえでの薬物療法でなければ効果は望めない[*2]．

子どもへの処方3つの心得

▶ 子どもの成長・発達に伴った薬物の吸収・代謝・排泄などを知ったうえでの薬物動態・薬物力学に基づいた投与量設定（発達薬力学の視点）が必要不可欠である．

▶ さらに，遺伝薬理学の視点を含めての薬物レセプターの遺伝子多型を理解し，薬物効果の多様性と副作用の出現頻度・程度を予測した治療を行うべきである．

▶ そして最後に，アドヒアランスの維持のためにも，患児・家族−医師関係，母親−医師関係を維持して協働する治療が行われることが，小児科における薬の処方の基本となる．保護者，とくに母親の薬への理解が得られなければ，薬物療法は机上論に終わるであろう．処方時にはこの点を常に意識して薬物療法の説明・同意を得るべきである[1]．

- 一方，小児医療において，医師と母親との関係にも注意が必要であり，妊娠中や授乳中の母親の薬に対する不安や不要な心配を取り除くことも，その信頼関係を構築するうえで重要な一面となっている．

PK：pharmacokinetics
PD：pharmacodynamics
Vd：volume of distribution

処方の掟

- 小児の臨床薬理学的特徴について理解しておくことは処方の基本である．

小児の臨床薬理学的特徴

薬物の体内動態[1,2]

臨床薬理学に基づいた薬物療法の基本は，薬物の体内動態を考慮して行うことであり，吸収・分布・代謝・排泄という4因子に規定される薬物動態・薬力学的情報に基づいて行う必要がある．

実際には，薬物がどの程度吸収され，どのように分布し，かつどのように代謝・排泄されるかを推察し，血中濃度がどの程度あれば有用な効果が得られ，副作用が少ないかなどを客観的に研究し，最適な投与量，投与間隔，投与方法，投与期間などを決定することが必要である．

抗菌薬の分野では，薬物動態（PK）と薬力学（PD）を考慮したPK/PD理論で抗菌薬の効果を検討することが標準化してきた（❶❷）．このような基礎知識を有して処方を行う必要がある．

薬物の吸収

小児科外来での薬物療法は多くが経口薬療法であり，小腸から吸収された薬物は門脈を通って肝臓にて代謝され，全身血流に乗り組織に分布される．全身血流に乗る前に肝臓や小腸などで代謝されることによる薬物の全身分布量の減少は，薬物の吸収における「初回通過効果」といわれている．この初回通過効果と吸収の両方を加味して，実際に体内に入る薬物量の投与量に対する割合を，「生体内利用率」とよぶ．これは，実際に体内で利用される薬物の割合という意味であり，吸収率が50％，初回通過率で70％が代謝されると，吸収された薬の30％が全身血流に乗ることとなり，生体内利用率は，[50×(100−70)/100]＝15％となる．

生体内利用率の高い薬物は，少々の生体内利用率の変動があっても，血中濃度は大きな影響を受けない．しかし，生体内利用率の低い薬物（すなわち，吸収の悪い薬，初回通過効果の影響を大きく受ける薬）では，わずかな吸収や初回通過効果の変化で，全身循環に乗る薬物量が，さらに血中濃度が大きく影響を受けることになる．つまり，初回通過効果がなんらかの原因（薬物代謝を阻害する食事，他の薬を服用している場合）で低下した場合，70％ではなく50％の代謝しかできなかったとき，吸収された薬物の50％は全身循環へ乗ることになり，生体内利用率は[50×(100−50)/100]＝25％となり，2倍近くの値になる．これはさほど影響が出そうにない値にみえるが，15％が25％増の血中濃度になるということは，薬物によっては中毒症状や副作用が出現することも十分にありうることとなる．

一方，経直腸投与の薬物の場合，下部〜中部直腸では門脈を経由せずに直接下大静脈に入り全身に分布されるが，上部直腸となると門脈に入り初回通過効果を受けてしまうことが知られている．つまり，多くの経直腸投与薬物は，肝臓を通らないことで，初回通過効果を受けずに全身に分布される．

蛋白結合率と体内分布

分布容積（Vd）は最低血中濃度と最高血中濃度の差に影響を受け，患児の身体全体がどの程度の血清もしくは血漿に相当するかを示す値である．いわゆる，脂溶性の高い薬物の分布容積は，脂肪が少ないやせた人と脂肪が多い肥満の

人では大きな違いが生じる．また，水分率の高い新生児では水溶性の薬物の分布容積は大きくなる．

　ゲンタマイシンは水溶性の薬物であり，その体重あたりの分布容積は水分率に比例し，新生児で0.45 L/kg，乳幼児で0.4 L/kg，とだんだん小さくなり，成人で0.2〜0.3 L/kgとなる．ゲンタマイシンは最高血中濃度が効果と相関する（❸）ことが知られているために，新生児では成人よりも体重あたりの投与量を増やすことが必要となる．

　薬物の蛋白結合率は体内分布に影響を与える重要な因子で，血中濃度，ひいては投与量に影響を与える．蛋白結合率は血中で蛋白と結合している割合であり，結合する蛋白は，酸性の薬物でアルブミン，塩基性の薬物でα_1-酸性糖蛋白である．蛋白結合率が高いことは，血中での遊離薬物の割合が低いことであり，蛋白結合率が95％であれば，血中の薬物の95％は蛋白と結合して，残りの5％が遊離状態で血中に存在する．

　蛋白結合率の高い薬物（例：フェニトインなど）は，結合蛋白の濃度（量）が下がると，蛋白結合率が大きく下がって薬物の血中濃度が変化する．薬物と結合する蛋白が減れば，結合できない遊離薬物が血中に溢れる割合が増える．すなわち，蛋白結合率が下がり，遊離薬物は血管外に漏出して，血管外の組織・細胞中へ分布する．血管外に遊離薬物が漏出すると，結果的には薬物の総血中濃度（血管内薬物総量）は下がる．

　しかし総血中濃度が下がっても，薬物の遊離血中濃度は結合蛋白濃度が下がった急性期以外は，薬物の投与量が同じであれば，ほとんど変わらないことが知られている．このことは測定した血中濃度を評価するときに重要であり，遊離血中濃度が実際の薬物の効果と強く相関しているので，総血中濃度が低くても遊離血中濃度が有効域にあれば，投与量を増やす必要はない．すなわち，低アルブミン血症の場合，遊離薬物の血中濃度を投与量の指標にすべき理由である．

　蛋白結合率の低い薬物は遊離薬物血中濃度が高いので，蛋白結合率が変わっても，総血中濃度や遊離血中濃度ともにあまり大きく変わらない．

NS：nephrotic syndrome

ステロイド薬投与時の掟

ネフローゼ症候群（NS）への投与時の注意

- ネフローゼ症候群は凝固能が亢進し，浮腫と血管内脱水に伴う血流障害や低分子蛋白の尿中漏出で血栓が生じやすい．小児の報告は少ないが，散見されるので注意が必要である．ネフローゼ症候群では動脈血栓，静脈血栓ともに起こりうることを知っておく．
- 低アルブミン血症下でのステロイド薬大量投与時には静脈血栓予防に抗凝固薬を，動脈血栓予防のために抗血小板薬の投与が必要であり，これらの併用投与が掟である．

消化性潰瘍の予防は掟となるか

- 消化性潰瘍の最大原因の *Helicobacter pylori* 菌感染に対する除菌療法の浸透により，ステロイド薬やNSAIDsの割合が相対的に大きくなっている現状で，ステロイド薬投与時の掟として，その防止は考慮すべきである．
- ステロイド薬は，ホスホリパーゼA_2活性を阻害して細胞膜から細胞質へのアラキドン酸の遊離抑制を起こし，プロスタグランジンの産生低下をき

❶ PK/PD理論の考え方

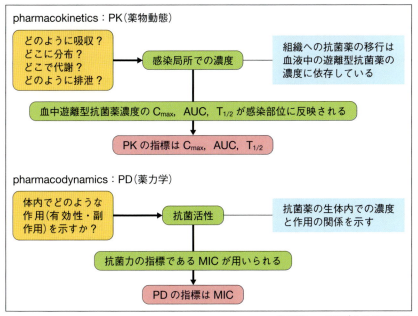

（戸塚恭一．2007[2)]を参考に作成）

❷ 抗菌薬のPK/PDパラメータ

PKパラメータ
① C_{max}
　薬剤投与後の最高血中濃度（ピーク濃度）
② AUC（area under the curve）
　血中濃度曲線下面積⇒薬物血中濃度-時間曲線と時間軸によって囲まれた部分の面積
　（体循環血液中に入った総薬物量をAUCで代替する）
③ $T_{1/2}$（半減期）
　2コンパートメントモデルでは通常β相*において算出する
　*β相：薬物投与後の血中濃度推移において、初期に急速に減衰する相（α相）に引き続き、ゆっくり減衰する相（β相）をさし、この相で半減期を算出する

PDパラメータ
① MIC（minimum inhibitory concentration）
　最小発育阻止濃度
　（一定量の細菌に抗菌薬を作用させて、18時間以上培養した後、目視で混濁が認められない抗菌薬の最も低い濃度をいう）
　⇒10^6/mL程度の菌量で混濁が認められないため、生菌が存在しないわけではない！

PK/PDパラメータ
① %T > MIC（time above MIC）
　24時間のなかで、血中濃度がMICを超えている時間の割合
② C_{max}/MIC
　濃度依存性の効果を予測可能
③ AUC/MIC
　濃度依存性の効果のほかに、時間依存性ではあるが、PAEがみられ、半減期の長いAZM、CAM、VCMなどの効果も予測可能

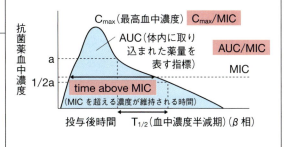

（戸塚恭一．2007[2)]を参考に作成）

たして胃粘膜防御因子を抑制する．さらには胃酸やペプシン，胃液分泌亢進，胃粘液分泌減少，粘液抵抗性減少，抗肉芽形成による潰瘍修復遅延，粘膜再生遅延などが重なって潰瘍形成されるので，H_2受容体拮抗薬などの併用投与は掟である．

❸ 効果に影響を与える抗菌薬の作用特性

> 抗菌薬の殺菌作用は濃度依存性と時間依存性の2つのタイプがあり，かつ，post antibiotics effect（PAE）の有無も効果に影響を与える

- 濃度依存性
  濃度が高くなると濃度依存的に殺菌作用を示す
  →フルオロキノロン系薬，アミノグリコシド系薬
- 時間依存性
  濃度を高くしても殺菌作用の増加は少なく，濃度を上げるよりは，細菌に触れている時間が重要なタイプで，時間の経過とともに殺菌作用を示す
  →βラクタム系薬，マクロライド系薬，グリコペプチド系薬
- PAE（post-antibiotic effect）
  抗菌薬がMIC以上の濃度で細菌に接触した場合に，抗菌薬の血中濃度がMIC以下，あるいは消失しても持続してみられる細菌の増殖抑制効果
  →G（＋）菌にはすべての抗菌薬がPAEを有するが，G（－）菌に対しては，アミノグリコシド・マクロライド系（蛋白合成阻害薬）やフルオロキノロン系（核酸合成阻害薬）には存在するが，βラクタム系（ペネム系を除く）には存在しない

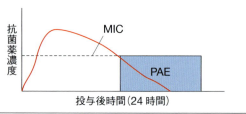

（戸塚恭一．2007[2]）を参考に作成）

マクロライド系抗菌薬投与時の掟

CYP：cytochrome P-450

- マクロライド系抗菌薬は肝代謝酵素（チトクローム P-450〈CYP〉）で代謝されるため，危険因子として，CYP阻害により併用薬の血中濃度が上昇し，それによる副作用出現があげられる．

併用禁忌薬を忘れない！

- エルゴタミン含有製剤（エルゴタミン酒石酸塩，ジヒドロエルゴタミンメシル塩酸）はマクロライド系抗菌薬の併用によりエルゴタミンの血中濃度の上昇に伴い，血管攣縮などの重篤な副作用が出現するので併用禁忌が掟である．

使用注意薬もしっかり覚えておくのが掟

- ジゴキシン：マクロライド系抗菌薬による腸内細菌叢への影響でジゴキシンの腸内細菌による不活化の抑制などにより血中濃度上昇が起こり，不整脈，嘔吐などの副作用が出やすい．注意深く使用するか，ジゴキシンの減量，併用中止をすべきである．
- テオフィリン，アミノフィリン：テオフィリンの代謝酵素（CYP）を阻害するため，血中濃度が上昇し中毒症状（興奮，けいれん，横紋筋融解症など）を起こしやすい．併用中止するかテオフィリンの減量を考慮する．
- **CYP阻害で血中濃度が上昇しやすいその他の知っておくべき薬剤：❹**に示す薬剤も，併用時の注意を理解したうえでの使用が掟である．

❹ CYP 阻害により血中濃度が上昇しやすい薬剤

薬剤名	副作用
カルバマゼピン	嗜眠，めまい，眼振，運動失調など
ミダゾラム	中枢神経抑制作用の増強
シクロスポリン	腎障害など
タクロリムス水和物	クレアチニン上昇など
ワルファリン（クマリン系抗凝固薬）	プロトロンビン時間延長など
ジソピラミド	QT 延長，低血糖など

❺ 抗アレルギー薬一覧

薬効分類	一般名	商品名
化学伝達物質遊離抑制薬	クロモグリク酸ナトリウム トラニラスト レピナリスト ペミラストカリウム タザノラスト	インタール リザベン ロメット アレギサール，ペミラストン タザノール，タザレスト
第 2 世代抗ヒスタミン薬（抗アレルギー薬）	ケトチフェンフマル酸塩 アゼラスチン塩酸塩 オキサトミド メキタジン エメダスチンフマル酸塩 エピナスチン塩酸塩 エバスチン セチリジン塩酸塩 フェキソフェナジン塩酸塩 オロパタジン塩酸塩 ロラタジン	ザジテン アゼプチン セルテクト ゼスラン，ニポラジン ダレン，レミカット アレジオン エバステル ジルテック アレグラ アレロック クラリチン
抗ロイコトリエン薬	プランルカスト モンテルカスト ザフィルルカスト	オノン キプレス，シングレア アコレート
Th2 サイトカイン拮抗薬	スプラタストトシル酸塩	アイピーディー
抗トロンボキサン薬	オザグレル塩酸塩 セラトロダスト ラマトロバン	ドメナン，ベガ ブロニカ バイナス

（在津正文．2008[3]）を参考に作成）

抗ヒスタミン薬・抗アレルギー薬使用時の掟

抗ヒスタミン薬・抗アレルギー薬[3]）の使い分けの掟

- 第 1 世代抗ヒスタミン薬（シプロヘプタジン塩酸塩，プロメタジン塩酸塩，クロルフェニラミンマレイン酸塩など）は中枢神経抑制作用（眠気など）が強いため，強い瘙痒を認めるとき以外は使わない．
- 第 2 世代抗ヒスタミン薬は広く抗アレルギー薬と呼称されている．作用別分類一覧を ❺ に示す．これらの薬剤は眠気など中枢神経系の副作用の程度を知って処方するのが掟であり，ロラタジン，エピナスチン塩酸塩などは中枢への移行が弱く，副作用が少ないが，同じ第 2 世代抗ヒスタミン薬のケトチフェンフマル酸塩は第 1 世代と同等の中枢神経作用がある

ことは知っておく．

けいれん誘発は知っておくべき掟
- 中枢ヒスタミン神経系はヒスタミンH_1受容体を介して，けいれんの抑制に関与していて，発育期において生理的意義が高いとされている．すなわち，ケトチフェンやオキサトミドの乳児への投与後，ウェスト症候群発症の報告が散見される．また，ケトチフェン投与例で熱性けいれんの持続時間が有意に長いことも知られ，抗ヒスタミン薬投与で熱性けいれんが有意に増加する．

尿路感染症時の処方の掟
予防投与薬に掟はあるか
- 尿路奇形を有した尿路感染児は再発が起こりやすいし，再発による腎瘢痕形成が高まり，進行性腎障害を惹起するおそれがある．このため予防薬の投与がほぼ掟である．予防薬として，ST合剤（0.01〜0.0125/kg/日），もしくはセファクロル（1〜5mg/kg/日）を眠前1回投与が原則である[*3]．

尿路感染症での投与期間に掟はあるか
- 上部尿路感染症（腎盂腎炎，急性巣状細菌性腎炎）では経静脈的投与が一般的で，原則2週間投与を行う．奇形があればST合剤またはセファクロルの予防投与を最低半年間行い，その後の方針を決定する．
- 下部尿路感染症は経口抗菌薬を5〜7日間投与するのが一般的である．

鉄剤投与の掟
投与開始時の貧血の程度
- 乳幼児でHb 11g/dL以下，学童で12g/dL以下との報告[4)]もあるが，筆者は乳幼児で9g/dL以下，学童で10g/dL以下として，極力，食事指導を行っての回復を図るようにしている．食事指導の効果判定は1〜2か月で行い，無理と判断したら鉄剤処方に切り替える．

鉄剤の処方量と処方期間
- 含有鉄量3mg/kg/日を一つの目安にしている．シロップ剤では0.5mL/kg/日である[*4]．

皮膚疾患時の外用薬処方の掟
伝染性膿痂疹の場合
- MRSAに強いポビドンヨード（イソジン®）での消毒後，フシジンレオ®軟膏塗布，さらには経口薬としてST合剤（バクトラミン®）の処方が原則である[*5]．

創傷被覆材の選択の掟
- 創傷面が乾燥か湿潤かで被覆材を選び分けることが原則である．ただし，創傷処置の原則は，すべて閉鎖療法がベストではなく，異物がなく感染創でない場合のみが閉鎖療法の掟となる．
- 被覆材の使い分けについては「熱傷と創傷一般」を参照されたい．

診断がつかないときの処方
- 保護者との関係性に左右されることも少なくないが，診断がつかないときの処方の掟は，原則として「処方しない」とすべきである．

[*3] 筆者は経験上，セファクロルは切れ味が悪い（耐性菌が多い）ので，ST合剤をもっぱら使用している．むろん，新生児，幼若乳児には慎重に使用することが前提である．

[*4] 筆者は，少なくとも3か月間は服用を勧めるが，時々忘れてもよいとあえて説明して，できるだけ食事から摂取することを強調している．

MRSA：methicillin resistant *Staphylococcus aureus*

[*5] ガーゼ被覆は治癒を遅らせるためにしない方針である．時に，長引く症例では黄色ブドウ球菌毒素に対するアレルギー抗体陽性例があるので，適正処方で長引く場合には抗体検査を行うことも必要となる．

- empiric therapy は，背に腹はかえられず，時間待ったなしの感染症時の抗菌薬のみである．
- まずは対症療法により患児の安定化を図り，早期診断に全力を傾けることが掟となる．

禁じ手・御法度

- 薬の処方に際しては薬の副作用を熟知して処方することが必要で，また禁じ手・御法度の回避のためには，薬の作用を熟知する必要がある．これに加えて，併用薬により思わぬ結果を招くことも少なくないので，併用時の注意点にも十分配慮する必要がある．

併用時の御法度例
- 薬物にはビリルビンなど内因性物質（体内発生物質）と蛋白結合を競合するものがあり，内因性物質の分布に影響を与える場合がある．つまり，ビリルビンとアルブミンの結合と競合する薬物として ST 合剤が知られており，新生児期には核黄疸を誘発することもあるため，核黄疸のおそれのある新生児には ST 合剤の投与は禁忌とされている．
- チトクローム P-450（CYP）酵素は多くの種類があり，特定の薬で誘導されて活性が上がったり抑制されたりすることが知られている．このことが薬物相互作用の原因として重要な意味をもつ[*6]．すなわち，フルコナゾール（ジフルカン®）をカルバマゼピン（テグレトール®）と併用するとカルバマゼピンの血中濃度が上がってしまうこととなる．

禁じ手につながる副作用を知っておこう
中枢神経症状を惹起する薬剤[5)]
- 意識障害（昏睡，混乱）をきたす薬剤：❻ に示すものがある．さらに重篤な意識障害（脳症など）を起こすものとして，❼ に示す薬剤がある．
- けいれんをきたす薬剤：❽ に示すものなどが知られている．とくに抗ヒスタミン薬・抗アレルギー薬では注意が必要である．
- うつ傾向をきたす薬剤：❾ に示すものがあり，とくにステロイド薬の長期投与では高率にみられるので注意する．

消化器症状を惹起する薬剤[6)]
- 抗菌薬による下痢は個人差があるもののよく知られており，整腸薬を一緒

[*6] たとえば，フェノバルビタールで CYP3A4 の活性が上がったり，フルコナゾールで CYP2C9，CYP2C19，CYP3A4 などの活性が下がることが知られている．

❻ 意識障害（昏睡，混乱）をきたす薬剤
- 抗ウイルス薬：アシクロビル，ガンシクロビル，オセルタミビルリン酸塩
- 抗ヒスタミン薬：クロルフェニラミン，シクロヘプタジンなど
- 解熱鎮痛薬：インドメタシンなど
- 抗不安薬：ジアゼパムなど
- 抗腫瘍薬：ビンクリスチン

❼ 重篤な意識障害（脳症など）を起こす薬剤
- 解熱鎮痛薬：アスピリン，ジクロフェナク
- 気管支拡張薬：テオフィリン，アミノフィリン
- 免疫抑制薬：シクロスポリン，タクロリムス

❾ うつ傾向をきたす薬剤
- 抗てんかん薬：アセタゾラミド
- 副腎皮質ホルモン剤：プレドニゾロン，ヒドロコルチゾンなど

❽ けいれんをきたす薬剤
- 気管支拡張薬：テオフィリン，アミノフィリン
- 抗ヒスタミン薬：クレマスチン，クロルフェニラミン，シクロヘプタジンなど
- 抗アレルギー薬：ケトチフェンフマル酸塩
- 免疫抑制薬：シクロスポリン，タクロリムス
- 副腎皮質ホルモン剤：プレドニゾロン，ヒドロコルチゾン
- H_2 受容体拮抗薬：シメチジン，ファモチジン
- 消化管運動改善薬：ドンペリドン
- 抗うつ薬：メチルフェニデート
- 抗ウイルス薬：アシクロビル，ガンシクロビル，アマンタジンなど
- 抗腫瘍薬：ビンクリスチン

に出す医師も少なくないほどである．覚えていてほしい口腔内変化と舌へ影響する薬を次に示す．

- **口腔内変化**：テトラサイクリンによる歯牙黄変，エナメル質形成不全が有名で，乳幼児への投与は禁忌である．そのほかにもフッ化物による斑状歯，過剰ビタミンDによるエナメル質減形成，コルヒチンによる歯形成障害などがある．歯肉ではフェニトインによる歯肉肥大が知られているが，そのほかシクロスポリン，テトラサイクリン，ベラパミル塩酸塩などでも歯肉肥大が生じる．
- **口内炎**：多くの薬剤で起こるが，バルプロ酸ナトリウム，カルバマゼピン，メトトレキサート，ブレオマイシン，酢酸レチノールなどが有名である．
- **舌への影響**：味覚障害，味覚消失，味覚倒錯をきたすものがある（⑩）．

造血器障害を惹起する薬剤[7]

- クロラムフェニコールによる汎血球障害（再生不良性貧血）がよく知られているが，ほかに，シメチジン，アザチオプリン，フロセミド，インターフェロンなどが知られている．投与量依存ではなく，障害も不可逆的であり，薬物使用後1〜6か月に出現することが知られている．
- **赤血球障害**：赤芽球癆，溶血性貧血，巨赤芽球性貧血，鉄芽球性貧血をきたすものがある（⑪）．
- **白血球障害**：産生低下をきたすのは各種抗腫瘍薬や免疫抑制薬などの細胞障害性薬剤によるもので，日常的に経験される．また，顆粒球前駆細胞が

⑩ 舌へ影響する薬剤

味覚障害	クラリスロマイシン，ドキシサイクリン塩酸塩などの連用で発生する
味覚消失	メトトレキサート，D-ペニシラミン，ニトラゼパム，カプトプリルなどが知られている
味覚倒錯	NSAIDs（アスピリンなど），スルベニシリンナトリウム，テトラサイクリン，カプトプリル，ブスルファン，シスプラチン，D-ペニシラミン

⑪ 赤血球障害をきたす薬剤

赤芽球癆	フェニトイン，クロラムフェニコールがよく知られ，ほかにフロセミド，カルバマゼピン，バルプロ酸ナトリウム，アロプリノールが知られている
溶血性貧血	薬剤吸着型はペニシリン，セファロスポリン，テトラサイクリンなどで用量依存とされる．免疫複合型（neo-antigen型）ではキニジン，キニン，リファンピシン，セファロスポリンが知られ，過去の服用歴が重要である
巨赤芽球性貧血	DNA合成阻害によるもので，核酸合成阻害薬（フルオロウラシル，6-メルカプトプリン，シクロホスファミド），葉酸代謝阻害薬（メトトレキサート，ペンタミジン，フェニトイン，フェノバルビタール），ビタミンB_{12}吸収阻害薬（コルヒチンなど）が知られている
鉄芽球性貧血	イソニアジド，ピラジナミド，クロラムフェニコールなど，赤芽球内鉄代謝異常，ヘム合成酵素の活性低下，芽球内ミトコンドリア異常による鉄過剰と無効造血を起こす薬剤が知られている

直接傷害される中毒性産生低下もあり，その薬剤としてクロルプロマジン，サルファ剤，フェニトインが知られている．崩壊の亢進で減少するのは，解明されていないが自己抗体産生による免疫的機序によるとされ，アミノピリン，βラクタム系抗菌薬，抗甲状腺薬，スルピリン，スピロノラクトンなどが知られている．

- **血小板障害**：機能抑制作用を引き起こすが，血小板の cyclic AMP 増加（プロスタグランジン，ジピリダモールなど）によるもの，血小板のプロスタグランジン代謝（アスピリン，フルルビプロフェンなど）に関するものが臨床的に問題になる．ほかにメフェナム酸，イブプロフェンなどの抗炎症薬やバルプロ酸ナトリウムが報告されている．

内臓障害

- **肝障害**：すべての薬剤が代謝の面から肝機能異常を起こしうると考えるべきである．異常が認められたら，被疑薬を中止すれば自然軽快する場合が多い．アセトアミノフェンのように中毒性肝障害をきたすものと，ほかにアレルギー性と代謝性によるものがある．
- **膵障害**：重症化しやすく，ただちに治療が必要であるが，メカニズムは解明されていない．アザチオプリン，ビンクリスチン，6-メルカプトプリン，L-アスパラキナーゼなどの抗腫瘍薬，サルファ剤，エリスロマイシン，テトラサイクリンなどの抗菌薬が知られ，ほかにはシメチジン，メチルドパ，コルチコステロイド，エストロゲン，フロセミドなどが知られている．
- **主な腎障害**：急性尿細管壊死，尿細管間質性腎炎，腎血管炎，腎石灰化・結石症をきたすものがある（⑫）．
- **まれな腎障害**：シスプラチンは尿細管間質性腎炎を起こす．シクロホスファミドは遠位尿細管障害による低ナトリウム血症と出血性膀胱炎を起こすことが知られている．高用量メトトレキサートを用いる際には，尿アルカリ化を図り尿量増加を行わないと腎障害（非乏尿性急性腎不全）をきたす．

⑫ 腎障害をきたす薬剤

急性尿細管壊死	薬剤毒性で生じるが，アミノグリコシド系，βラクタム系抗菌薬，抗真菌薬（アムホテリシンB，ミカファンギン，ケトコナゾール，フルコナゾール），シスプラチン，NSAIDs，静注放射線造影剤などが知られている 溶血性尿毒症症候群はシクロスポリン，シスプラチン，ダウノルビシン，キニン，ペニシラミンなどで起こるとされている
尿細管間質性腎炎	メチシリン，セファロスポリン，ゲンタマイシン，ST合剤などの抗菌薬，抗てんかん薬，アスピリンやアセトアミノフェン，シクロスポリン，タクロリムスなどが知られている
腎血管炎	ペニシラミン，リファンピシン，ヒドララジン，インターフェロンα，イソニアジドなどが知られ，病態として半月体形成性腎炎とされている
腎石灰化・結石症	慢性的な薬剤性遠位型尿細管アシドーシスで惹起される．アロプリノール，フロセミド，ビタミンD，エチレングリコール，トピラマートなどがある

> **まとめ**
>
> 　処方の掟は，アドヒアランスを上げるために，薬物作用をしっかり理解して，母親への指導をきっちり行うことである．さらに副作用や併用薬との相互作用などをしっかり認識して処方することである．もちろん，正しい診断傷病名を下して，治癒をめざして，その傷病名に適した薬剤を処方することが処方の掟である．診断が正確でない場合には安易な処方を行わないことも掟である．
>
> 　禁じ手は，副作用・相互作用を検討せずに処方することである．このような検討を行わずに処方することは厳禁すべきである．
>
> 　筆者は，細菌感染児の抗菌薬，てんかん児の抗てんかん薬などの処方以外の処方薬は，「飲めたら飲んだほうがよいけど，無理して最後まで飲まなくてもよいし，症状が軽くなったら両親の判断でやめてもよい」と説明している．

文献

1) 市川光太郎．総論．市川光太郎編著．小児科外来診療での薬の考え方・使い方．東京：中外医学社；2011．p.1-26．
2) 戸塚恭一編著．日常診療に役立つ抗菌薬のPK/PD．東京：ユニオンエース；2007．
3) 在津正文．抗ヒスタミン薬と抗アレルギー薬はどこが違うのですか．小児内科 2008；40：331-2．
4) 加藤陽子．鉄欠乏性貧血最初の投与量と投与期間は何を目安にすればよいか．小児内科 2008；40：415-6．
5) 佐々木征行．精神・神経症状．小児科 2006；47 Suppl：667-73．
6) 吉村文一．消化器症状．小児科 2006；47 Suppl：674-7．
7) 堀壽成ほか．造血器障害．小児科 2006；47 Suppl：678-83．

小児の処方：基本と小ワザ

かぜ薬の変遷

崎山　弘｜崎山小児科

- 平成8(1996)年10月25日発行，日本医師会雑誌臨時増刊『薬の正しい使い方』〈生涯教育シリーズ〉で，かぜ症候群に対する治療薬の第1選択として記載されているものは，以下の3処方である．
    - ▶PL配合顆粒® 4.0g　1日4回6時間間隔，または朝・昼・夕・就寝前
    - ▶ダーゼン® 5mg，3錠，1日3回，毎食後
    - ▶ダン・リッチ® 2カプセル，1日2回，朝・夜
- この20年間で，すでにダーゼン®とダン・リッチ®は市場から姿を消している．これは成人対象の処方ではあるが，これらの薬が薬品としての認可取り消しという形で市場から退場させられた理由を知ることは，現在使われているかぜ薬の今後を予想するにあたり有用な情報を提供してくれる．
- 本項では，同時期に小児科領域でも使われていたノイチーム®（塩化リゾチーム）についても併せて記載する．

ダーゼン®（❶）

（武田薬品工業，成分名：セラペプターゼ*1，販売開始1968年11月）

*1 セラペプターゼ
カイコの腸内細菌から産生される蛋白分解酵素として見いだされた消炎酵素薬である．

❶ ダーゼン®の効能・効果，用法・用量

効能・効果	・次の疾患，症状の腫脹の緩解 　手術後及び外傷後，慢性副鼻腔炎，乳汁うっ滞（乳房マッサージ及び搾乳を行っている場合） ・痰の切れが悪く，喀出回数の多い下記疾患の喀痰喀出困難 　気管支炎，肺結核，気管支喘息 ・麻酔後の喀痰喀出困難
用法・用量	セラペプターゼとして，通常成人1日15〜30mgを1日3回に分けて毎食後に経口投与する． なお，年齢・症状に応じて適宜増減する． 本剤の体内での作用機序はなお解明されていない点も多く，また，用量・効果の関係も必ずしも明らかにされていない．従って漫然と投与すべきでない．

（添付文書〈2005年4月改定〉より）

承認取り消しまでの経緯

1988年8月　有効性を見直す必要がある品目として再評価に指定
1995年2月　中央薬事審議会医薬品特別部会
効能・効果については，過去の試験での有効性が示された効能のみ認める．
次回の再評価までに二重盲検試験の実施を指示．

2010年5月　慢性気管支炎患者および足関節捻挫患者を対象とした製造販売後臨床試験が合計3試験実施され，その結果が医薬品医療機器総合機構に報告される．
2011年1月19日　厚生労働省の薬事・食品衛生審議会医薬品再評価部会
消炎酵素剤ダーゼン®の臨床試験の結果発表：プラセボと有効性を比較して有意差はなし．
2011年2月21日　武田薬品工業はダーゼン®の「有効性を証明するための再試験の実施が困難」と判断し，製造中止ならびに自主回収を行うことを発表．
2012年3月31日　経過措置終了，承認取消*2．

ノイチーム®*3 ❷

（エーザイ，成分名：塩化リゾチーム*4，販売開始1964年12月）

❷ ノイチーム®の効能・効果，用法・用量

効能・効果	次の疾患の腫脹の緩解 　　慢性副鼻腔炎 痰の切れが悪く，喀出回数の多い下記疾患の喀痰喀出困難 　気管支炎，気管支喘息，気管支拡張症
用法・用量	通常，成人は1日リゾチーム塩酸塩として，60～270 mg（力価）を3回に分けて経口投与する． 本剤の体内での作用機序はなお究明されない点も多く，また，用量・効果の関係も必ずしも明らかにされていない．したがって，漫然と投与すべきではない．

（添付文書〈2010年10月改定〉より）

承認取り消しまでの経緯

2011年12月22日　厚生労働省の薬事・食品衛生審議会医薬品再評価部会
効能・効果に関する有用性を検証するための臨床試験を実施し，2015年5月末までに再評価申請を行うように製薬企業に求めた．
2012年1月20日　再評価の指定に関する公示
これを受けて製薬企業は，有効性を検証するための製造販売後臨床試験（プラセボ対照二重盲検群間比較試験）を実施．
「気管支炎」，「気管支喘息」，「気管支拡張症」に係る適応を対象とした試験では，慢性閉塞性肺疾患（COPD）患者における標準治療に対するリゾチーム塩酸塩の上乗せ効果を検討し，その試験結果に基づき，2015年5月29日に再評価申請．
「慢性副鼻腔炎」に係る適応については，有効性を確認することができなかったため，2015年5月29日に効能・効果削除の申請を行い，同年12月11日に効能削除．
2016年3月17日　薬事・食品衛生審議会医薬品再評価部会
「現在の医療環境においては本剤の医療上の有用性は低下したと考えられ，現時点での医療上の有用性は確認できないと判断する．」
製薬企業による販売中止，自主回収．
2016年4月20日　経過措置終了，承認取消．

● 医薬品は製造承認または輸入承認を得るために厚生労働省に対して効果・効能を示すデータを添えて申請することになっている．そのデータを得るための臨床試験を治験という．平成10年4月以降に認可されている薬

---

*2　医療上の需要がなくなる等の理由により，製薬企業から薬価基準収載品目削除願の提出があった医薬品については，経過措置として保険診療に用いることができる期限が定められており，その期限が終了すると薬価基準から削除される．

*3　日本新薬が販売していた同一成分のレフトーゼ®も，2016年3月17日，薬事・食品衛生審議会医薬品再評価部会での審議の結果，有効性が確認できないとの見解を得て販売中止となった．

*4　塩化リゾチーム
ニワトリ（鶏）の卵白から抽出した多糖類分解酵素を精製した消炎酵素薬である．

は，新 GCP*5 に基づいて科学的な信頼性ならびに倫理的な妥当性を十分考慮された治験を経て承認されている．
- しかし，ダーゼン®やノイチーム®などのように古くからかぜ薬として使われている医薬品の大部分は，この制度が始まる前に承認されており，添付文書の効能の欄にも「本剤の体内での作用機序はなお解明されていない点も多く，また，用量・効果の関係も必ずしも明らかにされていない．従って漫然と投与すべきでない．」と書かれている（❶❷）．
- セラペプターゼや塩化リゾチームの効能・効果について，プラセボ対照二重盲検群間比較試験などの科学的に適切な方法で改めて再評価が行われた．その結果として，十分な効果はないと判断されて販売中止に至った．
- 古くから認可されている医薬品には，経験的にかぜ薬として使われているだけで，効能・効果が不確実であるものが含まれていることを示している．

🔖 ダン・リッチ®（❸）

（住友製薬，1カプセル中の成分：ヨウ化イソプロパミド 3.395 mg，塩酸フェニルプロパノールアミン 50 mg，塩酸ジフェニルピラリン 5 mg）

❸ ダン・リッチ®の効能・効果，用法・用量

効能・効果	感冒若しくは上気道炎に伴う次の症状の改善及び緩和 鼻汁，鼻閉，咽・喉頭痛，咳
用法・用量	1回1カプセル，1日2回，12時間ごと

（添付文書〈2001年10月改定〉より）

承認取り消しまでの経緯

1961年12月7日承認
2000年5月10日　米国食品医薬品局（FDA）は，ダン・リッチ®に含まれている塩酸フェニルプロパノールアミン（PPA）の服用と出血性脳卒中との発生リスクに関する大規模疫学調査が米国において実施され，食欲抑制剤として女性が服用した場合にその関連性が有意に高いとの結果を発表した[1,2]．
2000年11月6日　米国内でPPAの発売中止．
2002年7月31日　各都道府県知事あて厚生労働省医薬局長通知（医薬発第0731001号）
PPAは，鎮咳去痰薬及び鼻炎用内服薬の有効成分として都道府県知事が製造（輸入）の承認を認可する医薬品から削除する．
2003年8月8日　厚生労働省医薬食品局審査管理課長通知（薬食審査発第0808003号）
PPA医薬品からのPPAを含有しない医薬品への切替えを行う予定がない場合は，速やかに承認整理届けを提出すること．
製薬企業（住友製薬）は，製造ならびに販売を中止することを決定．
2003年9月26日　経過措置．
2005年3月31日　経過措置終了，承認取消．

- PPAは，ほかの薬に配合して経口的に鼻粘膜の充血除去薬として，またいくつかの国で食欲減退薬（やせ薬）として使用されていた．発端となった米国での大規模疫学調査は1994年12月から1999年7月にかけて実施されたもので，PPAが出血性脳卒中の危険因子になることを証明したもの

---

*5
GCP（「医薬品の臨床試験の実施の基準に関する省令」）
1989年10月2日薬発第874号薬務局長通知「医薬品の臨床試験の実施に関する基準」（旧GCP）施行，ただしその内容には曖昧な点も多く，局長通知であるために法的拘束力はなかった．
1996年6月26日薬事法改正．医薬品の臨床試験の実施の基準（GCP）の遵守を義務化．承認申請資料は，基準（GCP等）に従って収集・作成されたものでなければならない旨を規定．
1997年3月，医薬品の臨床試験の実施の基準に関する省令（平成9年3月厚生省令第28号）（新GCP）公布．治験の手順，記録の作成などが厳密に定められた．
1998年4月，新GCP全面実施．

GCP : Good Clinical Practice

FDA : Food and Drug Administration

PPA : phenylpropanolamine

である.
- ダーゼン®やノイチーム®は，有効性が否定されて使われなくなったかぜ薬であったが，PPAの承認が取り消されたのは効果の面ではなく，重篤な副作用の存在が証明されたために効用が著しく損なわれたことが原因である.
- 米国の調査の対象となった症例の年齢は20～49歳であり，日本国内でPPAを含む医療用医薬品として認可されている薬品は成人を対象としたダン・リッチ®のみであった．つまり，小児科領域とは直接的な関連はなかったが，小児医療とPPAが無関係ということではない．以下に症例を示す．

症例　14歳女子，主訴：頭痛

平成10（1998）年5月13日，日中は登校していたが，そのころから多少かぜ気味という自覚はあった．21時ごろに，市販のかぜ薬（ペラック®鼻炎カプセル1 cap，ロート鼻炎ソフトカプセル2cap），龍角散®少量を同時に内服した．その後頭痛が激しくなったので，F病院救急外来を23時07分に受診した．

来院時，意識は清明で，体温は36.5℃，自分で歩いて診察室に入って来たが顔貌はやや苦悶様，顔色はやや紅潮していた．「痛い，苦しい」などと口数は多く，「ハアハア」と息づかいが聞かれ，明らかに多呼吸であった．

胸部聴診所見では，肺雑音は聴かれず，左右とも換気は良好であった．腹部所見もとくに異常はなかったが，血圧は自動血圧計で157/121 mmHg，聴診で160/120 mmHgであった．頭部CTには異常なく，一般血液検査ではWBC 9,600，RBC 475，Hb 13.7，Ht 42.8，Plat 229，Na 139，K 3.4，Cl 105，CRP 0.1，Glu 107，Ca 10.2，TP 7.7，T-Bil 0.5，BUN 10，Cr 0.4，CK 117，LDH 164，ALT 19，AST 10，ALP 338と，とくに異常はみられなかった．

内服したかぜ薬の詳細は以下のとおり．
・ペラック®鼻炎カプセル1 cap中
　マレイン酸クロルフェニラミン4 mg
　グリチルリチン酸ジカリウム6.6 mg
　ベラドンナ総アルカロイド0.13 mg
　塩酸フェニルプロパノールアミン25 mg
　カフェイン33 mg
・ロート鼻炎ソフトカプセル2 cap中
　マレイン酸クロルフェニラミン8 mg
　塩化リゾチーム50 mg
　ベラドンナ総アルカロイド0.26 mg
　塩酸フェニルプロパノールアミン50 mg
　無水カフェイン100 mg
・龍角散®
　キキョウ末，セネガ末，キョウニン末，カンゾウ末

診断
　塩酸フェニルプロパノールアミンの副作用による高血圧．

その後の経過
　輸液（ソリタ-T1号輸液®200 mLを100 mL/時）のみで経過観察とした．
　5月14日
　　0：15　血圧145/110 mmHg
　　1：30　血圧95/30 mmHg，自覚症状も軽快したので帰宅させる．
　午前11時に再診させたところ，症状は消失し血圧も100/50 mmHgと正常化していた．

- この14歳女子は，PPA 75 mgを内服して高血圧に伴う頭痛を訴えた症例である．当時，医療用医薬品としてPPAを含んでいたものはダン・リッチ®のみであるが，一般用医薬品（OTC）では，エスタック®鼻炎カプセ

OTC：over the counter

ル，コルゲンコーワ®鼻炎ソフトカプセル小児用，コンタック®600，コンタック®せき止め，ジキニン®鼻炎D，パブロン®鼻炎液こども，ベンザ®鼻炎用カプセル，小児用エスタック®鼻炎シロップ，持続性プレコール®鼻炎薬，ルル®鼻炎ソフトカプセル，龍角散®鼻炎内服液など，小児用も含め「鼻炎」の文字が入る商品の9割以上にPPAが配合されていた．

● PPAの事例は，医療用医薬品であっても一般用医薬品であっても，まれで重篤な副作用があとから見つかることが示された．現在使われているかぜ薬のなかにも同様の危険があるという認識が必要である．

まとめ

かぜに対して処方される，あるいは市販薬として購入する医薬品として，鎮咳去痰薬，抗ヒスタミン薬，解熱薬，抗プラスミン薬，気管支拡張薬，抗菌薬，トローチ，うがい薬，漢方薬[*7]などがある．

古くから経験的に使われているもののなかには，かぜならびにかぜ症状をより早期に治癒・軽快させることが科学的な手法により証明されていないものも含まれている．今後，効能・効果が再評価されることがあれば，効能・効果が認められないと判断されて，承認が取り消される可能性がある医薬品もあるであろう．

かぜは罹患頻度の高い疾病であるため，多くの人がかぜ薬を内服する．そのなかで，頻度が低くても重篤な副作用がこれから見つかってくる可能性も否定できない．症状の緩和などかぜ薬としての効果が期待できる医薬品であっても，重篤な副作用が見つかれば，使われなくなる可能性がある．

治験で有効性と安全性が確認されて，かぜの治療に有用と判断されて，新規に使われるようになる医薬品も出てくるかもしれない．

[*7] 漢方薬については別項に譲る．

文献

1) PHENYLPROPANOLAMINE & RISK OF HEMORRHAGIC STROKE：Final Report of The Hemorrhagic Stroke Project, May 10, 2000.
　http://www.fda.gov/ohrms/dockets/ac/00/backgrd/3647b1_tab19.doc
2) Walter N, et al. Phenylpropanolamine and the risk of hemorrhagic stroke. N Engl J Med 2000；343：1826-32.

小児の処方：基本と小ワザ

調剤薬局との処方箋記載ルール

時田章史 | クリニックばんびぃに

医薬品名の三要素
① 製品名[*1]（銘柄・商標）
② 剤形
③ 規格（含量）単位

[*1]
製品名
販売名または一般名（原薬名）．後発医薬品の場合には，一般名に加えて，会社名（屋号）が必要である．

[*2]
分量：投与量/日
用量：投与量/日×投与日数
　　　（投与総量）

[*3]
一般名処方
「一般的名称に剤形及び含量を付加した記載にかえた処方」のことをいい，これを機会に急激に一般名処方が普及した．

- 院外処方箋を利用することが増え，処方箋を的確に記載することが重要になっている．
- 処方箋には，医薬品名，用量，用法の記載が基本になる[*2]．

📄 医薬品名

処方の基本

誤	正
クラリチン 10 mg 1日1回　眠前　14日分	クラリチン錠10　1錠 1日1回　眠前　14日分

製品名	剤形	規格（含量）単位
ロラタジン （クラリチン®）	ドライシロップ1%	10 mg/g
	レディタブ錠10	10 mg
	錠10	10 mg

- 電子カルテの普及により，手書きの処方箋で生じやすい文字の判読困難，記載漏れは減少したが，薬局で薬剤の選択に迷わないように剤形，単位の指示を的確に表記する必要がある．
- 平成24年4月1日の診療報酬改定以降，ジェネリックが存在する医薬品を一般的名称に剤形および含量を付加した記載にかえて処方箋を交付した場合に，医療機関は一般名処方[*3]加算（2点）を算定できるようになった．
- 近年，厚生労働省が，「処方せんに記載する一般名処方の標準的な記載（一般名処方マスタ）について」（平成26年12月12日適用）を発表したことから，多くの医療機関が一般名処方マスタどおりの記載がされるようになっている．

一般名処方の正式な書き方（原則）

【般】+「一般的名称」+「剤形」+「含量」

📄 分量・用法

- 従来，内服薬は1日分（もしくは1回量）の投与量を，頓服薬は1回量を記載し，剤形に対応した単位を記載していたが，厚生労働省はその処方箋記載方法に統一感がないことを理由に，以前から「内服処方せんの記載方法の在り方に関する検討会」を行い，平成22年1月29日付，厚生労働省からの通達により，「分量」については注射薬と同様に，内服薬についても1回量を記載することを基本とすることが示された．通達のなかでは「現

状」「移行期間」「在るべき姿」として処方例が示されている(❶)*4.

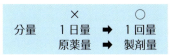

- そもそもリスクマネジメントの概念から，処方箋記載の統一に向けての通達が出されたが，「現状」「移行期」「在るべき姿」の3種類パターンの処方箋が調剤薬局に届いているのが現実であり，かえって混乱を招いている側面もあり，処方医療機関と調剤薬局とのさらなる連携が肝要である．

*4
この通達には移行期間，在るべき姿に変更する時期(期限)は定められていない．最近の調査では，在るべき姿に従って処方している医療機関は約15％程度との報告がある．

❶ 厚生労働省通達による処方箋記載例

1）内服薬（錠剤）の場合

フロモックス錠100 mg，メジコン錠15 mg，ムコソルバン錠15 mg各3錠を1日3回に分けて朝昼夕食後に服用するように処方する場合

（現状）
フロモックス(100)　　　3錠
メジコン(15)　　　　　3錠
ムコソルバン(15)　　　3錠
　　分3　毎食後　7日分

（移行期間：1回量と1日量の併記）
フロモックス錠100 mg　　1回1錠（1日3錠）
メジコン錠15 mg　　　　1回1錠（1日3錠）
ムコソルバン錠15 mg　　1回1錠（1日3錠）
　　　　1日3回　朝昼夕食後　7日分

（在るべき姿）
フロモックス錠100 mg　　1回1錠
メジコン錠15 mg　　　　1回1錠
ムコソルバン錠15 mg　　1回1錠
　　　1日3回　朝昼夕食後　7日分

2）内服薬（散剤）の場合

テグレトール細粒50％を1日量として1.6 g（原薬量として800 mg）を1日2回に分けて朝夕食後に服用するように処方する場合

（現状）
テグレトール細粒50％　1日1.6 g　分2　朝夕食後　14日分

（移行期間：1回量と1日量の併記）
テグレトール細粒50％　1回0.8 g（1日1.6 g）
　　　　1日2回　朝夕食後　14日分

または

カルバマゼピン（散剤）　1回400 mg（1日800 mg）【原薬量】
　　　　1日2回　朝夕食後　14日分

（在るべき姿）
テグレトール細粒50％　1回0.8 g
　　　1日2回　朝夕食後　14日分

❶ 厚生労働省通達による処方箋記載例（つづき）

3）内服薬（液剤）の場合

ジゴシンエリキシル 0.05mg/mL を1日量として6mL（原薬量として0.3mg）を1日3回に分けて朝昼夕食後に服用するように処方する場合

（現状）
ジゴシンエリキシル 0.05mg/mL　6mL
　　分3　毎食後　7日分

（移行期間：1回量と1日量の併記）
ジゴシンエリキシル 0.05mg/mL　1回2mL（1日6mL）
　　1日3回　朝昼夕食後　7日分

または

ジゴキシン（液剤）　1回0.1mg（1日0.3mg）【原薬量】
　　1日3回　朝昼夕食後　7日分

（在るべき姿）
ジゴシンエリキシル 0.05mg/mL　1回2mL
　　1日3回　朝昼夕食後　7日分

（厚生労働省．内服薬処方せんの記載方法の在り方に関する検討会報告書．2010. http://www.mhlw.go.jp/shingi/2010/01/s0129-4.html）

疑義照会

- 処方箋の記載ミスや判読不能の不備だけではなく，医薬品使用における安全性と有効性の確保や，医療費削減のためにも，疑義照会は大事な薬剤師の業務であり，医師の業務を補完する有用なアドバイスである．

❷ 薬学的内容に関する疑義の具体的内容（複数回答）

疑義内容	患者数（人）	割合（%）
用法に関する疑い	1,765	24.3
処方意図に関する事項	1,468	20.2
投与日数・投与量等に関する疑い	1,109	15.2
服薬支援の実施の確認	891	12.2
分量に関する疑い	799	11.0
重複投与の疑い（同種・同効薬含む）	653	9.0
用量に関する疑い	458	6.3
禁忌投与の疑い	177	2.4
副作用の疑い	158	2.2
相互作用の疑い	133	1.8
慎重投与の疑い	44	0.6
薬物アレルギーの疑い	33	0.5
妊婦・授乳婦への投与に関する疑い	11	0.2
その他	887	12.2
無回答	10	0.1

（平成23年3月疑義照会実態調査．日本薬剤師会報告書）

- 薬剤師会の報告によると，疑義照会が行われる割合は処方箋100枚あたり2〜3枚と報告されており，疑義の内容としては，薬学的内容に関するもの82％，処方箋の記載漏れ・判読不能が16％であり，その詳細は ❷ のとおりである．

疑義照会には感謝の気持ちで対応を

- まずは，院内での事務スタッフ，看護師による処方箋内容のチェック体制を強化することが重要である．それでも疑義照会は発生する．
- 診察が立て込んでいるときなど，薬局からの電話で診察を中断されると，電話での口調が多少なりとも無愛想になっていないだろうか．電話というのは顔が見えないため，意識して言葉遣いや口調に注意しないとマイナスな印象を与えてしまうことが多い．薬剤師は医師のミスを補ってくれるありがたいパートナーと考え，良好な関係を築く意識をもつことが，患者を守りまた自分自身を守ることになることを忘れてはならない．

電子カルテの落とし穴

コピー＆ペーストができる弊害
- 誤ったまま，do処方を続けてしまうことがある．
- 疑義照会があり，内容が変更になったときには，必ず電子カルテの処方内容を修正しておくことが肝要．

セット処方ができる弊害
- 投与量を記憶しなくなる．

オーダリングシステムでの2〜3文字検索
- クラリチンドライシロップを処方しようと「クラリ」で薬剤検索したところ，クラリシッド・ドライシロップを処方してしまった．

複数の医師が処方
- 複数の医師が電子カルテを使用する場合，医師ごとに登録し，処方医を明確にしておく必要がある．

電子カルテが有用であることは間違いないが，便利なゆえに上記のような落とし穴があることに注意する必要がある．

小児の処方：基本と小ワザ

ジェネリック医薬品の使い方

佐藤好範 | さとう小児科医院

ジェネリック医薬品とは

　医薬品のなかで医療用医薬品といわれるものには，新薬（先発医薬品）とジェネリック医薬品（後発医薬品）の2種類がある．先発医薬品を開発した医薬品メーカーには，独占的に販売できる特許期間（20〜25年間）があり，その期間が過ぎると，新薬の有効成分や製造方法は国民共有の財産になる．そして，ほかの医薬品メーカーが「先発医薬品と同じ有効成分を同量含んでおり，先発医薬品と同等の効き目がある」と厚生労働省から認められ，製造・販売する医薬品が「ジェネリック医薬品（後発医薬品）」である．

　先発医薬品の研究開発には，十数年にわたる長い年月と数百億〜数千億円に及ぶ莫大な開発費用がかかり，その分のコストが新薬として発売された後の薬の値段に反映されるため，当然先発医薬品は高額な値段になる．これに比べてジェネリック医薬品は，有効性と安全性は先発医薬品で確認されているため，開発期間やコストが軽減されることになる．結果として薬の値段が先発薬品に比べ4〜5割程度安くなる．

　しかし，先発医薬品とジェネリック医薬品は，同じ有効成分を同量含んでいるからといっても，まったく同じものではない．特許が満了して提供されるのはあくまで有効成分についてだけで，薬としての剤形，添加物は必ずしも同じである必要がない．実際には，先発医薬品とジェネリック医薬品を健常人に投与し，血中濃度の動態を測定し，最高血中薬物濃度（C_{max}）と血中濃度-時間曲線下面積（AUC_t）を指標として，それらの差の絶対値が±20％以内にあることを証明することで，生物学的同等性があるとして有効性を担保している[1]（❶）．

　有効成分そのものの安全性については，先発医薬品の臨床使用例から十分確認されているという前提で，特別な試験・検査は行われない．また，日本薬局方の製剤総則の規定により薬理作用を発揮したり，有効成分の治療効果を妨げたりする物質を添加剤として使用することは禁止されており，使用前例のある安全性が確認された添加剤のみが使用されているため，ジェネリック医薬品の安全性も担保されているとみなされている．

　すでに販売されているジェネリック医薬品についても，後発医薬品品質確保対策事業として国立医薬品食品衛生研究所を中心に試験検査を実施し，結果をジェネリック医薬品品質情報検討会で公表されている．独立行政法人医薬品医療機器総合機構（PMDA）の「くすり相談窓口」では，ジェネリック医薬品についても薬の効能効果，飲み合わせ，飲み方，使い方，薬に関する心配事などの相談に専任の相談員を配置して随時回答している（❷）．

AUC_t：area under the blood concentration-time curve

PMDA：Pharmaceuticals and Medical Devices Agency

❶ ジェネリック医薬品と先発医薬品の差

パラメータ	試験数	ジェネリック医薬品と先発医薬品の差[注1](%)	先発医薬品に対するジェネリック医薬品の比[注2]
C_{max}	930	4.61±3.41	1.00±0.06
AUC_t	930	3.87±2.98	1.00±0.05

注1 [(ジェネリック医薬品−先発医薬品)/先発医薬品]の百分率の絶対値(平均値±標準偏差)
注2 対数値の平均値の差から計算したパラメータ値の比(平均値±標準偏差)

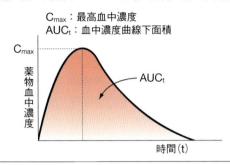

C_{max}：最高血中濃度
AUC_t：血中濃度曲線下面積

(厚生労働省.ジェネリック医薬品への疑問に答えます.2012)

❷ 品質に関する懸念に対する科学的検証のスキーム

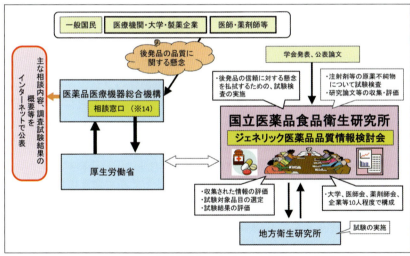

(厚生労働省.ジェネリック医薬品への疑問に答えます.2012)

📖 ジェネリック医薬品のメリット・デメリット

メリット

- 最大のメリットは薬代が安価なことである．効能有効性が同じで，開発コストがかからないために薬価の低いジェネリック医薬品を使うことで，医療費のなかの薬剤費を低くできれば，医療費の削減，医療費の自己負担分と保険料の軽減や，税金の負担減を図ることができる[*1]．
- そのほかのメリットとしては，とくに小児に対しては，内服しやすくなったものも多くある．先発医薬品よりも錠剤，カプセル剤の剤形が小さくな

[*1] 実際諸外国では，ジェネリック医薬品の数量シェアが高く，米国90％以上，ヨーロッパでは60〜80％であるが，日本は2015年9月現在で56％にとどまっており，厚生労働省は今後80％まで達成することをめざして広報活動にも力を入れており，診療報酬にも反映されてきている．

＊2
一例ではあるが，マクロライド系抗菌薬（アジスロマイシン）はどうしても苦みが強く，小児では内服を嫌がったり，内服後に嘔吐したり，一度嫌がるとほかのすべての薬に拒絶感をもってしまい，薬をまったく飲まなくなってしまうことがある．同じ抗菌薬でも，ジェネリック医薬品では味やにおいを改善させ，小児でも飲みやすい製剤として提供されるものも出てきている．また，ペニシリン系の抗菌薬（アモキシシリン）で，先発医薬品では1gあたり100mgの力価であったものが，ジェネリック医薬品では1gあたり200mgになっているため，製剤量が半分ですむようになっている．同じく，抗水痘・帯状疱疹ウイルス薬（アシクロビル）で，やはり製剤量が半分のジェネリック医薬品が発売され，小児には投与しやすくなっている．筆者もこれらは積極的に処方するようにしている．

❸ 医薬品の特許

物質特許
新しい化学構造の物質が医薬品に使用できることを発見した際に与えられる
製法特許
既存の医薬品の新しい製造方法を発見した際に与えられる
製剤特許
錠剤からカプセル剤など既存の医薬品を新しい製剤によって処方すると有効であることを発見した際に与えられる
用途特許
既存医薬品の新しい効能や効果を発見した際に与えられる

り，散剤や水剤の味も苦みが軽減され，飲みやすい味になったり，散剤として有効成分の濃度を上げて製剤量が少なくなったものもある．その結果，小児の薬に対するアドヒアランスの向上に貢献しているものもある＊2．

デメリット

- 先発医薬品とジェネリック医薬品はまったく同じ薬ではない．医薬品の特許には，物質特許，製法特許，製剤特許，用途特許の4種類が存在する（❸）．これらは新薬の開発の途中で順次取得していくもので，ジェネリック医薬品の製造のためには，このうちの物質特許が満了すれば申請することができる．しかし，その時点では，とくに製剤特許が切れていないことがほとんどであるため，ジェネリック医薬品に同じ添加物を使ったり，剤形を用いることことができない．薬の添加物や剤形が変わると，消化管内での溶出速度が変化したり，有効成分が分解しやすくなったりする可能性がある．とくに貼付剤や軟膏などの外用薬，徐放剤などでは先発医薬品と効果に差異が生じる可能性もある．生物学的同等性の検査は，健康成人を被検者にしており，病的な状況下での薬の効果については議論されていないため，ジェネリック医薬品のなかでも注意が必要なものもある＊3．
- もう一つジェネリック医薬品にとって問題になる現象に，プラセボ効果と

ホクナリンテープ®とジェネリック医薬品で効果に差異の可能性

- 貼付剤で問題になっているのは喘息治療薬のツロブテロールテープ（ホクナリン®テープ）である．ホクナリン®テープは結晶レジボア構造をとっており，テープの中にはツロブテロール分子と均一に分散したツロブテロール結晶が共存している．皮膚に貼付すると，ツロブテロール分子が皮膚から吸収され，それを補うように結晶部から分子が溶出していく．そのため，貼付後4時間で有効血中濃度になり，11～13時間でピークに達し，24時間持続することになる．
- ところが，このテープの結晶レジボア構造の製剤特許が切れていないため，ジェネリック医薬品では，テープの材質も添加剤もすべて異なっている．そのため，最高血中濃度に至るまでの時間（T_{max}）がジェネリック医薬品のほうがかなり速く，とくにラットの実験から角質層を剥離したものでは，血中濃度が急峻に上昇することが認められた．
- ヒトにおいても，アトピー性皮膚炎を併存している患者では，血中濃度がジェネリック医薬品では高めになり，長期間維持できない可能性も示唆される．すなわち，日本小児アレルギー学会の「小児気管支喘息治療・管理ガイドライン2012」ではツロブテロールテープを喘息コントロールのために長時間作用性β刺激薬と位置づけているが，この場合ホクナリン®テープとそれ以外のジェネリック医薬品とでは効果に差が出る可能性が示唆されている[2]．

いうものがある．先発医薬品からジェネリック医薬品に替わったときに，薬の効果が減じられて感じられたり，場合によっては効かないと思ったり，薬との因果関係がないにもかかわらず，たまたま出た有害事象を副作用と感じてしまうことなどが起こりうる．これは生物学的同等試験では説明できないが，ジェネリック医薬品のデメリットと考えるべきであろう．しかしこれについては，医師・薬剤師から十分な説明と，患者・家族の同意があれば回避できる可能性も高い．

ジェネリック医薬品の使い方

- 医療費抑制が必須の状況下で，厚生労働省はジェネリック医薬品の普及と使用量を増やすために，次第に診療報酬改定のなかでも明らかに後発医薬品の促進へ誘導してきている．2016年の診療報酬改定で，後発医薬品を使用する院内処方の診療所の評価を新設し，院外処方の場合，後発医薬品が存在するすべての医薬品について一般名処方した場合高評価している．入院基本料に後発医薬品使用体制加算の高ランクを新設している．また薬局における後発医薬品調剤体制加算も，施設基準として後発医薬品の使用割合を加算1の場合55%から65%へ，加算2の場合は65%から75%に引き上げられている．
- このような状況下で，日々の診療のなかでどのようにジェネリック医薬品を使っていくことがよいのだろうか．最も重要なことは，先発医薬品とジェネリック医薬品はまったく同じものではないことを理解したうえで，両者は生物学的に同等のものであることを前提に，医療経済的にジェネリック医薬品を多く用いるべきであることをめざすことが賢明ではないかと思われる．筆者は❹の点に留意してジェネリック医薬品を使っていきたいと考える．

❹ ジェネリック医薬品使用に際しての留意点

- ジェネリック医薬品のほうが内服しやすいもの，使用しやすいものは，積極的にジェネリック医薬品を用いる．
- 先発医薬品のほうが優れているもの，またはジェネリック医薬品のほうが明らかに劣っているものは先発医薬品を使う．
- 以上を確認したうえで，それ以外のジェネリック医薬品のある薬剤は一般名処方を行う．
- 患者・家族へは，ジェネリック医薬品への変更について十分説明したうえで，患者・家族が納得してジェネリック医薬品を選択して使用してもらう．
- ジェネリック医薬品については，MR活動が基本行われないため，有効性・安全性の情報などはPMDAなどから積極的に収集する．

*3
たとえば，抗凝固薬のワルファリンや抗てんかん薬のフェニトインなどのように，血液中のわずかな薬物濃度の違いが，効果に非常に大きな差をもたらすような薬では，ジェネリック医薬品に替えるときには注意が必要である．また，テオフィリン徐放剤などの徐放剤も，剤形や添加物で吸収速度を変化させている場合もあり，有効成分が同じでも臨床効果に差が出る可能性がある．

患者・家族への説明に有用なサイト

患者・家族への説明には，以下のものが便利である．
- 政府広報オンライン 暮らしの中のお役立ち情報「安心してご利用ください ジェネリック医薬品」
http://www.gov-online.go.jp/useful/article/201309/4.html
- 「ジェネリック医薬品への疑問に答えます〜ジェネリック医薬品Q&A〜」
http://www.mhlw.go.jp/bunya/iryou/kouhatu-iyaku/dl/02_120713.pdf

文献

1) 緒方宏泰．先発医薬品と臨床上の有効性・安全性が『同等』であるジェネリック医薬品の評価〜生物学的同等性を考える〜．後発医薬品品質情報 No.1 平成26年4月．厚生労働省医薬食品局審査管理課発行．p.5-6．
2) Yoshihara S, et al. Comparative study of skin permeation profiles between brand and generic tulobuterol patches. Biol Pharm Bull 2010；33：1763-5.

小児の処方：基本と小ワザ

主要症候と薬の使い方

浅井大介, 長村敏生 | 京都第二赤十字病院小児科

- 子どもによくみられる症候である「発熱」「咳嗽」「鼻汁・鼻閉」「頭痛」「腹痛」「嘔吐」「下痢」「瘙痒」への対応と薬物療法を中心とする治療の基本的な考え方を概説する．

> **小児薬物療法の基本**
> ▶ 薬物療法においては，原因の検索が不十分なまま安易な薬物投与をすべきではなく，問診，診察所見，場合によっては検査所見に基づく鑑別を進め，症状の機序を想定したうえで理論的な根拠に則った治療を心がけるべきである．
> ▶ 薬物療法に際しては保護者への説明と同意が不可欠である．
> ▶ さらに，薬物投与後には必ず効果判定を行い，症状の改善を認めた際には投与の中止を考慮し，必要最低限の投与を心がけるべきである*1．

発熱

対応

- 年齢(月齢)，発熱の期間，発熱以外の症状の有無，感染の流行状況，既往歴・家族歴，予防接種歴などを確認する．
- 子どもの発熱の原因としては感染症が大半を占める．なかでも「かぜ症候群」が最多である*2．
- 感染症の病原体は生体の「孔(穴)」から侵入するので，口腔・鼻腔内，鼓膜，尿の所見が鑑別を進めるうえで有用である．さらに，リンパ節腫脹や皮疹の有無も鑑別には不可欠である．
- 5日以上の発熱では常に川崎病を念頭におかなければならない．診察時点ではすでに消失してしまった川崎病症状(❶)が経過中に認められたかどうかについても漏れがないように問診でしっかり確認する．
- 発熱のほかの原因として膠原病，悪性腫瘍なども考えられるが，発熱児の約20%は診断が確定しないまま軽快する．
- 生後3か月未満の乳児は免疫応答が未熟であり，年長児では起炎微生物とはならない病原体による敗血症のリスクもあるため，血液検査，尿検査，胸部X線，各種細菌培養検査(血液〈可能なら2セット〉，尿，鼻腔，咽頭，髄液など)などの検査を行い，入院のうえ経過観察をすることが望ましい．

---

*1 症状が重複する場合は食事，睡眠など日常生活の影響によって優先順位を考慮し投与を行う．また小児特有の課題として，患児自身から具体的な訴えを直接確認することが困難なことが多いため，保護者からの訴えには謙虚に耳を傾け，問題点に対峙する(向き合う)だけでなく，家族と同じ方向を向き，寄り添える信頼関係を築くことが理想である．

*2 かぜ症候群では約230種類以上の起因ウイルスの存在が明らかにされているが，自然治癒傾向を有し，通常は3〜4日以内に解熱に至る．そのため病初期から一律に抗菌薬を投与する必要性に関しては根拠が乏しい．

❶ 川崎病症状

- 眼球結膜の充血
- 口唇の紅潮
- 頸部リンパ節の腫脹
- 不定形発疹
- 手足の硬性浮腫

❷ 発熱/頭痛への処方（3か月未満は投与を避ける）

薬品（商品名）	投与法	1回投与量	投与間隔	成人量
アセトアミノフェン（カロナール® 細粒・錠剤・シロップ，アンヒバ®坐剤，アルピニー®坐剤）	経口 坐剤	10〜15 mg/kg/回	4〜6時間以上	500 mg/回
イブプロフェン（ブルフェン® 顆粒・錠剤）	経口 坐剤	3〜6 mg/kg/回	6〜8時間以上（1日2回まで）	200 mg/回

❸ 解熱薬の利点と欠点

利点	欠点
・児の不快感（苦痛，食欲低下，睡眠不良など）が緩和される ・保護者の不安が軽減される ・基礎代謝の亢進による呼吸循環器系の負担を抑え，体力の消耗を抑える ・解熱薬による効果の有無から鑑別診断を進められる	・薬剤による副作用（低体温，肝腎機能障害，骨髄抑制など）を認めることがある ・薬効が切れると再度体温が上昇するため，保護者の不安感が増す ・発熱の経過が修飾されるため，自然経過を観察できず，鑑別に影響を与える

- 発熱に対する指導としては，クーリング（頸部，腋窩，鼠径部など），薄着，水分の補給などが重要である．
- 体温41℃未満の発熱のみが原因で脳に障害が起きることはないことを保護者に説明する．体温41.5℃でミトコンドリアの機能障害をきたすため[1]，高熱による細胞障害は不可逆的となる．

治療
- 解熱薬は，①体温38.5℃以上でぐったりしている，②水分摂取が困難，③睡眠ができないことなどを目安に投与を行う．
- 小児に頓用解熱薬として処方される薬剤はアセトアミノフェン，非ステロイド性抗炎症薬（NSAIDs）[*3]であり，その処方量を❷に示す．
- 生後6か月未満の乳児には解熱薬を積極的に投与すべきではなく，とくに3か月未満児では投与を控える．
- 解熱薬の主な目的は児の不快感の緩和，保護者の不安の軽減であるが，❸に示したような利点と欠点をふまえたうえで投与の是非を判断する．

咳嗽

対応
- 咳嗽の種類（湿性，乾性，犬吠様など）・期間，発熱の有無，喘鳴の有無，感染の流行状況，アレルギーの有無，既往歴・家族歴などを確認する．
- 咳嗽の種類による鑑別を❹[2)]に示す．
  ▶ 乾性咳嗽：上気道炎，マイコプラズマ感染症，クラミジア感染症，心因性咳嗽など喀痰を伴わない病態で認める．
  ▶ 湿性咳嗽：下気道炎（気管支炎，肺炎，細気管支炎），副鼻腔炎などでよくみられる．
  ▶ 犬吠様咳嗽：クループ症候群や喉頭・気管異物に特徴的である．

[*3] NSAIDsで小児に適応があるのはイブプロフェン（ブルフェン®）のみである．ほかのNSAIDs（アスピリン，インドメタシン，ジクロフェナクナトリウム，メフェナム酸）については低体温，血圧低下などの副作用やライ（Reye）症候群，インフルエンザ脳症との関連から，小児では投与すべきではない．

NSAIDs：non steroidal anti-inflammatory drugs

発熱と解熱薬
発熱はプロスタグランジン（PG）が産生され，体温調節中枢の温度調節セットポイントが上がることにより起こるが，解熱薬はPG産生に関わるシクロオキシゲナーゼ（COX）の活性を阻害することにより解熱効果を示す．したがって，体温調節中枢が関与せずに受動的な体温上昇をきたす熱中症では解熱薬は無効である．

PG：prostaglandin

COX：cyclooxygenase

❹ 咳嗽の性状と鑑別疾患

咳嗽の性状	特徴	疾患
乾性咳嗽	喀痰を伴わない	上気道炎，気管支圧迫（リンパ節腫大，縦隔腫瘍），喉頭異物，胸膜炎，心因性咳嗽，外耳道炎，百日咳，マイコプラズマ感染症，クラミジア感染症
湿性咳嗽	喀痰を伴う	鼻・副鼻腔炎，下気道炎（気管支炎，細気管支炎，肺炎），気管支拡張症，肺ヘモジデローシス
犬吠様咳嗽	主に喉頭部病変で著明，時に嗄声を伴う	クループ症候群，喉頭・気管異物（突然発症，むせのエピソード），気管狭窄/軟化症，心因性咳嗽（顕示的，睡眠時消失）
けいれん性咳嗽	強く連発し顔面紅潮，嘔吐を伴う	百日咳，喘息，気道異物，マイコプラズマ感染症，クラミジア感染症
咳嗽抑制	疼痛をかばって小刻みな咳嗽	術後，胸膜炎，気胸

（小児の咳嗽診療ガイドライン．2014[2])

- 1週間以上続く咳嗽ではマイコプラズマ感染症，クラミジア感染症，百日咳を除外する．3週間以上長引く遷延性咳嗽では，必ず気道・食道異物を除外する必要がある[*4].
- 睡眠中は改善していたが翌朝に再び悪化するような咳嗽が続く場合は，心因性咳嗽の可能性を考慮する．
- 乳児では後鼻漏が咳嗽の原因となることもあり，その場合には鼻汁吸引が有効である．
- 家族に喫煙者がいる場合，受動喫煙は咳嗽のみならず喘息発症のリスクとなるので，家庭での喫煙をやめるように指導する．

治療

- 日本では鎮咳薬として中枢性非麻薬性鎮咳薬（チペピジン〈アスベリン®〉）[*5]が慣習的に用いられることが多い．しかし，咳嗽は本来気道分泌物を喀出させる生理反応であるため，米国食品医薬局（FDA）や米国小児科学会（AAP）では6歳未満（とくに2歳未満）に対しては鎮咳薬を投与しないことを推奨している．すなわち，乳幼児に鎮咳薬を積極的に投与する根拠は乏しい．
- 小児科領域では明確なエビデンスはないが，経験上痰の改善が咳嗽に有効

*4 目撃者がいれば気道・食道異物の診断が容易であるが，目撃者がいない場合は診断が遅れる傾向がある．

*5 中枢性鎮咳薬
延髄の咳中枢に作用して咳反射を抑制することにより鎮咳効果をもたらす（処方量は ❺ を参照）．

FDA：Food and Drug Administration

AAP：American Academy of Pediatrics

❺ 咳嗽への処方

	薬品（商品名）	投与法	1日投与量	投与間隔	成人量
中枢性非麻薬性鎮咳薬	チペピジン（アスベリン® 散・ドライシロップ・シロップ・錠）	内服	1〜2 mg/kg/日	1日3回	60〜120 mg
去痰薬	L-カルボシステイン（ムコダイン® ドライシロップ・シロップ・錠）	内服	30 mg/kg/日	1日3回	1,500 mg
	アンブロキソール（ムコソルバン® ドライシロップ・シロップ・錠）	内服	0.9 mg/kg/日	1日3回	45 mg

であることがあるため，去痰薬を投与することも多い．日常診療では作用機序の異なる粘液修復薬（L-カルボシステイン〈ムコダイン®〉）と粘膜潤滑薬（アンブロキソール〈ムコソルバン®〉）*6 の併用が有効であることもしばしば経験する（処方量は ❺ を参照）．

- 抗ヒスタミン薬により鼻汁分泌や鼻閉を軽減することによって間接的に鎮咳効果が認められることがあるが，乳幼児ではけいれん誘発の危険性があるため慎重に投与すべきである*7．
- 喘鳴を伴わない咳嗽に対して安易に気管支拡張薬（β_2 刺激薬）やロイコトリエン受容体拮抗薬を投与すべきではない．また，喘息に対する中枢性鎮咳薬の投与は痰が排出しにくくなるため逆効果である．
- マイコプラズマ感染症，クラミジア感染症，百日咳の可能性があれば，マクロライド系抗菌薬の投与を検討する．

*6 **粘液修復薬と粘膜潤滑薬**
粘液修復薬は気道の分泌状態を修復し，痰の性状を生理的状態に近づける．粘膜潤滑薬は粘液線毛運動の効率を改善し，気道浄化作用を高める．

*7 抗ヒスタミン薬については「瘙痒」の項を参照

鼻汁・鼻閉

対応

- 鼻汁の性状（膿性，漿液性，粘液性）・期間，発熱の有無，感染の流行状況，アレルギー歴・家族歴などを確認する．
- 鼻汁・鼻閉の原因は感染性か非感染性かで二分され，その鑑別を ❻ に示す．
- 急性鼻炎のほとんどはウイルス感染症であり，主にライノウイルス，コロナウイルス，RSウイルス，アデノウイルス，インフルエンザウイルス，パラインフルエンザウイルスなどが原因ウイルスとしてあげられる．
- アレルギー性鼻炎は ① くしゃみ，② 水様性鼻汁，③ 鼻閉を3主徴とする．通年性アレルゲンとしてはダニ，ハウスダストが主であり，季節性なら花粉症（とくにスギ〈2〜4月ごろ〉）を考える．アレルギー検査として血中好酸球，鼻汁好酸球，血清総IgE抗体で診断を行い，血清特異的IgE抗体，皮膚テスト，鼻誘発テストで原因抗原の検索を進める．
- 約90％のウイルス性上気道炎は10日以内に自然に改善するので，10日目以降に湿性の咳嗽が持続する場合は副鼻腔炎を疑う（10 days mark）．
- 乳幼児は副鼻腔が未発達のため，副鼻腔X線での診断は3歳以下では困難である．

❻ 鼻汁の分類

感染性	非感染性
・急性鼻炎/慢性鼻炎（ライノウイルス，コロナウイルス，RSウイルス，アデノウイルス，インフルエンザウイルス，パラインフルエンザウイルスなど） ・急性副鼻腔炎/慢性副鼻腔炎	・アレルギー性鼻炎（ダニ，ハウスダスト，花粉症など） ・血管運動性鼻炎（アレルギー検査でアレルギーが証明されない） ・好酸球増多性鼻炎（アレルギー検査陰性，鼻汁好酸球のみ増加） ・鼻腔内異物 ・良性腫瘍

- 収納中の衣服，寝具にはダニが繁殖するので，アレルギー性鼻炎では衣替えの際は使用前に衣服，寝具を再度洗濯し，部屋をしっかり掃除することが有効である．
- 明らかな抗原を有するアレルギー性鼻炎には抗原の除去と回避が有効である．

治療

- 抗ヒスタミン薬により鼻汁分泌や鼻閉の軽減を図ることが多いが，<u>乳幼児ではけいれん誘発の危険性があるため慎重に投与すべきである</u>[*7]．熱性けいれんの既往がある場合，けいれん誘発の危険性がある抗ヒスタミン薬の使用は控えるように指導する．
- 1～2週間で改善を認めない急性鼻炎では，細菌感染を考慮して抗菌薬（ペニシリン系）の投与を検討する．
- アレルギー性鼻炎に対して鼻噴霧用ステロイドが，鼻閉に対してロイコトリエン受容体拮抗薬が有効なことがある．
- 副鼻腔炎に対しては去痰薬が有効である[*8]．
- 症状が1か月以上続く慢性副鼻腔炎に対して抗炎症作用，分泌抑制作用を期待して少量長期マクロライド療法が施行されることがあるが，現時点では十分なエビデンスはない．
- 部屋が乾燥しないように加湿器を使用し，鼻汁に対して市販の吸引器を使用するように指導する．なお，吸引器の使用は入浴後が有効である．

[*8] 去痰薬の処方量は ❺ を参照．

📋 頭痛（一次性頭痛）

対応

- 頭痛の頻度・部位・性状，頭痛以外の症状の有無，発熱の有無，既往歴・家族歴などを確認する．
- 頭痛は器質性疾患のない一次性頭痛[*9]，器質性疾患による二次性頭痛，その他の頭痛の3群に大別される（❼）．
- 臨床的にはまず二次性頭痛を否定することが重要であり，病歴，身体所見（とくに血圧），神経学的所見，血液検査，尿検査，頭部CT，頭部MRI，脳波，脳血流SPECT，髄液検査などの結果を参考に除外診断を進めていく．
- 片頭痛では家族歴（とくに母親），悪心，嘔吐，体動時の増強を認めることが多い．
- 片頭痛に対しては十分な睡眠や規則正しい食事（とくに朝食）など生活習慣の改善が有効であり，頭痛日記の使用が有用である．
- ほとんどの片頭痛は最終的に眠ると軽快するので，眠りやすい状況（静かな暗い部屋）をつくることが大切であり，環境調整による効果の有無はほかの頭痛との鑑別にも有用である．
- テレビやゲーム，パソコン，スマートフォンの長時間の使用は眼精疲労やストレートネックの原因となり頭痛の悪化を伴うので，1日1時間など計画的に使用することを心がけてもらう．

[*9] 小児の一次性頭痛は片頭痛が大半（約70％）を占める．

❼ 頭痛の分類（国際頭痛分類第2版〈ICHD-2〉）

一次性頭痛
・片頭痛 ・緊張型頭痛 ・群発頭痛およびその他の三叉神経，自律神経性頭痛
二次性頭痛
・頭頸部外傷による頭痛 ・頭頸部血管障害による頭痛 ・非血管性頭蓋内疾患による頭痛 ・感染症による頭痛 ・ホメオスターシスの障害による頭痛 ・頭蓋骨，頸，眼，耳，鼻，副鼻腔，歯，口などに起因する頭痛 ・精神疾患による頭痛
頭部神経痛，中枢性・一次性顔面痛およびその他の頭痛
・頭部神経痛および中枢性顔面痛 ・その他の頭痛，頭部神経痛，中枢性あるいは原発性顔面痛

- 頭痛が2〜3週間以上続く場合，保護者は脳腫瘍の可能性について心配していることも多いため，頭部画像検査（CT/MRI）を検討する[*10]．

治療
- 日常生活に影響のある一次性頭痛に対しては，発熱時の対応と同様にアセトアミノフェン，イブプロフェンを鎮痛薬として処方することが基本となる．両剤ともにCOX阻害作用により鎮痛効果をもたらす．処方量は❷を参照されたい．
- 痛みに敏感になった結果，頭痛の回数がかえって増えてしまう薬物乱用頭痛を回避するため，鎮痛薬の服用は1か月に10日以内とする．
- トリプタン製剤[*11]は鎮痛薬の効果が不十分な症例に対しても有効性が示されている．しかし，小児に対する安全性は確立しておらず，投与は慎重にすべきである．
- 鎮痛薬を内服しても頭痛の改善が乏しい場合には，小児神経科医，頭痛専門外来への紹介や眼科検査，耳鼻科検査を考慮する．二次性頭痛の可能性が再度除外された場合には心因性頭痛の可能性を検討し，家庭，学校での生活習慣を改めて詳しく問診し，心理テストの実施を考慮する．

腹痛

対応
- 年齢，腹痛は持続的か間欠的か，腹痛の部位，腹痛以外の症状の有無，便通と便の性状，感染の流行状況などを確認する．
- 年代別にみた腹痛の原因を❽に示す．小児の腹痛の二大原因は便秘症，急性胃腸炎である．しかし，乳幼児（とくに3歳未満）では腹痛を訴えるものの腹痛の原因が腹部疾患でない場合や，腹痛の症状が啼泣，不機嫌，顔色不良などの非特異的な症状が主となる場合もあり，正確な診断や適切な初期対応が難しい症例もある．評価を誤らないためには経時的な観察が

*10
検査を行うことで保護者，時に患児自身が安心することにより，症状や訴えが改善してしまう場合もある．

*11
トリプタン製剤
セロトニンの活性を改善することにより鎮痛効果をもたらす．

❽ 小児の腹痛の鑑別

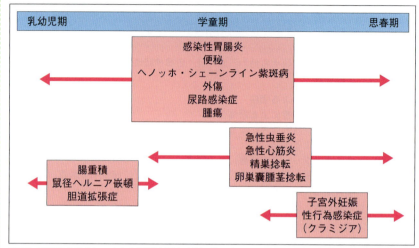

頻度と重要度を考慮し，上から鑑別を要する順に並べた．

不可欠である．
- 鑑別に際し，常に外傷の除外を忘れてはならない．次に，腸重積症は2歳以下に多く，虫垂炎は2歳以上とくに学童期に多いことが特徴である．さらに，腹部以外の原因で緊急対応を要する急性心筋炎，鼠径ヘルニア嵌頓，卵巣嚢腫茎捻転，精巣捻転も除外する必要がある．
- ヘノッホ・シェーンライン紫斑病の約15％では腹痛が紫斑に先行して初期症状は腹痛のみの場合もあるため，腹痛の鑑別として常に念頭におかなければならない．
- 歩行が不可能，頻回の嘔吐，血便，腹部膨満または筋性防御を認める場合はとくに注意が必要である．血液検査，尿検査，便迅速ウイルス検査(ロタ，アデノ，ノロ〈3歳未満で保険適用〉)，便細菌培養検査，腹部エコー，胸腹部X線，腹部(造影)CTなどの精査を行う．

治療
- 腹痛に対する薬物治療の原則は診断確定前に安易に鎮痛薬を投与しないことである．安易な投薬は経過を修飾することによって診断を誤ってしまう場合がある．腹痛に対する薬物投与は慎重にすべきであり，アセトアミノフェンやNSAIDsにより診断確定前に鎮痛を図ることは避けたほうがよい．
- 下痢や腹膜刺激症状のない下腹部・側腹部痛に対する浣腸は診断的治療が可能で，排便による腹痛の軽減は便秘症の関与を裏づけることになる．便秘症による腹痛でも顔面蒼白や歩行困難になる場合がある．
  ▶グリセリン浣腸液(グリセリン浣腸「オヲタ」小児用30・60・120・150)の投与量は1〜2mL/kg/回とする．
- 外科的対応が必要な急性腹症の可能性がある場合には，外科医に診察を依頼することを躊躇してはならない．

嘔吐

対応
- 嘔吐の回数・期間，吐物の性状，経口摂取の状況，下痢・腹痛・血便の有無，発熱の有無，感染の流行状況，薬剤服用の有無，既往歴・家族歴を確認する．
- 意識状態，バイタルサイン，体重の変化，粘膜乾燥の有無，尿の回数・量，毛細血管再充満時間（CRT）などから，まず脱水状態の評価を行うことが重要である．
- 嘔吐の主な原因を ❾ に年代別に示すが，乳幼児期では感染性胃腸炎が最も多く，アセトン血性嘔吐症もしばしば経験するが，腸重積，虫垂炎，急性心筋炎などを見逃さないように注意する．一方，新生児期では肥厚性幽門狭窄症，胃軸捻転症，学童期以降では心因性嘔吐の可能性にも留意する．
- 下腹部の慎重な触診以外に，頭痛や髄膜刺激所見の有無，血液検査，尿検査，腹部エコー，胸腹部 X 線，腹部 CT，頭部 CT 結果などを参考に除外診断を進めていく．
- 咳嗽を伴う場合は消化器症状としての嘔吐以外に，咳込みに伴う嘔吐の可能性についても検討する．
- 溶連菌性咽頭炎の初期に嘔吐を伴うことがあり，溶連菌感染症の流行状況と小出血斑を伴う咽頭発赤やいちご舌の有無にも注意する．
- 生後 2～3 週の新生児で噴水状の嘔吐がみられて体重増加が不良の場合，肥厚性幽門狭窄症の除外が必要である．
- 学童期以降で 2 か月以上の腹痛と便通異常（下痢や便秘）があり，排便により腹痛が軽快する場合は過敏性腸症候群を考慮する．また，長引く血便を認める場合には炎症性腸疾患（潰瘍性大腸炎，クローン病）が鑑別対象となる．
- 嘔吐を繰り返し，顔色が悪いと保護者の不安も大きい．来院時に嘔気，顔

CRT：capillary refill time

❾ 小児の嘔吐の主な原因

新生児期	乳幼児期	学童期・思春期
・初期嘔吐 ・溢乳，空気嚥下 ・肥厚性幽門狭窄症 ・胃軸捻転症 ・頭蓋内出血	・感染性胃腸炎 ・アセトン血性嘔吐症 ・咳嗽に伴う嘔吐 ・腸重積症 ・急性虫垂炎 ・髄膜炎，急性脳炎 ・急性心筋炎 ・頭蓋内病変（脳腫瘍，脳血管障害） ・頭部外傷	・感染性胃腸炎 ・腸閉塞 ・頭蓋内病変（脳腫瘍，脳血管障害） ・髄膜炎，急性脳炎 ・急性心筋炎 ・溶連菌感染症 ・周期性 ACTH・ADH 放出症候群 ・片頭痛 ・心因性 ・過敏性腸症候群 ・炎症性腸疾患（潰瘍性大腸炎，クローン病） ・妊娠

❿ 重度の脱水所見

- CRT 2秒以上延長
- 口腔粘膜乾燥
- 泣いても涙が出ない
　　　　　　　　　など

ORT：oral rehydration therapy

ORS：oral rehydration solution

＊12
米国疾病管理予防センター（CDC）のガイドライン[4]では，1口5mL（小さじスプーン1杯）程度のごく少量から開始し，たとえ嘔吐が続いたとしても約5分ごとに根気よく継続することにより摂取量を徐々に増やすことができるとされている．

CDC：Centers for Disease Control and Prevention

経口補水量の目安

ORTは「少量頻回の補水」が大切である．経口補水量の目安は開始後3〜4時間でORS 50〜100mL/kgを投与する．4時間以降については体重10kg未満では嘔吐または下痢のつどに60〜120mL，10kg以上では120〜240mLを投与する．

＊13
嘔吐中枢および上部消化管に対するドパミン拮抗作用により制吐作用を示す．副作用として動揺や四肢のふるえなどの錐体外路症状に注意する．

＊14
代表的な原因食品としてサルモネラ，カンピロバクターは鶏肉，腸炎ビブリオは魚介類，黄色ブドウ球菌はおにぎり，腸管出血性大腸菌は牛肉，井戸水などがあげられる．

色の改善がみられれば，嘔吐は一過性でとどまることが多いことを説明する．しかし，帰宅後も嘔吐が続き，ぐったりするようならすみやかに再診するように指導する．

治療

- 嘔吐は通常一過性の経過（6時間前後）で改善を認めるため，特別な処置は必要でないことが多い．しかし，初期診断後も十分な経過観察が重要であり，原因不明の段階で安易に薬剤を投与しないことが望ましい．
- 重度の脱水所見（❿）を認めない急性胃腸炎では，嘔吐症状を認めても経口補液療法（ORT）が推奨されている[3],＊12．脱水の補正にあたって重要なのは水分，糖分，塩分である．経口補水液（ORS）はほかのスポーツドリンクや果汁よりNa濃度が高い，糖濃度が低い，浸透圧が低いなどの特徴があり，腸への負担が少なく吸収効率が高い．また，みそ汁，野菜スープなどの摂取も軽度の脱水状態には適している．
- さらに，授乳中の児に対しては母乳を継続して与え，ミルクを用いる場合に薄めたミルクは推奨されず，特殊ミルクも通常は不要である．初回の水分補給後は年齢に合った通常の食事を再開するが，ごはん，パンなどの炭水化物，新鮮な果物，赤身肉，ヨーグルトおよび野菜はすべて推奨されている．
- 嘔吐が頻回でORTの開始が困難な場合，感染性胃腸炎が原因として考えられればドンペリドン（ナウゼリン®）坐剤＊13の使用を検討する．
  ▶ ドンペリドン坐剤の使用量は6か月〜3歳未満：1回10mg，3歳以上：1回30mgで，1日2回までとする．
- 漢方薬は，小児の嘔吐に対して五苓散が非常に有効である．注腸もしくは坐剤による投与が小児では効果的であり，副作用もまずみられない[5]．
  ▶ 投与の目安：1歳以上に対し体重20kg未満なら1g，体重20kg以上なら2gである．

📖 下痢

対応

- 下痢の回数・期間，経口摂取の状況，発熱の有無，嘔吐・腹痛・血便の有無，感染の流行状況，薬剤服用（とくに抗菌薬）の有無，既往歴・家族歴などを確認する．
- 嘔吐と同様，意識状態，バイタルサイン，体重の変化，粘膜乾燥の有無，尿の回数・量，CRTなどから，脱水状態の評価をまず行うことが重要である．
- 下痢の原因を⓫に示す．頻度的にはウイルス性胃腸炎が最も多く，周囲の流行状況も参考に便の迅速ウイルス検査（ロタ，アデノ，ノロ〈3歳未満で保険適用〉）を考慮する．
- 生ものの摂取，下痢・嘔吐の集団発生がみられる場合は食中毒の可能性を検討する＊14．
- 乳幼児の遷延する下痢では感染性胃腸炎後の腸粘膜上皮の損傷による二次

❶ 下痢の原因

感染性	非感染性
・ウイルス性胃腸炎(ロタウイルス，アデノウイルス，ノロウイルスなど) ・細菌性胃腸炎(サルモネラ，カンピロバクター，病原性大腸菌，ブドウ球菌など) ・原虫性腸炎，寄生虫性腸炎 ・中耳炎，尿路感染症，気道感染症，敗血症，急性虫垂炎など	・消化管アレルギー性 ・薬剤性(抗菌薬，下剤など) ・乳糖不耐症 ・過敏性腸症候群 ・炎症性腸疾患(潰瘍性大腸炎，クローン病) ・心因性

性乳糖不耐症の可能性を考慮する．便のpHが5.5以下または便中の糖が0.75g/dL以上なら乳糖除去の対応を行う．
- 急性虫垂炎は腹痛発症から48時間を経過すると穿孔率が有意に増加し，穿孔例では腹痛が右下腹部に限局せずに下痢を伴う場合もあるため，とくに年長児に比べて穿孔を起こしやすい乳幼児では鑑別の対象として念頭におく必要がある．
- 下痢に対する保護者の不安は大きいが，下痢は1週間前後続くこともあること，積極的に下痢を止めることは病原菌の排泄障害をきたすこと，母乳の中止やミルクの希釈は症状を遷延し栄養状態の回復を遅らせる可能性があることも家族に説明する．
- 保護者が経静脈輸液を希望する場合，脱水が軽度ならまずORTの有効性を指導し，ORTで改善が得られないか脱水が中等度以上なら実施を考慮する[*15]．

治療

- ほとんどの下痢は自然治癒するが，整腸薬(ビオフェルミン®，ラックビー®微粒N[*16]，ミヤBM®など)は腸内環境を整えて下痢の頻度と期間を軽減するため，広く使用されている．その処方量を❷に示す．
- 止痢薬(ロペラミド塩酸塩[*17]，コデインリン酸塩)，吸着薬(アドソルビン®)，収斂薬(タンナルビン®)は腹部膨満の原因となり，病原菌の排泄を阻害するので基本的には使用しない．
- カンピロバクター，サルモネラ，腸管出血性大腸菌などの細菌感染の可能性が考慮されれば，ホスホマイシン(ホスミシン®)や，とくにカンピロバクターであればマクロライド系抗菌薬の投与を検討する[*18]．

[*15] ORTについては「嘔吐」の項を参照．

[*16] ラックビーR®散は脂肪粉乳を原料として培養されているため，牛乳アレルギー児には禁忌である．

[*17] ロペラミド塩酸塩(ロペミン®)は2歳未満では原則禁忌である．

[*18] 抗菌薬投与時はエンテロノン-R®，ビオフェルミンR®などの耐性乳酸菌やミヤBM®を使用する．

❷ 下痢への処方

	薬品(商品名)	投与法	1日投与量	投与間隔	成人量
整腸薬	ビオフェルミン®散・錠	経口	0.05〜0.1g/kg/日	1日3回	3〜9g/日
	ラックビー®微粒N	経口	0.05〜0.1g/kg/日	1日3回	3〜6g/日
	ミヤBM®細粒・錠	経口	0.05g/kg/日	1日3回	1.5〜3g/日
	ビオフェルミンR®散・錠 ラックビーR®散 エンテロノン-R®散	経口	0.05〜0.1g/kg/日	1日3回	3g/日

- 下痢によりおむつ皮膚炎を認める場合は軟膏(亜鉛華軟膏,アズノール®軟膏など)を処方する.

瘙痒

対応
- 病歴(虫刺されや金属などの接触歴などのエピソードの有無),アレルギーの有無,皮膚所見,皮膚以外の症状の有無,感染の流行状況,既往歴・家族歴などを確認する.
- 瘙痒の鑑別疾患としては,じんま疹,アトピー性皮膚炎,接触皮膚炎,虫刺症,水痘,伝染性膿痂疹(とびひ),アタマジラミ症などがあげられる(⓭).
- 溶連菌感染症の紅斑とじんま疹は鑑別が困難なこともあるが,溶連菌感染症では周囲での流行歴があることも多く,小出血斑を伴う咽頭発赤やいちご舌を認める.
- 身体が温まることにより血管透過性が亢進して瘙痒が悪化するので,入浴はぬるめのシャワーのみにするように指導する.
- アトピー性皮膚炎や水痘では掻破痕からの感染により伝染性膿痂疹(とびひ)を発症することがあるので,膿疱の形成や皮疹の増悪があれば受診するように伝える.

治療
- 瘙痒は睡眠の質の低下や日常生活への影響をもたらすため,積極的な薬物投与(内服薬,外用薬)を考慮する.
- じんま疹,アトピー性皮膚炎に伴う瘙痒では即時型アレルギー反応による

⓭ 瘙痒の鑑別

診断	特徴	抗ヒスタミン薬以外の治療
じんま疹	・一過性膨疹で癒合傾向あり ・原因は食物アレルギーとは限らず,感染に伴うことも多い	原因が判明したものについては除去
アトピー性皮膚炎	・喘息,アレルギー性鼻炎,食物アレルギーとの関連あり ・家族歴がみられることも多い	スキンケア 保湿剤 ステロイド外用
接触皮膚炎	・原因物質との接触歴あり	原因除去 ステロイド外用
虫刺症	・虫刺され後に出現する ・刺し口が存在する	ステロイド外用
水痘	・水疱を伴う(回復期には痂皮を形成する) ・ワクチン未接種 ・周囲での流行あり	抗ウイルス薬内服 フェノール・亜鉛華リニメント(カチリ®)外用
伝染性膿痂疹(とびひ)	・虫刺されやすり傷,汗疹を掻破した後に悪化する	抗菌薬内服・外用
アタマジラミ症	・後頭部,側頭部に多い ・集団発症がみられる	フェノトリン(スミスリン®)パウダー・シャンプー

⑭ 瘙痒への処方

	薬品（商品名）	投与法	1日投与量	投与間隔	成人量
第2世代抗ヒスタミン薬	エピナスチン（アレジオン® ドライシロップ・錠）	内服	0.25〜0.5 mg/kg/日（3歳以上）	1日1回	20 mg/日
	フェキソフェナジン（アレグラ® ドライシロップ・錠）	内服	30 mg/日（6か月以上2歳未満） 60 mg/日（2歳以上12歳未満） 120 mg/日（12歳以上）	1日2回	120 mg/日
	レボセチリジン（ザイザル® シロップ・錠）	内服	2.5 mL/日　1日1回（6か月以上1歳未満） 5 mL/日　1日2回（1歳以上7歳未満） 10 mL/日　1日2回（7歳以上15歳未満）	1日1〜2回	10 mL/日 （最大 20 mL/日）
	オロパタジン（アレロック® 顆粒・錠）	内服	5 mg/日（2歳以上7歳未満） 10 mg/日（7歳以上）	1日2回	10 mg/日
	ロラタジン（クラリチン® ドライシロップ・錠）	内服	5 mg/日（3歳以上7歳未満） 10 mg/日（7歳以上）	1日1回	10 mg/日

ヒスタミンの関与があり，抗ヒスタミン薬[*19]の内服が有効である[*20]．小児においては中枢神経系の影響が少ない第2世代の使用が望ましい．第2世代抗ヒスタミン薬の使用量を ⑭ に示す．

- 皮膚症状以外に呼吸器症状（喘鳴，呼吸困難など），消化器症状（腹痛，嘔吐，下痢など）を認める場合にはアナフィラキシー発症の可能性があるため，エピネフリン（ボスミン®）筋肉注射を考慮する．なお，リスペリドン（リスパダール®）内服中の自閉症児ではエピネフリン（ボスミン®）投与により血圧がさらに低下する危険性が指摘されている[*21]．この場合の代替薬は β_2 作用がないフェニレフリン塩酸塩（ネオシネジン®），β_2 作用が弱いノルアドレナリン（ノルアドレナリン®）であるが，フェニレフリン塩酸塩の小児に対する安全性は確立していない．
- 薬物療法に加え，皮膚の乾燥が目立つ場合にはスキンケア，食物アレルギーの関与が疑われる場合には原因食物の除去が有効なことも多い．とくに，乳幼児では生理的にドライスキンになりやすく，バリア機能が未熟なため保湿剤（白色ワセリン，プロペト®，ヒルドイド® ソフト，ビーソフテン®など）が瘙痒の予防に有効である．

[*19] **抗ヒスタミン薬**
作用持続時間や中枢神経抑制作用の違いなどにより第1世代と第2世代に分類される．

[*20] 抗ヒスタミン薬でも外用薬（レスタミン®，オイラックス®など）の効果は限定的であるため，外用薬を希望する保護者には外用薬の有効性が低いことについて説明が必要である．

[*21] 強度行動障害を伴う自閉症児に処方されるリスペリドンは α 交感神経遮断作用を有するため，アドレナリンのような α・β 受容体作用薬と併用すると α 受容体刺激作用が抑制されて相対的に β_2 刺激作用が優位となる．そのことによって血圧が低下するという作用の逆転（アドレナリン反転）がみられる．

文献

1) White MG, et al. Cellular mechanisms of neuronal damage from hyperthermia. Prog Brain Res 2007；162：347-71.
2) 日本小児呼吸器学会作成．吉原重美ほか監修．小児の咳嗽診療ガイドライン．東京：診断と治療社；2014.
3) Hartling L, et al. Oral versus intravenous rehydration for treating dehydration due to gastroenteritis in children. Cochrane Database Syst Rev 2006；(3)：CD004390.
4) King CK, et al. Managing acute gastroenteritis among children：oral rehydration, mainenance, and nutritional therapy. MMWR Recomm Rep 2003；52(RR-16)：1-16.
5) 森蘭子．五苓散．小児科診療 2014；8：1077-81.

小児の処方：基本と小ワザ

医薬部外品・保険給付対象外の薬剤

伊藤純子｜虎の門病院小児科

- 現時点では保険給付対象として認められていないが，小児の疾病予防・健康維持に必要な薬剤がある．そのなかで，新生児期・乳児期のビタミンKとビタミンDはとくに重要であり，使用を勧めるガイドライン[1,2)]が作成されている．また，妊娠中の葉酸の使用も児の二分脊椎発症を防止するために重要である．

💊 ビタミンK

薬を出すタイミング

VKDB：vitamin K deficiency bleeding

- 新生児と幼若乳児はビタミンK欠乏に陥りやすく，これに起因するビタミンK欠乏性出血症（VKDB in infancy）をきたすことがある．日本では，❶のように分類される．
- 新生児，乳児の出血の大部分はビタミンK製剤の適切な投与によって予防できることから，1989年に厚生省心身障害研究，新生児管理における諸問題の総合的研究，研究班による「乳児ビタミンK欠乏性出血症の予防対策」の発表がなされ，それ以降に得られた国内外の資料をもとに2011年日本小児科学会が「新生児・乳児ビタミンK欠乏性出血症に対するビタミンK製剤投与の改訂ガイドライン（修正版）」[1)]を策定した．
- 予防投与方式として，日本では，ビタミンK_2シロップ1mL（2mg）を出生時（数回の哺乳確立後），産科退院時，1か月健診時の合計3回，経口投与する方法が健常正期産児に対する標準的方式として定着している（❷）．

処方例

新生児・乳児ビタミンK欠乏性出血症の予防として

> ① 出生後哺乳が確立したことを確かめてから
>   ケイツー®シロップ0.2%　1回1mL（メナテトレノンとして2mg）を経口投与する
>   出生時早期の新生児への投与では白湯で10倍程度に希釈する
> ② 生後1週間または産科退院時のいずれか早い時期
> ③ 生後1か月のときに
>   それぞれ同量を経口投与する

*1
早産児の場合や乳児肝炎や胆道閉鎖など胆汁分泌を低下させる疾患，遷延性下痢などの病態があると，ビタミンKの欠乏が助長される．母乳中のビタミンKは少ないため，3回のビタミンK投与を行っても出血を完全に予防することはできない．

- 本薬剤の使用上の注意には，「1か月健診時にビタミンK欠乏のリスクがあると想定される場合には，生後1か月を超えて投与を継続することを考慮する」[*1]と記され，日本小児科学会のガイドラインには「出生後3か月までビタミンK_2シロップを週1回投与する方法もある」と記載されている．
- 新生児出血症および新生児低プロトロンビン血症の治療として用いられる

❶ ビタミンK欠乏性出血症の分類

新生児ビタミンK欠乏性出血症	出生後7日までに発症して皮膚や消化管に出血することが多い
乳児ビタミンK欠乏性出血症	新生児以降の乳児期に発症して高率に頭蓋内出血をきたす
特発性乳児ビタミンK欠乏性出血症	母乳栄養以外に誘因が認められない
二次性乳児ビタミンK欠乏性出血症	胆汁分泌障害,遷延する下痢や抗菌薬の投与など母乳栄養のほかにも誘因がみられる

❷ 合併症をもたない正期産新生児へのビタミンK製剤の予防投与

わが国で推奨されている3回投与は以下のとおりである.
① 第1回目:出生後,数回の哺乳によりその確立したことを確かめてから,ビタミンK_2シロップ1mL(2mg)を経口的に1回投与する.なお,ビタミンK_2シロップは高浸透圧のため,滅菌水で10倍に薄めて投与するのもひとつの方法である.
② 第2回目:生後1週または産科退院時のいずれかの早い時期に,ビタミンK_2シロップを前回と同様に投与する.
③ 第3回目:1か月健診時にビタミンK_2シロップを前回と同様に投与する.
④ 留意点等
　(1) 1か月健診の時点で人工栄養が主体(おおむね半分以上)の場合には,それ以降のビタミンK_2シロップの投与を中止してよい.
　(2) 前文で述べたように,出生時,生後1週間(産科退院時)および1か月健診時の3回投与では,我が国およびEU諸国の調査で乳児ビタミンK欠乏性出血症の報告がある.この様な症例の発生を予防するため,出生後3か月までビタミンK_2シロップを週1回投与する方法もある.
　(3) ビタミンKを豊富に含有する食品(納豆,緑葉野菜など)を摂取すると乳汁中のビタミンK含量が増加するので,母乳を与えている母親にはこれらの食品を積極的に摂取するように勧める.母親へビタミンK製剤を投与する方法も選択肢のひとつであるが,現時点では推奨するに足る十分な証左はない.
　(4) 助産師の介助のもと,助産院もしくは自宅で娩出された新生児についてもビタミンK_2シロップの予防投与が遵守されなければならない.

(「新生児・乳児ビタミンK欠乏性出血症に対するビタミンK製剤投与の改訂ガイドライン(修正版)」1)より抜粋)

場合は保険適用となるが,予防目的での使用は保険給付の対象となっていない.

保護者への説明のポイント

- 新生児や乳児ではビタミンKが欠乏しやすく,これによって出血をきたすことがある.
- 新生児期には皮膚や消化管の出血が多く,出血斑ができたり吐血・下血をしたりする.1~2か月には頭蓋内出血を起こすこともある.これらの出血はビタミンKを補充することで予防できるため,出生後3回の補充を日本小児科学会もガイドラインで推奨している.

💊 ビタミンD

薬を出すタイミング

- ビタミンD欠乏が強いときの症状は,乳児では低カルシウム血症による

ビタミンD欠乏症増加の背景

ビタミンD欠乏症は世界的に増加しており,日本でも欠乏状態の乳幼児が多いことが報告されている3).背景として,母乳栄養の推進,日光曝露不足,食事の偏りがあげられている4).母乳は乳児にとって理想的な食事であるが,ビタミンKやビタミンDの含有量は少ない.
ビタミンDは皮膚で紫外線によって合成されるため,くる病が多かった時代には乳児の日光浴が推奨されていた.欧米で紫外線による皮膚がんの発症が問題にされ,乳幼児も紫外線を避けて日やけ止めを使うほうがよいといわれるようになったことで,ビタミンD欠乏症を起こしやすくなってきている.
ビタミンDを多く含む食品には,きのこ,魚,卵黄などがある.偏食やアレルギーなどでこれらの食品を十分とれないことも欠乏症の原因となる.

*2
けいれん，O脚，X脚などの臨床症状，骨X線のくる病変化（❸），低カルシウム・低リン血症，高アルカリホスファターゼ（ALP）血症，血中副甲状腺ホルモン（PTH）高値などがみられ，血清25水酸化ビタミンD（25OHD）低値（20 ng/mL＜50 nmol/L）以下，15 ng/mL＜37.5 nmol/L）以下であればより確実）であることの確認が必要となる．25OHD測定は2016年8月にようやく保険適用が認められた．

25OHD：25-hydroxyvitamin D

*3
近年，種々の疫学的研究により，成人においてもビタミンD欠乏は多く，明らかな臨床症状を呈さないビタミンD低下であっても，アレルギー疾患，糖尿病，心臓病やがんの発症と関連しているのではないかという報告がなされている．

❸ くる病治療前後のX線写真の変化

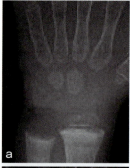

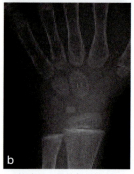

a：治療前．骨端部の拡大，杯状陥凹，辺縁不整あり．b：治療後10か月，くる病所見の改善を認めた．

けいれん，1歳以降の幼児ではくる病として現れやすい．日本小児内分泌学会より「ビタミンD欠乏性くる病・低カルシウム血症の診断の手引き」[5]が出されている*2．

- 低カルシウム血症やくる病をきたしている場合には，専門医で鑑別診断を行ったうえで治療を行うことになる．治療は天然型ビタミンDでよいが，日本では医療機関で処方できるビタミンD製剤は活性型ビタミンDしかないため，過量投与に注意をしながら治療を行う．
- 明らかな臨床症状はみられなくとも，母乳栄養児ではほとんどがビタミンD低下を示しており，低カルシウム血症やくる病予防のためには日光浴とともに，ある程度のビタミンD補充を行ったほうがよいと考えられている*3．
- 摂取すべきとされるビタミンDの量については，海外の推奨と日本の食事摂取基準では大きな差がある．2016年の国際的なコンセンサス[2]では，くる病を予防するために，乳児では400 IU（10 μg），1歳以降では600 IU（15 μg）を食事あるいはサプリメントで摂取することを推奨している．人工乳は調乳100 mLあたり0.8〜1.2 μgのビタミンDを含有しているため，哺乳量の多い乳児では人工乳のみで十分な量を摂取することが可能である．一方，日本の食事摂取基準においてのビタミンD摂取量は乳児で2.5〜5 μg，幼児で2.5 μg，学童で3〜4.5 μg，成人で5.5 μgと少量のまま変更されていない．上限量は50 μgとされている．

処方例
- 母乳栄養児のビタミンD補充に使用できる薬剤として，2014年にBaby D®（ベビーディー；栄養機能食品）が発売され，乳幼児でも天然型ビタミンDの補充ができるようになった．

> Baby D® 1日1滴 2 μg 80 IUを摂取させる

保護者への説明のポイント
- 母乳は乳児にとって素晴らしい栄養であるが，ビタミンDの含有量が少ない．乳児では食事から十分なビタミンDがとれないため，カルシウムが低くなったり，くる病といわれる骨の病気を起こしたりすることがある．離乳食からビタミンDがとれるようになるまで，ビタミンDを補っておいたほうがよい．
- ビタミンDは日光に当たることによって皮膚でもつくられるため，日光浴をすることも有効である．
- 人工乳やフォローアップミルクを飲んでいる児では補充する必要はない．
- 離乳食が進んで魚や卵黄などを食べられる児であれば食事から必要量を摂取することができる．
- アレルギーなどで食事制限が必要な場合は医師や栄養士に相談し，自己流の食事制限を行わないようにする．

葉酸

薬を出すタイミング

- 日本産科婦人科学会・日本産婦人科医会の「産婦人科診療ガイドライン―産科編2014」[6]では,
  - 「神経管閉鎖障害と葉酸の関係について説明を求められたら,以下のように説明する」と記載している.「1)市販のサプリメント類によって1日0.4mgの葉酸を妊娠前から摂取すると,児の神経管閉鎖障害発症リスクが低減することが期待できる.2)神経管閉鎖障害児の妊娠既往がある女性が,医師の管理下に妊娠前より1日4mg(5mg1錠)の葉酸を服用した場合,同胞における発症が低減することが期待できる.」
  - 「神経管の閉鎖は妊娠6週末で完成するので妊娠に気付いてからの葉酸服用では遅すぎ,妊娠1か月以上前からの服用が必要である.」

処方例

- 葉酸を含むサプリメントは多く販売されているが,総合ビタミン剤で摂取しようとすると催奇形性が指摘されているビタミンAなどの過剰摂取となる可能性があり,葉酸単独での摂取とする.
- 医師の管理下にある場合を除き,摂取量は1日1mgを超えるべきでないとされている.
- 薬局で薬剤師から説明を受けての購入・服用を勧める.

文献

1) 日本小児科学会.新生児・乳児ビタミンK欠乏性出血症に対するビタミンK製剤投与の改訂ガイドライン(修正版).http://www.jpeds.or.jp/uploads/files/saisin_110131.pdf
2) Munns CF, et al. Global consensus recommendations on prevention and management of nutritional rickets. Horm Res Paediatr 2016;85:83-106. doi:10.1159/000443136
3) Akazawa Y, et al. The clinical characteristics of vitamin D deficiency in childhood: a systematic literature review of Japanese patients. J Endocrinol Metab 2010;23:675-84.
4) 北中幸子.クローズアップ内分泌疾患―くる病の診断と治療.小児内科 2012;44:583-87.
5) 日本小児内分泌学会ビタミンD診療ガイドライン策定委員会.ビタミンD欠乏性くる病・低カルシウム血症の診断の手引き.http://jspe.umin.jp/medical/files/_vitaminD.pdf
6) 日本産科婦人科学会・日本産婦人科医会.産婦人科診療ガイドライン―産科編 2014. http://www.jsog.or.jp/activity/pdf/gl_sanka_2014.pdf

小児の処方：基本と小ワザ

「お薬手帳」の活用術

進藤静生 | しんどう小児科医院

「お薬手帳」導入とその利用の変化

「お薬手帳」は2000年から公的医療保険制度で導入された．その主な目的は，複数の医療機関を受診する患者への重複投与の防止や，一つの処方内容内に避けるべき薬剤の配合がないかを確認することであった．
当初，厚生労働省は薬局を利用する際に「お薬手帳」を持参すると，持参しない場合に比べ支払いが高くなるようにしていたので，「お薬手帳」はあまり普及していなかった．2016年4月の診療報酬改定により，「お薬手帳」持参の場合は薬剤管理料が安くなったこと，「お薬手帳」の有用性が患者に認識されてきたことにより，「お薬手帳」を利用する人が増加してきた[*1]．

[*1]
2016年4月の診療報酬改定にて
薬剤服用歴管理指導料① 38点
（原則6か月以内の処方箋を持参した患者で手帳を持参している場合）
薬剤服用歴管理指導料② 50点
（手帳を持参していない患者）
このため「お薬手帳」を持参した場合 50－38＝12点 安くなる．

「お薬手帳」はなぜ必要か？

- 最近，小児科診療所は医薬分業をしているところが多いため，受診する子どもたちは，ほとんど「お薬手帳」（❶）を持参しており，時には数冊の「お薬手帳」を所持していることもあるが，本来は1冊にまとめられるべきである．
- 「お薬手帳」が使用開始される以前は，他院で処方された薬剤名が不明なことが多く，保護者から「オレンジ色の甘いお薬」「白い色の苦いお薬」などの表現で説明を受けるだけで，内容がわからなく困惑する状況であった．時には，他科の薬剤と重なっていて過剰投薬による危険性があり，そのような危険を防止するためにも薬剤の情報を公開することが必要となってきた．
- さらに，患児と家族の立場に立った，より良い医療を進めていくためにも，これまでにどんな薬を服用していたか，また現在どのような薬を服用しているかを，本人も保護者もそして患児に関わる周りの医療者もその情報を共有する必要がある[1]．そのためには「お薬手帳」のような開かれた記録手段が必要不可欠となってきた[*2]．

「お薬手帳」の有用性と医院間の連携について

- 小児科領域では，患児が耳鼻咽喉科や皮膚科，眼科など他科の医院を重複受診することが多い．その場合「お薬手帳」により処方内容を知ることで，

❶「お薬手帳」の例

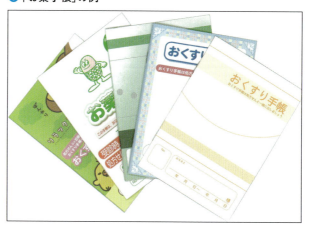

重複投薬を防止することが期待できる[2].
- 他科受診中の患児が小児科を受診した場合に，他科での処方内容が明確になり，病状によっては小児科受診時に他科での処方を一時休止させて，小児科での処方を優先して服用させることや，同系統の薬剤が投薬されている場合は，新たな処方を必要としないなど，他科との連携をとることが可能となる．さらに，慢性疾患などで大学病院などの専門病院受診中で投薬などを受けているとき，感冒などでかかりつけ小児科を受診した場合に「お薬手帳」で薬剤を確認でき，双方の薬剤の相乗・相加作用による副反応を防ぐことができる[1,2].

処方開示の有益性

- 日本では，歴史的に由緒ある医院などでは門外不出の処方などがあったことや，医療行為そのものが閉鎖的であったこともあり，処方内容は比較的開示されない傾向にあった．しかし，医療保険制度が普及することにより国が承認した保険適用薬の使用が義務づけされたことで，処方内容の特殊性もなくなり徐々に開示されるようになり，さらに，患者への医療情報提供の一環として処方内容が開示されることが必然となってきた．
- 小児科領域では成人内科領域などと比較して，患児などに処方内容を秘匿しなければならない理由は少ないので，オープンに処方内容を記録することができる．処方内容の開示により，先輩医師やいろいろな科・疾患の専門医による処方内容を多くの科の医師や後輩医師が見る機会が増えてきた．このことにより，多くの医師がその内容を学習する機会となり優れた内容の処方を習得することが可能になり，生涯教育の一貫としてとらえる

*2
「お薬手帳」の使い始めには
① 患者氏名
② 生年月日
③ 連絡先等
④ アレルギー歴，副作用等
⑤ 主な既往歴等
毎回
⑥ 調剤日
⑦ 薬剤の名称
⑧ 用法，用量
⑨ 服用に際して注意すべき事項
を記入しなければいけないが，実際には⑥⑦⑧⑨のみが記入されていることが多い．これに加えて現場の医師や薬剤師からは毎回の診断名・体重が記載されているほうが便利だという意見も多い．

医薬分業と，安全医療への薬剤師の役割

医薬分業とは，医師・歯科医師が患者の診断や治療を行った後，医療機関から処方された処方箋に基づいて，処方した薬局の薬剤師が，調剤や薬歴管理，服薬指導を行い，それぞれの専門性を発揮して医療の向上を図る目的でできた制度である[2]．全診療科における調剤薬局による薬剤処方，いわる医薬分業率は2014年では68.7％に及んでいる（）．

この制度では，薬剤を手にするまでに医院と薬局の2か所に行く必要があり，二度手間になること，待ち時間が長くなること，支払いが二重になるなどの問題があるが，薬剤の投与量，重複投与などの再チェック，副作用の説明や服薬指導などの徹底により，より安全な医療が期待できる．しかし現状では，薬局は処方箋に書かれた内容を忠実に処方することに重点がおかれ，過量投薬，重複投薬，長期間投与などの問題があっても，薬剤師からのアドバイスや指摘が少ない印象があることは否めない．今後，薬剤師の発言がもっと増えていくことが期待されている．

震災時の「お薬手帳」の有用性

東日本大震災や熊本地震時に，患者の診療録・投薬歴が消失した際，「お薬手帳」を持っているだけで処方内容が簡単にわかり，医療関係者，患者双方に大きなメリットがあった．内科領域などでは糖尿病，高血圧，高脂血症，痛風などの慢性疾患において，小児科領域ではてんかん，気管支喘息やそのほかの慢性疾患などで継続投薬が可能となり，非常に有効なことが明らかになった．同様のことは，旅行の際，旅先で発熱などにより救急外来受診時にも有用であることが明らかである[3]．

❷ 医薬分業率の年次推移

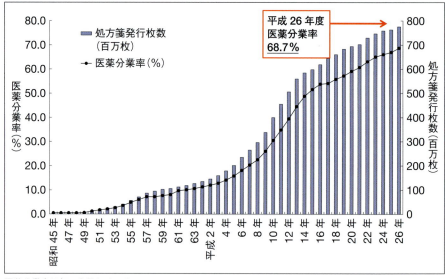

医薬分業率は年々上昇している.

$$※医薬分業率(\%) = \frac{処方箋枚数(薬局での受付回数)}{医科診療(入院外)日数 \times 医科投薬率 + 歯科診療日数 \times 歯科投薬率} \times 100$$

(厚生労働省保険局医療課. 平成28年度調剤報酬改定及び薬剤関連の診療報酬改定の概要)

*3
洗練された立派な処方を模倣することは恥ずかしいことでないが，内容をよく理解して，ただの物まねに終わらないことが重要である.

*4
啓発活動により不要な抗菌薬の処方が減少することを期待したい.

こともできる*3.

- 一方，とんでもない非常識な処方・薬剤・投与量・投与期間などがあれば，それを薬剤師やほかの医師が率直に指摘できることが望ましい.しかし，自尊心の強い医師同士の場合，時に指摘しにくいこともあるので，事前に地域内でそのような話し合いができるように相互連携のシステムづくりをしておき，地域のなかでより適切な薬剤治療を進めていくことが必要であろう[4].

- 個々の医師が薬剤を処方するとき，常に処方が開示されることを意識すれば，より正確でより適切な処方箋を発行することを心がけ，より良い医療を進めるための自浄作用にもつながっていくであろう.

薬剤適正使用のために

- 近年，子どもに対する予防接種の種類の増加により肺炎球菌やインフルエンザ菌による重篤な感染症が減少したため，小児科医による抗菌薬の処方は著しく減少している.しかし，他科の処方例を見てみると，抗菌薬の処方は減少していない.他科の医師とも情報を共有し，不必要な抗菌薬の投与をできるだけ少なくしていくことが重要となってくる.そのためには，新たな予防接種の普及により重篤な細菌感染症が減少した最近のデータなどを，他科の医師にも周知徹底する必要がある*4.

「お薬手帳」の上手な活用

- 今後「お薬手帳」を上手に活用していくためには，患者(児)・保護者，医師，薬剤師の三者が一体となり，それぞれの立場で「お薬手帳」がなぜ必要

であるのか，その必要性を十分理解したうえで治療に臨む必要がある．
- まず各科の医師が自ら率先して「お薬手帳」を活用する習慣をつける必要がある．患者の治療においても薬剤師と協力して，処方されている薬剤に対して適切な助言と説明のうえで内服を勧めていくことが重要になる．そのためには，薬剤師の発言権をもっと強める必要がある．
- 薬剤治療において「お薬手帳」を活用すれば二重，三重のチェック機能が働き，その結果重大な医療ミスも少なくなり，より安全で安心な医療を提供できることになる[5]．

台湾のお薬事情：劉錦揚先生（台湾高雄市で開業）からの情報

台湾ではI-cloud systemにより他の医師の処方をチェックすることができる(❸)．とはいえ，すべての処方薬が網羅されているわけではないため，時には正確でないこともある．しかし，慢性疾患の処方については有力な情報となりうる．

約80％の薬がそれぞれのクリニックで処方され(院内処方)，クリニックでは薬剤師を60,000〜70,000台湾ドル/月（約200,000〜230,000円）の給与で雇っている．1処方につき約100円が健康保険より支払われる．

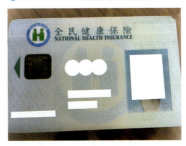

❸ ICチップつき台湾の保険証

まとめ

「お薬手帳」を通して，診療所・病院間の投薬に関する情報を共有し，抗菌薬を適正使用することによって抗菌薬の使用量を減らして耐性菌の出現を減少させ，現在ある抗菌薬の使用効果を伸ばしていくことも大切である．

今後は，災害時の緊急持ち出しバッグの中にも「お薬手帳」を加えるよう，保護者に呼びかけよう[3]．

現在のような紙媒体による「お薬手帳」ではなく，スマートフォンのアプリケーションで利用できる電子版「お薬手帳」もあるので，保護者の選択を広げる意味でも今後医療者の対応が必要になってくると思われる[1]．

文献

1) 高槻市保健医療審議会(薬薬連携)報告書．http://www.city.takatsuki.osaka.jp
2) 木津純子．小児の薬歴管理．小児科臨床 1998；4：13-9．
3) 東日本大震災時におけるお薬手帳の活用事例．http://www.nichiyaku.or.jp
4) 稲垣美知代．調剤，処方する際の注意点．チャイルドヘルス 2006；9：38-41．
5) 安河内裕紀．お薬手帳を利用した薬薬連携と後発医薬品利用の促進．http://www.heiseido.com

小児の処方：基本と小ワザ

添付文書の読み方・使い方

山口賢一 | 聖路加国際病院 Immuno-Rheumatology Center

*1
医薬品添付文書をはじめとする情報の入手方法
独立行政法人医薬品医療機器総合機構（PMDA）　医療用医薬品情報検索のページ
http://www.pmda.go.jp/PmdaSearch/iyakuSearch/
添付文書，インタビューフォーム，緊急安全性情報，医薬品の適正使用に関するお知らせなどの情報を検索し入手することができる．
医薬品医療機器情報配信サービス（PMDAメディナビ）
http://www.pmda.go.jp/safety/info-services/medi-navi/0007.html
あらかじめ登録をしておくと，医薬品の安全性に関するとくに重要な情報がメールで配信される．

*2
新たなエビデンスが認められた添付文書の記載変更の一例をあげると，2015年12月，レミケード®点滴静注用100に新たに川崎病の急性期の効能が追加され，添付文書が改訂された．

医薬品インタビューフォーム

限られた紙面である添付文書には収載しきれない情報を提供する目的で作成される．当初（1980年代）は，日本病院薬剤師会が製造販売業者にインタビューする形で作成されたのが名称の由来であるが，現在では製造販売業者が日本病院薬剤師会の定めた要領に基づき作成している．

添付文書とは

- 添付文書は，薬事法で一つひとつの医薬品に必ず添付することが義務づけられた公文書で，医薬品を適正かつ安全に使用するための情報が記載される．
- 医薬品の製造販売業者が，医師・歯科医師・薬剤師などの医療関係者を対象に作成する文書である．
- 由来は江戸時代の効能書（こうのうがき）や能書（のうがき）までたどれるが，時代とともに内容が充実し整備され，2000年以降は電子媒体を用いた情報提供が進んだ[*1]．

添付文書の記載項目とポイント，注意点

- 1997（平成9）年4月25日に厚生省薬務局長より各都道府県知事に通知された「医療用医薬品添付文書の記載要領について」[1]および「医療用医薬品の使用上の注意記載要領について」[2]に則って作成される．その主な記載項目とポイントを❶にまとめる．
- 記載されている承認を受けた効能・効果（適応症）および用法・用量を遵守することが大切である．これらを逸脱して医薬品を使用・処方した場合には適応外使用（オフラベルユース）あるいは適応外処方となり，「保険適用なし」とみなされることがある．
- 市販後も，新たな知見をもとに添付文書は改訂されるので，常に最新版を確認するように心がける[*2]．
- 「医薬品を使用するに当たって，添付文書に記載された使用上の注意事項に従わず，それによって医療事故が発生した場合には，特段の合理的な理由がない限りその医師の過失が推定される」との，最高裁判所の判例が平成8年1月に存在する[3]．

❶ 医薬品添付文書の主な記載項目とポイント

記載項目	ポイント	
警告	致死的，きわめて重篤かつ非可逆的な副作用，きわめて重大な事故につながる可能性がある事項	
禁忌	投与すべきではない患者	
原則禁忌	原則的に禁忌と同じだが，とくに必要な場合には慎重に投与を考慮できる患者	
組成・性状	有効成分の名称と分量，添加物	
効能・効果	承認を受けた効能・効果が記載される	
用法・用量	承認を受けた用法・用量が記載される．効能・効果により用法・用量が異なる場合は，それぞれについて個別に記載される	
使用上の注意	1. 慎重投与	他の患者よりも副作用が生じる危険性が高い患者
	2. 重要な基本的注意	重大な副作用や事故を防止するうえで注意すべきポイント
	3. 相互作用 　(1) 併用禁忌	併用すべきではない薬剤，および重要な相互作用を有する物理療法と飲食物など
	(2) 併用注意	効果の増強や減弱，副作用の増強などのため併用の際には注意を要する組み合わせ
	4. 副作用 　(1) 重大な副作用	とくに注意を要する副作用
	(2) その他の副作用	重大な副作用以外のもの
	5. 高齢者への投与	生理機能が低下していることが多い高齢者に投与する際に必要な注意
	6. 妊婦，産婦，授乳婦等への投与	妊婦，産婦，授乳婦等に投与してはならない薬剤は禁忌の項目にも記載される 投与される可能性があり，他の患者と比べて注意する必要がある場合に記載される
	7. 小児等への投与	未熟児，新生児，乳児，幼児または小児等に用法および用量は承認されていないが，投与される可能性がある医薬品で，臨床試験データが十分でない場合には「〇〇に対する安全性は確立していない」と記載される (使用経験が少ない)と比較して(使用経験がない)と付記される薬剤ではより厳密に適応症の遵守が求められる 小児等に特殊な有害性を有すると考えられる場合は，別に追加記載される
	8. 過量投与	過量投与時に出現する中毒症状と，適切な処置方法
薬物動態	ヒトでのデータが記載される．腎機能，肝機能の異常の程度に応じて投与量や投与間隔の調整が必要な場合には解説が記載される	
臨床成績	承認を受けた用法・用量に基づく有効性	
有効成分に関する理化学的知見	一般名，化学名，構造式，分子式，分子量，融点，性状など	

文献

1) 医療用医薬品添付文書の記載要領について(平成9年4月25日 薬発第606号)(各都道府県知事あて厚生省薬務局長通知)
2) 医療用医薬品の使用上の注意記載要領について(平成9年4月25日 薬発第607号)(各都道府県知事あて厚生省薬務局長通知)
3) 浅田和弘．医薬品の添付文書とその情報．日薬理誌 2012；140；24-7．

かぜ薬の有効性と安全性についての検討—市販薬と処方薬

冨本和彦 | とみもと小児科クリニック

- 診療で使われていた薬剤が over the counter（OTC）スイッチ薬として，一般に市販が認められたものは多い．小児領域では，総合感冒薬をはじめ解熱鎮痛薬，鎮咳去痰薬，鼻炎用内服薬を含む抗アレルギー薬，整腸薬，止瀉薬などがある．
- 保護者が OTC 薬を使用する状況は，第一には急な発熱であるが，次いでかぜによる夜間の咳であろう．夜間の咳により児の 88％ が眠りを妨げられ，保護者の 72％ は自らの眠りも障害される．わが子が咳込んで眠れなくなり，何とかしたいと思うのは当然の心情であるが，薬は市販薬であれ処方薬であれ，有効性と安全性の面から投与の是非が検討されなければならない．

有効性

- かぜに用いられる薬は，「総合感冒薬：抗ヒスタミン薬＋血管収縮薬（antihistamin/decongestant combination：ADC）」「鎮咳薬」「抗ヒスタミン薬」に分類される．
- 総合感冒薬について，Hutton ら[1]は上気道炎の乳幼児を ADC 群（$n=30$），プラセボ群（$n=24$），無治療群（$n=30$）に分けて RCT を行い，その効果を検討した．48 時間後の評価で上気道炎症状が軽快したものは ADC 群で 67％，プラセボ群で 71％，無治療群で 57％ と 3 群間に有意差がなく，上気道炎症状は自然に軽快しやすいことが示された．
- 鎮咳薬についての検討では，夜間咳嗽例に対してコデイン群（$n=17$），デキストロメトルファン（メジコン®）群（$n=19$），プラセボ群（$n=13$）に分けて RCT を行った検討[2]がある．いずれの群も投与 3 日目には咳嗽は軽快しており，コデイン，デキストロメトルファンともにプラセボ以上の咳嗽軽減効果は認められなかった．
- 抗ヒスタミン薬（プロメタジン）と鎮咳薬（デキストロメトルファン）の夜間咳嗽と児・保護者の睡眠に及ぼす影響をプラセボと比較した報告[3]でも同様の結果であり，発症から 2 日以内に早期治療した群でも有意な治療効果はみられなかったとされる．
- かぜ薬は対症療法薬にすぎない．「がん」の早期発見，早期治療を想起させて「早期に治療することで早く治る」ようなキャッチコピーは誤解を招く．

安全性

- 米国の中毒情報センターへの相談のうちかぜ薬に関するものが 10％ を占め，かぜ薬に関わる 12 歳未満の死亡例の報告[4]では，118 例中 103 例が市販薬によるものであった．このうち 88 例は過量投与によるものであり，とくに 2 歳未満の児に集中していた．症状の緩和を急ぐあまりに同一成分を含む 2 種の総合感冒薬を併用した，成人投与量を用いた，計量容器の誤り（テーブルスプーンとティースプーンの誤用），また鎮静作用を期待しての過量投与がみられたという．
- これらを受けて FDA はかぜ薬について，有効性が認められないこと，一部に死亡例を含む重大な副反応が報告されていること，小児投与量が臨床試験で確定されていないことから，2 歳未満の児ではかぜ薬を投与しないように勧告している．
- では，「咳込んで眠れない」と訴える保護者に対

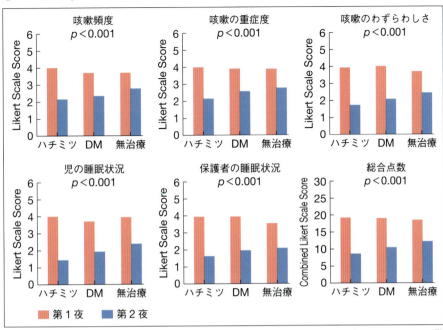

❶ ハチミツ群, デキストロメトルファン(DM)群, 無治療群の効果

(Paul IM, et al. 2007[5])

して，われわれ医師には何ができるのか．心配する保護者を前に，臨床医は治療効果が証明されない処方箋を手にして葛藤に陥ることになる．

- 一般に自然軽快する症状はプラセボ効果が現れやすい．これは，治療への期待度が高いほど顕著となる．Huttonらの報告[1]でも，初診時のアンケートで投薬が必要と回答した保護者ほど（薬剤が何であるにかかわらず）高い治療効果が得られている．
- 一方，かぜによる夜間の咳を訴える児に対してハチミツ群（$n=35$）とデキストロメトルファン群（$n=33$），無治療群（$n=37$）の3群で比較検討した報告[5]（❶）では，3群とも翌日には夜間の咳は有意に軽快していたが，ハチミツ群は無治療群に比して咳の改善がより良好であった．これはプラセボ効果とも受け取れるが，1歳以上の児に対してハチミツは安全に投与できる．ハチミツは保護者にとっては身近なものであるため，逆にその治療効果について十分説明して

権威づけをする必要がある．それがプラセボ効果であったとしても，不要な抗菌薬や有効性・安全性の確認されないかぜ薬の処方は減少するであろう．

▶文献

1) Hutton N, et al. Effectiveness of an antihistamine-decongestant combination for young children with the common cold：a randomized, controlled clinical trial. J Pediatr 1991；118：125-30.
2) Taylor JA, et al. Efficacy of cough suppressants in children. J Pediatr 1993；122：799-802.
3) Bhattacharya M, et al. To compare the effect of dextromethorphan, promethazine and placebo on nocturnal cough in children aged 1-12 y with upper respiratory infections：a randomized controlled trial. Indian J Pediatr 2013；80：891-5.
4) Dart RC, et al. Pediatric fatalities associated with over the counter (nonprescription) cough and cold medications. Ann Emerg Med 2009；53：411-7.
5) Paul IM, et al. Effect of honey, dextromethorphan, and no treatment on nocturnal cough and sleep quality for coughing children and their parents. Arch Pediatr Adolesc Med 2007；161：1140-6.

疾患別の薬剤処方

疾患別の薬剤処方

かぜ症候群

崎山　弘｜崎山小児科

> **「薬が効く」3つの意味**
> ▶効果：投薬の後で実際に得られた利益．薬理作用による効果とは無関係のプラセボ効果も含まれる．
> ▶効能：理想的な集団において最大限期待できる効果．投与量，疾患の重症度などによっては，効能はあっても効果が得られないこともある．
> ▶効用：投薬によって被る不利益と効能を比較しての有用性．効能があっても，強い副作用があれば効用は悪くなる．

かぜ薬のプラセボ効果と二重盲検試験

- 基本的に自然治癒するかぜ症候群は，かぜ薬を投与した後で治った，投与した後で症状が軽快したという効果があったとしても，薬の薬理作用に基づくものではなく，単なるプラセボ効果であることは否定できない．
- 効能を最も適切に評価する手段は，プラセボ対照無作為化二重盲検群間比較試験でプラセボに対して有意差をもって効果が示されることである．すでに標準治療薬がある場合は，倫理的な配慮からプラセボ対照ではなく標準治療薬が対照となる．この試験では，標準治療薬と比べて優位性あるいは非劣性が示されることによって効能が証明できる．ただし，その標準治療薬の効能が過去に証明されていなければならない．
- しかし1998年4月に新GCP(別項p.15参照)に移行する以前に国内で実施されていた二重盲検試験は，残念ながら均質なものではなかった．調査対象者の組み入れ方法，盲検の手順，記録の正確性，信頼性の検証に対する厳密さを欠く試験が混在していた[*1]．
- かぜ薬として現在使われているもののなかには，効能が科学的に説明できていないもの，まだ副作用が確認されていないものが含まれている．未知の副作用については検証できないので，本項ではかぜ薬として使われている各種薬剤の効能について，製薬企業から公表されている添付文書ならびにインタビューフォーム[*2]などの情報をもとに再確認する．
- なお，ここでのかぜ症候群は，「咳，痰，鼻汁，発熱，咽頭痛，頭痛の症状を一つ以上有し，関節痛，筋肉痛，発疹，粘膜疹，嘔吐，下痢，腹痛，倦怠感，目やに，耳漏を伴うこともある状態」と定義しておく．気管支炎，肺炎，中耳炎，胃腸炎，結膜炎，筋炎，関節炎，気管支喘息，アレルギー

[*1]
「かぜ薬の変遷」の項(p.13参照)で記載したように，1998年以前にプラセボ投与群と比較して有用性がある薬品として認可されていたセラチオペプチダーゼや塩化リゾチームは新しい基準で再評価を受けた際に，効能を示すことができなかった．また，小児科領域の市販薬として広くかぜ薬に使われていた塩酸フェニルプロパノールアミンは米国の調査で重篤な副作用が見つかり，効用が悪くなったために使用中止となった．

[*2]
インタビューフォーム
添付文書等の情報を補完し，薬剤師等の医療従事者にとって日常業務に必要な，医薬品の品質管理のための情報，処方設計のための情報，調剤のための情報，医薬品の適正使用のための情報，薬学的な患者ケアのための情報等が集約された総合的な個別の医薬品解説書として，日本病院薬剤師会が記載要領を策定し，薬剤師等のために当該医薬品の製薬企業に作成及び提供を依頼している学術資料．各医薬品についての最新版は，(独)医薬品医療機器総合機構のホームページから入手できる．
https://www.pmda.go.jp/

性鼻炎も軽微なものは含まれている．保護者が市販薬としてのかぜ薬を飲ませる状況も考慮して，かぜ症候群を幅広く想定している．

消炎鎮痛解熱薬

アセトアミノフェン[*3]（ファイザー，1966年10月発売）
- 効能・効果：小児科領域における解熱・鎮痛．
- 用法・用量：乳児，幼児，小児にはアセトアミノフェンとして，体重1kgあたり1回10〜15mgを経口投与あるいは直腸内に挿入する．投与間隔は4〜6時間以上とする．なお，年齢，症状により適宜増減するが，1日総量として60mg/kgを限度とする．
- 添付文書ならびにインタビューフォームに検証的試験[*4]についての情報はないが，新生児に対する投与も安全とされ，各国で広く使われている解熱薬である．使用経験も多いので，今後重篤な副作用が見つかる可能性も小さい．小児の鎮痛解熱薬としてアセトアミノフェンは標準治療薬である．

イブプロフェン
- 小児科領域における急性上気道炎の解熱に適応を有する薬剤としてユニプロン®坐剤があったが，2013年1月に発売中止となっている．
- 小児科領域で用法・用量が記載されているのは，手術ならびに外傷後などの消炎・鎮痛を目的とした場合のみであり，5〜7歳1日量200〜300mg，8〜10歳1日量300〜400mg，11〜15歳1日量400〜600mgを3回に分けて経口投与とされている．

アスピリン
- 以前は解熱薬として頻用されていたが，米国においてサリチル酸製剤とライ症候群との関連が疫学調査で指摘されたことを受けて，15歳未満のインフルエンザと水痘には禁忌とされるようになった．小児の発熱がインフルエンザではないという確証を得ることは困難であり，現在は解熱薬としての利用に関しては，「小児に対する安全性は確立していない」とされている．
- 小児科領域での適応症は川崎病のみである．

メフェナム酸
- 小児の急性上気道炎に適応があり，「幼小児に投与する場合には，1回6.5mg/kgを標準用量として頓用する」と添付文書に記載があるが，アスピリン同様に，基本的な注意事項として「小児のインフルエンザに伴う発熱に対しては，原則として本剤を投与しないこと」と添付文書に書かれている．適応はあるが，効用はよくない．

鎮咳去痰薬

コデインリン酸塩
- 用法・用量：通常，成人には1回20mg，1日60mgを経口投与する．なお，年齢，症状により適宜増減する．

[*3] アセトアミノフェンはベンゼン環にアミノ基をもつアニリン系に属する薬物で，1878年Morseにより合成され，1893年にVon Meringによって初めて医療使用された薬物である．

[*4] 検証的試験
医薬品がヒトに与える影響を調べる科学的試験のなかで，それまでに得られた有効性ならびに安全性の仮説を検証して薬品としての有用性を確認するための試験．治験では第三相試験として実施される．

- 鎮咳作用はモルヒネと同等であるが，鎮静，催眠呼吸抑制作用が弱く鎮咳，鎮痛の目的で使用されている．検証的試験の情報はない．

ジヒドロコデインリン酸塩
- 用法・用量：通常，成人には1回10mg，1日30mgを経口投与する．
- 小児用医薬品としてはフスコデ配合シロップなどに含まれている．検証的試験の情報はない．

- ここに示したコデインはヒトの体内で代謝されてモルヒネになるが，その代謝速度には個人差がある．人によっては，血中濃度が高レベルに達して呼吸抑制によって死に至ることもある．
- 2015年に欧州医薬品庁（EMA）は，12歳以下のかぜ薬としてコデインは使うべきではないと発表した．米国食品医薬品局（FDA）も，コデインを内服している小児の呼吸が浅くなる，遅くなる，傾眠傾向などの症状があれば，ただちに受診するべきであると警鐘している[1]．

EMA：European Medicines Agency

FDA：Food and Drug Administration

デキストロメトルファン臭化水素酸塩水和物：メジコン®
（塩野義製薬，1955年10月発売）
- 効能・効果：感冒，急性気管支炎，慢性気管支炎，気管支拡張症，肺炎，肺結核，上気道炎（咽喉頭炎，鼻カタル）に伴う咳嗽．
- 用法・用量：通常，成人にはデキストロメトルファン臭化水素酸塩水和物として1回15〜30mgを1日1〜4回経口投与する．
- 検証的試験：デキストロメトルファンの鎮咳作用は，慢性咳嗽患者63人を対象にコデインおよびプラセボを対照薬として実施した二重盲検比較試験において，❶のとおりであった[2]．

チペピジンヒベンズ酸塩：アスベリン®（田辺三菱製薬，1959年10月発売）
- 効能・効果：感冒，上気道炎（咽喉頭炎，鼻カタル），急性気管支炎，慢性気管支炎，肺炎，肺結核，気管支拡張症に伴う咳嗽および喀痰喀出困難．
- 用法・用量：小児には，チペピジンヒベンズ酸塩として1日1歳未満5.54〜22.1mg（チペピジンクエン酸塩5〜20mg相当量），1歳以上3歳未満11.1〜27.7mg（同10〜25mg相当量），3歳以上6歳未満16.6〜44.3mg（同15〜40mg相当量）を3回に分割経口投与する．なお，年齢・症状により適宜増減する．
- 検証的試験：二重盲検比較試験など検証的試験に関する情報はない．

L-カルボシステイン：ムコダイン®（杏林製薬，1981年1月発売）
- 効能・効果：上気道炎（咽頭炎，喉頭炎），急性気管支炎，気管支喘息，慢性気管支炎，気管支拡張症，肺結核の去痰，慢性副鼻腔炎の排膿，滲出性中耳炎の排液．
- 用法・用量：通常，幼・小児にカルボシステインとして体重1kgあたり1回10mgを1日3回経口投与する．なお，年齢，症状により適宜増減する．
- 検証的試験：❷に示す．

❶ デキストロメトルファンの二重盲検比較試験

- デキストロメトルファン10mgおよび20mg，コデイン15mgはそれぞれ鎮咳作用を示した．
- デキストロメトルファン10mgまたは20mgとコデイン15mgとの鎮咳作用の強さの違いは認められなかった．デキストロメトルファンとコデインの重量あたりの鎮咳作用の強さは同等と考えられる．

❷ ムコダイン®とプラセボシロップとの二重盲検比較試験

小児呼吸器疾患

- 対象疾患：咳，痰を伴う気管支喘息，急性気管支炎などの小児呼吸器疾患患者140例
- 投与期間：7日間
- 結果：軽度改善以上を有効とする有効率はムコダイン®群80.6％(54例/67例)，プラセボ群63.0％(46例/73例)であり，ムコダイン®群はプラセボ群に比べ有意に改善された($p < 0.05$)．また，痰の切れの難易度および喘鳴で，ムコダイン®群はプラセボ群に比べ有意に改善された($p < 0.05$)．

ここに記載されているムコダイン®群の有効率80.6％だけをみると効能が優れているように思えるが，プラセボ群の63.0％と比較することが大切である．プラセボ群との差，17.6％の数字のなかに薬理的作用による効果が含まれている．添付文書に記載される医薬品の有効率には，このようにプラセボ効果が含まれていることが一般的である．また統計学的有意差が$p < 0.05$であったとしても，95％の人に効果があるという意味でもない．この場合では80.6％と63.0％に差がないという可能性が統計学的に5％以下であり，これは十分まれなことであるから，差があることを認めてよいという意味である．
仮に17.6％が薬の効能であるとするならば，効果のある人を1人得るためには6人に投与する必要がある．

小児滲出性中耳炎

- 対象疾患：小児滲出性中耳炎患者214例
- 対照薬：プラセボシロップ
- 用法・用量：カルボシステインとして約30 mg(ムコダイン®シロップ5％，約0.6 mL)/kg/日を3回に分割投与
- 投与期間：4週間
- 結果：軽度改善以上の改善率はムコダイン®群79.8％(83例/104例)，プラセボ群58.2％(64例/110例)であり，ムコダイン®群はプラセボ群に比べ，有意に改善された($p < 0.01$)．また，貯留液の量，性状，標準純音聴力検査およびティンパノグラムにおいて，ムコダイン®群はプラセボ群に比べ有意に改善された($p < 0.01$または$p < 0.05$)[3]．

新GCP実施以前の調査であり，プラセボ群の有効率が58.2％とかなり高いことを承知しておくべきである．

アンブロキソール塩酸塩：ムコソルバン®(帝人ファーマ[*5]，1984年3月発売)

- 効能・効果：急性気管支炎，気管支喘息の去痰．
- 用法・用量：幼・小児に1日アンブロキソール塩酸塩として0.9 mg/kgを3回に分けて経口投与する．
- 検証的試験：❸に示す．
- 一般論として，新しい薬が従来使われている薬よりもどの程度優れているのかをよく理解しておく必要がある．新薬は使用経験が少なく，重篤な副作用が見つかっていない可能性がある．新薬の効能に著しい差がないのであれば，新薬は効用がまだ定まっていない薬であり，慎重に使うべきである．

抗ヒスタミン薬

第1世代

d-クロルフェニラミンマレイン酸塩：ポララミン®(高田製薬[*6]，1959年

[*5] 発売当時はベーリンガーインゲルハイムインターナショナル．

[*6] 発売当時はMSD．

❸ ムコソルバン® の二重盲検比較試験

セラチオペプチダーゼとの比較	喀痰喀出困難に対するブロムヘキシン塩酸塩錠およびプラセボを対照薬とした二重盲検試験
・喀痰喀出困難を訴える慢性呼吸器疾患患者 70 例を対象に，本剤を 45 mg/日（1 回 1 錠，1 日 3 回），またはセラチオペプチダーゼ（5 mg 錠）を 30 mg/日（1 回 2 錠，1 日 3 回）を 2 週間ごとに経口投与し，比較試験を実施した． ・結果：全般改善度，有用度とも本剤がセラチオペプチダーゼよりも有意に有効であることが認められた．副作用，臨床検査値異常は両剤とも認められなかった．以上の結果より，去痰薬として本剤がセラチオペプチダーゼよりも優れているものと思われた． セラチオペプチダーゼは有効性が証明されずに承認取り消しとなった薬品である．しかし，ムコソルバン® が発売された当時の試験としては，すでに効能が証明されている標準治療薬であるセラチオペプチダーゼを対照とすることは妥当な方法であった．今からしてみると，プラセボコントロールとほぼ同等と読み替えることができる．	・慢性呼吸器疾患の喀痰喀出困難を訴える患者 277 例を対象に，本剤 45 mg/日（N 群），ブロムヘキシン塩酸塩錠 24 mg/日（B 群），プラセボ錠（P 群）を 1 日 3 回 2 週間経口投与し，二重盲検群間比較法（ダブルダミー法）による有効性および安全性の比較検討を行った． ・結果：全般改善度解析例 223 例における中等度改善以上の有効率は N 群 43.4％，B 群 29.3％，P 群 19.4％であり，N 群は P 群に比較し有意な改善を示し（$p=0.001$），B 群に比較しても改善傾向にあった（$p=0.077$）． 当時，去痰薬として頻用されていたブロムヘキシン塩酸塩との非劣性あるいは有用性を示すとともに，プラセボ対照試験も併用するデザインである．プラセボ群に対しては有意差があったが，ブロムヘキシン塩酸塩との有意差は示されなかった．ただし，p 値が 0.1 を下回っているので「改善傾向にある」という表現が使われている．

*7 発売当時は万有製薬．

*8 セチリジン塩酸塩（ジルテック®）には 2 種類の鏡像異性体（エナンチオマー）が等量存在する．レボセチリジンは，もう一つのエナンチオマーであるデキストロセチリジンと比べ，ヒトヒスタミン H_1 受容体に対する親和性が 30 倍高い．セチリジンを光学分割して単一のエナンチオマーとすることでヒトヒスタミン H_1 受容体により選択性の高い製剤としたものがレボセチリジン（ザイザル®）である．

10 月発売）
- 効能・効果：感冒等上気道炎に伴うくしゃみ・鼻汁・咳嗽．
- 検証的試験の情報はない．

シプロヘプタジン塩酸塩水和物：ペリアクチン®（日医工*7，1961 年 9 月発売）
- 効能・効果：感冒等上気道炎に伴うくしゃみ・鼻汁・咳嗽．
- 検証的試験の情報はない．

第 2 世代

レボセチリジン塩酸塩*8，ザイザル®（グラクソ・スミスクライン）
- 効果・効能：急性上気道炎ならびに感冒を含まない．
- 検証的試験：アレルギー性鼻炎についての情報はあるが，急性上気道炎については適応がなく，検証的試験の記載はない．

- 第 1 世代・第 2 世代抗ヒスタミン薬がかぜ薬として有効性があるという検証的試験の情報は示されていない．
- 抗ヒスタミン薬は習慣としてかぜの鼻水に使用されているが，かぜ症候群の一部にアレルギー性鼻炎が紛れ込んでいれば効能が期待できる．

抗プラスミン薬

トラネキサム酸：トランサミン®（第一三共，1981 年 9 月発売）
- 効能・効果：扁桃炎，咽喉頭炎における咽頭痛・発赤・充血・腫脹等の症状．
- 用法・用量：トラネキサム酸として，通常成人 1 日 750〜2,000 mg を 3〜4 回に分割経口投与する．

- 検証的試験：耳鼻咽喉科疾患(急性咽喉頭炎，急性扁桃炎，口内炎等)の患者 168 例を対象に，疼痛，腫脹および発赤に対する効果を本剤(84 例)とプラセボ(84 例)との二重盲検比較試験により検討した結果，有効以上はプラセボ 26.2％(22 例)に対し本剤 52.4％(44 例)で，本剤が有意($p<0.05$)に優れていた[4]．
  ▶ 新 GCP 実施以前の試験であり，また対象疾患が均一なものではなく，この試験は再現性に疑問が残る．ほかに検証的試験の情報はない．

気管支拡張薬

ツロブテロール塩酸塩：ホクナリン®(マイラン EPD)
- 気管支拡張薬であるので，上気道炎の咳についての適応はない．
- ドライシロップ：小児の気管支炎について検証的試験の情報はない．
- テープ：気管支喘息患者を対象とした有効性についての記載はあるが，添付文書ならびにインタビューフォームには気管支炎について検証的試験の情報はない．小児の気管支炎に対する有効性を報告する文献はあるが，その調査方法は盲検ではなく情報バイアスの除去が不完全であった[5]．

外用薬

ポビドンヨード：イソジンガーグル®(MeijiSeika ファルマ)
- 効能・効果：咽頭炎，扁桃炎，口内炎，抜歯創を含む口腔創傷の感染予防，口腔内の消毒．臨床における検証的試験の情報はないが，*in vitro* で殺菌作用，ウイルスの不活化作用が確認できている．

デカリニウム塩化物トローチ：SP トローチ®(MeijiSeika ファルマ)
- 効果・効能[*9]：咽頭炎，扁桃炎，口内炎，抜歯創を含む口腔創傷の感染予防．
- 用量・用法：1 日 6 回投与し，口中で徐々に溶解する．
- 検証的試験：情報はない．

総合感冒薬

幼児用 PL® 配合顆粒(塩野義製薬，1962 年 4 月発売)
- 成分・含量(1g 中)：サリチルアミド 45mg，アセトアミノフェン 25mg，無水カフェイン 10mg，プロメタジンメチレンジサリチル酸塩 2.25mg．
- 効能・効果：感冒もしくは上気道炎に伴う下記症状の改善および緩和．鼻汁，鼻閉，咽・喉頭痛，頭痛，関節痛，筋肉痛，発熱．
- 用法・用量：2〜4 歳 1 回 1g(1 包) 1 日 4 回，5〜8 歳 1 回 2g(2 包) 1 日 4 回，9〜11 歳 1 回 3g(3 包) 1 日 4 回．
- 検証的試験(成人)：再評価結果におけるプラセボを対照薬とした二重盲検比較試験での症状別改善率(投与 2 日後)において，鼻汁，鼻閉，咽頭痛，頭痛，発熱で，プラセボと比較して有意($p<0.01$)に効果が確認された(消失・軽減症例を改善症例とした)．
  対象：普通感冒，成人男女 159 例(PL® 配合顆粒 80 例，プラセボ 79 例)

[*9] *in vitro* では，デカリニウム塩化物は，グラム陽性菌，真菌などに抗菌作用を示す．デカリニウム塩化物は逆性せっけんとして知られている塩化ベンザルコニウムと同じ陽イオン界面活性剤であり，蛋白凝固作用が効果に関連していると考えられている．

薬剤：PL®配合顆粒，プラセボ．
幼児用PL®配合顆粒については，検証的試験の情報はない．

- 幼児用PL®配合顆粒は2歳未満が禁忌とされている．また成分として含まれるサリチルアミドはサリチル酸系医薬品である．これは，アスピリンと同様に15歳未満の水痘ならびにインフルエンザには原則禁忌となっているため，適応はあるが効用はよくない．

FDAの勧告—2歳以下の乳幼児には市販のかぜ薬は使うべきではない[6]

- FDAは，市販のかぜ薬にはけいれん，頻脈，意識レベルの低下など生命を脅かすような副作用が潜在しているので，「2歳以下の乳幼児には市販のかぜ薬は使うべきではない」と勧告を出した．
- かぜ薬には効果があるという証拠が乏しい，安全に投与できる量が定められていない，重篤な副作用があるなどを総合的に検討した結果，FDAはかぜ薬の効用が悪いと判断し，市販薬に含まれるうっ血除去薬，去痰薬，抗ヒスタミン薬，咳止めには2歳以下に期待できる効能がなく安全性を欠いていると発表した．
- 同日に一般向けのQ&Aも発表した[7]．そのなかで，FDAはこれらのかぜ薬が2歳以下で効くというデータをもっていないと記載している．発熱へのアセトアミノフェン投与に関しては言及しているが，ほかの症状については水分摂取や鼻腔吸引などの対症療法について説明するとともに，悪化したら受診を勧奨している．
- 米国は日本と健康保険制度も異なり，かぜ症候群で医療機関を受診して投薬を受けることはまれであり，市販薬を購入する場合が多い．そのため，これは市販薬についての勧告となっている．しかし，入手方法が市販薬であっても医師による処方薬であっても，成分が同じであれば有効性が乏しい，安全な投与量が確立されていない，有害事象が無視できないという点は同じである．
- 米国ではこのような判断がなされているが，これらの薬が日本人には有用であるという根拠もない．今後，日本でも対応が求められることが予想される．

プソイドエフェドリン中毒の報告

CDCは，米国内で市販のかぜ薬が原因で死亡した乳児3例について報告している[8]．この死亡した生後1か月，3か月，6か月の乳児では，市販薬ならびに処方薬に含まれているプソイドエフェドリン中毒が疑われている．
このプソイドエフェドリンは，使用中止となった塩酸フェニルプロパノールアミンの代替品として厚生労働省が推奨している薬品である[9]．そのため，日本国内で市販されているかぜ薬，鼻炎用の薬には数多く含まれている．基本的には7歳未満は服用しないこととされているが，「手持ちの薬がなかったから大人の薬を少なめに飲ませた」という言葉は保護者からよく聞く．国内の市販薬でも今後副作用が見つかる可能性は否定できない．

CDC：Center for Disease Control and Prevention

文献

1) FDA Drug Safety Communication：FDA evaluating the potential risks of using codeine cough-and-cold medicines in children. http://www.fda.gov/drugs/drugsafety/ucm453125.htm
2) Cass LJ, Frederik WS. Quantitative comparison of cough-suppressing effects of romilar and other antitussives. J Lab Clin Med 1956；48：879-85.
3) 熊沢忠躬ほか．滲出性中耳炎に対するS-CMCシロップの臨床評価—二重盲検法によるPlaceboとの比較試験．耳鼻咽喉科展望 1987；30(補6)：719-35.
4) 宮城平．咽喉頭・口腔疾患におけるTranexamic acid(Transamine)の使用経験—二重盲検法による．臨床と研究 1969：46；243-5.
5) 太神和廣ほか．小児の急性気管支炎におけるツロブテロール貼付薬の鎮咳・去痰薬と

かぜ薬を処方するとき

　かぜ薬の効能を否定することはできないが，FDAの勧告にあるように，被る不利益とのバランスを考えると，2歳以下の乳幼児には解熱薬以外のかぜ薬を使用する意味は少ない．ただし，その理屈は理解できても，実際にそのような対応をすることは困難である．

- 受診に際して同席している保護者に対しては，その場で丁寧に説明することによって，かぜ薬が有用でないことの理解を求めることは可能である．しかし，自宅で待つその配偶者や祖父母などにこのような考え方を伝えることは難しい．そのため，受診時は納得した様子を示していた保護者が，家人より「薬はないのか」と責められてしまうことがある．結局，かぜ薬を求めてほかの医療機関を受診することになる．
- 昼間の受診の際には，かぜ薬は使わないで様子をみようと思っていた保護者も，夜になって不安になり救急外来などを受診することがある．その際にかぜ薬が処方されると，昼間の受診に際して投薬を受けておけばよかったと後悔することになる．
- 医師が処方しなくても，市販薬を購入して常備している家庭もある．

　以上のような状況に対して，次のような対応が考えられる．

「**処方しないことではなく，使わないことに意味がある**」

　効能には限界が大きく，副作用があることを承知のうえで，どうしても心配なら使ってよいということでかぜ薬を処方しておくことも有意義である．もし内服させたとしてもそれを否定することなく，使わないですませたらそのことを称賛し，いずれかぜ薬を使わないことに慣れることを期待する．

「**地域として共通認識をもって対応する**」

　かぜ症候群に対する処方について，地域で同じ方向性を共有することが重要である．とくに地域の基幹病院で行われている救急外来の役割は大きい．夜間に受診すれば薬が出ると保護者に思われると，症状があれば時間外受診をするという受療行動が定着する．同様に，昼間の受診時にかぜ薬が処方されることが繰り返されると「症状があれば薬」という気持ちが保護者の常識となり，夜間でも投薬のために受診が必要と思うようになる．この両者が時間外小児科外来の不必要な多忙を招いていることも認識するべきである．

「**市販薬を使うならば投与方法を守ることを伝える**」

　効き目が弱そうだから多く飲んだ，複数の市販薬を組み合わせたなどは意外に危険なことがあることを伝えておく．かぜ薬は対症療法であり，心配なら診断をする目的で受診することが原則である．

　　の併用療法について．小児科臨床 2008；165：1057-62.
6) FDA Releases Recommendations Regarding Use of Over-the-Counter Cough and Cold Products. For Immediate Release. January 17, 2008.
7) FDA. OTF Cough and Cold Products：Not For Infants and Children Under 2 Years of Age. http://www.fda.gov/forconsumers/consumerupdates/ucm048682.htm
8) Infant Deaths Associated with Cough and Cold Medications - Two State, 2005. MMWR 2007；56：1-4. http://www.cdc.gov/mmwr/PDF/wk/mm5601.pdf
9) 厚生労働省医薬食品局安全対策課．塩酸フェニルプロパノールアミンを含有する医薬品による脳出血に係る安全対策について．平成15年8月8日報道発表資料．

疾患別の薬剤処方

インフルエンザ
―年齢を考慮したインフルエンザに対する抗ウイルス薬の選択

齋藤昭彦｜新潟大学大学院医歯学総合研究科小児科学分野

▶ インフルエンザは，冬季に毎年流行する頻度の高いウイルス感染症である．健康な小児では，突然の発熱，頭痛，嘔気，筋肉痛などの全身症状を主な症状として発症し，その後，咽頭痛，鼻炎，咳などの呼吸器症状を呈する．

▶ 多くの場合，数日間で自然治癒するが，中耳炎，細菌感染症による肺炎や，無菌性髄膜炎，脳症，ギラン-バレー症候群などの中枢神経系疾患などを合併することがある．また，基礎疾患のある児では重症化することがある．

▶ ウイルスの迅速診断が普及した国内では，発症48時間以内で，迅速診断陽性例に対して，インフルエンザに対する抗ウイルス薬を用いて治療することが一般的である．発症48時間以内に投与することで有熱期間を短縮することが可能であるが，重篤な合併症を予防できるというデータはない．

▶ 国内には，インフルエンザに対する抗ウイルス薬は4種類あり，それぞれの薬剤に長所と短所があり，とくに小児科領域では患者の年齢が治療薬選択のうえで重要である．また，抗ウイルス薬はインフルエンザ患者と接触した際の予防にも用いられることもあるが，この適応は重症化のリスクがある基礎疾患をもつ児などに限られている．

💊 インフルエンザに対する抗ウイルス薬

- 現在臨床の現場で用いられているインフルエンザに対する抗ウイルス薬は，インフルエンザウイルス感染細胞がウイルスを放出する際に必要なノイラミニダーゼ（neuraminidase）を選択的に阻害するノイラミニダーゼ阻害薬（NI）である．NIは，インフルエンザA型・B型の両型に効果がある．現在国内には4種類の薬剤があり，インフルエンザの治療と予防に使用されている（❶）．

NI：neuraminidase inhibitors

抗ウイルス薬の適応

- 国内では，小児においてインフルエンザと診断されると，抗ウイルス薬を投与することが一般的である．その際，児の年齢に応じた処方が重要である（❷）．一方，海外では，インフルエンザと診断されたすべての患者に抗

❶ 国内でインフルエンザ治療に処方可能なノイラミニダーゼ阻害薬

	オセルタミビル	ザナミビル	ペラミビル	ラニナミビル
商品名	タミフル®	リレンザ®	ラピアクタ®	イナビル®
剤形	経口（3％細粒，75mg）	吸入（5mg）	静注（150mg，300mg）	吸入（20mg）
小児投与量	2mg/kg 1日2回（最大量75mg/回）	10mg 1日2回	10mg/kg 15分以上（最大量600mg）	<10歳：20mg ≧10歳：40mg
成人投与量	75mg 1日2回	10mg 1日2回	300mg 15分以上	40mg
投与日数	5日間	5日間	1回（重症例は症状に応じて繰り返し投与）	1回
利点	・治療経験多い ・幼児で使用可能	・治療経験多い ・オセルタミビル耐性ウイルスに有効	・静注で確実な血中濃度を維持 ・経口，吸入不可能な児に使用可能	・1回の吸入で治療終了 ・オセルタミビル耐性ウイルスに対して有効
欠点	・耐性ウイルスの報告	・吸入のできない児には使用不可	・治療経験少ない ・オセルタミビル耐性ウイルスに交叉耐性 ・静注ラインが必要	・吸入のできない児には使用不可

❷ 国内でインフルエンザ治療に処方可能なノイラミニダーゼ阻害薬の年齢別の適応

	オセルタミビル	ザナミビル	ペラミビル	ラニナミビル
商品名	タミフル®	リレンザ®	ラピアクタ®	イナビル®
剤形	経口	吸入	静注	吸入
新生児（28日未満）	×*1	×	○*4	×
乳児（1歳未満）	×*1	×	○*4	×
幼児（1～5歳）	○	×	○*4	△*5
学童（5～9歳）	○	○*3	○*4	○*5
学童（10歳以上），思春期	×*2	○	○*4	○
成人			○*4	

○：推奨，△：場合によっては可能，×：適応なし．
*1 安全性が確認されておらず，原則として使用しない．
*2 因果関係は不明であるが，服用後に異常行動を発現し，転落などの事故例が報告されている．このため，合併症，既往歴などからハイリスク患者を除いては，原則として使用を差し控える．
*3 吸入が可能な児に限る（承認時の臨床試験では，5～14歳の児に投与）．
*4 他の薬剤の使用を考慮し，また患者の状態を十分観察したうえで，本剤の投与の必要性を検討する（重症例，経口，吸入投与が困難な例など）．
*5 吸入が可能な児に限る（承認時の臨床試験では，4～12歳の児に投与）．

ウイルス薬を処方することはなく，基礎疾患のある患者などにその使用を限っていることが多い*1．
- インフルエンザは，健康な児においては，抗ウイルス薬の投与がなくても基本的に自然治癒する疾患である．一方で，基礎疾患のある児（❸）などは重症化のリスクがあり，積極的に抗ウイルス薬を投与することが必要である．また，流行期には，常に流行の型とその抗ウイルス薬に対する薬剤感受性（オセルタミビル耐性ウイルスなど）をモニタリングすることが必要である．

💊 インフルエンザの治療

薬を出すタイミング
- 治療する場合は，発症からできるだけすみやかに，48時間以内に投与す

*1 2009～2010年の2009 pdmA/H1N1ウイルスの流行期において，国内でのインフルエンザ死亡率が他国のそれと比べ低かったことから，国内で実施されている抗ウイルス薬の早期投与に対して肯定的な意見があがった．確かに抗ウイルス薬の早期投与はその理由の一つにあげられると考えられるが，それ以外にも，医療機関へのアクセスの良さやほかの要素もその結果に結びついたものと考えられる．

❸ 小児においてインフルエンザ重症化をきたす基礎疾患

- 慢性肺疾患（気管支喘息を含む）
- 心疾患（血行動態に影響のあるもの）
- 免疫抑制状態（疾患または治療）
- ヒト免疫不全ウイルス（HIV）感染症
- ヘモグロビン異常症（鎌状赤血球症など）
- 長期アスピリン療法（川崎病，関節リウマチなど，ライ症候群のリスクを上げる）
- 慢性腎疾患
- 慢性代謝疾患（糖尿病など）
- 誤嚥の可能性を上げる病態（神経筋疾患など）

HIV：human immunodeficiency virus

*2 小児における3つのランダム化比較試験によると，①1～12歳のインフルエンザ感染児に対して，オセルタミビルの発症48時間以内の投与によって，1～1.5日の有熱期間を短縮できた．②1～3歳の乳幼児で発症24時間以内にオセルタミビルを投与した研究では，発熱期間の短縮（1.5日），有症状期間の短縮（3.5日），中耳炎の発症予防（－85％）がみられた．③6～12歳の気管支喘息をもつ児に対して，48時間以内にオセルタミビルを投与することによって，症状において違いはみられなかったものの，気管支喘息の悪化予防の効果がみられた．

*3 とくに2008～2009年シーズンに流行したH1N1ウイルスはそのほとんどがオセルタミビル耐性であることが報告された．

*4 国内でも，関連学会から，この年齢での使用の申請が行われている．

ることが望ましい*2．

処方例 ❶

オセルタミビル

> 1回2mg/kg　1日2回　最大量75mg/回　5日分

- 小児において使用経験が最もある薬剤である．しかし，児の年齢によって，その投与に注意が必要である．また，この薬剤が使用された後，オセルタミビル耐性ウイルスの流行が報告されている*3．
- 1歳未満：この年齢層での使用経験が少なく，その投与には注意を要するが，海外ではその承認が進んでいる．米国では，2012年から生後2週以上1歳未満で3mg/kg/dose（小児投与量の1.5倍）を1日2回，5日間の投与が推奨されている．また欧州では，新型インフルエンザのパンデミック時の治療・予防に限り，1か月未満児に2mg/kgを1日2回，1か月以上3か月未満児には2.5mg/kgを1日2回，3か月以上12か月未満児には3mg/kgを1日2回，投与期間はすべて5日間を推奨している*4．
- 10歳代：この年齢層への投与は，因果関係は不明であるが，服用後に異常行動を発現し，転落などの事故例が報告された．このため，ハイリスク患者を除いては，原則として使用を差し控えることとなっている．処方の際には，異常行動のおそれがあること，また自宅療養時は，少なくとも2日間，患者が1人にならないように配慮することを伝える．さらに，薬剤ではなくインフルエンザによる脳症によっても，同様の症状が現れることを患者に説明する必要がある．

ザナミビル

> 1回10mg（5mgブリスターを2回）　1日2回　吸入　5日分

- 吸入できる年齢層に使用が限られる．薬剤が承認された際の臨床治験では5～14歳の児に投与された．ラニナミビルに比べ投与回数が多く，計10回の吸入が必要となるが，仮に吸入がうまくいかない回があっても，それ以外の吸入の機会でその分を補うことが理論上可能である．
- オセルタミビル耐性ウイルスに対しては効果があることが知られている．

ペラミビル

> 1日1回　10mg/kg　静注　15分以上かけて　最大量600mg

- 国産の抗ウイルス静注薬であり，静脈ルートが投与に必要であることから，経口薬，吸入薬が使用できない場合などにその使用を限定するべきであり，重症例に適応がある．効果がない場合は，24時間後に再投与することが可能である．
- 年齢の制限はなく，どの年齢層の小児にも投与可能である．
- オセルタミビル耐性ウイルスには同様に耐性をもつ．

ラニナミビル

> 10歳未満　20mg　1回　吸入
> 10歳以上　40mg　1回　吸入

❹ 保護者への説明

- インフルエンザは，自然に治癒する疾患である．対症療法が中心で，脱水にならないように水分を補給し，児が発熱し，ぐったりしているときには，解熱薬としてアセトアミノフェンやイブプロフェンを服用する．アスピリンや成人用の解熱薬はライ症候群のリスクを上げるので使用しない．
- 抗ウイルス薬を発症24時間以内に投与することによって，有熱期間を1〜1.5日短縮できるが，重篤な合併症を予防することはできない．
- 抗ウイルス薬を服用しても，合併症をきたすことがある．とくに脳炎・脳症や心筋炎をきたした際には致命的になることがあるので，発症後数日間は児を注意深く見守る必要がある．
- オセルタミビルでは嘔気・嘔吐が起こることがある．また，気管支喘息などの基礎疾患のある児においては，吸入薬であるザナミビル，ラニナミビル使用の際には，気道攣縮をきたすことがあるので注意が必要である．

- 1回の吸入で治療が完了する．10歳未満と10歳以上で投与量が異なる．吸入できる年齢層がその対象であるが，薬剤承認時の臨床治験では，4〜12歳の児で使用された．吸入回数が1回だけであり，服薬アドヒアランスは上がるが，同時に1回の吸入がうまくいかなかった場合には，その効果は減弱する可能性がある．
- オセルタミビル耐性ウイルスに対しては交叉耐性はなく，効果がある．

保護者への説明
- 保護者へは，❹に示すインフルエンザ感染症についてとその治療法，効果，副作用について説明する必要がある．

再診指示が必要な患者・症状
- インフルエンザ感染症では，抗ウイルス薬を処方後でも，一定の頻度で合併症[*5]は起こりうるので，それらを疑う症状が出た場合には，再診を指示する．

薬を中止するタイミング
- インフルエンザに対する抗ウイルス薬は，服用を開始した場合には，その治療を完了する必要がある．ただし，抗ウイルス薬に対しての副反応が疑われる場合には，処方の継続について，抗ウイルス薬を処方された医療機関に相談する必要がある．

💊 インフルエンザの予防

薬を出すタイミング
- インフルエンザの予防の中心は，あくまでインフルエンザワクチンであり，インフルエンザに対する抗ウイルス薬の予防投与はそれに代わるものではない．しかし，基礎疾患をもち，インフルエンザが重症化するリスクをもつ児(❸)においては，ワクチンが接種できない，あるいはワクチン接種が完了していない状況で，インフルエンザ感染者との接触があった場合に抗ウイルス薬の予防投与を検討する．
- 予防投与においては，薬剤の投与量，投与期間が治療量と異なる．予防に使用できる抗ウイルス薬の投与量，投与期間を❺にまとめた．

*5
脳炎・脳症(意識障害，けいれんなど)，ギラン-バレー症候群，筋炎(筋力低下など)，肺炎(呼吸器症状の悪化など)，中耳炎(遷延する発熱，耳痛など)，心筋炎(全身状態の悪化，経口摂取不良など)など．

❺ 国内でインフルエンザ予防に処方可能なノイラミニダーゼ阻害薬

	オセルタミビル	ザナミビル	ラニナミビル	
商品名	タミフル®	リレンザ®	イナビル®	
剤形	経口(3%細粒, 75mg)	吸入(5mg)	吸入(20mg)	
小児投与量	2mg/kg 1日1回	10mg 1日1回	10歳未満 20mg　1日1回 単回	10歳以上 40mg　1日1回 または20mg　1日1回　2日間
成人投与量	75mg　1日1回	10mg　1日1回	40mg　1日1回	
投与日数	5日間	10日間	1・2日間	

処方例（健康保険でのカバーなし）

- オセルタミビル　2mg/kg　1回/日　5日分
- ザナミビル　　　10mg　1回/日　吸入　10日分
- ラニナミビル　　10歳未満　20mg　1回/日　吸入　単回投与
　　　　　　　　10歳以上　40mg　1回/日　吸入　単回投与
　　　　　　　　　　　　　または20mg　1回/日　吸入　2日分

保護者への説明
- 抗ウイルス薬の予防投与の効果は十分なものではなく，発症する可能性もある．
- 治療時と同様，抗ウイルス薬の効果と副作用についての説明を行う．

再診指示が必要な患者・症状
- 曝露から約1〜4日後（潜伏期間）に，予防投与を行ったにもかかわらず，発熱，咽頭痛，筋肉痛，関節痛，呼吸器症状などのインフルエンザ感染症を疑う症状が出現した場合には，医療機関を受診する．基礎疾患のある児（❸）は，発症から48時間以内に抗ウイルス薬の投与を確実に行う必要がある．
- 発症後は，前述したインフルエンザ感染者と同様の再診指示が必要となる．

薬を中止するタイミング
- インフルエンザの予防に対する抗ウイルス薬は，服用を開始した場合には，その治療を完了する必要がある．ただし，発症した場合は治療に切り替える必要があり，また副反応が疑われる場合には，処方の継続について抗ウイルス薬を処方した医療機関に相談する必要がある．

参考文献
- Feigin RD, Cherry JD. Textbook of Pediatric Infectious Diseases. 7th ed. Philadelphia: Saunders; 2014.
- American Academy of Pediatrics. Committee on Infectious Diseases. Report of the Committee on Infectious Diseases. 30th ed. Evanston: American Academy of Pediatrics; 2015.
- Jefferson T, et al. Neuraminidase inhibitors for preventing and treating influenza in healthy adults and children. Cochrane Database Syst Rev 2014; CD008965.
- Jefferson T, et al. Oseltamivir for influenza in adults and children: systematic review of clinical study reports and summary of regulatory comments. BMJ 2014; 348: g2545.
- Heneghan CJ, et al. Zanamivir for influenza in adults and children: systematic review of clinical study reports and summary of regulatory comments. BMJ 2014; 348: g2547.

疾患別の薬剤処方

マイコプラズマ肺炎

成田光生｜札幌徳洲会病院小児科

感染と発症機構

　マイコプラズマは細胞壁をもたないものの生物学的には完全な細菌である．細胞壁がないことから乾燥に弱く，水分を多く含む飛沫に乗って相手側下気道の線毛上皮まで直接到達できるような「至近距離」で「激しい咳」をしていることが感染の条件である（感染対策は，飛沫感染に対する標準的予防策）．

　感染細胞内に活性酸素を過剰に蓄積させ呼吸器粘膜を軽く損傷してヒトに咳をさせることのほかには直接的な細胞傷害性をもたず，マイコプラズマ肺炎の発症機構は宿主の免疫応答を介した「免疫発症」である（❶）[*1].

　基本的には3週間以内に自然治癒する疾患であり，マクロライド耐性菌による感染においても，2日間程度の発熱の遷延はあるものの，それ以上の重症化傾向はみられていない．耐性菌に関わるマイコプラズマの生活環を❷に示す．

[*1]
肺炎の発症機構や薬剤耐性機構の詳細については成書[1,2]を参照されたい．

症状と鑑別診断，検査法

代表的症状と鑑別診断

- 発熱，咳，咽頭痛などのかぜ症状を呈するが，マイコプラズマは大量の細胞を破壊せず，分泌を亢進させないことから，基本的には鼻水や痰の少ない「乾いた咳」が特徴である．マイコプラズマ肺炎とほかの肺炎における唯一の臨床症状の差は「鼻水の有無」であるという報告がある[3].
- 最近の精度の高い検討では，マイコプラズマ肺炎の20〜30％程度にウイルスや細菌の混合感染が認められており[4,5]，大量の鼻水や著しい咽頭発赤などを認めた場合には混合感染による臨床症状の修飾を考慮すべきである．

各種検査法の注意点

- 胸部単純X線写真ではマイコプラズマ肺炎に特異的な所見はなく，画像のみでほかの肺炎と鑑別することは困難である．
- マイコプラズマは繰り返しヒトに感染するため，健常人のなかにも既感染による抗体保有者が存在しており，単一血清抗体価による血清診断には限界がある．確定診断のためには，少なくとも3日以上の間隔をあけたペア血清により抗体価の変動を観察する必要がある．
- 急性期における診断法としては遺伝子診断（LAMP法）や抗原検出法が有用であるが，マイコプラズマはあくまで下気道の線毛上皮が増殖の場であ

LAMP：loop-mediated isothermal amplification

❶ マイコプラズマ感染症の発症機構

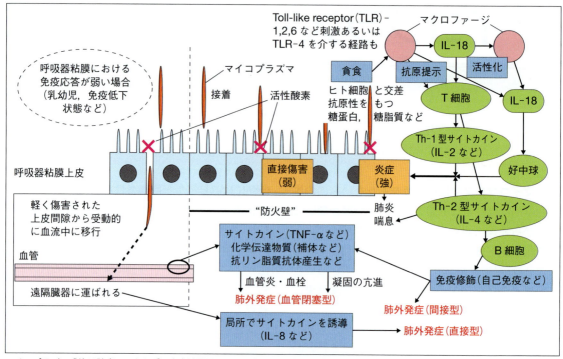

マイコプラズマ感染は肺炎のみならず，全身諸臓器にわたる多彩な肺外病変の原因にもなっている[1]．
その発症機構を略述すると，まず呼吸器粘膜上皮においてはマクロファージが起点となり，その細胞表面上のToll-like receptor (TLR)を介してさまざまなサイトカインが誘導され，肺の病変が形成される．一方，免疫応答の結果である肺炎はマイコプラズマの全身播種を防ぐ防火壁の役割をしており，肺炎が起きればむしろ炎症はそこで終息するが，乳幼児や免疫抑制状態など粘膜面での免疫応答が弱い場合には肺炎の病像は起こりにくく，マイコプラズマは軽く傷害された上皮細胞の間隙から受動的に血中に運ばれて遠隔臓器に流れ着き，その局所でサイトカインを誘導し，直接型の肺外発症を起こすことが考えられる．またマイコプラズマの菌体内には糖蛋白や糖脂質などヒト細胞と交差抗原性を有するさまざまな成分が含まれており，それらを貪食したマクロファージがT細胞にマイコプラズマ抗原を提示し免疫応答を修飾することにより間接型の肺外発症が起こる．さらにはサイトカイン，補体などの活性化や抗リン脂質抗体産生などにより血管閉塞型の肺外発症が起こる．
なお，これらは互いに排他的なメカニズムではなく，同一患者に肺炎と複数の肺外発症が併存することもありうる．

るので，上気道には必ずしも大量の菌体は存在せず，咳が弱い場合には下気道から菌が運ばれてこない．このため，これらの方法を用いる際には確実に咳をしていること，検体は下気道に近い側をしっかり擦り取ること，が重要である．

- 各種検査法の特徴を ❸ にまとめた．単独で十分な方法はなく，治療開始は多くの場合経験的な診断によらざるをえない．

💬 保護者への説明

> 「マイコプラズマ肺炎は基本的には3週間以内に自然治癒しますが，抗菌薬を用いることにより，発熱期間を短縮できます」
> 「診断はまず身体症状，レントゲン所見，血液検査結果などを総合して経験的に行います．マイコプラズマ感染を証明するにはいくつかの方法があ

りますが，多くの場合診断が確定するまで時間がかかります」
■「治療は経口薬が主体であり外来治療が可能ですが，発熱が遷延したり呼吸が苦しくなった場合には入院になることもあります」

処方例

● ❹ に日本マイコプラズマ学会による治療指針を，❺ に小児に通常用いられる抗菌薬を示す．第1選択はマクロライド系抗菌薬である*2．

初期対応
8歳未満

クラリスロマイシン（クラリス®）ドライシロップ*3　1回 7.5mg/kg　1日2回　3日分
*3日投与にて効果を確認してから追加

8歳以上

クラリスロマイシン（クラリシッド®）50mg錠（1回 7.5 mg/kg に相当する錠数）1日2回　3日分　ただし1日8錠（主成分として400 mg）を上限とする
あるいは 200 mg 錠　1回1錠　1日2回　3日分
*3日投与にて効果を確認してから追加

❷ マイコプラズマの生活環

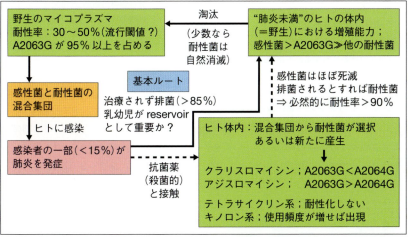

マイコプラズマにおける"野生"（肺炎を呈することなく抗菌薬と接触しないヒトの体内）の耐性率は，高く見積もっても30〜50％程度が現実的な数値と推定され，その内訳としてはA2063Gとよばれる変異菌[1,2]が95％以上を占めている．この感性菌*4と耐性菌の混合集団がヒトに感染し，基本的に85％以上の大多数は無治療で排菌され，15％以下の少数が肺炎を発症する．肺炎と診断され殺菌的抗菌薬と接触した場合には感性菌はほぼ死滅するので，排菌されるとすればそれはほぼ100％耐性菌である．そして"野生"において耐性菌は増殖力の差で淘汰され，耐性率は自然に低下する．その結果，耐性菌が少数のうちは自然消滅するが，野生の耐性率が50％あたりを閾値としてそれを超えるとこの循環は耐性が蓄積する方向に回ると考えると，さまざまな現象を合理的に説明できる．この図からも明らかなように，抜本的な耐性菌対策として増殖力の劣る耐性菌のなかでは増殖が比較的よいA2063Gという変異菌を野生に増やさないことが重要である．この点筆者は，マクロライド系として同一に扱われてはいるが疫学的にも実験的にもA2063Gの発現と関わりの深いアジスロマイシン[1,2]よりも，クラリスロマイシンの優先的使用を推奨している．

---

*2 **耐性率は決して高く固定されたものではない**

マイコプラズマの薬剤耐性菌は，抗菌薬が効きにくいという性質と引き換えに増殖力は感性菌より劣っている[1,2]．したがって，耐性率は2012〜2013年シーズンをピークに2014年以後は次第に低下していることが複数の施設から報告されている（成田光生．マクロライド耐性肺炎マイコプラズマ．診断と治療 2016；104：695-9.）．今後の流行の際に主体として立ち上がるのは感性菌であることが予想されるので，まずは感性菌を念頭においた診療が望まれる．

*3 **クラリスロマイシンドライシロップ後発品の落とし穴**

クラリスロマイシンドライシロップは製剤上非常に「くせの多い」薬剤である．多くの後発品は先発品と比べて，水への懸濁性が悪い，苦味が強く出て飲みにくい，血中動態が異なる，などの理由から，必ずしも先発品と同効薬剤ではなく（岡田祥恵ほか．クラリスロマイシンドライシロップの先発品および後発品の品質評価．医療薬学 2007；33：905-12)，薬効が不安定である．

*4 **感性菌と感受性菌**

「感性菌」が細菌学的正式名称であり，「感受性菌」は臨床で一般的に用いられてきた通称．

❸ 主なマイコプラズマ感染症診断法の特徴

診断法	方法論上の問題	「急性期診断法」としての意義
微粒子凝集(PA)法	主としてIgM抗体を検出しており，年長児や再感染では上昇しにくい場合がある	単一血清による判断には限界があり，ペア血清で抗体価の陽転あるいは4倍以上の変動を認めれば確実
イムノカード法	特異的にIgM抗体を検出しており，発熱から4日以内の病初期には陽性化しない場合がある	「陽性」は既感染を反映している場合があり，必ずしも現在感染していることを証明するものではない
補体結合(CF)法	主としてIgG抗体を検出しており，陽性化の時期が遅く，年少児では上昇しにくい場合がある	単一血清による判断には限界があり，ペア血清で抗体価の陽転あるいは4倍以上の変動を認めれば確実
LAMP法	検体の採り方や，外注する場合には検体の保存・運搬の状態などが感度に影響する	陽性結果は，ほぼ間違いなく感染急性期であることを示している
抗原検出法	現状のキットによる感度は70％台が上限であり，必ずしも十分ではない	陽性結果は，ほぼ間違いなく感染急性期であることを示している

PA：particle agglutination，CF：complement fixation

❹ マイコプラズマ肺炎治療指針 SUMMARY（小児版）

1. マイコプラズマ肺炎の急性期の診断はLAMP法を用いた遺伝子診断，および，イムノクロマトグラフィー法による抗原診断が有用である．
2. マイコプラズマ肺炎治療の第1選択薬にマクロライド系薬が推奨される．
3. マクロライド系薬の効果は，投与後48～72時間の解熱でおおむね評価できる．
4. マクロライド系薬が無効の肺炎には，使用する必要があると判断される場合は，トスフロキサシンあるいはテトラサイクリン系薬の投与を考慮する．ただし8歳未満には，テトラサイクリン系薬剤は原則禁忌である．
5. これらの抗菌薬の投与期間は，それぞれの薬剤で推奨されている期間を遵守する．
6. 重篤な肺炎症例には，ステロイドの全身投与が考慮される．ただし，安易なステロイド投与は控えるべきである．

15歳以下の患児を対象とする．基本的に「小児肺炎マイコプラズマ肺炎の診断と治療に関する考え方」（http://www.jpeds.or.jp/uploads/files/saisin_130219_2.pdf）に準拠しているが，1．急性期の診断について「イムノクロマトグラフィー法による抗原診断」が加えられ，3．効果判定の期間が「投与後2～3日以内の解熱」から「投与後48～72時間の解熱」に変更されている．詳細は本治療指針本文を参照のこと．

（日本マイコプラズマ学会．肺炎マイコプラズマ肺炎に対する治療指針．2014．http://square.umin.ac.jp/jsm/shisin.pdf）

❺ 小児マイコプラズマ肺炎の治療薬

抗菌薬・投与法	用法，用量	投与期間
エリスロマイシン経口	25～50 mg/kg/日，分4～6	14日
クラリスロマイシン経口	10～15 mg/kg/日，分2～3	10日
アジスロマイシン経口	10 mg/kg/日，分1	3日
トスフロキサシン経口*	12 mg/kg/日，分2	7～14日
ミノサイクリン経口，点滴静注**	2～4 mg/kg/日，分2	7～14日

*トスフロキサシン細粒小児用には「肺炎」の適応はあるが，「肺炎マイコプラズマ」は適応菌種に含まれていない．
**添付文書には，小児の用法・用量は記載されていない．
（日本マイコプラズマ学会．肺炎マイコプラズマ肺炎に対する治療指針．2014．http://square.umin.ac.jp/jsm/shisin.pdf）

再診指示が必要な患者・症状

- 3～4日以内に再診を指示し，上記薬剤が奏効していた場合には4日分を追加投与し，治療を終了する．

- 改善がみられなかった場合，マクロライド耐性菌による感染も疑われるので，薬剤の変更を考慮する．
- 代替薬として8歳未満の小児にはトスフロキサシンしかないが，8歳以上の小児にはキノロン系抗菌薬よりも耐性菌の除菌率が高く，解熱までに要する時間も短いことが証明されているテトラサイクリン系抗菌薬が勧められる．

薬剤を変更する場合の処方例

8歳未満

> トスフロキサシン(オゼックス®)細粒小児用　1回6mg/kg　1日2回　3日分
> ただし1回180mg，1日360mgを上限とする

8歳以上

> ミノサイクリン(ミノマイシン®)顆粒/錠剤　1回2mg/kg　1日2回　3日分

注意すべき薬剤

- キノロン耐性をつくらないよう，トスフロキサシンはできる限り適応を吟味して使うことが望まれる．

薬を中止するタイミング（治癒，悪化）

- 解熱して咳も軽快し，炎症反応の陰性が確認できれば，X線上の浸潤影が完全に消失するまで抗菌薬を続ける必要はない．
- マイコプラズマ肺炎が遷延・重症化する病態としては宿主の過剰な免疫応答が要因と考えられ，発熱の遷延，倦怠感の増強などが認められた場合には外来で行うべき治療であるか否かは別として，ステロイド薬の有効性が考慮される．
- ステロイド薬使用基準として血清LDH値(480IU/L以上など)が推奨されている[*5]．用法・用量は確立されていないが，プレドニゾロン散(1回0.5mg/kg，1日2回投与)で開始，24時間以上の解熱が確認され次第減量を開始，7日以内に中止，などの投与法が一般的である．

専門機関への紹介

年少児でチアノーゼを伴っている場合，あるいは年長児で呼吸困難や重症感が強い場合などには，急性呼吸窮迫症候群などマイコプラズマ感染症でも通常の「非定型肺炎」とは別の病態が起きているか，あるいは他の病原体による混合感染を鑑別する必要もあり，早めに専門医に相談する．

*5
肺炎マイコプラズマ肺炎に対する治療指針．2014．

文献

1) 成田光生．マイコプラズマ．砂川慶介，尾内一信編．小児の肺炎．改訂版．東京：医薬ジャーナル社；2015．p.213-24．
2) 成田光生．マイコプラズマ肺炎―"耐性率は変動する"ことを前提に．小児科臨床 2015；68：2515-21．
3) Dorigo-Zetsma JW, et al. Comparison of PCR, culture, and serological tests for diagnosis of *Mycoplasma pneumoniae* respiratory tract infection in children. J Clin Microbiol 1999；37：14-7.
4) Hara M, et al. Three-year study of viral etiology and features of febrile respiratory tract infections in Japanese pediatric outpatients. Ped Infect Dis J 2014；33：687-92.
5) Chiu C-Y, et al. Impact of bacterial and viral coinfection on mycoplasmal pneumonia in childhood community-acquired pneumonia. J Microbiol Immunol Infect 2015；48：51-6.

RSウイルス細気管支炎，ヒトメタニューモウイルス気管支炎

成相昭吉 | 島根県立中央病院小児科

RSV・hMPV感染症の特徴

RSウイルス(RSV)は，1歳未満の乳児に細気管支炎を惹起し，とくに生後まもない新生児から6か月未満の乳児にとって，影響の大きい呼吸器ウイルスである(❶)．

1歳未満の乳児が初めて呼気性喘鳴を聴取された際に，細気管支炎と臨床診断され，その約80％がRSVによる．RSV感染症は10月から4月，とくに冬季を中心に流行するが，近年では7月ごろから流行が始まる．

ヒトメタニューモウイルス(hMPV)感染症は，RSV感染症が終息するのと入れ替わるように，3～7月に流行する．母体からの移行抗体が発症抑止に有効で，4か月齢を過ぎて呼吸器感染症を惹起する．細気管支炎の約10％はhMPVによる．一部の小児では発熱が3日を超えて4～5日間認め，気管支炎や喘息性気管支炎の原因となる(❶)．

RSVもhMPVも，多くは「普通感冒」の病型をとる．すなわち，発熱とともに，鼻漏と起床前後に多い湿性咳嗽を認め，発熱は3日以内に解熱する．その後，鼻漏・咳嗽は第4病日に増悪したあと軽快し，9日までに終息する(10 day mark)(❷)[1]．経口摂取や睡眠の日常性が，著しく侵されることはない．

しかし一部の乳児は，第3～4病日に多呼吸，陥没呼吸，呼気性喘鳴を認め，結果として経口摂取と睡眠の日常性に影響が及ぶ「細気管支炎」を発症する(❸)[2]．

呼気性喘鳴を1歳以上で初めて認めた場合や2回目であれば喘息性気管支炎，3回目以上は喘息発作と診断する．

RSV：respiratory syncytial virus

hMPV：human metapneumovirus

OTC：over the counter

- 本項では，1歳未満乳児のRSV細気管支炎と，hMPVによる1歳以上幼児の気管支炎への初期対応について概説する．

乳児への薬剤使用について

- まずは「普通感冒」として，発熱，鼻漏，咳嗽などの症状に対応することになる．
- 米国では，2008年に米国食品医薬品局(FDA)が，2歳未満の乳幼児には抗ヒスタミン薬，抗炎症薬，去痰薬などの市販感冒薬(OTC)や鎮咳薬の使用を避けるよう勧告した．
- すなわち，乳幼児の発熱，鼻漏，咳嗽に対しては，❹に示す観点から，いわゆる「かぜ薬」による対症療法薬はない．

❶ RSV 感染症と hMPV 感染症の比較

	RSV 感染症	hMPV 感染症
小児呼吸器感染症における関与	10〜20％	5〜10％
下気道炎の代表的な病型（診断名）	細気管支炎	気管支炎，喘息性気管支炎
乳幼児細気管支炎における関与	80％	10％
母体移行抗体の影響	なし：生後間もなくより発症	あり：生後4か月未満はまれ
発症者年齢	0か月〜1歳	1〜2歳
流行時期	秋〜春：10〜4月	春〜梅雨：3〜7月
発熱	70％	100％
発熱期間	3日以内	4日以上
臨床像の特徴	鼻漏，多呼吸，呼気性喘鳴	遷延する高熱，咳嗽，呼気性喘鳴
急性中耳炎の併発	50％	20％

❷ 乳幼児の普通感冒の自然歴

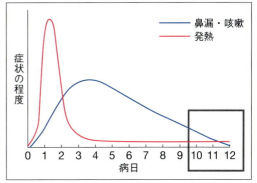

鼻漏・咳嗽の持続はほとんどが9日までに軽快し，10日を超えない(10 day mark)．それでも，約10％が気道症状が10日を超えて遷延する（黒枠）．

(Wald ER, et al. 2013[1])

❸ RSV 細気管支炎の自然歴

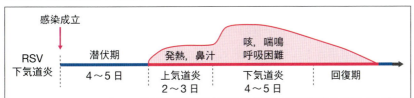

細気管支炎症例では，第3〜4病日ごろに下気道症状である多呼吸，喘鳴，陥没呼吸が顕在化する．どのような乳幼児が細気管支炎に至るのか明らかになっていないことから，細気管支炎診断のturning point である第3〜4病日に症状を確認することが大切である．

(堤裕幸．2006[2])

❺ 熱性けいれん誘発を念頭においた乳幼児への抗ヒスタミン薬の選択

小児への安全性	商品名
安全	ザイザル，アレグラ，アレジオン
比較的安全	クラリチン，ジルテック，アレロック
けいれんを誘発する危険性あり	ザジテン，セルテクト，ポララミン，ペリアクチン，アレルギン，テルギン

ヒスタミンはけいれん抑制的に作用する神経伝達物質である．脳の未熟な乳幼児において，抗ヒスタミン薬が脳内に移行しヒスタミンと拮抗することは好ましくない．

❹ 乳幼児の「普通感冒」に対していわゆる「かぜ薬」を避ける理由

- 鎮静性が強い第1世代の抗ヒスタミン薬は，脳へ移行し抗けいれん作用をもつ脳内ヒスタミンの作用を抑止する（❺）．
- 鎮咳薬では，小児に適用のある中枢性の非麻薬性鎮咳薬であっても，有効性が比較研究によって示されたものはない．
- 抗炎症薬，すなわち解熱薬は，生体防御反応である発熱を抑えてしまい，病原微生物に有利に働く状況をつくりだす．

💊 初期対応と処方例

- いわゆる「かぜ薬」を処方しなくても，漢方薬を用いて治療を行うことができる．乳幼児は，熱があっても活気があって水分をとることのできる東洋医学の「実」あるいは「陽」の全身状態である．この場合，葛根湯と麻黄湯が有用で（❻），乳幼児の「かぜ」の初期に用いるとよい．
- 葛根湯，麻黄湯のいずれも苦味が問題になる．乳児であれば0.1〜0.2g/kg/日を，分1または分2で，5mLほどの湯に溶かし上澄みを服用させる

❻ 麻黄湯と葛根湯の組成とその薬効

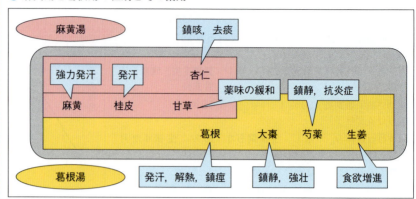

漢方薬には，「からだ全体の調和を図ると症状も消える」という理念がある．したがって，原因療法のない疾患の症状には漢方薬は有用である．また，経験に基づいた生薬の良い組み合わせになっている複合処方が特徴で，どの生薬が効いているかと分析することにはあまり意味がない．

とよい．幼児であれば10kgで1包，1日1回でよく，苦味を相殺するために市販の砂糖入りミルクココアを使う．カップに1包と，ミルクココア2匙，水20mLを入れて混ぜ，電子レンジで20秒温め，そこにミルクを20mL加えると，たいてい服用できる．

- 麻黄湯は，時々発熱して鼻がつまり，また痰もからみ[*1]哺乳ができない新生児に有用とされてきた．眠気をもたらすこともなく，口渇もなく，痰の喀出を妨げない．発熱が認められると想定される3日間に対して処方する．
- 解熱したあと咳が多い場合には，麻杏甘石湯（マキョウカンセキトウ）が咳を鎮めるのに有用である．服用の仕方は上記と同様，ミルクココアを使う．
- なお，6か月齢以上で処方が可能なザイザル®シロップ0.05％（レボセチリジン塩酸塩）およびアレグラ®ドライシロップ5％（フェキソフェナジン塩酸塩）は，第1世代抗ヒスタミン薬に比べて脳内移行が少なく，漢方薬服用が困難と想定される症例には，処方が許容されると思われる．

重症度判定と再受診についての保護者への説明

- 細気管支炎の発症は，多呼吸と呼気性喘鳴によって確認できることから，第3〜4病日に，これらの呼吸状態と併せて，経口摂取と睡眠について状況を確認することが大切である[*2]．
- 2006年に米国小児科学会（AAP）は細気管支炎への治療指針を提示し[3]，2014年に改訂した（❼）[4]．骨子は変わらず，まず重症度を判断するように記載されている．
- 筆者らは，多呼吸，呼気性喘鳴，陥没呼吸の呼吸困難を生ずると，結果として経口摂取と睡眠の日常性が侵されることから，外来で対応するか入院が適応かの重症度を判断するクリニカルスコアを作成した（❽）[5]．
  ▶ 呼吸障害スコアは先述の3つに酸素飽和度を加え4項目を0〜2点で評価，4点以上を重症とした．

[*1] これらの症状は，RSV，hMPVに限らず呼吸器ウイルス感染症に共通する初期症状である．

鼻腔吸引の有効性

RSウイルス細気管支炎症例では，鼻漏が多くかつ粘稠であるため鼻閉も強い．吸気に影響が生じ，チアノーゼを認めることもある．通常，酸素飽和度（SpO₂）は保たれていることが多いが，SpO₂が90％未満でチアノーゼを認めた場合には鼻閉が原因と想定し，鼻腔吸引を試みることが大切である．

[*2] RSVに感染し普通感冒を発症した乳児のうち，誰が細気管支炎に至るのか，予測できない．RSV感染症では，普通感冒を発症したあと，第3〜4病日に約40％の乳児が細気管支炎へと進展し，その約1/10が入院を要する．

❼ 2006 年と 2014 年に公表された米国小児科学会による細気管支炎の診断と治療指針

2006 年の診断と治療指針

1. 重症度を判断する.
2. 胸部理学療法は行わない. 鼻腔吸引は有用である.
3. 酸素投与は,SpO_2 が 90％ 未満になったら行い,軽快したら中止する.
4. SpO_2 による監視をいつまでも行わない.
5. 気管支拡張薬（$β_2$ 刺激薬吸入）は,一律に使用せず,効果がある場合に行う.
6. ステロイド薬も,一律に使わない.
7. 抗菌薬療法は細菌感染の重複感染がある場合に行う.

(AAP. 2006[3])

2014 年の診断と治療指針

1. 診断と重症度の評価は,問診と理学所見から行う. 胸部 X 線撮影や採血をルーチンには行わない.
2. 重症化しやすい因子の有無,すなわち 12 週齢以下,早産児,心肺に基礎疾患を有する児,免疫不全児を確認する.
3. サルブタモール（交感神経刺激薬）の吸入は行わない.
4. エピネフリンを投与しない.
5. 高張食塩水の吸入を救急外来で行わない（入院例では許容）.
6. ステロイド薬の全身投与は行わない.
7. 酸素飽和度が 90％ を超えている場合には酸素投与は行わない.
8. SpO_2 を持続監視しない.
9. 胸部理学療法は行わない.
10. 抗菌薬は細菌感染の併発がなければ行わない.
11. 経口摂取が不十分な場合には,胃管あるいは点滴で水分を補給する.

(Ralston SL, et al. 2014[4])

❽ RSV 細気管支炎例の重症度を評価するクリニカルスコア

分類	RSV 細気管支炎クリニカルスコア					
	呼吸障害スコア				日常性スコア	
点数	酸素飽和度	1 分間呼吸数	呼気性喘鳴	陥没呼吸	経口摂取	睡眠
0	95≦	<40	−	−	通常	よく眠れた
1	90≦<95	40≦<60	＋：聴診で	＋：わずかに	1/2 程度	たびたび起きた
2	<90	≦60	＋＋：聴診なしで	＋＋：著明に	1/3 以下	ほとんど眠れず

各項目 3 段階,各 0〜2 点で評価→呼吸障害：4 点≦または日常性≦2 点以上は重症→入院対応
下気道症状である多呼吸・喘鳴・陥没呼吸が顕在化する第 3〜4 病日ごろに,経口摂取や睡眠の日常性も侵されて,自宅での対応が困難になった症例は入院適応とする.

(成相昭吉. 2008[5])

▶ 日常性スコアは先述の 2 項目を,やはり 0〜2 点で評価し 2 点以上を重症とした. どちらかが重症と判定されれば入院対応が必要で,そうでない場合は外来で対応が可能である.
● RSV も hMPV も,抗原定性検査を行うことができる. 適応は,RSV が 1 歳未満の外来患者,パリビズマブ適応の外来患者,入院例,hMPV が 6 歳未満で画像診断から肺炎が強く疑われる患者,となっている.
● RSV 感染症が流行している時期,とくに 7 月以降 4 月ごろまでは,6 か月

未満の乳児が鼻漏・湿性咳嗽の呼吸器症状を主訴に受診してきた際に，第2病日までの早い段階でRSV抗原定性検査を行い，陽性であれば，その後の自然歴の説明や細気管支炎の症状と再受診すべき状態について説明がしやすくなる．
- 第1〜2病日で受診し，普通感冒と診断したもののRSV抗原定性検査を施行し陽性と判明した場合には，第3〜4病日に再受診するよう指示するか，あるいは呼吸が荒く，経口摂取や睡眠に影響が現れた際に再受診するよう説明しておくことが大切である．
- 1歳以上の幼児で，3〜7月にかけて発熱が4日以上続き，夜間にも咳嗽を認め下気道炎が疑われる場合には，hMPV抗原定性検査を行うとよい．普通感冒であれば3日以内に解熱することを説明し，それを超えて38℃以上の発熱が4日を迎えた場合には，再受診するよう伝えておく．

細気管支炎・気管支炎への処方例

- 重症と判断されず入院とならなかった細気管支炎症例への対応について述べる．
- 発熱を認めていれば麻黄湯を，発熱がない場合には咳嗽と喘鳴に麻杏甘石湯を選択する．投与量は先述したとおりである．
- AAP指針ではステロイド薬は否定的である[4]・*3．しかし，筆者らは，外来において帰宅できると判断した第3〜4病日のRSV気管支炎症例には，デキサメタゾンを0.3 mg/kg/dose皮下注射してきた．入院抑止効果は約70％である[6]．
- 4日を超える発熱とともに，夜間も湿性咳嗽を認め呼気性喘鳴を聴取する1歳を超えたhMPV陽性の気管支炎症例にも，デキサメタゾン0.3 mg/kg/doseの皮下注射は呼吸障害の進展抑止に有用である．気管支喘息発作の治療に準じ，交感神経刺激薬も投与する．

*3
ステロイド薬の効果に関する検討の多くは重症例を対象に行われており，入院までに至らなかった第3〜4病日の軽症例を対象とした検討は行われていない．

6か月未満乳児の細気管支炎約10％に百日咳併発

　AAP指針には記載されていないが，6か月未満の細気管支炎症例では約10％の頻度で百日咳が併発していると報告されている[7]．

　百日咳の臨床診断は，2週間咳が続くなかで発作性の咳，咳が治まった際の吸気性笛声，せき込み嘔吐である．しかし，2週間待てるわけがなく，また百日咳に特徴的な咳嗽発作を認めないことも多く，さらに百日咳の流行状況は一律ではないことから，とくに四種混合ワクチンを2回接種していない乳児には，クラリスロマイシン（CAM），1回5 mg/kg，1日2回，7日間，または百日咳には適応申請はされていないが，アジスロマイシン（AZM），1回10 mg/kg，1日1回，3日間，を処方しておくのが安全と思われる．

- AAP指針には，抗菌薬の投与は細菌感染症があると判断された場合に，その細菌感染症への通常の抗菌薬療法を行うと記載されている[3,4]．4日以上発熱を認める場合には，急性中耳炎や細菌性肺炎を続発したと考え，肺炎球菌とインフルエンザ菌の関与を念頭に，アモキシシリン（AMPC）を1回40mg/kg，または1回30mg/kg，いずれも1日2回で3日間処方する．3日後に解熱していれば，急性中耳炎では2日間追加し終了，肺炎ではそこで終了する．
- 無効の場合には，アンピシリン耐性インフルエンザ菌（BLNAR，BLPAR）の関与を考えて，トスフロキサシン（TFLX），1回6mg/kg，1日2回，3日間に切り替える．

BLNAR：β-lactamase nonproducing ampicillin resistant

BLPAR：β-lactamase producing ampicillin resistant

入院可能な施設への紹介

- RSV細気管支炎では病日が3～4日に至り，呼吸障害によって経口摂取と睡眠の日常性に影響が出ている場合，すなわち呼吸障害スコアが4点あるいは日常性スコアが2点であれば，自宅では対応ができないと判断し，入院対応の可能な病院へ紹介するのが妥当である．
- hMPV気管支炎例においても，第4病日に至っても解熱せず，呼吸障害も伴い，日常性が侵されていて自宅で対応できないと判断された場合には，入院加療が必要となる．

文献

1) Wald ER, et al. Clinical practice guideline for the diagnosis and management of acute bacterial sinusitis in children aged 1 to 18 years. Pediatrics 2013；132：e262-80.
2) 堤裕幸．RSウイルス感染症．小児感染免疫 2006；18：161-6.
3) Subcommittee on Diagnosis and Management of Bronchiolitis. Diagnosis and management of bronchiolitis. Pediatrics 2006；118：1774-93.
4) Ralston SL, et al. Clinical practice guideline：the diagnosis, management, and prevention of bronchiolitis. Pediatrics 2014；134：e1474-502.
5) 成相昭吉．2歳未満RSウイルス細気管支炎症例における重症度評価を目的としたクリニカルスコアの有用性．日本小児呼吸器疾患学会雑誌 2008；19：3-10.
6) 成相昭吉ほか．乳児RSウイルス細気管支炎症例に対するデキサメサゾン単回皮下注射の入院抑止効果．日児誌 2004；108：1123-7.
7) Nuolivirta K, et al. Bordetella pertussis infection is common in nonvaccinated infants admitted for bronchiolitis. Pediatr Infect Dis J 2010；29：1013-5.

疾患別の薬剤処方

クループ

永井和重 | 滝川市立病院小児科

クループの定義

- クループとは，主にウイルス感染による上気道炎が進行し，喉頭粘膜の炎症と浮腫により声門下狭窄が生じ，特徴的な犬吠様咳嗽と上気道狭窄症状を呈する症候群である．クループは通常，炎症の主体が上気道である喉頭気管炎をさすが，炎症が下気道に及べば喉頭気管気管支炎と診断される．
- クループは主に6か月から3歳までの乳幼児に発症し，このうち2歳台がピークである．男児が女児より多い．

薬物治療開始以前の対処法

- 興奮・不穏状態はクループの増悪因子となることから，クループが疑わしい患児を診察した際は，余計な刺激を与えて症状を悪化させないよう注意を払う．
- 口腔内や咽頭・扁桃の観察はクループの鑑別診断にとって重要ではあるが，呼吸困難症状がある場合には症状が落ち着くまであえて行わない．
- 頸部X線検査や血液検査も興奮・不穏を惹起させることから，鑑別目的で必要な場合以外は控える[1,2]．

クループの病因，診断・鑑別診断，重症度

病因

クループの病因として，ウイルス感染が約80％を占める．パラインフルエンザがその半数以上を占め，その他のウイルスとして，ライノ，インフルエンザ，RS，アデノ，エンテロ，ヒトメタニューモ，ボカなどがある．

診断・鑑別診断，重症度

クループの発症は，上記ウイルス感染による上気道炎症状が1～3日間先行し，突然，犬吠様咳嗽，嗄声，吸気性喘鳴，陥没呼吸といった気道狭窄症状を呈する．通常，気道狭窄症状は2日以内に消失し，咳嗽も徐々に軽減していき，1週間程度で消失する．症状は一般に夜間に増悪し，また興奮や不穏状態は増悪因子となる．

クループの診断は上記の特徴的な臨床症状と身体所見で行われる．クループを確認する目的での頸部X線撮影は一般に不要である．また，血液検査もクループに特異的な所見はない．

クループの鑑別にあげられるのは，喉頭蓋炎，細菌性気管炎，気道異物，扁桃周囲膿瘍，咽後膿瘍，血管性浮腫などである．それぞれの疾患の鑑別を ❶ に示す．

クループの重症度を判定することは，治療法を選択するうえで有用である（❷）．

❶ クループの鑑別診断

疾患	特徴的な症状	身体所見	診断のための検査	主な病因
喉頭気管炎（クループ）	犬吠様咳嗽，感冒様症状	微熱，吸気性喘鳴，鼻翼・陥没呼吸	通常は不要	パラインフルエンザ，インフルエンザ，RSウイルスなど
痙性クループ	しばしば反復，犬吠様咳嗽	発熱なし，鼻翼・陥没呼吸	通常は不要，時に気管支鏡	ウイルス感染とアレルギー反応など
喉頭蓋炎	突然の発症，咽頭痛，不明瞭な声，流涎	高熱，全身状態不良，前傾姿勢	頸部側面X線，血液検査	インフルエンザ菌，溶連菌など
細菌性気管炎	軽微な呼吸器症状後に急に増悪する	高熱，全身状態不良，多量の気道分泌物，湿性咳嗽，陥没呼吸	頸部側面X線，血液検査	黄色ブドウ球菌，インフルエンザ菌，溶連菌など
気道異物	突然の窒息	吸気性喘鳴	頸部・胸部CT，気管支鏡	異物
扁桃周囲膿瘍	嚥下困難，咽頭痛（とくに患側）	患側扁桃の発赤・白苔付着・突出，口蓋垂の健側偏位	頭頸部造影CT	グラム陽性・陰性菌，嫌気性菌
咽後膿瘍	発熱，嚥下痛，嚥下困難，頸部痛	流涎，喘鳴，頸部腫瘤，項部硬直	頸部側面X線，頭頸部造影CT	グラム陽性・陰性菌，嫌気性菌
血管性浮腫	原因となる抗原曝露後の気道狭窄症状	顔面・頸部の腫脹（浮腫）	皮膚テスト，特異的・非特異的IgE	アレルギー反応

(Zoorob R, et al. 2011[1])

❷ クループの重症度

症状	軽症	中等症	重症	呼吸不全
犬吠様咳嗽	時々	頻回	頻回	減弱
吸気性喘鳴	ないか限定的	容易に聴取	著明	減弱
陥没呼吸	ないか軽微	安静時にもあり	著明	減弱
興奮・不穏	なし	ないか限定的	明らか	意識レベルの低下
全身倦怠	なし	なし	ありうる	あり
チアノーゼ	なし	なし	なし	あり

(Bjornson CL, et al. 2013[2])

- 母親に抱かれて患児が安心し啼泣などが起きない状態を保つ．
- 呼吸不全状態では低酸素となり酸素投与と呼吸管理が必要となる．

💊 薬物治療の実際

- クループの病態は上気道炎に伴う声門下浮腫による狭窄であることから，クループ治療目的はこの浮腫による狭窄の軽減にある．このために実施される薬物治療として，アドレナリン吸入とステロイド全身投与の有効性が，これまでの多くの臨床研究で認められている．

アドレナリン吸入療法

- アドレナリン吸入により声門下粘膜の血管が収縮し粘膜浮腫が軽減する．効果は吸入後10〜30分で現れ，1〜2時間で減弱する．
- 海外では中等症以上のクループに，L-アドレナリン（1：1,000液）0.5mL/

*1
2013年のコクランレビュー[3]では，8つのランダム化比較試験（RCTs）（225例）において，中等症以上クループに対してアドレナリン吸入が行われ，吸入30分後のクループスコアはアドレナリン群でプラセボ群と比較して有意に改善しており，吸入2時間後以降はその有意差は消失していた．このようにアドレナリン吸入は一時的な症状緩和に有効であるとしている．

*2
コクランレビュー[4])によると，38 RCTs（4,299例）において，デキサメタゾン単回投与（内服，筋注）とブデソニド単回吸入は，施行後6〜12時間でクループスコアを有意に改善し，症状の再燃や入院率，病院での滞在時間を有意に低下させたとしている．デキサメタゾンの投与量に関して，コクランレビュー[4])での3 RCTsでは，投与量の違い（0.15，0.3，0.6 mg/kg）による比較で効果に差は認められなかった．一方別のメタアナリシス[5])（6 RCTs）では，ステロイド投与量が多いほど症状の改善する割合がより高かったとしている．コクランレビュー[4])では，至適投与量に関しては更なる検討が必要としている．

*3
デカドロン®エリキシルの添付文書では，小児の1日使用量が0.15〜4 mgとされ，1回量4 mgを上限として使用する．

kg（上限5 mL）あるいはラセミ化アドレナリン（2.25％）0.05 mL/kg（上限0.5 mL）の吸入を推奨している[1-3),*1]．

- 日本では，エビデンスレベルの高い臨床試験は見受けられないが，アドレナリン（ボスミン®外用液0.1％）吸入を軽症例からクループ治療の第1選択としている．ボスミン®外用液の吸入は，添付文書上0.1％液を5〜10倍希釈して1回投与量0.3 mg以内で使用するとされている．
  ▶ 小児のクループでは，まず早期の症状軽減目的に，ボスミン®外用液0.1〜0.2 mLを生理食塩水で10倍希釈し吸入させる．ただし効果は一時的であり，次のステロイド全身投与を併用するべきである．

ステロイド全身投与

- ステロイドの抗炎症作用により喉頭粘膜の浮腫が軽減する．ステロイド内服後30分〜1時間で効果が現れる．
- 海外では，クループ治療におけるステロイドの全身・吸入投与は軽症から重症に至るまで第1選択となっている[*2]．
- 日本では，デキサメタゾン（デカドロン®エリキシル0.01％あるいは0.5 mg錠の粉末）を0.15〜0.6 mg/kgの範囲で単回内服させるのがよい[*3]．また内服が困難な場合には，デカドロン®注射液（同量）を単回静注または筋注する方法を選択する．

まとめ

クループの診断にあたり，まず興奮・不穏を助長させるような行為や手技は極力控えるようにする．

症状と身体所見よりクループと診断した場合，まず即効性のあるボスミン®外用液0.1〜0.2 mLの10倍希釈液を吸入させ短期的に症状を緩和させる．さらに，その後の症状の軽減維持と再発防止を目的に，デカドロン®0.15〜0.6 mg/kg（上限4 mg）を全身投与するのがよいと考えられる．

⤷ 文献

1) Zoorob R, et al. Croup：an overview. Am Fam Physician 2011；83：1067-73.
2) Bjornson CL, et al. Croup in children. CMAJ 2013；185：1317-23.
3) Bjornson C, et al. Nebulized epinephrine for croup in children. Cochrane Database Syst Rev 2013；(10)：CD006619.
4) Russell KF, et al. Glucocorticoids for croup. Cochrane Database Syst Rev 2011；(1)：CD001955.
5) Kairys SW, et al. Steroid treatment of laryngotracheitis：a meta-analysis of the evidence from randomized trials. Pediatrics 1989；83：683-93.

疾患別の薬剤処方

気管支喘息

五十嵐隆夫 | いからし小児科アレルギークリニック，五十嵐丈二 | 笹菊薬品株式会社薬剤師

- 小児喘息は，慢性疾患のなかでは最も頻度が高く，開業小児科医が毎日診療する身近な疾患であるが，ここ20年間で有病率の上げ止まりや重症度の軽症化がみられる．その要因として，薬物療法の進歩や喘息治療管理ガイドラインの普及などが考えられる．
- 本項では，最近の喘息診断と長期管理の薬物療法，発作時の治療について日常診療で実践していることを紹介する．

小児喘息の診断とサブタイプ

- 小児喘息の診断，病型分類，治療開始・終了を決定する際に，喘息経過表は客観的な指標となる．日々の状態を患者家族に記入してもらい，受診時に必ず持参してもらう．
- 小児喘息の診断・定義については明確な基準はないが，「呼気性呼吸困難，呼気時間の延長，聴診喘鳴」が特徴であり，それらを反復（3エピソード以上）するということも診断ポイントとして重要である[*1]．
- 乳児から3歳ごろまでに多くみられる「かぜをひくとゼーゼーする」という児のなかに，4，5歳で咳や喘鳴がまったく出なくなるタイプがある．3歳の時点でダニ特異的IgE抗体が陰性の非アレルギー性気管支喘息である．
- 一方，3歳を過ぎても発熱を伴わない咳や喘鳴を繰り返すタイプがある．3歳の時点ですでにダニ特異的IgE抗体が陽性のアレルギー性気管支喘息である[*2]．
- 6歳以上の喘息患者は，90％以上が室内ダニ抗原に感作されているアレルギー性気管支喘息である[*3]．
- 6歳以上の非アレルギー性気管支喘息は，咳嗽が主体で喘鳴は聴取されないことが多い[*4]．

長期管理薬開始のタイミング

- 小児喘息の診断と治療の流れを❶に示す．

乳幼児期（0～5歳）
初発発作が大発作の症例
- 初発発作が，呼気性呼吸困難と聴診喘鳴を認める典型的な喘息発作であれば，初診時に喘息と診断することは可能である．
- 気管支拡張薬を吸入しても喘鳴は消失せず，呼吸困難も改善されないため，入院治療が必要となることが多い．急性発作の治療は病院で行うの

[*1] 病理学的には，「気道の慢性好酸球性炎症，リモデリング」が認められる．生理学的には，「気道の可逆性狭窄と気道過敏性亢進」がある．気道過敏性亢進は，小児から成人まで全年齢で共通してみられる喘息最大の特徴である．

[*2] 当院の経験では，非アレルギー性気管支喘息の初発発作月齢は平均11.4か月，最終発作月齢は41.9か月，アレルギー性気管支喘息の初発発作月齢は平均18.5か月，最終発作月齢は80.7か月であった．

[*3] ダニ感作が強い患者（DP RAST 6）は，感作が弱い患者（DP RAST 3以下）に比較して重症度が重く，寛解しにくい傾向がある．

[*4] 血清IgE値は100 IU/mL以下で，ダニRASTは陰性である．呼気一酸化窒素（FeNO）値は正常範囲であるが，スパイロメトリーでは末梢気道の狭窄がしばしば認められ，気管支拡張薬吸入による可逆性は乏しい．

❶ 小児喘息の診断と治療

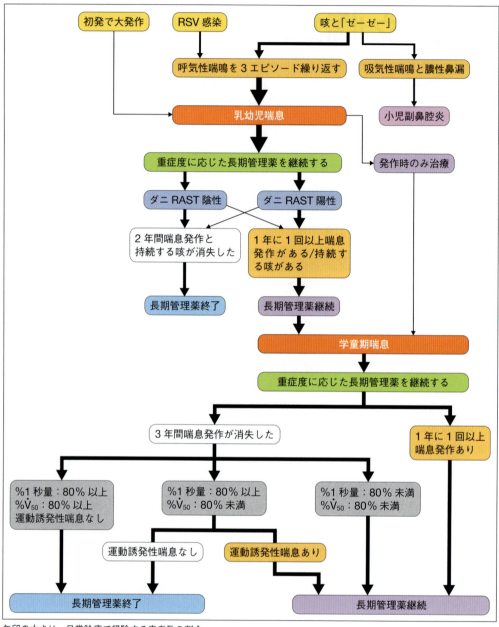

矢印の太さは，日常診療で経験する患者数の割合．

LT：leukotriene

で，退院後の治療管理を開業小児科医が行うことになる．
- 急性発作の治療で，イソプロテレノール持続吸入やステロイド大量投与が必要であった症例は，ロイコトリエン受容体拮抗薬（抗LT薬）内服とパルミコート®懸濁液の吸入療法を開始する．

処方例1：10か月，体重8kg

1. オノン®ドライシロップ10%　1回0.3g　1日2回　朝・夕
2. パルミコート®吸入液0.25mg　1回0.25mg　1日2回　吸入

RSV感染後に発病した症例

- 発熱を伴う激しい咳嗽と聴診喘鳴が持続する3歳未満の児は，RSV感染症に罹患していることが多い[*5]．
- RSV感染児でも，低酸素血症が軽度で呼吸困難も軽度な症例は外来治療を行う．発熱，咳，喘鳴の程度を記録する経過表を家族に記入してもらい2か月間観察する．聴診喘鳴を認める児や強い咳嗽が持続する児は，抗LT薬内服を短期間併用する．
- 観察期間中に喘鳴が持続または反復する症例は，喘息発症例と診断して抗LT薬を継続投与とする[*6]．

処方例2：1歳6か月，体重10kg

> キプレス®細粒4mg　1回1包　1日1回　眠前

喘鳴を反復する症例

- 発熱はないが，咳と「ゼーゼー」を繰り返す児は，咳と喘鳴を記録する経過表を用いて症状の推移を観察する．患者家族が「ゼーゼー」するという訴えの原因として，上気道由来のものと下気道由来のものとがあり，時に両者が合併することもある．
- 上気道由来の「ゼーゼー」は吸気時に発生し，湿性音である．多くは咽頭部に張り付いた後鼻漏が原因であり，仰臥位で強くなる．咽頭部に白色ないしは膿性の鼻漏を認める．聴診上，呼気性喘鳴はない．小児副鼻腔炎によるものが多いので，積極的な鼻吸引を行ったうえで，常用量の1/2～1/3程度のクラリスロマイシン少量投与とカルボシステインの連日内服を2, 3週間行う．咳が出なくなり，鼻吸引で鼻漏が引けなくなるまで継続する．

処方例3：2歳，体重12kg

> 1. クラリス®ドライシロップ10%小児用100mg　1回0.3g　1日2回　朝・夕
> 2. ムコダイン®ドライシロップ50%　1回0.3g　1日2回　朝・夕

- 下気道由来の「ゼーゼー」は，聴診で呼気性喘鳴を確認できることが多い．診察時喘鳴が聴取できなくともSpO_2が96%以下に低下していることもあるので慎重な判断が必要である．経過表による3か月間の観察期間中に小発作が2回以上，あるいは中発作以上が1回でも認められる場合は喘息と診断して治療を開始する．睡眠や食事が阻害されない程度の症状であれば，抗LT薬の服用と気管支拡張作用がある内服薬または貼付薬を開始する．これらの治療を行っても喘息発作を繰り返す症例は，パルミコート®懸濁液の吸入療法を併用する．

処方例4：3歳，体重15kg

> 1. キプレス®細粒4mg　1回1包　1日1回　眠前
> 2. ムコダイン®ドライシロップ50%　1回0.4g　1日2回　朝・夕
> 3. メプチン®ドライシロップ0.005%　1回0.4g
>   または
>   ホクナリン®テープ1mg　1日1回1枚(夜)貼付
> 4. パルミコート®吸入液0.25mg　1回0.25mg　1日2回　吸入

RSV：respiratory syncytial virus

[*5] 細気管支炎による低酸素血症（$SpO_2<94%$）を認める症例は全RSV感染児の10%未満であるが，入院治療が必要となる．入院治療した児の10～15%が1年以内に喘息を発症するが，喘息の家族歴を有する症例が多い．

[*6] 当院の経験では，入院例を除くRSV感染児の5～10%程度が喘息を発症する．

RSV感染症に対する抗LT薬投与の有効性

抗LT薬服用群と服用しない対照群とで，RSV流行期の喘鳴発症率を比較すると，抗LT薬服用群が有意に低かったという報告がある（Bisgaad H, et al. Montelukast reduces asthma exacerbations in 2- to 5-year-old children with intermittent asthma. Am J Respir Crit Care Med 2005; 171: 315-22）．この報告以来，喘鳴を発症したRSV感染児に対して，短期間抗LT薬が使用されるようになった．RSVが気道粘膜に感染すると，ロイコトリエンの産生が高まるという報告がある（堤裕幸．RSウイルス感染症と喘鳴・喘息．第39回日本小児感染症学会教育講演．小児感染免疫 2008；20：206-12）．したがって，RSV感染時に抗LT薬の投与はロイコトリエン産生を抑制する効果が期待できる．

学童期（6〜11歳）

- 学童期の喘息は，乳幼児期に発症し小学生になっても治療を継続している症例が多いが，治療を中止ないしは中断した児が学童期に増悪する症例もみられる．
- 乳幼児期からの継続治療例で抗LT薬を服用している児が，1年間で1回以上発作を起こす場合は服薬を継続する．発作の誘因として，呼吸器感染，運動，外泊などが多い．抗LT薬服用後も喘息発作が毎月起こる場合は，吸入ステロイド療法の併用を検討する．
- パルミコート®懸濁液吸入例は，発病初期の症状が重症であった児が多い．パルミコート®懸濁液吸入を行っても発作が時々みられる場合は，吸入ステロイド療法の継続が必要である．学童期に吸入ステロイド療法を行う場合は，エアロチャンバーを用いたエアゾル吸入またはドライパウダー吸入に変更する．

処方例5：8歳，体重24kg

> 1. オルベスコ®100μgインヘラー 56吸入用　1日1回吸入
>   または
> 2. フルタイド®50ディスカス50μg60ブリスター　1回1吸入　1日2回

- 学童期に大発作を起こす症例は，発症初期に十分な治療を行っていないことが多い．医療機関に定期受診をせず，発作を起こしたときに急患センターを受診していることが多い．このような患者・家族に対しては，非発作時の治療─長期管理薬─の必要性を十分理解してもらったうえで治療を開始することが重要である．治療開始時は，急性発作の治療とステロイド吸入療法を同時に開始する．

処方例6：11歳，体重38kg

> 1. テオドール®錠100mg　1回1錠　1日2回　朝・夕
> 2. スピロペント®錠10μg　1回1錠　1日2回　朝・夕
> 3. アドエア®100ディスカス60ブリスター　1回1吸入　1日2回

思春期（12〜17歳）

- 小学校から中学校に進学するころは小児喘息の寛解時期となるので，半数程度の児が長期管理薬を中止することになる．吸入ステロイドを使用している児は，引き続き中学校に入学後も治療を継続することが多い．
- 中学生になっても，年数回以上の発作が認められる症例は，吸入ステロイド療法の継続が必要である．
- 呼気NO値が50ppb以上の高値を示す児は，吸入ステロイドが上手に吸入できているか見極めることが大切である．上手に吸入できていることが確認できたら，一日量の増量を検討する．
- 非寛解例のフローボリューム曲線は末梢狭窄型であり，1秒量も低値のことが多い．気道可逆性試験で不可逆性の場合が多く，リモデリングの存在が示唆される．リモデリングの改善を期待して，吸入ステロイド療法のほかに抗LT薬を併用することが多い．

小児副鼻腔炎に対する低用量クラリスロマイシン投与の有効性

マクロライド系抗菌薬の新しい作用として，炎症性サイトカインを抑える作用があるため，通常の半分の用量で，慢性副鼻腔炎などに対して数か月〜1年にわたって長期に使用されることがある（砂塚敏明．マクロライド系薬の新作用と創薬．日本化学療法学会会誌 2004；52：367-70．横田伸一ほか．RSウイルス感染症に対するマクロライドの可能性．The Japanese Journal of Antibiotics 2014；67：147-55）．乳幼児の副鼻腔炎に伴う鼻漏，鼻閉，後鼻漏，湿性咳嗽は治療に難渋することがある．いたずらに広域スペクトラムの抗菌薬を長期間使用することは避けるべきであるが，低用量クラリスロマイシン投与には抗菌作用はなく，免疫賦活作用や繊毛運動活性化作用を目的として使用される．投与期間は2〜4週間程度とする．

テオフィリン投与のリスクとベネフィット

かつてはテオフィリンがもたらす副作用のリスクと発作による呼吸困難のリスクを評価しながら，喘息の中発作〜大発作時に日常的に使用されていた．ここ10年で喘息が軽症化し，テオフィリンを使用する症例はほとんどなくなったが，β刺激薬を使用しても咳・喘鳴が治まらず，ステロイド薬を内服するほど重症でない中発作を繰り返すような症例には，けいれんの既往がないことを確認してテオフィリンの内服を併用することがある．

処方例7：15歳，体重50 kg

1. パルミコート® 200μg タービュヘイラー 56吸入 11.2mg　1回1吸入　1日2回
2. シングレア®錠 10mg　1回1錠　1日1回　眠前

長期管理薬中止のタイミング

幼児期(4～5歳)

- 喘息症状の把握と薬物療法の効果判定は，毎日の症状を記録する経過表を基本とする*7．
- 喘鳴を伴う発作が2年間以上出なくなり，持続する咳がみられなくなったら，長期管理薬の中止を検討する*8．
- 抗LT薬を服用すると，喘鳴の出現はなくなるが咳のみが続く症例が多くみられる．咳も出なくなることが喘息の寛解治癒には重要である．日々の咳の状態もしっかりと把握して治療薬の減量・中止を判断しなければならない．
- 吸入ステロイドと抗LT薬を併用している場合は，吸入ステロイドの減量から始めて，1年間の発作状況をみてから中止を判断する．その後に抗LT薬を中止する．

学童期/思春期(6～17歳)

- 薬物療法中止の目安は，臨床症状が基本である．経過表で感冒罹患時の喘鳴や全力疾走，持久走でも喘鳴が出ない状態が3年間持続すれば，長期管理薬の中止を検討する．
- 8歳以上は上手にスパイロメトリー測定ができる．長期管理薬中止時に呼吸機能検査が正常範囲に達していることが望ましい*9．
- 中学生までに無発作期間が3年以上となった症例は，呼吸機能検査が正常範囲に達している群と，主に末梢気道の狭窄を残している群がある．部活動などでの運動喘鳴がまったくみられない児は長期管理薬を中止して経過観察とする．
- 以上のほかに，気道可逆性試験*10，気道過敏性試験*11，運動誘発性喘息*12の評価も薬物療法中止や予後の推測に役立つ．

自宅または外来で行う発作時の治療

- 小児科外来における喘息発作の対応は，自宅で行う対応と外来で行う対応がある．大発作は，病院での治療が必要となる．中発作以下は，小児科外来で治療を行うが，乳児の場合中発作以上は病院での治療が望ましい(❷)．
- 呼吸器感染やアレルゲン曝露，激しい運動などによる喘息発作は日常的に認められる．それらの発作に対して自宅に気管支拡張薬を常備し，患者家族の判断で服用している．

---

*7
診察時に行う保護者への問診のみでは，長期間にわたる日々の症状を正確に判定することはできない．治療開始直後の発作が頻発する時期は2週間に1回程度の外来診察であるが，症状が安定してくれば月に1回の通院とする．

*8
3歳以上でダニ特異的IgE値が陰性の症例は，喘鳴が2年間以上消失し咳が出なくなれば長期管理薬を中止して経過観察とする．ダニ特異的IgE値がスコア3以上の場合で，過去の重症度が重い症例は慎重な減量が必要である．7歳以上となれば呼気NO測定が可能であり，8歳以上なら呼吸機能検査もできるので，それらの検査値も減量・中止の目安となる．

*9
呼吸機能検査で努力性呼出が十分にできたか否かは，フローボリューム曲線から確認できる．年齢，性別，身長から算出した予測値に対する測定値の割合が評価の対象となる．肺活量，1秒量，$\dot{V}_{50}$を指標とし，各指標が予測値の80%以上を正常範囲とする．

*10
気道可逆性試験
スパイロメトリー測定で，1秒量，$\dot{V}_{50}$が予測値の80%未満であった場合，気管支拡張薬吸入による気道可逆性試験を行う．具体的には，中学生以下はメプチン® 0.3 mL，高校生以上はメプチン® 0.5 mLを吸入し，吸入終了20分後に再検査を行い吸入後の変化率を求める．吸入後の変化率が，+12%以上の場合は可逆性あり，それ未満の場合はリモデリングありと判定する．

*11
気道過敏性試験
気道過敏性試験は，段階希釈したヒスタミンやアセチルコリンの吸入負荷を行い，1秒量の変化率を指標として閾値を決定する日本アレルギー学会標準法と，自動的に濃度の増加するメサコリン液を吸入させ，呼吸抵抗が上昇し始めるメサコリン濃度の累積量を自動的に求めDmin(dose minimum)とするアストグラフ法がある．ヒスタミン閾値は 5,000μg/mL 以上，アセチルコリン閾値は 10,000μg/mL 以上が正常範囲，メサコリン閾値は Dmin 12.5 unit 以上が正常範囲である．

*12
運動誘発性喘息
気道過敏性試験は，一般開業医で行うことはまれである．日常生活で，短距離疾走，長距離維持続走などを行ったときに，咳や喘鳴が出現するかを詳しく問診することで，気道過敏性亢進の存在を推測することができる．中学生以上では，ほとんど運動しなくなる児や逆に陸上部の選手として極端に激しい運動を行っている児がいるので，運動喘鳴の有無の評価には注意が必要である．

❷ 小児科外来における喘息発作治療

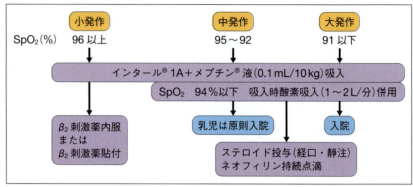

(小児気管支喘息治療・管理ガイドライン 2005.p.72 を参考にして作成)

処方例 8

1歳未満	ホクナリン®ドライシロップ 0.1% 小児用	0.15 g(発作時頓用)
1～3歳	ホクナリン®ドライシロップ 0.1% 小児用	0.25 g(発作時頓用)
4～6歳	ホクナリン®ドライシロップ 0.1% 小児用	0.3 g(発作時頓用)
7歳以上	ホクナリン®ドライシロップ 0.1% 小児用	0.4 g(発作時頓用)

● パルミコート®懸濁液吸入を行っている症例は，電動式ネブライザーを装備しているので，発作時はメプチン®吸入液をインタール®吸入液に混合して吸入する．吸入間隔は2時間以上あけるようにして，吸入後間もなく呼吸困難が再発するときは救急外来を受診するように勧めている．

処方例 9

インタール®吸入液　1A＋メプチン®吸入液　0.1～0.3 mL(体重10 kg あたり 0.1 mL)混合吸入

● 発作で外来受診し，気管支拡張薬の吸入を行い，聴診喘鳴の軽減を認めるものの，夜間に発作の重症化が予測される症例は，ステロイド内服薬を投与する．ステロイド内服は1日2回までとし，翌日再診とする．

処方例 10：1歳 10 kg

リンデロン®シロップ 0.01%　1回2 mL　1日2回　3日分

● 小児科外来での発作対応として，2歳未満の乳幼児で酸素飽和度が92%未満の児は，入院治療を勧める．酸素飽和度が94%以下は酸素吸入を併用して，気管支拡張薬の吸入を行う．吸入後喘鳴が軽減し，ルームエアーで酸素飽和度が96%以上となれば，外来観察とする．
● 年長児で，中発作程度であれば外来点滴を行うが，夜間の増悪が予測される場合は入院治療を勧める．このような症例は年間数例程度となった．
● 食物依存性運動誘発アナフィラキシーで搬送された児に対しては，喘鳴，呼吸困難が認められる場合は，外来でネオフィリンとステロイド注射液を点滴静注する．

長期管理薬中止後の経過観察の必要性

- 長期管理薬が終了となると，多くの患者・家族は喘息が治ったと思い定期的な外来通院をやめてしまう．無治療で無発作期間が5年以上続けば，臨床的治癒と判定されるが，そこまで経過観察ができないことが多い．
- 長期管理薬が終了となっても，年に1，2回は外来受診を勧める．受診時は，呼吸機能検査，呼気NO測定を行い，感冒罹患時や運動時の咳や喘鳴についても詳しく問診する[*13]．
- 大学進学などで県外に出る患者は，気管支喘息という疾患に関する基礎的な知識や発作時の対応について，しっかりと身につけるように指導することが大切である．

[*13] 喘息発作が出なくなっても，呼気NO値が高く，呼吸機能検査で末梢気道狭窄型は，成人期の再発が懸念されるので注意が必要である．気道過敏性試験では，正常閾値に達する患者は1/3程度であり，重症例ほど閾値が低い．気道過敏性が亢進したままで治療が終了となっている患者が多いのが現状である．

参考文献

- 森川昭廣ほか監修．日本小児アレルギー学会作成．小児気管支喘息治療・管理ガイドライン2005．東京：協和企画；2005.
- 濱崎雄平ほか監修．日本小児アレルギー学会作成．小児気管支喘息治療・管理ガイドライン2012．東京：協和企画；2011.

疾患別の薬剤処方

溶連菌感染症—GAS 感染症

坂田　宏｜旭川厚生病院小児科

GAS：Group A *Streptococcus*

PSAGN：poststreptococcal acute glomerulonephritis

- 小児の細菌による咽頭炎・扁桃炎の原因菌としてはA群溶血性連鎖球菌（GAS）が最も多く，まれにG群・C群溶血性連鎖球菌，エルシニア菌などがある．
- GAS感染症は日常的に診療することが多いうえに，リウマチ熱や溶連菌感染後性糸球体腎炎（PSAGN）といった非化膿性合併症と関連することか

臨床症状の概要

咽頭炎・扁桃炎

　GASによる咽頭炎・扁桃炎の典型的な所見は，咽頭が著しく発赤し，扁桃も発赤腫脹する．時々白色の滲出物の付着が認められ，口蓋垂から軟口蓋にかけて濃赤色を示し，時に点状出血が観察される．舌は赤色となり，舌乳頭が肥大し，いわゆるイチゴ舌を呈し，さらに頸部のリンパ節腫脹を伴うことが多い．

　発疹を伴うことが少なくなく，紅色の直径1mm程度の粟粒大の小丘疹が多発する例や皮膚全体の紅斑を認め，時には浮腫を伴うこともある．発疹は瘙痒感があり，全身に広がると，体が鮮紅色に染まることから猩紅熱とよばれる．これは，GASのなかでも発赤毒素を産生する株による初感染時に認められる症状である[*1]．

　扁桃から扁桃周囲に炎症が及ぶと，扁桃の被膜と上咽頭収縮筋との間に膿瘍を形成することがある．この状態が扁桃周囲膿瘍で，高熱とともに咽頭痛が強くなり，流涎とともに嚥下障害や開口障害が認められる．口蓋垂は浮腫状になり健側に偏位する．頸部の痛みが強くなると，頸が動かせず患側に頸を傾けるようになる．

皮膚軟部組織感染症

　GASは伝染性膿痂疹の原因にもなる．最初は小水疱であるが膿疱化し，破れてびらん面となり，黄色ブドウ球菌による伝染性膿痂疹とは異なって，厚い痂皮で覆われることが多い．

　壊死性筋膜炎はGASが浅層筋膜に感染して，急速に壊死が拡大する軟部組織炎である[*2]．発熱，患部の激痛とともに，局所の熱感，腫脹，水疱形成，出血斑が認められ，疎な結合組織に沿って範囲が急激に拡大する．

劇症型GAS感染症

　敗血症，髄膜炎や壊死性筋膜炎をきたし，全身性の重篤な症状を呈する場合を劇症型GAS感染症と称する．感染症法による5類感染症に属し，診断した医師は7日以内に届出をしなければならない[*3]．

　劇症型のなかでも，突発的に発症し，急激にショックから多臓器不全に至る例を毒素性ショック様症候群（TSLS）として，GASが産生する毒素が関与するとされる．

非化膿性合併症

　非化膿性合併症は，GASが関与する免疫応答によって生じる合併症であり，代表的なものにリウマチ熱[*4]，PSAGN[*5]，小舞踏病などがある．抗菌薬を投与してもPSAGNの発症は予防できないとされている[*6]．

ら，小児科領域では臨床的に重要な細菌感染症の一つである．

抗菌薬治療

抗菌薬治療の必要性

- GASによる咽頭炎・扁桃炎において，抗菌薬を使用しないとどうなるかを調べた報告[3]では，ペニシリン薬7日間投与28人，ペニシリン薬3日間投与26人，偽薬投与43人の3群で溶連菌感染を治療した結果，除菌率はそれぞれ68％，35％，28％であった．7日間投与群で1人，3日間投与群で2人，偽薬投与群で8人に症状の悪化を認めた[*7]．
- 経口ペニシリン薬がリウマチ熱を予防するという直接的根拠となる成績はないが，10日間投与すると筋注と同等の除菌効果が得られることから，リウマチ熱の発症を抑制することが可能と考えられている[*8]．
- ❶に日本の小児呼吸器感染症診療ガイドライン2011に掲載されているGAS感染症の治療方法を示す[*9]．

治療薬はペニシリン薬かセファロスポリン薬か

- Caseyら[5]は，小児のGASによる咽頭炎・扁桃炎に対する経口セファロスポリン薬10日間とペニシリンV（PCV）10日間の比較対照試験の成績について meta-analysis を行った．PCVの除菌効果を検討した細菌学的有効率と臨床症状の改善率を比較し，セファロスポリン薬はペニシリン薬よりも細菌学的および臨床的有効率が有意に高かったとしている．
- しかし，保菌者も対象者にしている，投与前後で菌の血清型を調べていないなど問題がある論文を含んでいることが批判され，PCVはセファロス

❶ A群溶連菌感染症に対して推奨される抗菌薬療法

推奨される抗菌薬療法			
バイシリンG	5万単位/kg/日	分3〜4	10日間
アモキシシリン	30〜50 mg/kg/日	分2〜3	10日間
セフジニル	9〜18 mg/kg/日	分2〜3	5日間
セフジトレンピボキシル	9 mg/kg/日	分3	5日間
セフカペンピボキシル	9 mg/kg/日	分3	5日間
セフテラムピボキシル	9〜18 mg/kg/日	分3	5日間

- 基本的には，ペニシリン系抗菌薬が第1選択である
- 海外ではアモキシシリン50 mg/kg/日　分1　10日間が有用との報告がある．アモキシシリン100 mg/kg/日　分2　5日間の試みもある
- セフェム系薬による治療は，除菌効果に優れるという報告もあるが，異論もある
- アモキシシリン・クラブラン酸96.4 mg/kg/日　分2　3日間の試みもある

ペニシリンアレルギーがある場合の処方例			
エリスロマイシン	40 mg/kg/日	分2〜4	10日間
クラリスロマイシン	10〜15 mg/kg/日	分2〜3	10日間
アジスロマイシン	100 mg/kg/日	分1	1日間

（小児呼吸器感染症診療ガイドライン作成委員会．小児呼吸器感染症診療ガイドライン2011．東京：協和企画；2011）

---

*1
最近は猩紅熱の病態を示す患者はまれとなり，感染症法ではGAS感染症と一括して，5類感染症として小児定点医療機関の発生報告がなされている．

*2
① 切創，虫刺，熱傷，水痘などによって皮膚のバリア機能が破綻した部位に口腔内のGASが付着し，真皮以下に達する場合と ② 菌血症をきたして病巣に至る場合の2つの感染経路が考えられている．

*3
届出に必要な要件は，血液・髄液などの通常無菌的な部位からGASが検出され，ショック症状があって，肝不全，腎不全，急性呼吸窮迫症候群，DIC，軟部組織炎（壊死性筋膜炎を含む），全身性紅斑性発疹，けいれん・意識消失などの中枢神経症状のうち2つ以上を認めることである．

DIC：disseminated intravascular coagulation

TSLS：toxic shock-like syndrome

*4
日本におけるリウマチ熱の発症は，推定できないほどきわめてまれである．筆者は2010〜2012年に北海道内の小児科施設にアンケートで重症GAS感染症の発生状況を調査したことがあるが，そのときにはリウマチ熱は3年間で1例が確認され，発生率は人口10万人あたり0.2であった[1]．

*5
筆者は北海道道北・道東地域における15歳未満の発症頻度を調査した．その結果，小児の人口10万人あたりの発症率は4.0であった[2]．アンケートで集積された16人中10人に先行感染を認めたが，上気道炎が8人，肺炎が1人，GAS感染症が1人であった．

*6
筆者らの成績[2]では，16人中8人でなんらかの抗菌薬投与がなされ，3人は溶連菌に有効な抗菌薬を5日間以上内服していたにもかかわらず発症していた．とくにGAS感染症と診断された小児はアモキシシリン（AMPC）を10日間確実に内服したが，PSAGNを発症した．これらのことから，抗菌薬を投与してもPSAGN発症を確実に予防しえないと考えられた．

*7
1949年に米国の空軍基地で兵士らにGAS感染症が流行したとき，ペニシリン薬筋注群では798人中2人（0.3％）にリウマチ熱が発症したのに対し，偽薬では804人中17人（2.1％）に認められ，ペニシリン薬投与がリウマチ熱の発症を抑制するという明らかな成績が得られた[4]．その後も，同様の成績が報告され，ペニシリン薬筋注がリウマチ熱の発症を抑制することが証明された．

*8
ペニシリン薬の筋注はアナフィラキシーという重篤な副作用が出現する危険性があることと，小児には侵襲的で負担がかかることから，経口投与が主流となっている．

*9
米国小児科学会や米国心臓協会では現在ペニシリンV（PCV）を10日間内服することを推奨している．

❷ 薬剤感受性試験で感受性を有する抗菌薬を投与しても除菌できない機序

- 治療期間が10日間と長く，薬剤の味が悪いとアドヒアランスが低下する
- *Moraxella catarrhalis* など咽頭に存在する菌が産生するβ-ラクタマーゼがペニシリン薬を分解して抗菌活性を失わせる
- 抗菌薬によって咽頭の常在細菌叢が変化して，本来有する病原菌を抑制する作用が低下している
- 家族など狭い集団のなかでGASが交差伝播しているので，いったん除菌されても再感染する
- 本来細胞外病原菌とされているGASが細胞内でも成育しうるため，抗菌薬が中止されると細胞外に現れる

❸ セファロスポリン薬がペニシリン薬よりも有効性が高いとする理由

- セファロスポリン薬はβ-ラクタマーゼでは分解されない
- 最近開発されたセファロスポリン薬のほうがペニシリン薬よりも感受性が優れている
- ペニシリン薬は病変部の炎症が軽減するにつれて組織中濃度が減少する傾向があるが，セファロスポリン薬では比較的保たれる
- セファロスポリン薬は常在細菌叢への影響が合成ペニシリン薬より小さいため，常在細菌叢の機能が保たれる

（Casey JR, et al. 2004[5]より筆者作成）

ポリン薬よりもかなり安価であり，常在細菌叢への影響が少ないことから，GAS感染症におけるその優位性は変わらないとする意見も少なくない．
- 薬剤感受性試験で感受性を有する抗菌薬を投与していても除菌できない機序について，代表的な意見を❷に示す．
- Caseyらが推奨するセファロスポリン薬が，ペニシリン薬よりも有効性が高いとする理由を❸に示す．
- 日本ではPCVが販売中止になっているため，ペニシリン薬としてはバイシリンかアモキシシリン（AMPC）が用いられている．しかし，バイシリンはPCVほど血中濃度が上がらない，AMPCはセファロスポリン薬と比較して常在細菌叢への影響が大きいという問題点があり，海外でのPCVの成績とは異なっている可能性があることを知っておく必要がある．

10日間投与か短期間投与か

- GAS感染症に対して抗菌薬の短期間投与はアドヒアランスの向上が期待でき，抗菌薬耐性化には投与期間は密接な関係があるため，短期間投与は有用性が高いと考えられる．
- PCV 10日間よりも短期間の投与で同等の効果が得られるかどうかを検討した報告が多数ある．しかし，PCVは5日間投与では10日間投与よりも有効性が低かった．
- セファロスポリン薬の短期間投与の評価として，Caseyら[6]はPCV 10日間投与とセファロスポリン薬の短期間投与を比較した12編の論文でmeta-analysisを行い，臨床効果は同等であり，細菌学的効果でセファロスポリン薬の短期間投与のほうが，有意に有効性が高かったとしている．

GASのマクロライド薬耐性の問題

- ペニシリンアレルギーの小児にはマクロライド薬が用いられるが，最近，

世界的にマクロライド耐性のGASが増加している*10.
- 日本におけるGASのマクロライド耐性の頻度に関する報告は，高い地域で20%，低い地域では10%以下と大きな差が認められた*11.
- マクロライド耐性株が増加している状況では，マクロライド薬の感受性を確認せずに，GAS感染症に使用することは避けるべきである．
- ペニシリン薬，セファロスポリン薬に耐性を示す株は世界的にも認められていない．

反復感染

- GASによる咽頭炎・扁桃炎を繰り返す小児は少なくない．筆者は，GAS感染症が疑われ，咽頭培養からGASが検出されることを2回以上認めた例から得られたGASについて，T血清型とemm遺伝子型別を実施して，その相同性を検討した[7]．21人の小児で，43回のGAS感染症を確認した*12．
- Martinら[8]が4年間を観察期間として，学童の咽頭からのGASの検出状況を検討し1年ごとに評価していた成績では，4年間でGAS非検出者38

*10 スペイン，韓国では分離されたGASの25%以上に達している．しかし，ノルウェーでは2.7%，米国では6.8%と報告されており，国によって増加の程度は異なっている．

*11 筆者の施設がある旭川市では，1974〜1975年に分離された136株中84株(61.8%)ときわめて高いエリスロマイシン(EM)耐性菌が検出されていたが，1978〜1980年には174株中28株(16.1%)，1981〜1985年には338株中20株(5.9%)，1986〜1990年では332株中1株(0.3%)まで減少した．しかし，2000年代になって増加し，最近では50%以上に達している(❹)．

*12 2回感染が20人，3回感染が1人であった．3回感染の1人では2回目と3回目を比較したが，菌のemm型が一致した例は11人，一致しなかった例も11人であった．その結果を❺に示す．初回感染後8週以内の再発例12人中一致例は10人であり，8週以降では10人中1人であり，有意差を認めた．

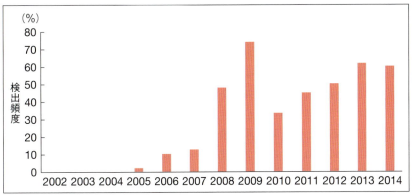

❹ 旭川市におけるマクロライド耐性A群溶連菌の検出頻度

(Sakata H. J Infect Chemother 2015; 21: 398-401 より筆者作成)

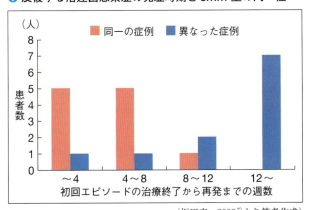

❺ 反復する溶連菌感染症の発症時期とemm型の同一性

(坂田宏．2008[7]より筆者作成)

~46％，保菌者27～32％，1回感染者18～21％，反復感染者6～14％とほぼ一定していた．

- 筆者の成績[7]では8週を境にして，菌株の性状が異なり，再獲得したと思われる例が多かった（**⑤**）．GAS感染症を反復する例であっても，常に同一の株が反復して感染をきたしているのではなく，8～12週で再獲得したGASによる炎症症状が起こっていると考えられた．
- GAS感染症後8週間以内にGAS感染症を発症した場合には，感染した株がなんらかの理由で抗菌薬の効果が十分でなかったと考えられるので，異なる薬剤または投与期間で治療すべきと思われる．8週以降に発症した場合では再獲得されたGASによる可能性が大きいので，1回目のエピソードと同様な治療方法を選択しても問題ないと考える．

健康保菌者

- GAS健康保菌者は，咽頭の常在細菌叢の一菌種としてGASが取り込まれた状態である．学童の10～15％に認められ，GAS感染症の流行期にはさらに高くなるとされるが，GAS保菌者が非化膿性合併症をきたすことはほとんどなく，感染力も急性感染症の患者に比べてきわめて弱いとされる．さらに，急性感染症と異なり，抗菌薬で除菌されにくい特性がある．したがって，健康保菌者は治療の対象外と考えられる．
- 健康保菌者では新たに別の型に感染すると，それまで存在していた株と交代して常在菌化する．その新しい株に交代するときには，通常のGAS感染症の症状を呈することが少なくないとされる．
- 問題は健康保菌者がウイルス感染症で発熱をきたした場合であり，培養でも迅速検査でも当然溶連菌が陽性になるため，本来不要な抗菌薬を繰り返し投与されることになる．非化膿性合併症の危険性がきわめて低い現在では，保菌者に抗菌薬をたびたび投与することのメリットは少ない．
- 真のGAS感染症かウイルス感染をきたした保菌者かを確実に識別できる方法はない．そのため，GAS感染症の特徴的臨床所見がそろわない患者では，抗菌薬を使用しないで経過観察する，あるいは短期間投与にとどめるという選択肢もあると思われる．
- 保菌者に抗菌薬を投与する条件として，**⑥**に示すことが推奨される．

劇症型GAS感染症

- 劇症型GAS感染症では，すみやかにGASに対して殺菌力が強い注射用抗菌薬を開始しなければならない．第1選択はペニシリン薬であるが，ペニシリン薬のようなβ-ラクタム薬はイーグル効果[*13]がみられるため，クリンダマイシンとの併用が推奨されている．また，ペニシリン薬よりも抗菌力が強く，イーグル効果もペニシリン薬ほどではないカルバペネム薬の使用も選択肢の一つである（**⑦**）．

---

⑥ 健康保菌者に抗菌薬を投与する条件

- リウマチ熱，侵襲性GAS疾患，またはPSAGNが狭い地域で多発
- 学校，幼稚園，保育所でGAS感染症が流行
- 家族内にリウマチ熱の既往者がいる
- 家族内に重症GAS感染症患者がいる
- 適切な治療にもかかわらず，長期間家族内でGAS感染症が繰り返される

各国のガイドライン

GAS感染症が疑われたときに，培養もしくは迅速検査でGASの存在を確認して抗菌薬を投与するという日本で行われていることは，決して世界的にみて標準とはいえない．とくに，先進国のなかでは非化膿性合併症が激減していることから，GAS感染症でも積極的に抗菌薬を使用する必要がないとするものもある[9]．米国やフランス，スペインなどでは，臨床症状と流行状況から培養か迅速検査を行って抗菌薬を投与するという日本での対応と同様であるが，ベルギー，ドイツ，オランダ，スコットランドなどでは，重症な症状がある場合や免疫状態が低下している患者を除き，抗菌薬は推奨していない．したがって，通常の患者ではGASの検査も行わないことになっている．
リウマチ熱が激減した日本でも，今後，重症でない溶連菌感染症には検査をしない，抗菌薬を投与しない時代が来るか興味のあるところである．

❼ 重症A群溶連菌感染症から分離された株の抗菌薬感受性

抗菌薬	MIC 範囲	MIC 90	MBC 範囲	MBC 90
ペニシリンG	0.008〜0.015	0.015	0.008〜0.015	0.015
アンピシリン	0.015〜0.03	0.03	0.015〜0.03	0.03
セフォタキシム	0.015〜0.03	0.015	0.015〜0.03	0.03
セフトリアキソン	0.015〜0.03	0.03	0.03〜0.06	0.03
メロペネム	0.008	0.008	0.008	0.008
パニペネム	≦0.004〜0.008	0.008	≦0.004〜0.008	0.008
ドリペネム	≦0.004	≦0.004	≦0.004	≦0.004

（Sakata H. J Infect Chemother 2013；19：1042-6 より筆者作成）

*13
イーグル効果
細胞壁合成を阻害することで抗菌力を発揮する薬剤は，増殖期には殺菌的作用は強いが，細胞分裂が抑制された静止期には殺菌効果が低下する．
高濃度のペニシリンを投与しても，効果が得られない．

文献

1) Sakata H. Pediatric invasive streptococcal infection in northern and eastern regions of Hokkaido, Japan from 2010 to 2012. Pediatr Int 2014；56：360-3.
2) 坂田宏．近年の小児の溶連菌感染後急性糸球体腎炎の実態調査．日小児会誌 2009；113：1809-13.
3) Zwart S, et al. Penicillin for acute sore throat in children：randomised, double blind trial. BMJ 2003；327：1324-7.
4) Denny FW, et al. Prevention of rheumatic fever：treatment of the preceding streptococcic infection. J Am Med Assoc 1950；143：151-3.
5) Casey JR, et al. Meta-analysis of cephalosporin versus penicillin treatment of group A streptococcal tonsillopharyngitis in children. Pediatrics 2004；113：866-82.
6) Casey JR, et al. Metaanalysis of short course antibiotic treatment for group a streptococcal tonsillopharyngitis. Pediatr Infect Dis J 2005；24：909-17.
7) 坂田宏．溶連菌感染症を反復した児から検出されたA群溶血連鎖球菌におけるemm型別とPFGEパターン解析．感染症誌 2008；83：647-51.
8) Martin JM, et al. Group A streptococci among school-aged children：clinical characteristics and the carrier state. Pediatrics 2004；114：1212-9.
9) Van Brusselen D, et al. Streptococcal pharyngitis in children：to treat or not to treat? Eur J Pediatr 2014；173：1275-83.

参考文献

- Sims Sanyahumbi A, et al. Global Disease Burden of Group A Streptococcus. In：Ferretti JJ, et al, editors. Streptococcus pyogenes：Basic Biology to Clinical Manifestations [Internet]. Oklahoma City：University of Oklahoma Health Sciences Center；2016.

疾患別の薬剤処方

溶連菌感染症と鑑別を要する咽頭・扁桃炎

西 順一郎 | 鹿児島大学大学院医歯学総合研究科微生物学分野

EB：Epstein-Barr

A群連鎖球菌の迅速抗原検査

細胞壁にあるLancefield分類のA群多糖体を標的とした免疫学的検査法であり、現在ではイムノクロマト法によるキットが汎用されている．日本で発売されているキットは，咽頭培養を対照とした検討で，感度が90％以上のものが多くなっており，臨床での有用性は高い．特異度もほとんどのキットで95％以上と優れており，陽性の場合は信頼性が高い．

アデノウイルス迅速抗原検査

アデノウイルスのヘキソン蛋白に対する抗体を用いたイムノクロマト法によるキットが使用されており，すべての血清型の検出が可能である．ウイルス分離と比較した感度は70〜94％，特異度は89〜100％と高い[1]．ただし，病初期には感度が低くなるため注意が必要である．

*1 リウマチ熱の既往がある場合や家族にリウマチ熱既往者がいる場合は，保菌状態で菌量が少なくても治療が必要となるため，咽頭培養を選択すべきである．また，抗菌薬が前投与されていた場合は，時間の経過とともに培養陽性率が低くなるため，死菌でも陽性になる迅速診断キットを用いたほうがよい．

- 咽頭・扁桃炎の多くはウイルス性であり，アデノウイルス，コクサッキーウイルス，エコーウイルス，単純ヘルペスウイルス，EBウイルスなどが原因となる．
- 抗菌薬が必要となるのは，A群連鎖球菌による咽頭・扁桃炎だけといっても過言ではないが，まれにC群・G群連鎖球菌やその他の細菌が原因となり抗菌薬治療を必要とすることもある．
- 本項では，まずA群連鎖球菌感染症との鑑別に必要な咽頭・扁桃炎の検査について述べ，次にA群連鎖球菌以外の原因病原体について記載する．

咽頭・扁桃炎の検査

A群連鎖球菌迅速抗原検査

- ❶に，A群連鎖球菌性咽頭・扁桃炎とウイルス性咽頭炎が疑われる所見を示す．
- A群連鎖球菌を咽頭に保菌する健常者も存在し，小児の5〜20％に及ぶ．迅速検査陽性でも，実際はウイルス性咽頭炎である場合もあり，咽頭所見や臨床症状の注意深い観察が必要である．
- 3歳未満では典型的な症状を呈するA群連鎖球菌性咽頭・扁桃炎はまれであり，リウマチ熱のリスクもないため，迅速診断キットの使用は推奨されていない．
- 感冒症状，嗄声，咳嗽，結膜炎がみられる場合は，A群連鎖球菌性咽頭・扁桃炎の可能性はほとんどないため本検査は行わない．

アデノウイルス迅速抗原検査

- 3歳未満の滲出性咽頭・扁桃炎では，アデノウイルスの迅速抗原検査を優先する．

咽頭・扁桃培養

- A群連鎖球菌に関しては，咽頭・扁桃培養検査の感度は迅速抗原検査よりも高い．臨床症状からA群連鎖球菌性咽頭・扁桃炎が疑われる場合は，培養結果を待たずに抗菌薬投与を開始することもできる*1．陰性が判明したらすみやかに中止する．
- 臨床的に本症が疑われて迅速抗原検査が陰性の場合は，咽頭・扁桃培養で確認することが推奨されている*2．C群・G群連鎖球菌の検出も可能であり，細菌性の咽頭・扁桃炎を疑って抗菌薬を投与する場合は，実施することが望ましい．

ウイルス性咽頭炎

- **アデノウイルスによる咽頭・扁桃炎**：高熱のみで発症し，発熱が5〜6日続く．A群連鎖球菌の場合と同様の滲出性扁桃炎がみられる．白血球増多（好中球増多），CRP高値もみられるため，血液検査による鑑別は難しい．乳幼児の罹患が多いが，学童・成人までみられる．迅速診断キットが診断に有用である．予後は良好で，合併症・続発症はほとんどみられない．
- **EBウイルス感染症**：発熱，リンパ節腫脹，滲出性扁桃炎，肝脾腫，異型リンパ球増多など伝染性単核球症を呈する．肝脾腫や肝機能障害を伴う点が鑑別の参考になる．アモキシシリンなどペニシリン系抗菌薬を投与すると発疹が生じるため，慎重な鑑別が必要である．セフェム系薬による発疹も報告されている．
- **エンテロウイルスによる咽頭炎**：コクサッキーウイルス，エコーウイルスなどのエンテロウイルスは，ヘルパンギーナなどの咽頭炎を呈する．
- **単純ヘルペスウイルス**：歯肉口内炎，口唇の水疱や口腔粘膜のアフタを起こす．
- **HIV感染**：急性期にも咽頭・扁桃炎がみられる．
- ウイルス性咽頭炎に対しては，抗菌薬は無効であり投与すべきではない．

C群・G群連鎖球菌咽頭・扁桃炎

- Lancefield分類のC群・G群に属する連鎖球菌でヒトに咽頭・扁桃炎を起こすのは，ほとんどがSDSEである．ほとんどが血液寒天培地上でβ溶血を示す．A群連鎖球菌と同じM蛋白質を表層に有しており，付着に関与し補体の働きを阻害する．streptolysin Oも産生するため，感染後にはASOの上昇がみられる．SDSEは，ヒトの鼻咽頭，皮膚，生殖器，腸管に常在し，新生児の臍部や妊婦の腟から分離されることもある．また動物も保菌しているため，動物に由来する感染も約1/4にみられる．
- 咽頭炎の症状はA群連鎖球菌による場合と同様，発熱，咽頭痛，滲出性扁桃炎，頸部リンパ節炎がみられる．食品媒介性のアウトブレイクの報告もある．咽頭の無症候性保菌者も存在する*3．
- ペニシリンに対する薬剤感受性は良好であり，内服治療にはA群連鎖球菌と同様にアモキシシリンが有効である．ただし，抗菌薬治療の臨床効果は確定していない．続発症の出現率も低いため，A群連鎖球菌咽頭・扁桃炎で推奨されている10日間の治療は勧められていない*4．
- SDSEのマクロライド系薬に対する耐性率は，日本では10%と報告されており[4]，海外でも28〜43%と高い．

その他の細菌による咽頭炎

Fusobacterium necrophorum

- 咽頭や腸管に常在するグラム陰性無芽胞嫌気性菌であり，レミエール症候群*5の原因菌として知られている．

---

❶ A群連鎖球菌性咽頭・扁桃炎とウイルス性咽頭炎が疑われる所見

A群連鎖球菌性咽頭・扁桃炎が疑われる所見
- 急に発症した咽頭痛
- 嚥下痛
- 38℃以上の発熱
- 猩紅熱様の発疹
- 頭痛
- 嘔気，嘔吐，腹痛
- 咽頭扁桃の発赤・滲出物
- 軟口蓋の点状出血
- 発赤・腫脹した口蓋垂
- 疼痛を伴う前頸部のリンパ節腫脹
- 年齢が5〜15歳
- 冬季また早春の発症
- A群連鎖球菌性咽頭・扁桃炎患者との接触歴

ウイルス性咽頭炎が疑われる症状
- 結膜炎
- 鼻感冒
- 嗄声
- 咳嗽
- 下痢
- 粘膜疹

---

*2 ただし，日本では迅速抗原検査と咽頭・扁桃培養を同時に行った場合，咽頭培養は保険適用外となる．

SDSE：*Streptococcus dysgalactiae* subsp. *equisimilis*

ASO：antistreptolysin O

*3 最近の大学生の咽頭炎患者を対象とした研究では，A群連鎖球菌が10.3%から検出されたのに対して，C群・G群連鎖球菌も9.0%にみられている[2]．ただし，A群連鎖球菌と同様に健常者からも検出されるため，原因菌としての意義には注意が必要である．

*4 ベンジルペニシリンベンザチン（バイシリンG®）も使用できるが，2016年6月現在，出荷調整中となっており供給が制限されている．

- 最近，米国の大学生を対象とした咽頭炎の横断研究で，*F. necrophorum* が無症状のコントロール群(9.4%)に比べて患者群(20.5%)に多く分離され，その頻度はA群連鎖球菌(10.3%)よりも多いことが報告されている[2),*6]．
- 本菌による小児の咽頭炎の報告はまれであるが，侵襲性感染症の報告はみられる．咽頭痛に強い頸部痛を伴う場合は，血液培養や画像検査を含めた検索が必要である．偏性嫌気性菌であるため通常の咽頭培養では検出されず，嫌気培養を行う．
- 本菌による咽頭炎の治療についてはまだ確立していないが，βラクタマーゼ産生菌が50%にみられるため，侵襲性感染症ではメトロニダゾール，クリンダマイシンが推奨されている．

Arcanobacterium haemolyticum
- ヒトだけを宿主とするグラム陽性嫌気性桿菌で，飛沫を介してヒト-ヒト感染する．思春期から青年の咽頭炎の0.5〜3%の原因菌とされている．
- 症状は，A群連鎖球菌咽頭炎に似ており，同様の咽頭所見がみられる．ただし，口蓋の点状出血やイチゴ舌はみられない．1〜4病日に，四肢に始まり体幹に広がる斑状丘疹性紅斑がみられる．敗血症などの侵襲性感染症も報告されている．
- 治療薬では，ペニシリンが無効な例がみられており，前方視的比較試験は行われていないがエリスロマイシンが推奨されている．ペニシリンが効かない理由として，ペニシリンtolereance(殺菌抵抗性)や細胞内寄生があげられている．

淋菌(*Neisseria gonorrhoeae*)
- 淋菌性咽頭炎は滲出性扁桃炎をきたし，小児では性的虐待と関連することがある．
- セフトリアキソンを，体重45 kg未満では125 mg，45 kg以上または8歳以上では250 mgを1回筋注または静注する．

髄膜炎菌(*Neisseria meningitidis*)
- 髄膜炎菌咽頭炎は，侵襲性髄膜炎菌感染症に合併するが，血液培養陰性の単独の咽頭炎の場合は，以下のように除菌を行う．

> - リファンピシン(リファジン®)[*7]：生後1か月以上，1回10 mg/kg内服，最大600 mg，1日2回，2日分
> - セフトリアキソン(ロセフィン®)：15歳未満125 mg，15歳以上250 mg，1回筋注または静注
> - アジスロマイシン(ジスロマック®)：1回10 mg/kg内服，最大500 mg

Corynebacterium 属
- ジフテリア菌(*Corynebacterium diphteriae*)は日本では現在みられないが，ジフテリア患者には，ジフテリア抗毒素とともに，ペニシリンGまたはエリスロマイシンを14日間使用する．2001年以後，ジフテリア毒素産生性*Corynebacterium ulcerans*によるジフテリア様の咽頭炎が日本でも10数例報告されており，注意が必要である[5)]．

C群・G群連鎖球菌とリウマチ熱との関連

続発症として急性糸球体腎炎の報告はあるが，リウマチ熱の報告はみられない．ただし，リウマチ熱の頻度が高いオーストラリアのアボリジニの多い地域では，咽頭炎の原因はA群連鎖球菌咽頭炎よりも，C・G群連鎖球菌が多い．C・G群連鎖球菌とリウマチ熱との関連が示唆されており，今後の疫学研究が必要である[3)]．反応性関節炎の報告もみられる．

*5 レミエール(Lemierre)症候群
青年に多く，急性咽頭炎や扁桃周囲膿瘍から内頸静脈の敗血症性血栓性静脈炎を併発し，全身性に転移性膿瘍をきたす重篤な疾患である．

*6 ただし，コントロール群でも9.4%に検出されているため，病原菌としての意義についてはさらに検討が必要である．

*7 小児には脱カプセル．

- 治療はジフテリアに準じて行う．

その他
- 肺炎マイコプラズマ感染症，肺炎クラミドフィラ感染症は通常は気管支炎を合併するため，咽頭炎だけの場合は考慮する必要はない．インフルエンザ菌，肺炎球菌，黄色ブドウ球菌が検出されても常在菌のことが多く，原因菌とは限らない．

まとめ

　A群連鎖球菌以外の小児の咽頭・扁桃炎のほとんどはウイルス感染症であり，抗菌薬の投与は必要ない．小児の咽頭・扁桃炎で抗菌薬治療が必要なのは，A群連鎖球菌性咽頭・扁桃炎だけであるという大原則は変わらないと考える．

　ただし，A群連鎖球菌以外の細菌性の咽頭炎がまれに存在することにも留意する必要がある．臨床症状からA群連鎖球菌が強く疑われるにもかかわらず迅速抗原検査が陰性の場合は，C群・G群連鎖球菌の可能性を想定する必要がある．

　また，思春期から青年期にかけては，侵襲性感染症につながる可能性のある *Fusobacterium necrophorum* や *Arcanobacterium haemolyticum* などの嫌気性菌による咽頭・扁桃炎が存在することにも注意が必要である．

　現在イムノクロマト法の普及に伴って，小児の外来診療では咽頭・扁桃培養の機会が極端に少なくなったが，症例によっては必要となる場合もあり，咽頭・扁桃培養の意義を再考する必要があると考える．

文献
1) 三田村敬子ほか．外来診療で役立つそのほかの迅速検査．診断と治療 2009；97：1701-7．
2) Centor RM, et al. The clinical presentation of Fusobacterium-positive and streptococcal-positive pharyngitis in a university health clinic：a cross-sectional study. Ann Intern Med 2015；162：241-7.
3) McDonald M, et al. Epidemiology of Streptococcus dysgalactiae subsp. equisimilis in tropical communities, Northern Australia. Emerg Infect Dis 2007；13：1694-700.
4) 生方公子．厚生労働省新興・再興感染症研究事業「重症型のレンサ球菌・肺炎球菌感染症に対するサーベイランスの構築と病因解析，その診断・治療に関する研究」．http://strep.umin.jp/beta_hemolytic_streptococcus/index.html. Accessed June, 6, 2016.
5) 髙橋元秀．ジフテリア菌．日本小児感染症学会編．日常診療に役立つ小児感染症マニュアル 2012．東京：東京医学社；2012. p.28-32.

参考文献
- Shulman ST, et al. Clinical practice guideline for the diagnosis and management of group A streptococcal pharyngitis：2012 update by the Infectious Diseases Society of America. Clin Infect Dis 2012；55：1279-82.
- Gerber MA, et al. Prevention of rheumatic fever and diagnosis and treatment of acute Streptococcal pharyngitis：a scientific statement from the American Heart Association Rheumatic Fever, Endocarditis, and Kawasaki Disease Committee of the Council on Cardiovascular Disease in the Young, the Interdisciplinary Council on Functional Genomics and Translational Biology, and the Interdisciplinary Council on Quality of Care and Outcomes Research：endorsed by the American Academy of Pediatrics. Circulation 2009；119：1541-51.

熱性けいれん

宮田章子 | さいわいこどもクリニック

- 熱性けいれんは小児期にみられる頻度の高い神経疾患であり，小児科医に限らずどんな医師でも日常的に遭遇しうる．それゆえにどう対応し処方するか，鑑別すべき疾患は何かなど，患者を目の前に戸惑うことも多い．
- けいれんの症状は他の神経疾患の随伴症状としても認められるだけに，熱性けいれんの定義と鑑別診断を理解しておくことが無駄な検査や治療の回避につながり，的確な指示や治療方針を決定できる．
- 治療は薬物療法が主体ではなく，無治療で経過観察のみとすることも多く，急性期や再発に対して保護者を安心させる説明と指導が重要となる．

薬を出すタイミング

熱性けいれんの定義と鑑別診断

- 熱性けいれんという用語は febrile seizure の訳として使われており，これまでには NIH や AAP など定義の変遷があったが[1]，わが国では1996年の診療ガイドライン以降[2] 2015年の熱性けいれん診療ガイドラインで ❶ のように定義されている[3]．
- さらに熱性けいれんのうち，てんかん発症の要注意因子として発作発現形式に基づき単純型と複雑型の2つに分類定義している（❷）．
- このように明確に定義されていても，けいれんで受診する乳幼児は診断が確定して来院するわけではないので，臨床の現場で基礎疾患の可能性を除外していかなければならない．
- 近年，髄膜炎の原因となる Hib，肺炎球菌のワクチンが日本にも導入され髄膜炎は激減しているため，髄液検査や血液検査をルーチンに行う必要はないが，髄膜刺激症状，意識障害，全身状態をみて検査の適応を決め診断を絞っていく．鑑別にとくに注意しなければならない疾患・病態として，インフルエンザ脳症，突発性発疹における HHV 関連脳症，ウイルス性腸

HHV：human herpes virus

---

❶ **熱性けいれんの定義**

主に生後6〜60か月までの乳幼児期に起こる，通常は 38 ℃ 以上の発熱に伴う発作性疾患（けいれん性，非けいれん性を含む）で，髄膜炎などの中枢神経感染症，代謝異常，その他の明らかな発作の原因がみられないもので，てんかんの既往のあるものは除外される．

（日本小児神経学会監修，熱性けいれん診療ガイドライン策定委員会編集．熱性けいれん診療ガイドライン 2015. 2．診断と治療社；2015）

❷ **単純型熱性けいれんと複雑型熱性けいれん**

熱性けいれんのうち，以下の3項目の一つ以上をもつものを複雑型熱性けいれんと定義し，これらのいずれにも該当しないものを単純型熱性けいれんとする．
1) 焦点性発作（部分発作）の要素
2) 15分以上持続する発作
3) 一発熱機会内の，通常は 24 時間以内に複数回反復する発作

（日本小児神経学会監修，熱性けいれん診療ガイドライン策定委員会編集．熱性けいれん診療ガイドライン 2015. 4．診断と治療社；2015）

❸ 有熱時発作の初期対応

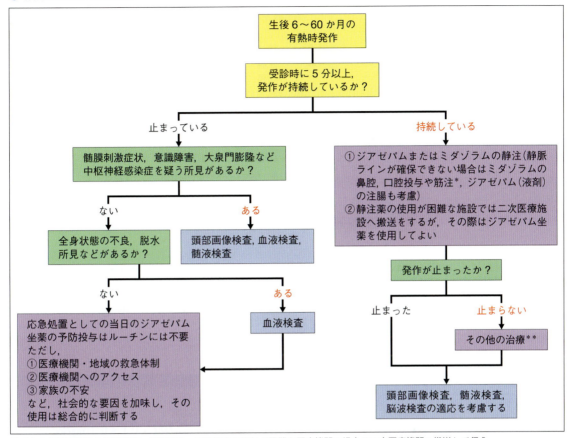

抗てんかん薬の静注や画像検査, 髄液検査, 血液検査の施行が困難な医療機関の場合は二次医療機関へ搬送して行う.
*てんかん重積状態の適応が承認されたミダゾラムは希釈倍率が高く, 総投与量が多くなるため, 鼻腔, 口腔投与, 筋注に向かない.
**その他の治療：ミダゾラム持続静注, フェノバルビタール静注, ホスフェニトイン静注など.
（日本小児神経学会監修, 熱性けいれん診療ガイドライン策定委員会編集. 熱性けいれん診療ガイドライン 2015. 33. 診断と治療社；2015）

炎における下痢関連性けいれんがある.

どんな症状がみられたら薬を出すか？初期対応は？

- 発熱に伴ったけいれん児をみたら, まずけいれんは止まっているか？持続時間は？ 止まっている場合は, 意識障害はないか？ 麻痺はないかの確認を行う. またどれくらいの時間けいれんを起こしていたか？ そのけいれんの形はどんなものであったか？ など診断の整理をしていく.
- 有熱時けいれんの初期対応についてはガイドライン(❸)[3]に示されたフローチャートに沿って進めていく.
- またガイドライン[3]では, 通常熱性けいれんは5〜10分以内に自然に止まることが多く予後は良いが, それ以上持続する場合は30分以上持続しけいれん重積状態となる可能性が高いという理由から, 5〜10分以上発作が持続している場合は初期の薬物治療の対象としている.

❹ 初期対応

薬品(商品名)	投与法	投与量	効果発現時間
ジアゼパム			
（セルシン®注射液，ホリゾン®注射液）	静注	0.3～0.4 mg/kg	すぐ
（セルシン®注射液，ホリゾン®注射液）	注腸	0.3～0.5 mg/kg	
（ダイアップ®坐剤）	注腸	0.4～0.5 mg/kg	30分
ミダゾラム			
（ミダフレッサ®静注0.1%）	静注	0.1～0.3 mg/kg（最大10 mg）	すぐ
（ドルミカム®注射液）	鼻腔*	0.1～0.3 mg/kg	
（ドルミカム®注射液）	口腔*	0.1～0.3 mg/kg	
（ドルミカム®注射液）	筋注	0.1～0.3 mg/kg	

*海外では使用されており，国内では保険適応ではないが，投与ルートがない場合行うことがある．

*1 日本ではミダゾラムはてんかん重積治療適応外で使用されていたが，2014年12月，てんかん重積状態を適応症としてミダゾラム0.1%静注薬（ミダフレッサ®）が発売された．使用時は従来のドルミカム®が0.5%に対し，ミダフレッサ®は0.1%製剤であるので，量の誤投与に注意が必要である．

💊 処方例

急性期（❹）

- 5～10分以上けいれんが続いている場合は薬物治療の対象となる．
  - ▶**ジアゼパムまたはミダゾラムの静注**[*1]
    ジアゼパム0.3～0.4 mg/kg：静注速度が速いと呼吸抑制が起こりやすいのでゆっくり静注．
    ミダゾラム0.1～0.3 mg/kg：呼吸抑制が比較的少ないため使いやすい．
  - ▶**静脈ラインが確保できない場合の投与方法**（保険で認められていないため同意が必要）
    ジアゼパム注射薬の注腸 0.3～0.5 mg/kg
    ミダゾラム注射薬の筋注，鼻腔内・口腔内投与 0.1～0.3 mg/kg

急性期頓挫時，間欠期の予防投与

- すでに発作が止まっている場合の処方は必ずしも必要ではない．
- 同一発熱期間内のけいれん再発予防については一定の効果はあると考えられるが，ジアゼパム坐剤によるふらつきや眠気，興奮などの不利益や意識障害の鑑別を難しくするなど否定的な理由があげられる．しかし家族の心配や地域の医療事情，医療機関の体制などを考慮して決定する（❺）．
  - ▶**ジアゼパム坐剤**：0.4～0.5 mg/kg（最大10 mg）を37.5℃以上の発熱を目安に挿肛する．8時間後も発熱を認めたときは，同量を追加する．ジアゼパムの剤型が海外と異なることから，量や効果を海外と日本の文献を比較検討することができないため国内での投与の根拠とされている三浦らの検討[4]から，0.5 mg/kg 1回目の挿肛後15分で治療域に達し8時間後に追加投与を行えば36～48時間治療域に保たれるとされている．その後の24時間投与については副反応の出現率が高まるので，発熱48時間以降に発作を認めた既往がある場合など限定して使用することが望ましい．投与の目的はあくまで再発予防であり，てんかんの発症予防や発達予後の改善ではないことを念頭におくべきである．
- 間欠期の再発予防投与についても再発は無治療群で39%程度であり，副反応も存在するためルーチンに使用する必要はない．適応基準を❺に示

❺ 熱性けいれんの既往がある小児において発熱時のジアゼパム投与は必要か.
適用基準は何か

1. 熱性けいれんの再発予防の有効性は高い.しかし副反応も存在し,ルーチンに使用する必要はない　グレードC
2. 以下の適応基準1)または2)を満たす場合に使用する　グレードB
   適応基準
   1) 遷延性発作(持続時間15分以上)
   2) 次のi～viのうち二つ以上を満たした熱性けいれんが二回以上反復した場合
      i. 焦点性発作(部分発作)または24時間以内に反復する
      ii. 熱性けいれん出現前より存在する神経学的異常,発達遅滞
      iii. 熱性けいれんまたはてんかんの家族歴
      iv. 12か月未満
      v. 発熱後1時間未満での発作
      vi. 38℃未満での発作

(日本小児神経学会監修,熱性けいれん診療ガイドライン策定委員会編集.熱性けいれん診療ガイドライン2015. 50. 診断と治療社;2015)

解熱薬は使うべき?

発熱時の解熱薬使用は熱性けいれんの再発予防に無効であり,再発予防を目的とした使用は奨められない.また解熱薬使用後の熱の再上昇による熱性けいれん再発のエビデンスもないので,解熱薬は熱性けいれんの有無にかかわらず通常の使用の適応でよい.
ただし,解熱薬とジアゼパム坐剤の同時挿入は基剤の影響でジアゼパムの直腸粘膜吸収が低下するため,解熱薬はジアゼパム坐剤挿入後30分以上あけて挿入する.

す.

抗てんかん薬

- 継続内服は原則行わないが,ジアゼパム坐剤の予防投与を行っているにもかかわらず,15分以上のけいれんを認める場合や繰り返し発作を認める場合は検討する.
  ▶ フェノバルビタール:3～5mg/kg/日　1日1回または1日2回.
    一定の効果は期待できるが,認知機能や行動面への影響など副反応を効率に認め有用性は低い.
  ▶ バルプロ酸:20～30mg/kg/日　1日2回(徐放剤は1日1回でも可).
    熱性けいれん再発に関し有効率も低く,肝毒性など副反応も認めるので有用性は低い.

注意すべき薬剤

- **抗ヒスタミン薬**:抗ヒスタミン薬自体が熱性けいれんの発症率・再発率を上昇させるというエビデンスはないが,けいれんの持続時間を長くする可能性がある[5].とくに第1世代[*2]は脂溶性が高く血液脳関門を通過しやすく,中枢神経への影響が大きいため,使用時には注意が必要である.
- **キサンチン製剤**:テオフィリンが中毒濃度に達するとけいれんを起こすことは知られているが,中毒濃度に達しない投与量でも,けいれんの既往歴があり,3歳以下では熱性けいれんの持続時間を長くする.またけいれん後の後遺症を残す可能性があり併用使用は避けるべきである.また鎮静性(第1世代が多い)抗ヒスタミン薬との併用も持続時間を長くする可能性が高いので,投与の際には十分留意が必要である.

💬 熱性けいれんの保護者への説明

- 初めて子どものけいれんをみた保護者は気が動転し不安が高くなるので,数値を示すなど根拠のある医療情報をわかりやすく納得が得られるまで説明する.

[*2]
第1世代には塩酸ジフェドラミン(レスタミン®),マレイン酸クロルフェニラミン(ポララミン®),塩酸プロメタジン(ピレチア®),ヒドロキシジン(アタラックスP®),塩酸シプロヘプタジン(ペリアクチン®)があげられる.

熱性けいれんの再発頻度と再発予測因子

1. 熱性けいれんの再発予測因子は以下の4因子である.
   1) 両親いずれかの熱性けいれん家族歴
   2) 1歳未満の発症
   3) 短時間の発熱-発作間隔(概ね1時間以内)
   4) 発作時体温が39℃以下
   いずれかの因子を有する場合,再発の確率は2倍以上となる.
2. 再発予測因子をもたない熱性けいれんの再発率は約15%である.なお,再発予測因子を有する症例も含めた熱性けいれん全体の再発率は約30%である.

(日本小児神経学会監修,熱性けいれん診療ガイドライン策定委員会編集.熱性けいれん診療ガイドライン2015. 8. 診断と治療社;2015)

❻ **熱性けいれんの既往がある小児のその後のてんかん発症頻度とてんかん発症関連因子**

1. 熱性けいれんの既往がある小児が，後に誘因のない無熱性発作を2回以上繰り返す，すなわち熱性けいれん後てんかんの発症率は2.0〜7.5％程度であり，一般人口におけるてんかん発症率（0.5％〜1.0％）に比し高い．
   ただし，保護者への説明においては，熱性けいれん患児の90％以上がてんかんを発症しないことの理解を促すように努める．
2. 熱性けいれん後のてんかん発症関連因子は以下の4因子である．
   1) 熱性けいれん発症前の神経学的異常
   2) 両親・同胞におけるてんかん家族歴
   3) 複雑型熱性けいれん（i. 焦点性発作（部分発作），ii. 発作持続が15分以上，iii. 一発熱機会内の再発，のいずれか一つ以上）
   4) 短時間の発熱-発作間隔（概ね1時間以内）

上記1)〜3)の因子に関して，いずれの因子も認めない場合のてんかん発症は1.0％と一般人口のてんかん発症率と同等である．1因子認める場合は2.0％，2〜3因子の場合は10％であった．4) 短時間の発熱-発作間隔は，その後のてんかん発症の相対危険度は概ね2倍であった．

（日本小児神経学会監修，熱性けいれん診療ガイドライン策定委員会編集．熱性けいれん診療ガイドライン2015. 12. 診断と治療社；2015）

- ▶けいれんはありふれた病気であり，てんかんとは別な病態であること
- ▶通常の発作では死ぬことはないこと
- ▶再発は多くはなく，再発にはいくつかの因子があること
- ▶再発時の対処法，救急にかかるタイミングと条件
- ▶再発予防投与のメリットとデメリット
- ▶解熱薬投与の考え方
- ●**熱性けいれん既往のある小児のてんかん発症頻度と関連因子**（❻）：熱性けいれんの既往のある小児のてんかん発症率は2.0〜7.5％で，一般発症率より有意に高い（0.5〜1.0％）が，熱性けいれん児の90％以上はてんかんを発症しないことを家族には説明する．

🏷 薬を中止するタイミング

- ●継続使用期間は，エビデンスはないが開始して1〜2年間もしくは熱性けいれんの頻度が減少する4〜5歳までの投与がよいとされている．

ガイドラインをどう使う？

- ●1996年の熱性けいれんの指導ガイドラインは18年の長期間，実地医家の間で使用されてきた．しかし時代とともに医療の進歩や倫理観の変化があり，新たにEBMの考え方をもとに，日本小児神経学会の熱性けいれん診療ガイドライン策定委員会によって2015年熱性けいれん診療ガイドラインが作成された[3]．
- ●ガイドラインの本来の目的は，ガイドラインに沿って画一的に治療しなければならないものではなく，患者の個々の事情を勘案し治療する際に主治医が参考にするためにある．医師は自身の経験や背景をもとに最終的には主治医が決定する．

どのようなときに専門機関に紹介するか？

- けいれんが5～10分以上続いているとき，初期治療を行わない場合は救急車にて紹介する．初期治療を行った場合でも基本的に紹介し，意識の回復などを確認するためにも救急受診させることが望ましい．
- 再発予防投与を行っていても，熱性けいれんの再発が認められるときは精査を含め専門機関に紹介する．

➲ 文献

1) AAP. Guideline for the neurodiagnostic evaluation of the child with a simple febrile seizure. Pediatrics 2011；127：389-94.
2) 福山幸夫．熱性けいれん診療ガイドライン編集．小児科臨床 1996；49：207-15.
3) 日本小児神経学会監修，熱性けいれん診療ガイドライン策定委員会編集．熱性けいれん診療ガイドライン 2015. 東京：診断と治療社；2015.
4) 三浦寿男．熱性けいれんの治療管理．小児科臨床 2002；55：53-8.
5) Yanai K. The physiological roles of neuronal histamine：an insight from humen position emission tomography studies. Pharmacol Ther 2007；113：1-15.

疾患別の薬剤処方

片頭痛

桑原健太郎 | 広島市立広島市民病院小児科

- 片頭痛は，小児期の頭痛のなかでは頻度が高い．
- 「片頭痛に関連する周期性症候群」[1]の病歴や片頭痛の家族歴があれば片頭痛を疑う．
- 片頭痛の的確な知識を説明し生活指導をしたうえで，薬物治療を行う．

片頭痛の診断

ICHD：International Classification of Headache Disorders

- 片頭痛は国際頭痛分類第3版β版（ICHD-3）[1]の診断基準に従い診断するが，小児に適用される注釈がある．❶に「前兆のない片頭痛」の診断基準を示すが，「前兆がある片頭痛」も同様に診断する．
- 片頭痛の診断では「ほかに最適なICHD-3の診断がない」必要があり，まず生命予後が悪い場合もある二次性頭痛を除外する．
- 画像検査は必須ではないが，❷の場合には行う[2]．

初期対応，どんな症状がみられたら薬を出すか

- 片頭痛時の初期対応は，暗くて涼しい場所で安静にすることである．
- 片頭痛の頭痛や嘔吐のために生活支障度が高い場合は，薬物治療が必要である．

---

❶ 1.1 前兆のない片頭痛

A. B〜Dを満たす発作が5回以上ある
B. 頭痛発作の持続時間は4〜72時間（未治療もしくは治療が無効な場合）＊
C. 頭痛は以下の4つの特徴の少なくとも2項目を満たす
　1. 片側性＊＊
　2. 拍動性
　3. 中等度〜重度の頭痛
　4. 日常的な動作（歩行や階段昇降など）により頭痛が増悪する，あるいは頭痛のために日常的な動作を避ける
D. 頭痛発作中に少なくとも以下の1項目を満たす
　1. 悪心または嘔吐（あるいはその両方）
　2. 光過敏および音過敏
E. ほかに最適なICHD-3の診断がない

＊小児あるいは青年（18歳未満）では持続時間は2〜72時間としてよいかもしれない
＊＊18歳未満では両側性であることが多い（通常，前頭側頭部）

（ICHD-3．2014[1]）

❷ 画像検査を行う場合

- 頭痛発症から6か月未満で薬物が効かない
- 神経学的異常所見，とくに乳頭浮腫，眼振，歩行・運動障害がある
- 片頭痛の家族歴がない
- 意識障害または嘔吐を伴う
- 睡眠と関連した頭痛（睡眠中に繰り返し覚醒させる，または朝，覚醒時にみられる）がある
- 中枢神経疾患の家族歴や診療歴がある

処方例

- 用法・用量を ❸ に示す.

頭痛発作時の急性期治療薬

- 小児片頭痛の急性期治療薬の第1選択薬として，イブプロフェンとアセトアミノフェンが効果的で安全，かつ経済的な薬剤であり，イブプロフェンは最良の鎮痛作用を示す．トリプタンでは，小児片頭痛にスマトリプタン点鼻薬が有効かつ安全な薬剤であり，錠剤ではリザトリプタンが有効かつ安全である[3]．

❸ 小児片頭痛の薬物療法

	薬剤名(一般名)	代表的な商品名	剤形	用量・用法	最大量
急性期治療薬(頭痛)	イブプロフェン	ブルフェン	顆粒20% 100mg錠	5歳以上 5mg/kg/回 1日2回まで	200mg/回 600mg/日
	アセトアミノフェン	カロナール	細粒20% 細粒50% 200mg錠 300mg錠 500mg錠	10〜15mg/kg/回 4〜6時間以上あけて	60mg/kg/日 500mg/回 1,500mg/日
	スマトリプタン	イミグラン点鼻薬	点鼻薬20mg	推奨は12歳以上 6歳以上で可 2時間以上あけて	成人で40mg/日 20mgを2時間以上あけて1日2回まで
	リザトリプタン	マクサルト	RPD錠10mg	20〜39kgで5mg 40kg以上で10mg 2時間以上あけて	成人で20mg/日 10mgを2時間以上あけて1日2回まで
	エレトリプタン	レルパックス	20mg錠	成人で20mg/回 2時間以上あけて	成人で40mg/日 20mgを2時間以上あけて1日2回まで
急性期治療薬(悪心・嘔吐)	ドンペリドン	ナウゼリン	ドライシロップ1% 10mg錠 坐剤	1〜2mg/kg/日 嘔気時頓用 12時間あけて 成人で5〜10mg/回	成人で30mg/日 6歳以上1mg/kg/日
予防薬	シプロヘプタジン	ペリアクチン	シロップ0.04% 散1% 4mg錠	10歳以下2〜4mg/回 または0.1mg/kg/日 1日1回就寝前	4mg/日 4〜8mg/日以上で眠気
	アミトリプチリン	トリプタノール	10mg錠	0.25mg/kg/日 5〜10mg/回 1日1回就寝前	10mg/日 徐々に増量して1mg/kg/日まで
	バルプロ酸	デパケン セレニカR バレリン	シロップ5% 顆粒40% 100mg錠 200mg錠	1回増量幅5〜10mg/kg 15〜50mg/kg/日より少量で効果の可能性 成人で400〜800mg/日	成人で1,000mg/日
	ロメリジン塩酸塩	ミグシス テラナス	5mg錠	成人で10mg/日 1日2回 朝・夕食後または就寝前	成人で20mg/日

- トリプタンは添付文書で小児などの安全性は確立していないため，処方する場合には十分な説明と同意が必要である．また，てんかんと虚血性心疾患で慎重投与，エルゴタミンやほかのトリプタンとの併用は使用禁忌，選択的セロトニン再取込み阻害薬とは併用注意である．
- 片頭痛時に悪心・嘔吐が強いときは，制吐薬のドンペリドン（ナウゼリン®）を頓用で併用する．
- エレトリプタン（レルパックス®）は12〜17歳の小児片頭痛患者の二重盲検試験でプラセボに対し有意な有効性はないが，内服24時間の頭痛の再燃の減少には有意差がある[3]ため，筆者は中学生以上で使用している．

頭痛発作間欠期の予防薬

- 片頭痛発作が月に2回以上あるいは6日以上ある患者では，予防療法の実施について検討してみることが勧められる[3]．
- シプロペプタジン（ペリアクチン®）は10歳以下の肥満が問題でない小児で安全に処方できる．けいれんの既往がある場合や発熱時にはけいれんを誘発することがあるので注意する．
- アミトリプチリン（トリプタノール®）はRCTで評価されていないが，最も広く使用されている[3]．筆者は抗コリン作用による副作用，心臓障害に注意して，小学生以上で使用している．
- 小児片頭痛におけるバルプロ酸投与は，生活支障度が高くほかの薬剤が無効な場合，脳波上にてんかん波がある片頭痛（あるいはてんかん関連頭痛）に限定し，かつ慎重に行うことが勧められる[3]．定期的に血液検査を行い，思春期女子は妊娠の可能性に注意して葉酸の併用内服を行う．
- ロメリジン塩酸塩（ミグシス®，テラナス®）は添付文書で小児に対する安全性は確立していない（使用経験がない）が，筆者は同意取得し10歳以上で用量調節して使用している．

RCT：randomized controlled trial

💬 保護者への説明

- 子どもにも片頭痛があり，前兆や嘔気を伴うことがある．
- 生活支障度が高い場合，片頭痛が起きやすい条件を避け，タイミングよく急性期治療薬を内服する必要がある．
- 日本頭痛協会の「知っておきたい学童・生徒の頭痛の知識」[*1]を保護者や学校関係者への説明の参考にする．

*1 http://www.zutsuu-kyoukai.jp/ 養護教諭と教師向け資料

📋 再診指示が必要な患者・症状

- 急性期治療薬の効果がない場合，片頭痛の診断や生活習慣の見直し，内服タイミングの指導を行う．
- 急性期または対症的頭痛治療薬を，3か月を超えて定期的に乱用（1か月にエルゴタミン，トリプタミン，オピオイド，複合鎮痛薬を10日以上または単一の鎮痛薬を15日以上）した結果，1か月に15日以上起こる，薬剤使用過多による頭痛（薬剤乱用頭痛）[1]である場合かそのおそれがある場合は，薬物乱用の中止や予防する指導を行う．

- 予防薬内服中は頭痛ダイアリーを参考に，患児や家族と内服効果を確認する．

薬を中止するタイミング

- 予防薬の効果判定には少なくとも2か月を要する．
- 有害事象がなければ3～6か月は予防療法を継続し，片頭痛のコントロールが良好になれば予防薬を徐々に漸減し，可能であれば中止することが勧められる[3]．

文献

1) 日本頭痛学会・国際頭痛分類委員会訳．国際頭痛分類第3版beta版．日本語版第2版．東京：医学書院；2014．p.1-20，106-9．
2) Medina LS, et al. Children with headache：clinical predictors of surgical space-occupying lesions and the role of neuroimaging. Radiology 1997；202：819-24.
3) 慢性頭痛の診療ガイドライン作成委員会．慢性頭痛の診療ガイドライン2013．東京：医学書院；2013．p.145-7，284-9，331-2．

疾患別の薬剤処方

注意欠如多動症（ADHD），自閉スペクトラム症（ASD）

山下裕史朗｜久留米大学医学部小児科

- 薬物療法で神経発達症群を治すことはできないが，薬の使い方によっては，大きな効果をもたらす．本項では，ADHDとASDのある小児に対する薬の使い方について述べる．

薬物療法を行う前の注意すべきポイント

- ADHDやASDの子どもたちに薬物療法を行う前に注意すべきいくつかの重要なポイントがある[1]．
- まず，薬物療法以外で可能な支援方法がないか検討する．「はじめから薬物療法」ではなく，環境調整や簡単な行動療法などの心理社会的療法を第一に行うべきである．また，行動を悪化させるような身体的因子がないかもチェックする．体のある部分が痛む，てんかん発作がある，すでに服薬している薬物の影響で行動が悪化していないかなどを医学的に評価する．言葉でうまく表現できない年少児やASDの子どもではとくに注意が必要である*1．
- 環境調整や可能な心理社会的療法を行ってみても改善が認められない場合，薬物療法を検討するが，治療にあたっては，具体的にその子のどの問題行動を改善したいのか「治療のターゲット行動（target behavior）」を明確にすることが重要である．そうでないと，漠然と投薬されて，効果が評価されないまま，だらだらと処方が続けられてしまう可能性がある．

薬を出すタイミング―どんな症状に対して薬を使うのか

- target behaviorが子どもに大きな機能障害をもたらしている，または行動療法などを行っても反応しない場合に薬物療法を考える．選択する薬物の期待される効果と副作用を天秤にかけて判断し，スタートしたらtarget behaviorを中心とした効果と副作用両者のモニターを十分行う．

ADHDの場合

- target behaviorとして多いのは，「着席できずうろうろする」「友達とすぐけんかする」「忘れ物が多い」「先生の言うことを聞かない」「考えずに衝動的に行動する」「一つの物事に集中が続かない」などである．

機能障害が中等度以上で処方を始めるとき

- 日本で，現在ADHDに適応が認可されているのは2剤で，2008年にメチルフェニデート徐放錠（OROS® MPH；コンサータ®）が，2009年アトモキセチン（ATX；ストラテラ®）が市販された．いずれの薬剤も，6歳以上

DSM-5における呼称変更

『DSM-5 精神疾患の診断・統計マニュアル』日本語版（医学書院，2014）では，これまでの発達障害の各疾患を注意欠如・多動症（ADHD），自閉スペクトラム症（ASD），限局性学習症（SLD）と呼称変更し，まとめて神経発達症群（neuro-developmental disorders）と総称している．ASDの有病率は1%，ADHDの有病率は5%とされている．

DSM：the Diagnostic and Statistical Manual of Mental Disorders

ADHD：Attention Deficit Hyperactivity Disorder

ASD：Autistic Spectrum Disorder

SLD：Specific Learning Disorder

*1 身体的因子だけでなく，新しい学年，担任，教室など人的・物理的環境変化や運動会などの行事が行動悪化に関係していることがよくある．

OROS®：osmotic controlled release oral delivery system

成人までのADHD患者に適応を取得している．両者の使い分けに統一した見解はないが，より即効性を期待したいときにはMPH徐放剤を用いることが多い*2．
- 学校で他傷行為の頻発，友達からの孤立，学習ができない，自尊感情が低下している場合は，即効性が期待できるMPH徐放剤最少用量の18mgを1日1回，朝食後内服からスタートする．

*2 ただし，MPH徐放剤は，登録医師および登録薬剤師しか処方することができない．

症例1：コンサータ®処方　8歳男子

主訴：多動，集中ができない
家族歴，既往歴：なし

幼児期から多動が目立つ子で就学後も授業中じっと座っていることができず，課題に集中できないため，1年時には，学習評価も困難と教師に言われていた．2年生になって友達を叩くなどトラブルも増え，先生にも暴言を吐くなどの問題行動が増えた．

学校や家庭生活できわめて深刻な影響を与えているため，効果発現の速い薬物療法が必要と判断し，MPH徐放剤18mg錠（1日1回，朝食後）を開始．ADHD Rating Scale-Ⅳ*3は，46点から16点と劇的な改善を認めた．学習も最後まで集中して取り組めるようになり，友達とのトラブルも激減，友達や教師からの見る目も変わって，がんばれる子という評価を受けるようになった．保護者のストレスも激減し，服薬前にはできなかった本人に対する行動療法も可能となった．

症例2：ストラテラ®処方　11歳男子

主訴：集中ができない，指示に従わない
家族歴，既往歴：なし

幼稚園のころから集中するのが苦手で，親の指示に従えないことも多かった．起床が困難で，親が何回起こしても起きない，起きても登校の身支度に時間がかかって遅刻を繰り返すことが多い．現在小学校6年生で，中学受験までに生活習慣を変えたいということで，知り合いの医師の勧めで紹介受診となった．体重35kg．

初診時のADHD Rating Scale-Ⅳは，合計点が38点（不注意22点，多動・衝動性16点）で，混合型ADHDで反抗挑戦性障害を併存していると診断した．

ストラテラ®カプセル10mg　1回1カプセル，1日2回，朝夕食後，14日分でスタート（0.6mg/kg/日）し，1日3カプセル（1日30mg）〔朝1・夕2，朝2・夕1，どちらでもよい〕を14日分，その後1回25mg 1カプセル（1日50mg）（1.4mg/kg/日）まで増量し維持量とした．増量するたびに徐々に症状が軽減し，朝起きるのがスムーズになり，2か月後には自分で起きられるようになった．内服開始4か月後のADHD Rating Scale-Ⅳ合計点が20点（不注意12点，多動・衝動性8点）に改善した．

緊急性はそれほどないが，起床時や夜間の問題行動で困るとき，一日中効果を期待したいとき，てんかん，チックやうつ，不安が併存する場合，ATXを用いる．0.5mg/kg/日から開始し，1〜2週間おきに0.8mg/kg，1.2mg/kgと増量．1.5〜1.8mg/kg/日まで増量する．1日2回に分けて投与する．

処方の注意

- MPH徐放剤：過度の不安，重症のうつ病などいくつかの精神症状や緑内障，甲状腺機能亢進症，狭心症などの身体疾患や運動性チック，トゥーレット症候群またはその既往歴，家族歴がある場合など禁忌とされている．最も多い副作用は，食欲不振，腹痛，初期不眠症，体重減少などである．1日1回，朝経口投与する．昼食時の食欲不振を訴える場合が多い．その

*3
ADHD Rating Scale-Ⅳ
ADHDのスクリーニング，診断や治療評価に使用可能な評価尺度である．保護者と教師に行動療法や薬物療法治療前後に評価をお願いする．日本では，日本語版ADHD Rating Scale-Ⅳ-Jが用いられている．54〜0点の範囲で評価する．

*4
処方にあたっては，医師や薬局の登録は必要ない．

*5
ASDの多くに，少なくとも1つの精神疾患が併存する，あるいは2つ以上の併存症があると報告されている．

*6
海外においては，FDAが，5〜16歳ASD児の興奮と攻撃症状に対してリスペリドンを承認(2006年)し，ASD児の興奮に対してアリピプラゾールを承認(2009年)している．日本においては，リスペリドンが2016年2月に小児期のASDに伴う易刺激性の適応追加承認を取得した．アリピプラゾールも2016年9月に小児期のASDに伴う易刺激性の適応追加承認を取得した．

FDA：Food and Drug Administration

場合は，帰宅後のおやつや夕食を多めにとるなどする．体重のフォローを要する．作用が服薬後12時間継続するので入眠困難を防ぐために午前の遅い時間や午後に服薬しないように指導する．1日量は54mgを超えないこと．

- ATX：食欲不振や腹痛，頭痛，傾眠などが副作用として起こりうるが，MPH徐放剤よりも軽度のことが多い．通常1日0.5mg/kgで開始し，1〜2週間後に0.8mg/kg，さらに1〜2週間後に1.2mg/kgと増量し，1.2〜1.8mg/kgで維持する．徐々に増量していって，効果の発現が4〜8週とやや時間がかかることを保護者にも伝えておく．カプセルが飲めない小児には，内用液(液剤)があるので飲ませやすい．1日量は1.8mg/kgまたは120mgを超えないこと*4．MPH徐放剤もATXも，6歳以上成人までのADHD患者に適応を取得している．

ASDの場合

- ASDの中核症状に対する治療法は行動療法などが有効であり，薬物療法は第1選択の治療法ではない．薬物療法は，攻撃性，反復行動，睡眠障害や不安，多動，衝動性，不注意などの併存症のマネジメントに限られる[1],*5．併存症や問題行動によって心理社会的機能障害をきたし，個人の生活に支障きたす場合に薬物療法が必要である．

- 他人への故意または故意でない暴力，自傷行為，保護者への反抗などは，自閉症児によくみられる問題である．薬物療法の前に，このような問題行動の原因について探ることが重要である．自閉症にみられる攻撃の原因として，行動とその結果の理解がうまくできない，要求・要望がうまく伝えきれない，対応スキルがない，友達や大人との衝突，心理社会的問題，未診断の痛み，便秘，けいれん，低血糖など，神経症，うつ，躁など精神医学的因子などがあり，新学期初めにリスクが高い．

- ASDの中核症状以外の易刺激性*6：自傷行為や攻撃性，ひどいかんしゃくなどの症状に対して薬物療法を検討する．

処方の注意

- リスペリドンの使用量
  - ▶体重15kg以上20kg未満の患者：通常，リスペリドンとして1日1回0.25mgより開始し，4日目から1日0.5mgを1日2回に分けて経口投与する．症状により適宜増減するが，増量する場合は1週間以上の間隔をあけて1日量として0.25mgずつ増量する．ただし，1日量は1mgを超えないこと．
  - ▶体重20kg以上の患者：通常，リスペリドンとして1日1回0.5mgより開始し，4日目から1日1mgを1日2回に分けて経口投与する．症状により適宜増減するが，増量する場合は1週間以上の間隔をあけて1日量として0.5mgずつ増量する．ただし，1日量は，体重20kg以上45kg未満の場合は2.5mg，45kg以上の場合は3mgを超えないこと．

- リスペリドンの副作用：小児期の自閉性障害に伴う易刺激性を有する患者を対象とした国内臨床試験において，副作用は38例中32例(84.2%)に認

められ，その主なものは ❶ のとおりであった．

💬 保護者への説明

- ADHD，ASD ともに投薬するメリットとデメリットを十分説明することはいうまでもない．
- 特定の問題行動や易刺激性に対する効果を期待して処方して，Rating Scale などを用いて効果を評価すること，薬の効果が認められても心理社会的治療はこれまでどおり続けていくことなどを説明する．
- 薬は症状を緩和させるものであり，完治させるものではないことを明確に説明する．

💊 薬を中止するタイミング

ADHD[2)]

- ADHD の薬物療法終結の目安について，明確なエビデンスはない．各国ガイドライン記載によると，おおむね ADHD の症状がほとんど目立たなくなり，日常生活で機能障害がなくなった状況（寛解状態）で半年以上経過していることを前提としている．寛解の目安は，ADHD Rating Scale-Ⅳ-J における平均スコアが1以下（まったく，または，ほとんど問題ない）と考える．
- 本人や家族と十分話し合って中止を決める．中止して生活のなかでさまざまな機能障害が再度起こってくる場合は再開もありうることを話しておく．
- 環境が大きく変わる新学年や進学・就労時に急に中止することは避けたほうがよい．
- 中止した後のフォローが重要で，心理社会的治療は継続する．

ASD

- ASD に関しても，薬物療法終結の目安について明確なエビデンスはない．

📄 どのようなときに専門機関に紹介するか

- 神経発達症のある子どもに薬剤を使うことは，一般開業医にとってハードルが高いと思われる[*7]．
- ADHD でも併存症を伴う症例や素行症など社会的問題行動を抱えている場合は，小児神経科医や児童精神科医などの専門医に紹介するほうがよい．
- ASD の興奮や易刺激性に関する薬剤使用も適応や評価に臨床経験が必要とされるので，小児神経科医や児童精神科医へ紹介する．

---

❶ リスペリドンの副作用

- 傾眠 24 例（63.2％）
- 体重増加 13 例（34.2％）
- 食欲亢進 10 例（26.3％）
- 高プロラクチン血症 4 例（10.5％）
- 不安 3 例（7.9％）
- よだれ 3 例（7.9％）
- 浮動性めまい 2 例（5.3％）
- 便秘 2 例（5.3％）
- 倦怠感 2 例（5.3％）

[*7]
数例の ADHD の診断に慣れてきたら，登録の必要がない ATX から始めて，使い方や効果評価に慣れていく．さらに経験を積めば，MPH 徐放剤の医師登録をして次のステップに進んでもいいだろう．

🔗 文献

1) Myers SM. The status of pharmacotherapy for autism spectrum disorders. Expert Opin Pharmacother 2007；8：1579-603.
2) 山下裕史朗．注意欠陥多動性障害．いつどのようにして治療を打ち切るか―エキスパートに聞く．小児科 2013；54（臨時増刊）：493-6.

疾患別の薬剤処方

起立性調節障害，乗り物酔い

石谷暢男｜石谷小児科医院

起立性調節障害（orthostatic dysregulation：OD）

思春期に発症しやすい，遺伝的体質や精神的ストレスの関与が強い循環器系自律神経機能不全症である．ODでは，起立などの物理的なストレスによる循環動態にきたした変化を，生体が代償的に調節できないため，循環血液量，心拍出量，末梢血管特性，脳循環調節特性，自律神経による調節統合システムに異常をきたし，血圧低下や頻脈，脳血流量の低下などの循環不全の症状が出現する．治療には薬物療法に加え，心理療法を必要とすることが少なくない．

📖 非薬物療法と薬物療法の併用

- ODの身体症状11項目（❶）のうち3つ以上が当てはまるか，2つしか当てはまらなくてもODが強く疑われる場合には，基礎疾患の有無を診断し，基礎疾患がない場合には新起立試験を行い，起立時血圧心拍反応の異なる4つのサブタイプに分類して重症度を判断し，心身症としてのODの診断チェックリスト（❷）にて心理社会的関与を検討する．
- すべての症例に対し疾病教育と非薬物療法を行い，心理社会的因子の関与がある症例，中等症以上の症例に対しては学校への指導や連携を行う．中等症以上は薬物療法を併用し，中等症で心理社会的因子の関与する症例と重症例では環境調整を行い，重症例で心理社会的因子の関与のある症例では心理療法も併用する．

❷「心身症としてのOD」診断チェックリスト

以下の4項目が時々ある（週1～2回以上みられる）場合，心理社会的因子の関与ありと判定し，「心身症としてのOD」と診断する．
(1) 学校を休むと症状が軽減する
(2) 身体症状が再発・再燃を繰り返す
(3) 気にかかったことを言われたりすると症状が増悪する
(4) 1日のうちでも身体症状の程度が変化する
(5) 身体的訴えが2つ以上にわたる
(6) 日によって身体症状が次から次に変化する

❶ OD身体症状

- 立ちくらみ，あるいはめまいを起こしやすい
- 立っていると気持ちが悪くなる
- 入浴時あるいは嫌なことを見聞きすると気持ちが悪くなる
- 少し動くと動悸あるいは息切れがする
- 朝なかなか起きられず，午前中調子が悪い
- 顔色が青白い
- 食欲不振
- 臍疝痛を時々訴える
- 倦怠あるいは疲れやすい
- 頭痛
- 乗り物に酔いやすい

❸ 処方量（1日量）

薬剤	年齢		
	7～9歳	10～12歳	13歳以上
ミドドリン塩酸塩（1錠2mg） 起床時と昼または夕食後または眠前，1日2回	1～2錠	2錠	2～3錠
アメジニウムメチル硫酸塩（1錠10mg） 起床時と昼または夕食後または眠前，1日2回	0.5錠	0.5～1錠	1～2錠
プロプラノロール塩酸塩（1錠10mg） 朝食前，昼食後，1日1～2回	1錠	1錠	1～2錠

注1) ミドドリン塩酸塩の長期使用により効果が減弱する場合には，1週間以上の休薬によって効果が回復すると指摘されている．
2) アメジニウムメチル硫酸塩は起立時頻脈（≧115/分）を生ずる可能性があり，症状を悪化させる場合がある．
3) プロプラノロール塩酸塩の使用は，体位性頻脈症候群に限る（小児での効果の報告はまだ少ない）．
4) ミドドリン塩酸塩，プロプラノロール塩酸塩，アメジニウムメチル硫酸塩は，甲状腺機能亢進症には禁忌である．
5) ジヒドロエルゴタミンメシル酸塩は製造中止予定であり，旧ガイドラインから削除した．

処方例

処方量（1日量）
- 1日の処方量を ❸ に示す．

推奨できる処方
- 起立直後性低血圧の処方例を ❹ に，体位性頻脈症候群を ❺ に，血管迷走神経性失神を ❻ に示す．

漢方療法
- 漢方薬*¹ は，小学生で 5.0g，中学生で 7.5g を分 3 で投与する．
- 厚生労働省の 1 日塩分摂取量の目標は，男性 10g 未満，女性 8g 未満になる．

*¹ ハンゲビャクジュッテンマトウ　ホチュウエッキトウ
半夏白朮天麻湯，補中益気湯，
ショウケンチュウトウ　シンブトウ　リュウケイジュツカン
小建中湯，真武湯，苓桂朮甘
トウ
湯 など．

❹ 起立直後性低血圧

処方 A	・塩酸ミドドリン(メトリジン®，メトリジン D® 錠など) 1 回 1 錠(2mg) 1 日 2 回(起床時，夕食後) ・午後からも症状が続く場合：1 回 1 錠，1 日 2 回(起床時，昼食後) ・早朝の症状が強い場合：1 回 1 錠，1 日 2 回(起床時，眠前)．ただし不眠を起こせば中止
処方 B 処方 A(2 週間)で起立試験に改善が得られない場合は増量	・塩酸ミドドリン(メトリジン®，メトリジン D® 錠など) 起床時 2 錠(4mg)，夕食後 1 錠(2mg) ・午後からも症状が続く場合：起床時 2 錠，昼食後 1 錠 ・早朝の症状が強い場合：起床時 2 錠，眠前 1 錠
処方 C 処方 B で起立試験に改善がない場合は右のいずれかを使用する	・メチル硫酸アメジウム(リズミック®) 1 錠(10mg) 1 回 1/2 錠または 1 錠(起床時)

(小児心身医学会ガイドライン集．改訂第 2 版．2015)

❺ 体位性頻脈症候群

処方 A 起立直後性低血圧と同じ	・塩酸ミドドリン(メトリジン®，メトリジン D® 錠など) 1 回 1 錠(2mg) 1 日 2 回(起床時，夕食後) ・午後からも症状が続く場合：1 回 1 錠，1 日 2 回(起床時，昼食後) ・早朝の症状が強い場合：1 回 1 錠，1 日 2 回(起床時，眠前)
処方 B 処方 A(2 週間)で起立試験に改善が得られない場合は β 遮断薬を併用する	・プロプラノロール(インデラル®)起床時 1 回 1 錠(10mg) 注)気管支喘息には禁忌，塩酸ミドドリンと併用も可能であるが，血管収縮，血圧上昇をきたすことがあり，併用に注意すること

(小児心身医学会ガイドライン集．改訂第 2 版．2015)

❻ 血管迷走神経性失神

- 起立直後性低血圧や体位性頻脈症候群が基礎にあり，血管迷走神経性失神を生ずる場合，上記(❹❺)の処方に準ずる
- OD 症状を伴わない血管迷走神経性失神に対しては，現時点で薬物療法は無効であることを子どもと家族に十分に説明したうえで，将来に OD が発症しないか経過観察を行う

(小児心身医学会ガイドライン集．改訂第 2 版．2015)

っている．食塩摂取の少ない患児に対しては，食塩を多めに摂取するように指導する．

💬 保護者への説明

- 保護者は，子どもの現状や将来に対して強い不安を抱いているため，家族と本人に対し，ODの病態生理と薬物の作用機序についてわかりやすく説明し，「怠け」「気のもちよう」ではなく，身体疾患であり，心理社会的要因により増悪することの理解を促す[*2]．
- 効果を自分で感じるのに1〜2週間かかり，起立不耐症状が半減するまでに4週間かかり，最も効果が現れるまでに8週間要することが知られている．効かないと思ってすぐに服薬をやめないようにと指導する．2か月以上の長期にわたって服薬する場合には，タキフィラキシー[*3]を起こさないように，週末などに休薬するなどの工夫をする．
- 子ども扱いを嫌う思春期（中学生以上）では，親に頼らず，自分で薬を管理し，自分で服薬する習慣をつけるようにもっていく[*4]．
- 薬物療法前には，家族と本人に対し，非薬物療法[*5]が十分に適切に行われてきたかを確認し，薬物療法後も再度非薬物療法が適切に行えるよう支援をする．

📋 再診指示が必要な患者・症状

- 病態の理解や日常生活の改善が得られない場合，気力がなくなり，食欲不振や体重減少，不登校やひきこもり状態になりそうな患児は，1〜2週間ごとの再診を指示する．
- 薬剤の副作用が出現したら，すみやかに再診を指示する．

💊 薬を中止するタイミング（治癒，悪化）

- 症状の改善がみられると，自然に怠薬をするようになることが多い．症状の悪化がなければ，薬剤を中止するか，症状の悪化時のみ服薬するように指導する．中等症以上のODは，成人にもちこすことが多いため，drug

> ❼ 精神科紹介を考慮する場合
> - 抑うつ状態が1日中持続する
> - まったく外出しないひきこもりが1か月以上持続する
> - 繰り返す無断外泊や家庭内暴力
> - 幻覚妄想などの統合失調症の症状
> - 漠然とした不安や死を意識するような動機など不安障害やパニック障害などの明らかな精神疾患が考えられるとき
> - リストカットなどの自傷行為や希死念慮が認められるとき
> - 繰り返す反社会的行動
> - 他者・動物に対す虐待行動
> - 強迫症状のために日常生活に支障がある
> - PTSDあるいはそれに準ずる状態
> - 1〜2か月以上不定愁訴が改善しないとき
> - 本人と保護者が希望する場合

[*2]
悪いのは子どもではなく，ODという病気が子どもを悪くしていると原因を外在化し，親子ともに楽になるような説明をする．

[*3]
タキフィラキシー
タキフィラキシー（tachyphylaxis）とは慣れによる薬剤感受性低下をいう．

[*4]
非薬物療法のみでも，50%以上の症例で軽快し，そのうちの20%が治癒することが知られている．

[*5]
ODの非薬物療法
- 起立時の脳血流量の低下を防ぐ身体操作（起立時に頭を心臓の高さに下げる，足踏みや両足をクロスして下半身の血液貯留を少なくする）
- 起立耐性の悪化を防ぐため日中の臥位をなるべくしないようにする
- メラトニン1〜2mgを午後10時に服用，15歳以上ではラメルテオンを2〜8mg使用して睡眠リズムを整え生活リズムの調整を行う
- 本症では塩分と水分摂取量の少ない傾向があるので，体重40kgの子どもで毎日の食事に食塩を3g追加し，2,000mLの水分を摂取することを勧める
- 暑気を避ける
- 下肢の筋肉を維持し交感神経の活動を上昇させる散歩やスイミングなどの有酸素運動による運動療法
- ODバンドなどの治療装具などがある．

PTSD：posttraumatic stress disorder

holidayを上手に利用し，根気よく服薬を継続するように指導する．
- 小児起立性調節障害（OD）診断治療ガイドラインに従って治療を行い，4週間で改善しない場合は，専門医に紹介するとなっているが，それぞれの医師の力量と診療所の体制にもよるので，医師と家族・患者にとって最も良い診療形態を考える．
- ❼に示す場合には精神科紹介を考慮する．

乗り物酔い（motion sickness）

　乗り物の加速や振動により，平衡感覚をつかさどる三半規管が刺激され，自律神経のバランスを崩すことで発症する．めまい，頭重感，あくび，脱力感，嘔気，顔面蒼白などの自律神経失調症状が出現し，睡眠不足，疲労蓄積，胃腸障害のあるときに起こりやすい．3歳未満では自律神経が未発達なため，平衡感覚が未熟な乳児には少ない．平衡感覚の発達が始まる10～15歳の小児（とくに小学生）に多くみられ，17～18歳ごろから急に減少する．

　治療薬は，作用部位および標的症状により，①副交感神経遮断薬（脳の中枢神経に働いて平衡感覚を調整，副交感神経の興奮を遮断して嘔気・嘔吐を防ぐ：スコポラミン臭化水素酸塩水和物），②抗ヒスタミン成分（嘔吐中枢を抑制し嘔気やめまいなどの症状を和らげる：クロルフェニラミンマレイン酸塩，メクリジン塩酸塩），③めまい成分（嘔吐中枢を抑制して嘔気を抑える：ジフェニドール塩酸塩，ジプロフィリン），④中枢神経作用成分（乗り物酔いに伴う頭痛を軽減する：無水カフェイン），⑤局所麻酔薬成分（胃粘膜の知覚神経を麻痺させて，嘔気・嘔吐を鎮める：アミノ安息香酸エチル），⑥ビタミンB_6（神経機能の働きを正常に保つために必要なビタミン，めまいなどにも効果：ピリドキシン塩酸塩）の6種類に分かれている．

　病院薬とOTC薬の両方があるのはトラベルミン®だけであるが，ほとんどはOTC薬が使われることが多い．剤形は錠剤（5歳以上），水なしで飲める崩壊錠（5歳以上）などさまざまある．服薬方法は1日1回内服から1日2～3回（持続時間がさまざま）まであるため，ふだんから患児に合った乗り物酔いの薬を準備しておくことが大切である．

トラベルミン® 配合錠（病院薬）	ジフェンヒドラミンサリチル酸塩　40 mg ジプロフィリン　26 mg
トラベルミン®	メクリジン塩酸塩　50 mg スコポラミン臭化水素酸塩水和物　0.25 mg

参考文献

- 日本小児心身医学会編．小児心身医学会ガイドライン集．改訂第2版．東京：南江堂；2015．p.26-85．
- 五十嵐隆総編集，田中英高専門編集．小児科臨床ピクシス 13 起立性調節障害．東京：中山書店；2010．
- 田中英高編．小児科レクチャー 子どもの不定愁訴．東京：総合医学社；2014．
- 石谷暢男．子どものみかた 第7回起立性調節障害（OD）．Medical ASAHI 2010；5：56-8．
- 田中高英ほか．専門医向け小児起立性調節障害診断・治療ガイドライン2011．児心身誌[JJSPP]2012；21(1)：191-214．
- 山本昌彦，吉田友英．抗めまい薬．市村恵一専門編集．ENT臨床フロンティア．耳鼻咽喉科 最新薬物療法マニュアル．東京：中山書店；2014．p.199-201．

便秘

冨本和彦｜とみもと小児科クリニック

❶ 便秘症をきたす基礎疾患を示唆する徴候—red flags

- 胎便排泄遅延（生後24時間以降）の既往
- 成長障害・体重減少
- 繰り返す嘔吐
- 血便
- 下痢（paradoxical diarrhea）
- 腹部膨満
- 腹部腫瘤
- 肛門の形態・位置異常
- 直腸肛門指診の異常
- 脊髄疾患を示唆する神経所見と仙骨部皮膚所見

FFR : functional fecal retention

STC : slow transit constipation

OD : obstructed defecation

*1
直腸内に貯留した便は水分吸収が亢進し硬便が形成される．この排出時には出血や痛みを伴い，児は排便を忌避し，さらに排便をがまんする．直腸内には巨大な硬便が長期間にわたって貯留することになり，直腸壁が拡張・伸展した状態では排便閾値が上昇し，便意が消失する．いずれ便意を感じないまま巨大便塊の周囲を通って下痢便が漏れ出す「遺糞」がもたらされる．また，自閉スペクトラム症や注意欠陥多動障害はこの病態の進展に関連する．

慢性便秘患児の治療にあたって

小児の慢性便秘の治療期間は6～24か月と著しく長く，いったん寛解に至っても累積再発率は7年で40％とされている．プライマリ・ケアを受診する便秘を早期に寛解に至らせ，また再発を予防するためには，薬物・非薬物療法の両面からのアプローチが必要である．

薬物療法として検討すべきは，有効な便塊除去（disimpaction）と適切な維持療法，排便状態が安定した後の薬物からの離脱方法であり，非薬物療法としては寛解後も良好な排便状態を維持するためのトイレトレーニングが重要である．加えて，個々の便秘の病態とそれに応じた治療，および生活・食事の留意点に関する保護者の理解が欠かせない．

📖 診断—便秘をきたす基礎疾患の除外[1]

- 治療前には基礎疾患に伴う便秘症の鑑別が必須である．基礎疾患を疑わせる徴候はred flags（❶）としてまとめられている．初診時には直腸指診を必ず行い，直腸の拡張状態や便塞栓の状態のみならず肛門括約筋の緊張状態も確認し，ヒルシュスプルング病や器質的肛門病変を除外する．
- 甲状腺機能低下症，および高カルシウム血症をきたす内分泌疾患や薬剤で誘発される便秘もある．抗コリン薬，抗てんかん薬，抗うつ薬投与例では留意しておく．

📖 慢性機能性便秘症の病態とその治療[1]

- 慢性機能性便秘症の病態には，機能的便貯留型便秘（FFR），腸管通過遅延型便秘（STC），排便協調運動障害（OD）がある（❷）．
- プライマリ・ケアを訪れる慢性機能性便秘の大半は，排便がまんに端を発するFFRである．結腸運動は正常であるものの，遊びに夢中になる，学校・園でのトイレ忌避といった軽微な問題から排便をがまんすることで便秘の悪循環が始まる*1．
- プライマリ・ケアではまれであるが，腸蠕動が弱いために腸管通過に時間がかかり，水分吸収が進み，硬便となるSTCの例がある．この型では直腸に到達する便は細く硬くなるため，直腸拡大（腹部超音波による直腸径

❷ 腸管通過時間からみた便秘の病態

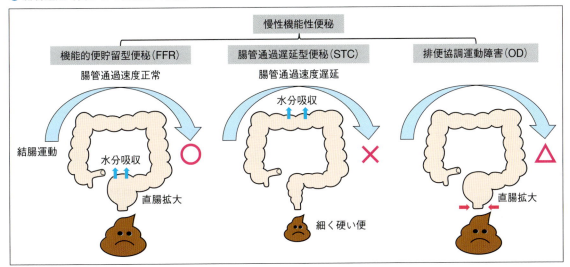

＞38.2 mm）が認められないのが特徴である．しかし，直腸径は貯留内容によって大きく変わることから，STC の診断にあたっては長期間，頻回の計測を行っても直腸拡大がいっさいみられない場合に，RI シンチグラフィーによる腸管通過時間の計測を行って判断する*2．
- さらに骨盤底筋群の奇異性収縮や外肛門括約筋の弛緩が不十分なために起こる OD もある．年長児の OD については，その機序からバイオフィードバック療法*3 が考慮される．
- 乳児期にみられる乳児排便困難症は OD 病態をとるが，硬便にならない限り特別な治療を必要としない．

📄 保護者への説明，教育と生活・食事指導[1]

- 保護者が押さえておくべきポイントを ❸ に示す．
- 便秘の有病率は 0.7〜29.6％と高く，「小児慢性機能性便秘症診療ガイド

❸ 保護者が押さえておくべきポイント

機能的便貯留型便秘の病態と軟便治療の必要性の理解
排便がまんは便秘のきっかけでもあり，悪化因子でもある．また，排便時の疼痛や出血を避け，直腸に便を貯留させないために便性状はブリストルスケールで type 5〜6 程度の軟便状態を維持する．
治療期間は数か月〜4 年程度と著しく長い
保護者は児の便秘が容易に治るものととらえていることも多い．治療期間について十分な理解が得られないと治療上重大な齟齬をもたらし，維持療法が継続できない．また，治療中は便回数，便性状，腹痛，排便困難などの症状の有無を記載した排便記録を毎日つけさせ，コントロール指標とする．
薬物療法から離脱し寛解状態を維持するためには排便習慣の確立が必要
維持療法薬剤と適切なトイレトレーニングは車の両輪であり，あくまでも薬剤はトレーニングを行いやすくするためのものである．トレーニング方法を保護者が習熟していないと便秘治療の成功はおぼつかない．

*2
STC では数年たっても腸管通過時間は改善しないとされ，治療は QOL を考慮した長期の薬物療法が必要になる．まず浸透圧下剤を第 1 選択とするが，それに不応のものでは刺激性下剤や分泌性下剤が適応になる．きわめて難治な STC では外科的療法の適応になる．

*3
バイオフィードバック療法
排便時の腹圧上昇に応じて外肛門括約筋や恥骨直腸筋を弛緩させる訓練法であるが，その有効性については小児科領域では評価が定まっていない．

ライン」の治療方針もいまだ周知されておらず，治療は個々の経験に基づいて行われている．この状態では民間療法に基づく生活指導が行われやすい．生活指導は一定のエビデンスがあり，かつ児が無理なく実施可能なものにとどめ，児の自発的な意思に基づくもの以外には強制すべきでない．

生活・食事指導[*4]

- 脱水状態では便秘に傾きやすい．しかし，明らかな脱水のない便秘患児に水分を多くとらせても，排尿量が増えるだけで便秘の改善にはつながらない．ただし，維持療法として浸透圧下剤を用いる場合には，薬剤が水分を腸管内に移行させる作用をもつことから，ふだんより多めに水分をとることが勧められる．
- 便秘児の食物繊維摂取量の調査で，75％は1日推奨摂取量（年齢＋5g）に達していなかったとされ，食物繊維の摂取不足が指摘されている．寛解維持のために食物繊維摂取量を増加させる指導はするが，あくまでも薬物治療を優先する[*5]．
- 慢性便秘の患児では，腸内細菌叢の変化が報告されている．プロバイオティクスは，正常細菌叢を増やすことで大腸のpHを低下させて結腸運動を促し，腸管通過時間を短縮する効果が認められており，その有効性が期待される[*6]．
- 乳製品については，治療目的にとらせるとした保護者が多いが，逆に牛乳が原因になる場合がある[*7]．

便塊除去

- 治療はまず便塊除去（disimpaction）に始まる．経直腸の便塊除去薬は，グリセリン浣腸（1～2mL/kg/回）やビサコジル坐剤（テレミンソフト®）が一般に用いられている．これらの薬剤に不応の場合は，生理食塩水による高圧浣腸が用いられるほか，最近は6倍希釈ガストログラフィン（❹）を用いることもある．
- 摘便は児の拒否感につながるので，できる限り避ける．便塊除去の期間は，十分な除去が得られるまで数日～1週間続け，維持療法に移行した際に遺糞をきたさないようにする．

維持療法の実際[2,3]

- 便秘の薬剤は，便中の水分含有量を増加させ，あるいは腸神経叢を刺激して腸管運動を促進し水分の過剰吸収を防ぐことで便性を改善する．作用機

[*4] 当院を受診した児の受診前行動を調査したところ，123例中93例（76％）が食事に気を配っていた．具体的には，水分を多くとらせる（20例），食物繊維をとらせる（63例），乳酸菌などのプロバイオティクスをとらせる（27例），乳製品をとらせる（34例）（以上いずれも複数回答）などが行われていた．これらは一般によく行われていることと思われる．

[*5] 実際に慢性便秘の児に食物繊維を投与した報告では，その効果が認められている．一方，有効性を検証した報告ではおしなべて食物繊維の投与に難渋しており，多くの児は食物繊維推奨摂取量を指示どおりとることができない．困難なことにこだわって薬物維持療法を遅らせることで便秘が難治化することがあり，本末転倒となりかねない．

[*6] これまでの比較試験では，それぞれにプロバイオティクスの菌種・菌量が一定でなく，有効性に関する結論は出ていない．

[*7] 牛乳が原因となる便秘の定義を，牛乳除去で軽快し牛乳再投与で増悪したものとしたとき，難治性便秘の実に41～78％に牛乳が関わっていると報告されている．牛乳除去での軽快例は3日以内に正常排便になったとされる．しかし，これらの報告はいずれも三次施設からの報告であり，当院で牛乳除去を行った19例についてはいずれも有効ではなかった．

❹ 便塊除去に用いる6倍希釈ガストログラフィンの量

年齢	ガストログラフィン(mL)	微温湯(mL)	合計(mL)
1～2歳	25	125	150
3～5歳	30	150	180
6～8歳	40	200	240
9歳以上	50	250	300

序から①浸透圧下剤（ラクツロース，酸化マグネシウム，ポリエチレングリコール），②刺激性下剤（ピコスルファート，センナ，プルカロプリド），③膨張性下剤（ポリカルボフィルカルシウム），④分泌性下剤（ルビプロストン，リナクロチド）の4種に分けられる．
- 小児の便秘の維持療法に用いる薬剤選択の原則は，小児適応があることと，長期投与を前提とした安全性，有効性が担保されていることである．
  ▶ 膨張性下剤，分泌性下剤の小児適応はまだないため，現時点では小児の有効性，安全性の報告が比較的多くある浸透圧下剤が第1選択となる．海外ではこのうち他剤との比較試験で有効性と安全性が明らかに優位なポリエチレングリコールが第1選択とされるが，日本では未発売であり，現時点での選択はラクツロースと酸化マグネシウムに限られる[*8・*9]．

浸透圧下剤

- 浸透圧下剤は腸管内で難吸収性であり，浸透圧勾配によって腸管内に水分を移行させる．腸内容は軟化増大し，腸管運動を刺激する．酸化マグネシウムでは，さらにプロスタグランジンやコレシストキニンを放出させる作用もあり，水分分泌作用が強い．

酸化マグネシウム	0.05〜0.1 g/kg/日	1日2回
ラクツロース	0.33〜1.3 g/kg/日	1日3回

- 日本で多く用いられる酸化マグネシウムとラクツロースについて，これまで両者の比較試験はなされてこなかった．当院にて加療中の慢性便秘患者53例にクロスオーバー試験で両薬剤の比較を行った．薬剤投与量を酸化マグネシウム0.05 g/kg/日，ラクツロース1.0 g/kg/日として，排便回数，便性状を比較した．排便回数には差がなかったものの，便性状では有意に酸化マグネシウムが有効であった．日本での維持療法薬剤としては酸化マグネシウムが第1選択薬である[4]．

刺激性下剤

- 刺激性下剤は腸管神経叢を直接刺激して腸管運動と腸管分泌を促進させる．これまで本剤は，長期投与した場合には大腸組織に傷害を与え，依存性をもたらすと信じられてきた．しかし最近の報告で，ピコスルファートについては投与後に大腸組織変化を認めず，依存性も証明されなかった．小児領域では有効性，安全性の報告が限られていることから，現在は浸透圧下剤での効果不十分と考えられたときの補助，あるいは第2選択薬剤の位置づけとなっている．
- ジフェニル系誘導体（ピコスルファート，ビサコジル）：ピコスルファート（ラキソベロン®）とビサコジル（テレミンソフト®）はいずれもプロドラッグであり，腸管内で代謝されて bis-(p-hydroxyphenyl)-pyridyl-2-methane に変化して作用する．経口で用いた場合には6〜8時間で効果が得られることから，就寝前服用が勧められるが，便塊除去目的にビサコジルを経直腸で用いた場合には30〜60分で効果が認められる．

プルカロプリド

当初，消化管運動機能改善薬として販売されたセロトニン5-HT$_4$受容体部分アゴニストであるテガセロドは，心血管系の重篤な副作用のため市場から回収された．その後，心血管系作用のない選択的高親和性セロトニン5-HT$_4$受容体アゴニストとしてプルカロプリドが開発され，成人領域で難治例に対しての有効性が示されているが，日本では未承認薬剤である．

[*8] 今後，刺激性下剤の小児での安全性の評価が進み，ポリエチレングリコールの小児慢性便秘への適応追加や最近開発された分泌性下剤の評価が定着すれば，維持療法薬剤の選択幅は大きく広がることになる．

[*9] マルツエキスは麦芽糖を発酵させて腸管運動を亢進させるとともに，添加された炭酸カリウムが便性を改善する作用があると考えられるが，有効性を確認するランダム化比較対照試験は今日まで行われていない．

▶ラキソベロン®：小児に対しては1日1回，次の基準で経口投与する．

年齢	6か月以下	7～12か月	1～3歳	4～6歳	7～15歳
滴数(mL)	2滴(0.13)	3滴(0.20)	6滴(0.40)	7滴(0.46)	10滴(0.67)

- アントラキノン系誘導体（センナ）：センナ，アロエ，生薬に含まれるダイオウなどであり，アローゼン®，プルゼニド®として知られる．これらは腸内細菌によって活性代謝物となり，腸管運動を刺激し，水分・電解質の分泌も促す．長期投与にて大腸メラノーシスをきたしうるとされる．いずれも小児適応はない．

膨張性下剤
- ポリカルボフィルカルシウム：過敏性腸症候群に対する薬剤であるポリカルボフィルカルシウム（コロネル®，ポリフル®）は高吸収性ポリマーであり，ゲル化して水分を吸収・保持する作用から慢性便秘にも応用される．成人では1.5～3.0 g/日で用いられ安全性も高いが，小児適応はない．

分泌性下剤
- 新規にルビプロストン，リナクロチドの2剤が開発されたが，現時点で両薬剤ともに小児適応はない．いずれの薬剤も他の緩下剤とは作用機序が異なることから，他剤との併用療法も期待されている．
- ルビプロストン（アミティーザ®）：小腸上皮のClC-2クロライドイオンチャネルに作用して腸管内への水分分泌を促し，腸管通過を促進する．成人領域の報告では，1回24 μg 1日2回投与で長期投与においても安全・有効であることが示されている．
- リナクロチド：腸管内グアニル酸シクラーゼC受容体を活性化することにより，cyclic GMPを介して小腸上皮からクロライドイオンと重炭酸塩を腸管内に分泌させ，水分分泌を促す．

難治例へのアプローチ[3]

- 難治例への対応を ❺ にまとめる．

❺ 難治例への対応

診断	・服薬アドヒアランスの評価 ・基礎疾患の除外 ・STCの除外：RIシンチグラフィーによる腸管通過時間の測定 ・ODの除外：直腸肛門内圧検査による肛門機能評価
治療	・2剤併用療法（浸透圧下剤＋刺激性下剤） ・分泌性下剤（ルビプロストン）

維持療法からの離脱

- 比較的長期間の維持療法を続けた後に，徐々に投薬を減量して薬剤からの離脱を図る[*10]．
- 臨床現場では，排便コントロールが良好に保たれて無症状となっても，薬剤離脱に難渋する例も多い．治癒を妨げる因子としては，児の年齢，罹病

[*10] 入院症例を中心にした前方視的研究では，6～12か月の間に薬剤から離脱して治癒したものは50%，維持療法中であるが無症状のものが10%，維持療法中でも症状が残存しているものが40%と報告されている．

期間，排便日数・便性状といった排便コントロール状態，トイレトレーニングの確立，直腸拡大の存在，排便がまん，腹痛といった便秘症状の存在があげられる．
- 長期間便秘が持続すると直腸拡大，直腸コンプライアンスの増大をきたす．この状態は便を貯留しやすいため，一見すると治癒困難で再発を繰り返しやすいように思われる．しかし，実際の報告では，直腸コンプライアンスが増大していても治癒に影響せず，治癒例で1年後に再評価したところ直腸コンプライアンスは改善していなかった．当院症例でも直腸拡大は治癒に関わっていなかった[5]．
- 罹病期間は治癒と逆相関しており，便秘の進展メカニズムからも早期に有効なトイレトレーニングと維持療法に移行させることが重要である．
- 当院で慢性便秘の治癒に関与する因子を検討したところ，腹痛が存在すると治癒しにくかった．排便回数や便性が改善しても腹痛が残存するものは，機能的便貯留型便秘であっても過敏性腸症候群の傾向をもち，難治であると考えられる[6]．
- 慢性便秘の病態は多様である．第1選択薬剤に不応であれば，基礎疾患を否定したうえで腸管通過時間を検討し，便秘型過敏性腸症候群も考慮する．

文献
1) 日本小児栄養消化器肝臓学会，日本小児消化管機能研究会編．小児慢性機能性便秘症診療ガイドライン．東京：診断と治療社；2013．
2) Koppen IJ, et al. Management of functional constipation in children：therapy in practice. Paediatr Drugs 2015；17：349-60.
3) Wald A. Constipation：advances in diagnosis and treatment. JAMA 2016；315：185-91.
4) 冨本和彦ほか．小児期便秘の管理に関する検討．外来小児科 2013；16：374-87.
5) van den Berg MM, et al. No role for increased rectal compliance in pediatric functional constipation. Gastroenterology 2009；137：1963-9.
6) Heidelbaugh JJ, et al. The spectrum of constipation-predominant irritable bowel syndrome and chronic idiopathic constipation：US survey assessing symptoms, care seeking, and disease burden. Am J Gastroenterol 2015；110：580-7.

下痢，急性胃腸炎

中村　豊｜ゆたかこどもクリニック

小児の急性胃腸炎

きわめてよくみられる疾患である．多くの症例は軽症で自然治癒することが知られているが，アジアやアフリカ諸国では，なお死亡率が高い．全世界でロタウイルスによる死亡者数は年間52万人を超え，赤痢菌による死亡者数16万人よりも多い．世界レベルでみた場合，ロタウイルスの感染者数は変わっていないが，死亡者数は減少している．死亡率の低下は，ロタウイルスワクチン接種，経口補水療法の導入や栄養療法などの下痢患者管理の改善の賜物である．
日本においても2011年にロタウイルスワクチンが認可され，その後ロタウイルス感染症は減少傾向にある．しかし，ノロウイルスやアデノウイルスなどによる急性胃腸炎は減少しておらず，なお小児科外来で対応が迫られることが多い[*1]．

[*1] 現在，日本小児救急医学会が小児急性胃腸炎診療ガイドラインを作成中である．参考にしてほしい．

来院時の対応—まず鑑別診断を

- 嘔吐・下痢患者が来院した場合，まず消化管以外に原因はないか検索することが重要で，心疾患や外科的疾患は重症度を考えると，早期に鑑別しなければならない（❶）．
- 急性胃腸炎と診断した場合も，細菌性かウイルス性かの鑑別診断が必要である．
  - ▶40℃以上の高熱，肉眼的血便，腹痛，中枢神経症状（めまい，無気力，意識混濁）などは細菌性胃腸炎を示唆する症状である．
  - ▶嘔吐や呼吸器症状はウイルス性胃腸炎の際に多くみられる．
- 細菌性胃腸炎も含め，胃腸炎は自然治癒する傾向の強い疾患であることから，隠された重篤な疾患への配慮はしつつも，過剰な検査・治療は避けねばならない．
- 患者が受診してきたときには，まずは丁寧な診察，過不足のない検査，そして十分な説明を行い，家庭での対応法について指導する．その際，保護者が十分に理解できているかを確認する．どのようになったら再診するか具体的な説明も重要である．

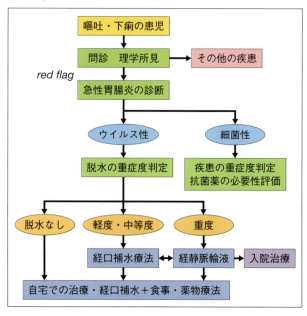

❶ 診断，治療のフローチャート

薬を出すタイミング

細菌性胃腸炎の場合
抗菌薬の投与
- 日本国内で頻度の高い起因菌は，カンピロバクター，病原性大腸菌，非チフス性サルモネラである．
  - カンピロバクター胃腸炎は比較的軽症で，自然経過により症状が消失する．
  - O157のような腸管出血性大腸菌の場合，抗菌薬の使用は，溶血性尿毒症症候群(HUS)の危険因子となるとして，米国のガイドラインでは勧められていなかった[*2]．しかし，最近はホスホマイシンを発症早期(2日以内)に使用すれば，HUSの予防効果もあって有効とする考えが強い．これ以外の病原性大腸菌には，全身状態にもよるが，抗菌薬は必要でない．
  - サルモネラ感染症に対する抗菌薬の使用は，サルモネラ保菌者を増加させるということがいわれている．したがって，細菌性腸炎での抗菌薬の使用は適応を見極めて行うこととなる．
- 発症当初から明らかな血便，高熱，強い腹痛などがあって，CRPの高値などから強く細菌性腸炎を疑う症例や，乳児などで重篤感が強いような症例では，菌種の判明までempiricな治療として，ホスホマイシン50 mg/kg/日を経口投与している[*3]．菌種が判明すれば抗菌薬の変更を考慮するが，通常ホスホマイシンの継続で問題ないことが多い(❷)．重症例は入院となることもあり，その際は経静脈的に抗菌薬の投与が行われる．
- 消化管症状は遷延することがあるが，抗菌薬を漫然と長期投与すべきではない．

その他の対症療法
- 止痢薬の使用は通常行わない．腹痛に対しても抗コリン薬の投与は禁忌とされている．
- NSAIDsの使用は許される．

HUS：hemolytic uremic syndrome

[*2] 海外での研究は日本で頻用されるホスホマイシンを使用したものではなかった．このため，日本小児腎臓病学会による「溶血性尿毒症症候群の診断・治療ガイドライン」では，抗菌薬の使用に関しては一定の結論は出ていないとし，主治医の裁量に委ねられている．

[*3] 腸管内に菌がいることを考えれば，経口投与は理論的であり，通常3〜5日間で菌は消失する．

❷ 細菌性胃腸炎の治療に用いる経口抗菌薬の種類と投与量

判明細菌	抗菌薬	1回投与量	1日投与回数
菌種判明前	ホスホマイシン	10〜40 mg/kg	3
	ノルフロキサシン	2〜4 mg/kg	3〜4
腸管出血性大腸菌	ホスホマイシン	10〜40 mg/kg	3
	ノルフロキサシン	2〜4 mg/kg	3〜4
非チフス性サルモネラ菌	ホスホマイシン	10〜40 mg/kg	3
	ノルフロキサシン	2〜4 mg/kg	3〜4
カンピロバクター	クラリスロマイシン	3.3〜7.5 mg/kg	2〜3
	ホスホマイシン	10〜40 mg/kg	3〜4

注)ノルフロキサシンは50 mg錠の小児用錠剤を使用できるが，錠剤が服用できるかどうかを確認のうえ慎重に投与する．乳児には投与しない．

- 対症療法としては，整腸薬のみの投与が一般的であり，安全である．

ウイルス性胃腸炎の場合
- 現在のウイルス性胃腸炎の原因ウイルスは，ノロウイルス，アデノウイルス，ロタウイルス，サポウイルス，アストロウイルスなどである．

脱水の評価
- ウイルス性胃腸炎は自然治癒する疾患で，ウイルス特異的な治療法はなく，必須の薬剤もない[*4]．ただし，発病早期は発熱，嘔吐，下痢などを伴い，症例によっては脱水を伴う．
- ウイルス性急性胃腸炎で予後を左右するのは脱水の管理である．ウイルス性胃腸炎と診断がなされた場合は，まず脱水の重症度評価を行う．脱水の評価は体重の減少率と理学所見に基づく．❸ に脱水の重症度分類[*5]を示す．
- 重度の脱水と診断された場合は，持続点滴が必要であり入院が望ましい．軽症・中等症以下の脱水は，外来にて加療が可能である．ただ脱水の程度のみで重症度判定はできない．児の全身状態の評価，基礎疾患の有無，胃腸炎以外の疾患の可能性などを勘案して入院や持続点滴の適応を決定する[*6]．注意すべき状態を red flag として ❹ に示す．

*4 ウイルス性胃腸炎の際に使用する薬剤は，整腸薬が主体で，必要があれば制吐薬を用いる．これ以外の薬剤はめったに使用しない．

*5 項目によって重症度が異なる場合は，より重症のほうで扱うべきであろう．病前の正確な体重は不明であることが多く，測定されていたとしても，着衣時のものであったりして％単位の正確さに欠ける．体重減少率が不明でも，理学所見から脱水重症度の評価ができる訓練が必要である．毛細血管再充満時間は比較的簡単にでき，かつ客観性のある指標である．

*6 日本では医師にアクセスしやすいという医療事情があり，小児科医は乳児の輸液路を確保する技術をもっており．安全を第一に考える医師は輸液に頼る傾向があるかもしれない．逆に忙しい外来診療のなかで，点滴の煩雑さを嫌い，経口補水療法に頼ってしまうこともあるかもしれない．ぶれない基準をもつことが重要であろう．

❸ 子どもの脱水症の評価方法

症状	最小限の脱水または脱水なし（体重の3％未満の喪失）	軽度〜中等度の脱水（体重の3〜9％の喪失）	重度の脱水（体重の9％を超える喪失）
精神状態	良好，覚醒	正常，疲労または落ち着きがない．刺激反応性	感情鈍麻，嗜眠，意識不明
口渇	正常に水を飲む．液体を拒否することもある	口渇，水を懇願する	ほとんど水を飲まない．飲むことができない
心拍数	正常	正常から増加	頻脈．ほとんどの重症例では徐脈
脈の状態	正常	正常から減少	弱い，糸様脈，または脈が触れない
呼吸	正常	正常，速い	深い
眼	正常	わずかに落ち窪む	深く落ち窪む
涙	あり	減少	なし
口・舌	湿っている	乾燥している	乾ききっている
皮膚のしわ	すぐにもとに戻る	2秒未満でもとに戻る	戻るのに2秒以上かかる
毛細血管再充満時間	正常	延長	延長，最小限
四肢	暖かい	冷たい	冷たい，斑状，チアノーゼあり
尿量	正常から減少	減少	最小限

(King CK, et al. 2003[1])

経口補水療法

- 軽症から中等症の脱水を示すウイルス性胃腸炎の治療は，経口補水療法を第1選択とする．
- 日本国内で使用可能な経口補水液（ORS）は最近多くの飲料メーカーが市販するようになった（❺）．
- ORSはNa濃度が高く，スポーツ飲料よりも糖分が少ないため，飲んでくれないことがある．その際，軽症で明らかな脱水症状が認められないような症例では，ORSの代替としてその他の飲料が使用可能である[*7]．
- われわれ小児科医が外来でファーストコンタクトするような患児の多くは，軽症からせいぜい中等症の脱水が多いと思われる．ORSにこだわっても，飲んでくれなければ意味がないので，臨機応変に対応すべきであろう．まずはORSを勧めるが，その摂取が不能と判断されれば，児の好みを勘案して飲料を選択する[*8]．
- 脱水の治療として信頼できるのはORSのみであることを知っておかねばならない．したがって，ORS以外の飲料を使用するときは，たとえ飲む

ORS：oral rehydration solution

[*7] 1/2に希釈したりんごジュースは，中等症から軽症の脱水の治療として，初期脱水の補正後に使用した場合は治療成功率が高いことが示されている．そのほかにも，塩分を含む重湯，野菜スープ，チキンスープなどが代替で使用可能と思われる．

[*8] スポーツドリンクは，Na濃度が低く，糖分が多く入っており，一般市販飲料は電解質がほとんど入っていないことや，浸透圧がかなり高いことで，腸管からの吸収がさほどよくないことや下痢症状の悪化が危惧される．

❹ 嘔吐・下痢の red flag

病歴	身体所見
・2か月未満 ・噴水様嘔吐 ・胆汁性・血性嘔吐 ・血便・黒色便 ・粘液便 ・体重減少 ・強い腹痛・間欠的腹痛 ・けいれん ・意識障害 ・糖尿病・代謝疾患の既往 ・発熱（生後3か月未満）	・多呼吸 ・髄膜刺激徴候 ・腹部膨満 ・心音減弱 ・頻脈・徐脈 ・易刺激性 ・not doing well ・腹膜刺激症状 ・腹部腫瘤 ・貧血 ・末梢のチアノーゼ

❺ 経口補水液の組成

	商品名	製造メーカー	エネルギー(kcal/dL)	Na (mEq/L)	K (mEq/L)	Mg (mEq/L)	Cl (mEq/L)	塩基 (mmol/L)	糖 (%)	浸透圧 (mOsm/L)
経口補水液	WHO-ORS (hypo)			75	20		65	10	1.35	245
	ESPGHAN		6	60	20		60	10	1.6	240
	OS-1	大塚製薬	10	50	20	2	50		2.5	270
	ソリタ-T配合顆粒2号	エイワイファーマ	13	60	20	3	50	20	3.2	249
	ソリタ-T配合顆粒3号	エイワイファーマ	13	35	20	3	30	20	3.4	200
	Enfalyte	Mead-Johnson	12	50	25		45	34	3	200
	Pedialyte	Abbott	10	45	20		35	30	2.5	270

*9
この理由としては，①安全で有効性が確立された薬剤がない，②薬剤投与がなくとも自然経過で嘔吐は沈静化するため，薬剤を必要としない，ということがあげられる．

*10
海外では頻用されているようであるが，日本国内では抗腫瘍薬の嘔吐にのみ使用が認可されていて，通常の急性胃腸炎では使用ができない状況にある．

*11
注腸や自家製剤による坐剤の使用例が多くみられるが，投与法として未承認の方法である．このため，使用する場合は家族へのインフォームドコンセントを十分に行う必要がある．製薬メーカーはこのような状況を野放しにせず，ぜひ臨床治験の実施と坐剤の発売をしてほしい．

メトクロプラミドとドンペリドンの臨床研究

メトクロプラミドについては，小児の急性胃腸炎の際の嘔吐に関する臨床研究は少ない．唯一プラセボと比較して嘔気・嘔吐，腹痛の面で有効とする研究があるが，症例数も少なく臨床的意義に乏しい．一方で，この薬剤には錐体外路症状という副反応があり，かつて救急外来には，この薬による錐体外路症状を主訴に受診する患児がみられた．したがって，現在メトクロプラミドを投与する意義はないと考えている．
ドンペリドンはメトクロプラミドよりも多くの臨床研究があり，嘔吐・嘔気，食欲不振などの症状に対して有効であると報告されている．一方でドンペリドンにはメトクロプラミドより頻度は低いものの，錐体外路症状の出現することが知られ，さらにQT延長，心室性不整脈の報告がある．

ことができていても，脱水の進行に注意しなければならない．
- どのようになっていたら再診（または救急外来受診）するのかを十分に説明をしておく．
- 経口補水療法に失敗したときは，すみやかに経静脈輸液療法を施行する．

嘔吐・下痢のときの薬物療法

制吐薬

- 制吐薬を使用する目的は，嘔気・嘔吐の時間を短縮して，経口補水療法の導入を円滑に進め，結果的に脱水の進行を抑えて，経静脈輸液療法に進む患者数を減らすことである．それでも最近は，急性胃腸炎での制吐薬の使用に反対する意見が強い[*9]．しかし，頻回に嘔吐が続き，このままでは経静脈輸液療法が必要となると思われる症例があり，また嘔吐は家族を心配させる徴候でもあるために，制吐薬の要望には強いものがある．
- メトクロプラミド（プリンペラン®），ドンペリドン（ナウゼリン®）：現在日本国内で小児の嘔吐に対して使用可能な薬剤で，いずれもドパミンD_2受容体拮抗薬である．臨床研究から，制吐薬を投与するならドンペリドンを使用すべきと考える．坐剤や口腔内崩壊錠などの剤形が豊富で，嘔吐時にも使いやすい．

> 処方　ナウゼリン®坐剤10または30　1mg/kg/回　12時間ごと　長期連用は避ける

- オンダンセトロン（ゾフラン®）：嘔吐に対する有効性が海外での臨床研究で確立している．この薬剤はドンペリドンなどのほかの薬剤よりも嘔吐に対して有効で，副反応に乏しいことが判明している[*10]．
- 五苓散：日本国内では漢方薬の五苓散を使用した報告が多くみられる．有用であるとする報告も多いが，症例数が少なかったりしてエビデンスの質は高くない．ドンペリドン坐剤との比較検討で両者の有効性は同等とする報告がある．なにより副反応が少ない．問題は投与方法である[*11]．五苓散の使用量は報告により異なる．

整腸薬

- プロバイオティクス使用で下痢が約1日短くなるとする報告や差がないという報告がある．さらなる検討が望まれるところであるが，注意しなければならないのは，海外のプロバイオティクスは日本国内で使用されているものと，菌種，菌量ともに異なっていることである[*12]．しかし本薬剤は副反応が少なく下痢症に対する第1選択としてよい[*13]．

> 処方　ビオフェルミン®　0.4g/回　1日3回(3歳児)

止痢薬

- ロペラミド（ロペミン®）は，乳児でイレウスの発症が報告され，6か月未満で使用禁忌，2歳未満も原則禁忌とされている[*14]．またアドソルビン®やタンナルビン®のような薬剤は有効性の検証が不十分である．なにより，このような薬剤を使用する必要性に乏しい．下痢に対する薬剤として

は整腸薬のみで十分と考える．

抗菌薬
- ウイルス性胃腸炎に使用すべきでなく，かえって下痢の誘発や耐性菌や菌交代現象を出現させる可能性がある．

📖 嘔吐・下痢のときの食事療法

- 母乳栄養は継続してよい．ORS使用中でも併用は可能であり，中断する必要はない．また母乳が十分量飲めるのなら，ORSを追加する必要はない．人工乳を使用している場合もORSで治療を開始して，脱水が補正されたと考えたらすみやかに人工乳や食事を開始すべきである．使用する人工乳は希釈してはならない*15．
- 患者保護者から食事の内容について聞かれることが多い．諸外国のガイドラインなどからみえてくるのは，望ましくない食事の内容である．①中等度以上の脱水の補正中に固形物を摂取させることや，②脱水補正後に糖分の多い飲み物，炭酸飲料を摂取させることである．脂肪の多い食事については避けるべきとするものもあるが，カロリー維持のために必要，さらに脂肪に腸蠕動抑制効果があるとする意見があり定まっていない．
- 日本国内で「消化のいいもの」とは何かを明確に論じた研究は見当たらない．食事内容は国によって異なっており，それぞれの文化を背景とする，下痢に対する伝統的（経験的）食事療法があると考えてよいであろう*16．日本では昔から粥が第一に推奨されてきた．残念なことに，最近の家庭料理から粥が消えていて，子どもたちは食べてくれなくなった．かわって，うどんなどのめん類やパンなどが食べてもらいやすい2)．

*12
海外でよく使用される菌量は10^{10}（CFU/日）以上といわれているが，国内で使用される菌量ははるかに少ないし，この量を用いての国内臨床研究はない．

CFU：colony forming unit

*13
唯一注意すべきは，乳蛋白質のカゼインを含有する医薬品（ラックビーR®，エンテロノンR®，エントモールR®，コレポリーR®）で，ミルクアレルギーをもつ子どもでは，これらの薬剤を使用した際にアレルギー反応が出現することがある．

*14
以前はウイルス性胃腸炎に有効であるとの意見もあったが，最近はほとんど使われない．

*15
乳糖除去乳は有効性を示す論文があり使用してもよいが，高価であり，筆者はその必要性を感じない．

*16
欧米ではBRAT食（バナナbanana，米rice，りんごapple，トーストtoast）が伝統的に勧められてきたが，最近はあまりに限定的で，栄養価が低く腸管の回復が遅れるとされている1)．

急性胃腸炎治療のまとめ

- 脱水に対する治療は，高度の脱水あるいはそのおそれがある場合は経静脈的に行う．それ以外はORSを用いる．
- 補液後早期に食事を開始してよい．
- 人工栄養児には標準調乳の調整乳を与える．量の制限は不要で，治療乳の使用も不要である．
- 離乳中の児には離乳食を続けてよい．ただし，消化のよいものとする．
- 幼児には消化のよいものから与え，数日で病前食に戻す．

文献
1) King CK, et al. Managing acute gastroenteritis among children：oral rehydration, maintenance, and nutritional therapy. MMWR Recomm Rep 2003；52（RR-16）：1-16.
2) 小林昭夫．下痢症と食事．小児科臨床 2004；57：2555-60．

参考文献
- Fedorowicz Z, et al. Antiemetics for reducing vomiting related to acute gastroenteritis in children and adolescents. Cochrane Database Syst Rev 2011；9：CD005506.

アトピー性皮膚炎

吉田雄司 | よしだ小児科医院

ADの定義

日本皮膚科学会が作成したアトピー性皮膚炎診療ガイドライン2016年版（以下，ガイドライン）によると，「アトピー性皮膚炎は寛解・増悪を繰り返す瘙痒のある湿疹を主病変とする疾患であり，患者の多くはアトピー素因を持つ．アトピー素因とは，①家族歴・既往歴（気管支喘息，アレルギー性鼻炎・結膜炎，アトピー性皮膚炎のうちいずれか，あるいは複数の疾患）があること，または②IgE抗体を産生しやすい素因をさす」と定義されている[1]．同様にADの診断基準では，特徴的な皮膚病変の分布が年齢層によって異なり，慢性・反復性経過の定義も乳児では2か月以上，その他の年齢では6か月以上とされている[1]．

AD：atopic dermatitis

ADの治療の3原則

- 外用薬・経口アレルギー薬を含む薬物療法
- スキンケア
- 悪化因子対策

- アトピー性皮膚炎（AD）は，小児アレルギー専門医，皮膚科専門医でなくても，小児科医が日常診療の場でかぜ症候群や感染性胃腸炎などと同様，頻繁に経験する疾患であり，一般開業小児科医もスキンケアやステロイド薬，タクロリムスなどの外用薬の使用について，保護者が十分納得する説明が求められる．
- 本項では，開業小児科医が実際に行う，主として乳幼児期から学童期のADに対する薬物療法を中心に概説する．

治療対策

- ガイドラインによるADの診断治療アルゴリズム（❶）[1]を基本に治療対策を検討する．
- ADに関与する食物アレルギーの位置づけに関して，長い間小児科と皮膚科で見解の相違が続いていたが，現在両者間での食物アレルギー，スキンケアや薬物療法の基本的な考え方は一致している．乳幼児期のADでは食物が関与する割合が学童期よりも高い．皮膚病変の分布や重症度に対して適切なスキンケア，外用薬の選択，使用方法，副作用の情報提供が重要である．

悪化因子の検索と対策

- 食物，ダニ，皮膚の乾燥（皮膚のバリア機能低下），細菌の関与，汗，衣類，心因性ストレスなど，悪化要因を検索して対策を立てる．

スキンケア

- 乳幼児の皮膚は成人に比べて皮脂が少なく，薄く脆弱であるため不適切なスキンケアをしていると湿疹や乾燥肌の原因となり，ADのある児では症状を悪化させる要因となる．
- 適切なスキンケアの基本は，皮膚の洗浄と保湿である（❷）．

薬物療法の実際

保湿薬

- 石けんで皮膚を洗った後は，皮脂が落ちすぎて乾燥することが多く，放置すると皮膚のバリア機能が低下して，かゆみや肌荒れの要因となるため入浴後の保湿は大切である[*1]．
- ❸に主な保湿薬を記した．保湿薬には水分保持，バリア機能改善作用，角層軟化作用がある．
- 最近，食物アレルギーの原因となる種々の食物は経口摂取よりもバリア機

[*1] とくにADや乾燥肌の子どもは乾燥の進行が速く，かゆみから皮膚をかきむしるため，さらに皮膚の病変を悪化させることが多い．

❶ アトピー性皮膚炎の診断治療アルゴリズム

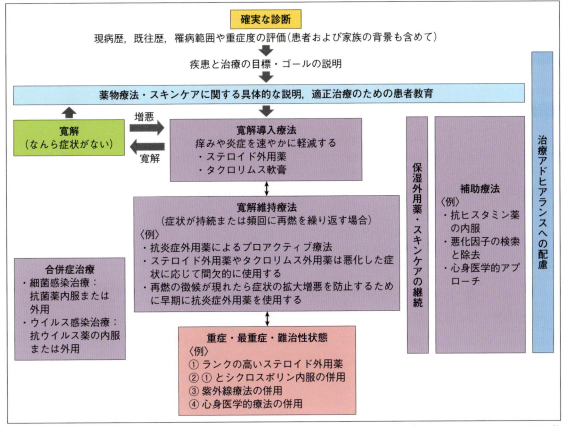

(アトピー性皮膚炎診療ガイドライン2016年版[1])

❷ スキンケアの基本

- ADの有無にかかわらず小児に対して洗浄力の強い石けんは不要であり,香料や刺激物の入っていない弱酸性低刺激の洗剤を使用する.
- 入浴や洗顔はぬるま湯(38〜40℃)とする.
- スポンジやナイロンタオルはもとよりガーゼやタオルなどの布きれは使用せず,ごしごし洗いではなく素手でなでるようにやさしく泡で洗う.
- すすぎをしっかりと行い,石けんが肌に残らないように洗い流す.
- その後すぐに(入浴後5〜10分以内に)皮膚がまだ湿った状態で保湿薬を塗布する.

❸ 主な保湿薬の種類

一般名	商品名
ワセリン	白色ワセリン,プロペト®,サンホワイト®
酸化亜鉛	亜鉛華軟膏(20%),亜鉛華単軟膏,サトウザルベ®(10%,20%)
尿素	ウレパール®クリーム(10%,パスタロン®ソフト(10%,20%)
ヘパリン類似物質	ヒルドイド®ソフト,ヒルドイド®ローション,ヘパリン類似物質外用スプレー0.3%「日医工」*
セラミド	キュレル,ミルコラ,ヒフミド

冬季の皮膚が乾燥しやすい時期には白色ワセリンやプロペト®など皮膚の表面に油膜をつくり水分の蒸散を防ぐ効果のある保湿薬を使用することが多い.夏季にはヘパリン類似物質であるヒルドイド®ローションやヘパリン類似物質外用スプレー0.3%「日医工」など,水分と結合して保湿効果を現す保湿薬はべとつきが少なく塗布しやすい.湿潤傾向のある皮疹には保護機能を有する酸化亜鉛を使用することもある.
尿素系保湿薬は経皮吸収を増強させるため,皮膚から刺激物質が侵入して症状が悪化する可能性があるので,小児のADに対してその使用頻度は低くなった.
セラミドは角質細胞間脂質で皮膚本来の保湿機能を有し,皮膚のバリア機能を補強する効果がある.植物から抽出した天然セラミドと合成セラミドがあり,セラミドを含むスキンケア製品が市販されているが,現在保険適用がなく高価である.
*ビーソフテン®スプレーは販売名が変更された.

❹ 主なステロイド外用薬

薬効	一般名	商品名
Ⅰ群 strongest	クロベタゾールプロピオン酸エステル	デルモベート®
	ジフロラゾン酢酸エステル	ダイアコート®
Ⅱ群 very strong	アムシノニド	ビスダーム®
	ジフルコルトロン吉草酸エステル	ネリゾナ®
	ジフルプレドナート	マイザー®
	フルオシノニド	トプシム®
	ベタメタゾン酪酸エステルプロピオン酸エステル	アンテベート®
	ベタメタゾンジプロピオン酸エステル	リンデロン®-DP
	モメタゾンフランカルボン酸エステル	フルメタ®
Ⅲ群 strong	デプロドンプロピオン酸エステル	エクラー®
	デキサメタゾンプロピオン酸エステル	メサデルム®
	デキサメタゾン吉草酸エステル	ボアラ®
	ベタメタゾン吉草酸エステル	リンデロン®-V
	フルオシノロンアセトニド	フルコート®
Ⅳ群 mild	プレドニゾロン吉草酸エステル酢酸エステル	リドメックス®
	アルクロメタゾンプロピオン酸エステル	アルメタ®
	ヒドロコルチゾン酪酸エステル	ロコイド®
	クロベタゾン酪酸エステル	キンダベート®
	トリアムシノロンアセトニド	レダコート®
Ⅴ群 weak	プレドニゾロン	プレドニゾロン®
	デキサメタゾン	デキサメサゾン®

❺ ステロイド外用薬の剤形

ワセリン基材の軟膏
べとついて使い心地に難があるものの，皮膚に付着する時間が他の剤形に比して長く効果も持続するため，日常診療では最も多用されている．

クリーム
夏季に比較的軽度の皮膚病変に使用することがある．

ローション
液状であり皮膚からすぐに蒸発するため効果の点では軟膏より劣るが頭皮には適している．

貼付薬
苔癬化した皮膚病変や痒疹結節に使用する．

FTU：1-finger-tip-unit

能が障害された皮膚から吸収され感作されることが多いという報告がある．早期新生児期からのスキンケアによって有意にADの発症が抑制されることが証明され，保湿薬による皮膚のバリア機能を補強することの重要性が指摘されている[2]．

外用薬
- 小児のADに使用する外用薬として，抗炎症作用を有するステロイド外用薬，非ステロイド性抗炎症薬とT細胞などの免疫担当細胞の機能抑制効果をもつタクロリムス（プロトピック®）軟膏がある．

ステロイド外用薬
- ステロイド外用薬はその作用の強度により5段階に分類されている（❹）．年齢や病変部位，重症度から塗布するステロイド外用薬のランクを選択する．
- 外用薬を成人の示指先端から第1関節まで絞り出した量（約0.5g）をFTUとして成人の手のひら2枚分に相当する面積に塗布する．病変の分布面積からその1回使用量を決定する．
- ステロイド外用薬の剤形には，軟膏，クリーム，ローション，貼付薬がある（❺）．
- ステロイド外用薬で問題となる局所の副作用には，皮膚萎縮，毛細血管拡

リアクティブ療法とプロアクティブ療法

リアクティブ療法とは，ステロイド外用薬やタクロリムス軟膏を連日塗布して皮疹が消失した後は保湿剤のみを継続し，再度皮疹が増悪した際はステロイド外用薬やタクロリムス軟膏を再開して同様の治療を繰り返すことをいう(❻)．それに対してプロアクティブ療法は，皮膚症状の悪化を待たずにステロイド外用薬を間欠的に塗布しながら徐々に週に3回，週に2回，週に1回というようにその間隔を広げていくことで，外用薬の効果を下げずに副作用の発現を最小限にすることを期待する(❼)．

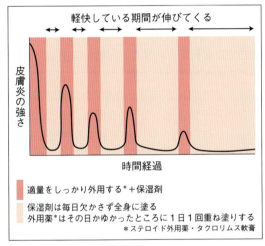

❻ アトピー性皮膚炎のリアクティブ療法

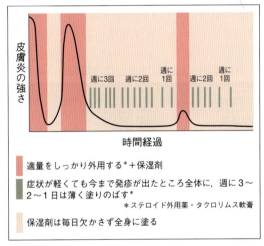

❼ アトピー性皮膚炎のプロアクティブ療法

張，多毛，痤瘡，皮膚感染症(細菌，真菌，ウイルスなど)，接触皮膚炎などがある．とくにランクの高いステロイド外用薬を長期間塗布し続けると副作用の発現率が上がるので厳重な監視が必要である．
- ステロイド外用薬で皮膚病変が改善した後は，ステロイドのランクを下げたり，2歳以上ではタクロリムス軟膏に変更することも考慮する．
- 全身性副作用である副腎機能抑制や成長障害はマイルド(ミディアム)クラスを数週間程度の使用に限定すればみられない．

非ステロイド性抗炎症薬(NSAIDs)
- プロスタグランジンの生成抑制による抗炎症効果を有する．ステロイドを含まないことで乳幼児の顔や殿部の軽い湿疹様病変に多用されてきたが，ADに対する明らかな有効性を示す報告はなく，むしろ接触皮膚炎をきたすことから最近はADに使用することは皆無といえる．

タクロリムス(プロトピック®)軟膏
- ステロイド外用薬でAD病変が改善した後に寛解を維持するために使用する．2歳以上15歳未満に使用する0.03％軟膏と15歳以上から成人に使用する0.1％軟膏がある．

0.03％プロトピック®軟膏

strongとmildの中間程度のステロイド外用薬の強度に相当する．炎症部位からの吸収量が多く，正常皮膚には作用しにくいので，ステロイド外用薬と異なり皮膚局所の多毛や血管拡張などの副作用は出にくい．顔面や急性病変のある部位に塗布すると灼熱感(ほてり)や刺激感が起こる．免疫抑制作用があるため伝染性膿痂疹や単純ヘルペス感染症(カポジ水痘様発疹)の合併にも注意が必要である．

ADの特徴と薬物療法

乳幼児期（2歳未満）

乳児期のADでは，頬部，頭部や耳介，口周囲に赤みのある丘疹や紅斑を認め，四肢や体幹にも広がる（❽）．

保湿薬ではプロペト®，ヒルドイド® ソフトなどを1日2回程度塗布する．

保湿薬のみを用いたスキンケアで効果がない場合は，保湿薬を塗布した後，顔には mild type のステロイド外用薬を，顔以外の体幹，四肢には strong type を使用することが一般的である．重症度や皮疹の部位によっては very strong を選択することもある．

かゆみが強い場合は，生後6か月以上であれば鎮静作用の少ない第2世代抗ヒスタミン薬のレボセチリジン（ザイザル®）やフェキソフェナジン（アレグラ®）を処方することもある．

幼小児期（2歳以上）

2歳以上の幼小児期では頸部，四肢関節部位，とくに屈曲部に多発し，乾燥して落屑を伴う傾向がある（❾）．また，かゆみのため局所を掻き壊して苔癬化をきたすことが特徴である．

この年齢層では乳児期と同様に，基本的なスキンケアに加えて，ステロイド外用薬で局所の皮膚病変を鎮静化した後，0.03％のタクロリムス製剤（プロトピック®）に変更する症例も多い．また補助的に瘙痒軽減を期待して第2世代抗ヒスタミン薬の内服も行うことがある．1日1回投与のエピナスタチン（アレジオン®）やロラタジン（クラリチン®）がアドヒアランスの点からも使いやすい．鎮静作用を伴う第1世代抗ヒスタミン薬や第2世代でも鎮静効果のあるケトチフェン（ザジテン®），オキサトミド（セルテクト®）は原則として避ける．

❽ 治療前後の乳児期アトピー性皮膚炎

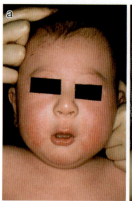
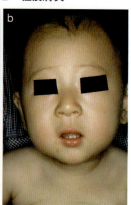

a：治療前，b：治療後．

❾ 治療前後の学童児アトピー性皮膚炎

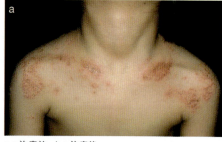
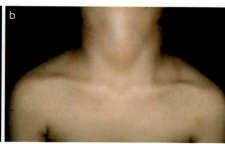

a：治療前，b：治療後．

❿ 主な第2世代抗ヒスタミン薬

一般名	商品名	遮断受容体	鎮静作用	小児用量
ケトチフェン*	ザジテン® DS 0.1%	H_1受容体	あり	1回0.03 mg/kg　1日2回
オキサトミド*	セルテクト® DS 2%	H_1受容体	あり	1回0.5 mg/kg　1日2回
エピナスチン塩酸塩	アレジオン® DS 1%	H_1受容体	弱い	1回0.5 mg/kg　1日1回
セチリジン塩酸塩	ジルテック® DS 1.25%	H_1受容体	弱い	2〜7歳：1回2.5 mg/kg　1日2回 7〜15歳：1回5 mg/kg　1日2回
レボセチリジン塩酸塩	ザイザル®シロップ 0.05%	H_1受容体	弱い	6か月〜1歳：1回1.25 mg　1日1回 1〜7歳：1回1.25 mg　1日2回
フェキソフェナジン塩酸塩	アレグラ® DS 5%	H_1受容体	弱い	6か月〜2歳：1回15 mg　1日2回 2〜12歳：1回30 mg　1日2回 12歳以上：1回60 mg　1日2回
ロラタジン	クラリチン® DS クラリチン®錠	H_1受容体	弱い	3〜7歳：1回5 mg　1日1回 7歳以上：1回10 mg　1日1回
オロパタジン塩酸塩	アレロック®顆粒 0.5%	H_1受容体	弱い	2〜7歳：1回2.5 mg　1日2回 7歳以上：1回5 mg　1日2回

*鎮静作用のあるケトチフェン（ザジテン®），オキサトミド（セルテクト®）の使用頻度は減っている．

> プロトピック®軟膏 0.03%の1回あたり使用量（1日1〜2回）の目安
> - 2〜5歳（体重 20 kg 未満）で1 g
> - 6〜12歳（20 kg 以上 50 kg 未満）で2〜4 g
> - 13歳以上（50 kg 以上）で5 g

- タクロリムス軟膏は開始当初，1日2回塗布するが，長期に皮膚病変の改善が確認できれば塗布回数を適宜漸減していく．

内服薬

抗ヒスタミン薬

- 瘙痒軽減効果を期待して抗ヒスタミン薬を内服することがある．❿に第2世代抗ヒスタミン薬をまとめた．

抗アレルギー薬

- 明らかに食物アレルギーの関与するADでは，食前にクロモグリク酸ナトリウム（インタール®）を内服することがあるが，現在は一部の症例のみに限定されている．

💬 保護者への説明

- ステロイド外用薬やタクロリムス軟膏の副作用を重要視して，その使用を躊躇する保護者も少なくない．副作用を気にするあまりに不適切な使用を続けた結果，外用薬の効果が減弱して皮膚病変の改善がみられず，自己判断で治療が中断されていることがあり，複数の医療機関を転々とすることもある．したがって保護者には，保湿薬，外用薬，抗ヒスタミン薬を含めて，その使用方法と効果，予見される副作用について十分な情報提供が不可欠である．
- とくにステロイド外用薬の塗り方については，FTUの量と塗布する皮膚

皮膚外用薬の混合と塗布順序

ランクの高いステロイド外用薬とワセリンを1対1に混合してもステロイドの効果が減弱することはないが，希釈することによってステロイドの使用量を減らすことはできる．そのためには混合する保湿薬と基材の相性を考慮する．油脂性同士，水溶性同士であれば問題ないが，異なるとステロイドの効果が増強することも，逆に減弱することもある．
塗布する順序は，ステロイド外用薬の場合は保湿薬の後からステロイド外用薬を皮膚病変に重ねて塗布する．タクロリムス軟膏は正常皮膚からは吸収されにくいので，どちらを先に塗布しても違いはない．

の面積を熟知してもらうため，診察場面でも繰り返し指導する．

アレルギー専門医に紹介するタイミング

- ADに対する薬物療法はもとより，難治症例の対応や最新の知見について，常にアレルギー専門医(小児科医，皮膚科医を問わず)と連携体制を組んでおくことが重要である．
- 以下に示す場合には，躊躇せずアレルギー専門医に紹介すべきである．
  - ▶適切なスキンケアや標準的な治療を実施しているにもかかわらず，皮膚病変の改善がみられない．
  - ▶再燃を繰り返す．
  - ▶重症で入院が考慮される．
  - ▶睡眠障害，成長障害を伴う．

文献

1) 日本皮膚科学会．アトピー性皮膚炎診療ガイドライン2016年版．日皮会誌2016；126：121-55.
   https://www.dermatol.or.jp/uploads/uploads/files/guideline/atopicdermatitis_guideline.pdf
2) 森田久美子，大矢幸弘．アトピー性皮膚炎はスキンケアによって予防できる．アレルギーの臨床2015；35：954-7.

参考文献

- 片山一朗監修．日本アレルギー学会アトピー性皮膚炎診療ガイドライン2015．東京：共和企画；2015.
- 岡部貴裕．小児アトピー性皮膚炎診療—実践的治療とQ&A．東京：中山書店；2010.
- 佐伯秀久．ステロイド外用薬・タクロリムス軟膏．小児科2015；56：929-36.
- 大谷道輝．外用療法の基本．小児内科2016；48：439-45.
- 田原卓浩総編集．総合小児医療カンパニア 専門医が答えるアレルギー疾患Q&A．東京：中山書店；2016.

疾患別の薬剤処方

伝染性膿痂疹

田原卓浩 | たはらクリニック

- 伝染性膿痂疹は表皮角層下の細菌感染症であり，黄色ブドウ球菌（*Staphylococcus aureus*）により生じる水疱性膿痂疹（bullous impetigo）と化膿性連鎖球菌（*Streptococcus pyogenes*）[*1]により生じる痂皮性膿痂疹（nonbullous impetigo）とに大別されている[1]．
- 臨床的には，水疱性膿痂疹が大半を占めるが，重症度が高いとされている痂皮性膿痂疹においても黄色ブドウ球菌によることが多く，治療方針には差はない[2,3]．

[*1] A群連鎖球菌（Group A Streptococcus：GAS）ともよばれる．

症状

- 湿疹，汗疹（あせも），虫刺され，擦過傷とその周囲に水疱や痂皮を形成する．強い瘙痒感のため，痛みがあっても過剰な擦過を繰り返し，手指・衣服に付着した細菌が健康な皮膚へ「とびひ」するため，短時間でも広範囲に広がることがしばしばある．
- 従来は夏季に多いとされていたが，地球温暖化・住居の気密性の向上などにより冬季にも認めるようになった．

診断

- 皮膚所見（紅斑の上の水疱→びらん・痂皮形成）による．
- 鑑別診断（❶）[3]は多彩であるが，病初期には時間（半日〜1日）をおいて再

❶ 伝染性膿痂疹の鑑別診断

ブドウ球菌性熱傷様皮膚症候群（SSSS）	伝染性膿痂疹が重症化して全身疾患となったもの．鑑別診断は極めて重要
虫刺症	水疱を伴う虫刺症は膿痂疹との鑑別が難しく，また虫刺症をかきこわして膿痂疹になるというケースは多い
単純ヘルペス・帯状疱疹・水痘	小水疱が多数集まっている（単純ヘルペス），神経走行にそって分布し，痛い（帯状疱疹），全身にまんべんなく（水痘）などの特徴から鑑別する．また，水痘疹をかきこわして膿痂疹になることがある
Ⅱ度熱傷	小さな水疱を伴う熱傷で，「やけどをした覚えがない」ときには鑑別に困ることがある
接触皮膚炎	炎症が激しければ水疱を伴う．発症前後の様子を詳しく問診する
Stevens-Johnson症候群	膿痂疹は粘膜症状を伴わないことや，発熱しないことなどを手がかりにする

SSSS：staphylococcal scalded skin syndrome

（橋本剛太郎，2015[3]）

❷ 伝染性膿痂疹に対する外用抗菌薬

一般名	商品名，剤形，規格	用量**	備考
オキシテトラサイクリン	テラマイシン® 軟膏（ポリミキシンB含有）（25 g）	1日1～数回	
クロラムフェニコール	クロロマイセチン® 軟膏2%（25 g）	1日1～数回	
ゲンタマイシン*	ゲンタシン® 軟膏0.1%（10 g）・クリーム0.1%（10 g） ゲンタマイシン硫酸塩軟膏0.1%「イワキ」（10 g）など	1日1～数回	
スルファジアジン	テラジア® パスタ5%（5 g）	1日1～数回	
テトラサイクリン	アクロマイシン® 軟膏3%（5 g，25 g）	1日1～数回	
ナジフロキサシン	アクアチム® 軟膏1%（10 g）・クリーム1%（10 g） ナジフロキサシンクリーム1%「トーワ」（10 g）など	1日2回	乳幼児に対する安全性未確立
フシジン酸ナトリウム	フシジンレオ® 軟膏2%（10 g）	1日数回	

*ゲンタマイシンはMRSAのみならずほとんどのMSSAに耐性があり使用を勧められない[3,4]．
**薄く塗るだけで十分である．
バシトラシン（バラマイシン® 軟膏）は小児に対する安全性未確立のためあげていない．

（橋本剛太郎．2015[3]）に用量を追加）

MRSA：methicillin resistant *Staphylococcus aureus*

MSSA：methicillin sensitive *Staphylococcus aureus*

度診察することが大切である．

🎯 治療

- 黄色ブドウ球菌に対して，経口抗菌薬（β-ラクタマーゼに安定なセフェム系など）と外用抗菌薬（❷）[3]）を用いる．軽症例では外用抗菌薬だけでも治療可能である．2～3日で軽快傾向を認めない場合は，市中感染症型MRSAの感染を考慮してホスホマイシンやペネム系抗菌薬へ変更する[4]．
- 瘙痒感に対して抗ヒスタミン薬を使用することもある．
- 滲出液が多い時期は病変部を覆う処置を行うが，治療開始後1～2日で乾燥し始めたら覆わずに乾燥させる．なお，病変部の洗浄は泡だてた石けんで必ず毎日1回以上実施する．

💊 薬を出すタイミング

- 症状があれば，たとえ軽症であっても治療を開始する．

処方例1：体重10 kg

> 1. セフゾン® 細粒小児用10%　1回50 mg　1日3回　5日分
>   （セフジニルとして10～15 mg/kg/日）
> 2. アクロマイシン® 軟膏　5 g/本　湿疹部に1日3回　薄く塗布

処方例2：体重20 kg

> 1. ホスミシン® ドライシロップ400　1回300 mg　1日3回　5日分
>   （ホスホマイシンとして40～100 mg/kg/日）
> 2. アクアチム® 軟膏　10 g/本　湿疹部に1日2回　薄く塗布

薬を中止するタイミング

- 病変部の乾燥ならびに周囲の皮膚との段差がなくなることを確認して中止する．治療開始後，3～7日で中止することが多い（❸）．
- 化膿性連鎖球菌の場合は，治療期間が10～14日と長くなる傾向がある[2,4]．

保護者への説明

例 対応と言葉

治療：病変部の清潔さ
- 「石けんやボディーソープで汚れをとってください．その後で軟膏を薄く塗ってください」

予防：手指・爪の管理
- 「石けんでの手洗いをこまめにし，手足の爪は短く切っておいてください」

文献
1) 細井洋平．伝染性膿痂疹に対する抗菌薬の服用は本当に有効で必要なものなのでしょうか．小児内科 2011；43（増刊）：545-6.
2) 佐々木りか子．乳幼児によくみられる皮膚疾患の治療とスキンケア．田原卓浩総編集，吉永陽一郎専門編集．総合小児医療カンパニア　乳幼児を診る―根拠に基づく育児支援．東京：中山書店；2015．p.176-81.
3) 橋本剛太郎．伝染性膿痂疹（とびひ）．横田俊平ほか編．直伝 小児の薬の選び方・使い方．改訂4版．東京：南山堂；2015.
4) 高原正和ほか．伝染性膿痂疹・ブドウ球菌性熱傷様皮膚症候群．五十嵐隆編．小児科診療ガイドライン　最新の診療指針．第3版．東京：総合医学社；2016．p.168-70.

参考文献
- Yanagihara K, et al. Antimicrobial susceptibility and molecular characteristics of 857 methicillin-resistant *Staphylococcus aureus* isolates from 16 medical centers in Japan（2008-2009）：nationwide survey of community-acquired and nosocomial MRSA. Diagnostic Microbiology and Infectious Disease 2012；72：253-7.

❸ 治療前後の皮膚所見

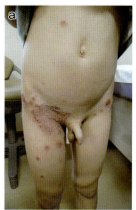

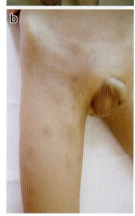

a：初診時，b：治療開始後10日（投薬中止）．

疾患別の薬剤処方

じんま疹

塙　佳生｜塙小児科医院

じんま疹の定義

日本皮膚科学会の「蕁麻疹診療ガイドライン」[1]によると、「蕁麻疹は膨疹、すなわち紅斑を伴う一過性、限局性の浮腫が病的に出没する疾患であり、多くは痒みを伴う。」とある。なお1か月以上持続するものを慢性とする。
じんま疹の分類は文献[2]を参照されたい。

一般外来での留意点

- 本項では、外来で多く遭遇する特発性急性じんま疹を中心に記載する。
- 外来を受診する患者のじんま疹は急性、特発性であることが多い。保護者からはしばしば「原因は何でしょうか？ とくに変わったものを食べてはいないのですが」と聞かれることが多いが、食物だけが原因であると断定することなく、さまざまな原因を考慮することが必要である。増悪・背景因子はおよそ多岐にわたる(❶)。
- その他、比較的多く遭遇するじんま疹にコリン性じんま疹がある。発汗や入浴、運動などのいわゆる「体が温まった」際に出現する。急性じんま疹の膨疹が不定形で比較的大きなものであるのに対し、コリン性じんま疹では粟粒大の紅斑が散在性に出現する場合が多い。
- じんま疹の原因に食物アレルギーが関与していると診断されれば抗原回避、すなわち除去を行う。しかし、食物除去は必要最小限を考慮すべきであり、喫食した際にたまたまじんま疹が出たから疑わしいと安易に除去をするのは慎重でありたい。
- 血液検査の結果は年齢や検査項目によっても信頼度が異なるため慎重に判断したい。一般的に、血液検査で食物アレルギーがすべて完全に判明すると期待されるが、食物アレルギーの診断は食物負荷試験によるべきであり、その診断価値が高いことを記憶しておきたい[4]。

診断に際して

- 詳細な病歴聴取が必須である。

❶ じんま疹の病態に関与しうる増悪・背景因子

1. 感染(細菌、ウイルス、寄生虫など)
2. 疲労
3. 時刻(日内変動：夕方から明け方にかけて増悪)
4. ストレス
5. IgEまたは高親和性IgE受容体に対する自己抗体(慢性蕁麻疹)
6. アトピー性皮膚炎(コリン性蕁麻疹に対して)
7. 食物中の防腐剤、人工色素、サリチル酸(不耐症に対して)
8. 食物中のヒスタミン(サバ、マグロなど)
9. 仮性アレルゲンを含む食品(豚肉、タケノコ、もち、香辛料など)
10. 薬剤　NSAIDs、防腐剤、コハク酸エステルなど→不耐性
    ACE阻害薬、ARB→血管性浮腫
    造影剤など
11. 膠原病および類縁疾患(SLE、シェーグレン症候群など)
12. 寒冷凝集素(寒冷蕁麻疹に対して)
13. 蕁麻疹を伴う症候群
14. その他の内臓病変

(プライマリケア版蕁麻疹・血管性浮腫の治療ガイドライン[3])

- 急性じんま疹であれば外来受診時に症状が消失していることも多く，携帯電話やデジカメで症状を撮影した画像を持参してもらうと診断にはかなり有用である．これはじんま疹だけでなく，そのほかの疾患の診断時にも有用である*1．
- 保護者が訴える「じんま疹」が必ずしもじんま疹ではないことを理解してもらいながら診察を進める*2．

鑑別診断

発疹の性状について
- **出血斑**：血管性紫斑病の出血斑はわずかに膨隆し軽度の瘙痒感を伴うこともある．出血斑ではガラス板（外来では定規など）を押し当てて発赤が消退するかを実際に見せる．
- **汗疹**：頸部周囲や腋窩，鼠径部，関節屈曲部などに紅斑などがみられ，多くは所見が持続し，蕁麻疹診療ガイドラインの「一過性」ではないことを確認する．
- **虫刺され**：膨隆疹であり瘙痒感があり，刺入口がある場合が多く，かつ持続している．肌露出部に多い．チャドクガなどのいわゆる「毛虫」によるものは広範囲に紅斑がみられることもある．
- **感染症**：溶連菌感染症では粟粒大の紅斑が全身に出現する．咽頭発赤が著明で比較的激しい咽頭痛を訴え，確定診断は咽頭培養によるが，迅速簡易キットでも補助診断が行える．ウイルス性発疹症としか診断できないような場合でも，軽度の瘙痒感を伴うこともある．

詳細に経過を聞く
- 「ずっと出ている」と保護者が言う場合，持続している病変なのか，繰り返しているのが数日前なのかを聞く．また保護者の「ずっと」も昨夜からなのか，数日前からなのかも確認する*3．

アナフィラキシー，アナフィラキシーショックへの留意
- じんま疹は皮膚の症状だけでなく，アナフィラキシーやアナフィラキシーショックの一症状である場合もあり，全身状態や呼吸器症状，消化器症状などにも留意したい（❷）．
- アナフィラキシー症状の説明も，保護者にわかりやすいことばで説明するように努めたい．さらに，アナフィラキシーは二相性の症状を呈する場合があり，7.4％は4〜10時間以内にアドレナリン投与が必要であったとの記載もある[5]．このため，帰宅後に症状が出現することについての注意も行う*4．

薬剤投与
- 主に急性じんま疹について記載する．

抗ヒスタミン薬
- 第1世代，第2世代があるが，第2世代は第1世代に比較して眠気，傾眠，認知機能障害などが少なくかつ第1世代の薬剤と同等の効果が期待

*1 たとえば，排便直後は鮮血便であっても時間が経過すると所見が変化する場合や，クループ症候群での夜間の咳嗽などを動画で記録したものや，胃腸炎などの際の数日間の便性の変化の画像記録などは，診断上たいへん有用であった経験を筆者はもっている．

*2 まずはじめに，じんま疹の定義について話す．皮膚科学会のじんま疹の定義[1]をそのまま伝えても，いきなり理解できる保護者は多くない．平易なことばで，医学用語になじみの少ない人にも理解できるような文言を使用したい．

*3 専門医への紹介については，じんま疹慢性化の定義の1か月ではなく，「2週間程度の初期治療で十分な効果が得られない場合は原則として専門医に紹介する」[3]．

*4 なお，じんま疹を主訴に救急外来などを受診した際に，医師から「かゆいだけならほっといていいのでは」「外来受診時に症状が出現していないから，症状が軽快しているときに来られてもわからない」，はては「元気そうだし，なんで連れてきたの」と言われたという保護者がけっこういる．それでは，じんま疹受診のタイミングはいつなのかと相談されることも多い．急性じんま疹が皮膚症状だけでとどまるなら比較的予後は悪くないと考えるが，じんま疹がアナフィラキシーショックの一症状である場合も考慮すると，間違っても軽々しいコメントは控えたい．

❷ アナフィラキシーの臨床所見

皮膚・粘膜	紅潮,瘙痒感,蕁麻疹,血管浮腫,麻疹様発疹,立毛,眼結膜充血,流涙,口腔内腫脹
呼吸器	鼻瘙痒感,鼻閉,鼻汁,くしゃみ 咽頭瘙痒感,咽喉絞扼感,発声障害,嗄声,上気道性喘鳴,断続的な乾性咳嗽 下気道:呼吸数増加,息切れ,胸部絞扼感,激しい咳嗽,喘鳴/気管支痙攣,チアノーゼ,呼吸停止
消化器	腹痛,嘔気,嘔吐,下痢,嚥下障害
心血管系	胸痛,頻脈,徐脈(まれ),その他の不整脈,動悸 血圧低下,失神,失禁,ショック,心停止
中枢神経系	切迫した破滅感,不安(乳幼児や小児の場合は,突然の行動変化,例えば,短気になる,遊ぶのを止める,親にまとわりつくなど),拍動性頭痛(アドレナリン投与前),不穏状態,浮動性めまい,トンネル状視野

(アナフィラキシーガイドライン.2014[5])

できるとされる.また一方で,第2世代の抗ヒスタミン薬はアナフィラキシー時の有効性に関して十分なデータがないという記述もあるものの[5],実際の外来の現場では第1選択薬として考慮される.熱性けいれんなどの既往がある場合,けいれん閾値を下げるとの記載があり,比較的脳内移行が少ないとされる薬剤を選択するようにしたい(p.7, 220参照).

- ❸は第2世代の抗ヒスタミン薬として分類された[3]もののなかで小児適応のあるものを抜粋し,薬用量を記載した.当初選択した抗ヒスタミン薬で効果がみられなかった場合でも,ほかの抗ヒスタミン薬で効果が期待できることもあるとされる[1].

ステロイド内服

- 次に抗ヒスタミン薬の投与で症状の軽快がみられない場合は,プレドニゾロン換算量で5〜15 mg/kg*5の数日間の内服を行う[3].
- ステロイド内服を漫然と継続させるべきではないが,初期に抗ヒスタミン薬と併用することで症状を抑制し,病悩期間が短縮したという報告もある[2].

軟膏治療

- ステロイド外用薬は推奨されないとの記述がある.しかし,抗ヒスタミン薬含有軟膏は一過性の瘙痒感を軽減する可能性があるとの記載がある[2].

*5 デカドロン®では0.8〜1 mg/kgから2.4 mg/kgに当たる.

→ 文献

1) 秀道広ほか.蕁麻疹診療ガイドライン.日皮会誌 2011;121:1339-88. https://www.dermatol.or.jp/modules/guideline/index.php?content_id=2
2) 秀道広ほか.蕁麻疹.血管性浮腫の治療ガイドライン.日皮会誌 2015;115:703-15.
3) プライマリケア版蕁麻疹・血管性浮腫の治療ガイドライン.平成17・18年度厚生労働省免疫アレルギー疾患予防・治療研究推進事業. http://www.jaanet.org/pdf/guideline_skin04.pdf
4) 厚生労働科学研究班による食物アレルギーの診療の手引き2014.厚生労働科学研究費補助金難治性疾患等克服研究事業難治性疾患等実用化研究事業(研究代表者:海老澤元宏). http://foodallergy.jp/manual2014.pdf
5) 日本アレルギー学会.アナフィラキシーガイドライン.2014. http://www.jsaweb.jp/modules/journal/index.php?content_id=4

❸ 第2世代抗ヒスタミン薬—小児適応のあるもの

一般名	商品名*	剤形	投与量	小児投与量の注意
アゼラスチン塩酸塩	アゼプチン	0.5mg錠，1mg錠 0.2％顆粒	1回1mgを1日2回（成人） 小児投与量の記載なし	
エピナスチン塩酸塩	アレジオン	10mg錠，20mg錠，1％ドライシロップ	1日1回0.05g/kg	2gを超えない
オロパタジン塩酸塩	アレロック	2.5，5mg錠（OD錠あり） 0.5％顆粒	7歳以上：1回5mgを2回 2歳以上7歳未満：0.5g（顆粒剤として）を2回 7歳以上：1g（顆粒剤として）を2回	
セチリジン塩酸塩	ジルテック	5mg錠，10mg錠 1.25％ドライシロップ	1回10mgを1日1回 7歳以上15歳未満：1回5mg 2歳以上7歳未満：1回0.2gを1日2回 7歳以上15歳未満：1回0.4gを1日2回	
フェキソフェナジン塩酸塩	アレグラ	30mg錠，60mg錠，OD 60mg錠 5％ドライシロップ	12歳以上：1回60mgを1日2回 7歳以上12歳未満：1回30mgを1日2回 12歳以上：1日1回ドライシロップとして1.2g 7歳以上12歳未満：1回ドライシロップとして0.6g 1日2回 6か月以上2歳未満：1回ドライシロップとして0.3g 1日2回	
オキサトミド	セルテクト	30mg錠 2％ドライシロップ	1日2回（成人） 1回ドライシロップ25mg/kg 1日2回（小児の記載）	ドライシロップとして37.5mg/kgを超えない
ケトチフェンフマル酸塩	ザジテン	1mgカプセル 0.02％シロップ 0.1％ドライシロップ	1回1カプセルを1日2回（成人） 1日量0.3mL/kg（6か月〜3歳未満：4mL，3〜7歳未満：6mL，7歳以上：10mL） 1日量0.06g/kg（6か月〜3歳未満：0.8g，3〜7歳未満：1.2g，7歳以上：2.0g）1日2回	
ベポタスチンベシル酸塩	タリオン	5mg錠，10mg錠	7歳以上：1回10mgを1日2回	
メキタジン	ニポラジン ゼスラン	3mg錠 0.6％細粒 0.03％シロップ	1回3mg（1錠）を1日2回 メキタジンとして1回0.06mg/kgを1日2回（細粒として1回0.1g/kgを1日2回） メキタジンとして1回0.06mg/kgを1日2回（シロップとして1回0.2mL/kgを1日2回）	
ロラタジン	クラリチン	10mg錠，10mgレディタブ錠 1％ドライシロップ	3〜7歳未満：5mgを1日1回 7歳以上：10mgを1日1回	

*® 省略．

疾患別の薬剤処方

熱傷と創傷一般
―被覆材（ドレッシング材）

佐久間秀人｜佐久間内科小児科医院

皮膚外傷に対するウェット（湿潤）療法

- 創傷や熱傷などの皮膚外傷に対して，夏井が提唱した「キズは消毒しない，乾かさない，ガーゼをあてない」の湿潤療法*1 が広がりをみせている[1]．
- 従来の治療に比較し，痛みがなく，治癒までの期間が短縮される本療法は，小児外傷治療において最も適しているであろう．筆者はこれまで，本療法による小児外傷治療の周知に努めてきた[2,3]．患児・保護者への説明の際には，「ウェット療法」なる名称を用いることが多い．
- 治療の基本的概念は，① 洗浄を重視し，消毒は行わない，② 異物・壊死組織の除去，③ 創傷面の湿潤環境の維持，の3点である．裂創，擦過傷などの創傷と熱傷においては，対応に若干の相違があるため区別して記載する．

創傷治療

- 受傷直後は止血を試みることが最優先される．圧迫でも止血困難，出血多量，全身状態不良などの場合は，躊躇することなく外科系医療機関へ搬送する．
- 止血後は，洗浄が初期治療の基本である．凝血塊を不用意に除去しないよう気づかいつつ（再出血防止のため），創周囲をていねいに洗浄する．洗浄は翌日以降も同様であるが，壊死組織などは感染源となるため，できる限り除去する．洗浄は流水で洗い流すのみで十分であり，油や汚泥などが付着しているときにのみ石けんを用いる*2．
- 微生物を死滅させる消毒薬が，人体細胞に対し有害であることは当然であるため，「消毒」は全経過を通じいっさい行わない．創傷面から分泌される滲出液には，「細胞成長因子」など種々のサイトカイン，線維芽細胞，白血球などが含まれ，湿潤環境の保持は必須である．
- 創傷被覆材（ドレッシング材）を用い創傷面を湿潤環境に保ち，上皮化を促す（❶）[4,5]．創傷の上皮化が完了するまでは，ガーゼによる被覆を禁忌とする．

熱傷治療*3

- 熱傷は4歳以下に多いとされる[6]．受傷直後の冷却が重要であることはいうまでもない．熱傷深度によりⅠ～Ⅲ度に分類されるが（❷），受傷直後は

---

*1 湿潤療法
「外傷面を湿潤環境に維持する極めて合理的な治療法」と定義される．

*2 石けんは傷口に染み込めば疼痛の原因となるので，最小限の使用にとどめたい．

*3 熱傷治療における本療法については，「外来小児科」特集号（2013年）[6]も参照されたい．

❶ 湿潤療法概念図

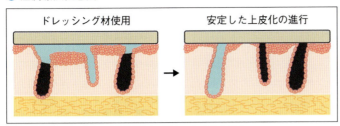

ドレッシング材は創傷面を湿潤環境に保ち，上皮化を促す．

（井上肇．2007[5]）

❷ 熱傷深度による分類

Ⅰ度
表皮に限局
Ⅱ度
真皮浅層あるいは真皮深層に至る
Ⅲ度
皮下組織に至る

判別不能な場合も多いこと，本療法においては深度別に治療法が異なるものではないことから，筆者はさほど重視していない[*4]．
- Ⅱ度熱傷では，水疱形成が必発である．従来，水疱は温存することが一般的であったが，水疱膜が感染源になりうることから，最近ではできる限り広範囲に除去することが勧められている．
- 水疱除去後，および水疱非形成の熱傷面については，創傷面と同様，洗浄と湿潤環境保持を中心とした湿潤療法を行う．意識状態・全身状態不良例，広範囲熱傷例[*5]では，入院による加療が必要となる．
- 創傷と比較し，熱傷においては急性期に滲出液が大量なことが多く，吸収能に優れたドレッシング材を用いることが望ましい．

[*4] もちろん，深度が深ければ，治癒までに時間がかかり，肥厚性瘢痕などを残すリスクは大となる．

[*5] 「手掌法」にて30％以上のⅡ度熱傷など．

準備すべき医療器具・医療薬剤

- 湿潤療法を行うにあたり，従来の外科処置に用いられてきた持針器，縫合糸，消毒液，滅菌ガーゼ，クーパーなどは必要ない．非滅菌ガーゼ，ドレッシング材（各種），水道水，はさみなどがあれば十分である．

洗浄用器材
- 受傷部位が上肢・下肢であれば，処置室に備え付けの流し台を用いる．顔面や体幹など，流し台では洗浄しにくい部位では，当院においてはペットボトルを利用した簡易洗浄器具を作製・使用している．
- 洗浄は水道水を用い，拭き取りに用いるガーゼは清潔であればよく，滅菌処理されている必要はない．鑷子やはさみも同様である．
- 医療者が処置の前後で十分な手洗いを行うことは当然である．

ドレッシング材
- 粘着性の有無，吸収性の程度，保険適用収載の有無の違いなどから，多種の製材がある．多種類をやみくもにそろえるよりも，最小限のドレッシング材に習熟し，徐々に使用範囲を広げていくほうが実際的であろう．以下に，筆者が使い慣れているドレッシング剤を示す（❸❹）[7]．
① ポリウレタンフィルム：表皮にとどまる擦過傷や，上皮化後まもない熱傷などに保護的に用いられるほか，粘着性のないドレッシング材の固定に用いられることが多い．可及的に食品包装用ラップフィルムで代用することも可能であるが，その場合は粘着性がないため，サージカルテープなどにより固定する必要がある．

③ 当院で使用している主なドレッシング材

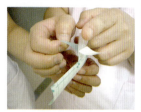
ポリウレタンフィルム

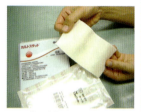
アルギン酸塩

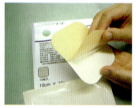
ハイドロコロイド（薄いタイプ）

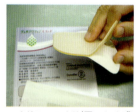
ハイドロコロイド（厚いタイプ）

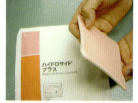
ポリウレタンフォーム

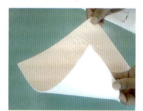
プラスモイスト®

④ 創傷被覆材（ドレッシング材）一覧

一般名	商品名	特徴
①ポリウレタンフィルム	カテリープ パーミロール	片面が粘着性で透明．他のドレッシング材の固定にも用いられる（二次ドレッシング）．食品包装用ラップフィルムでも代用可
②アルギン酸塩	カルトスタット ソーブサン	止血作用に優れ，出血を伴う皮膚欠損創には第1選択となる．ポリウレタンフィルムにて固定が必要．熱傷治療に用いられる機会はない
③ハイドロコロイド	デュオアクティブ テガソーブ	創面の親水性コロイド粒子がゲル化し，湿潤環境を保つ．粘着性あり．特有の臭気，正常皮膚部の浸軟化が欠点．薄いタイプ，厚いタイプの2種あり
④ポリウレタンフォーム	ハイドロサイト	ゲル化しないため正常皮膚部の浸軟化が少ない．吸収能に優れる．粘着性なし．固着性なし
⑤プラスモイスト		滲出液の吸収能は強く，創傷部位への固着性がない．プラスモイスト®TOPは，吸収材を選択することにより，吸収力を調節することが可能な製材である

（幸道直樹ほか．2013[6]）

②アルギン酸塩：止血作用に優れている．粘着性がなく乾燥すると創面に固着するため，ポリウレタンフィルムで全面をドレッシングする必要がある．

③ハイドロコロイド：粘着性があり，最も使いやすいドレッシング材であろう．滲出液の量に応じて薄いタイプ，厚いタイプを使い分ける．感染部位には使用できない．

④ポリウレタンフォーム：粘着性はないが，吸収能は最も優れている．感染部位にも使用可能である．

⑤プラスモイスト®*6：吸収能に限界があるため，滲出液が大量の場合は頻回の交換を必要とする．その点でプラスモイスト® TOPは，吸収能の高いペットシーツや紙おむつ，あるいはズイコウパッド™などの製品と併用すると有用である（❺）．

❺ プラスモイスト® TOPとズイコウパッド™との併用

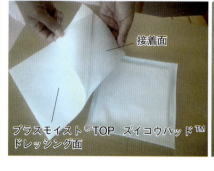

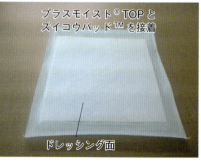

⑥ その他：壊死組織の自己融解を促進するハイドロジェルや，滲出液を吸収し膨らみ創面の形にフィットするハイドロポリマーがあるものの，筆者には使用経験がない．また，銀を含有し抗菌作用を有するとされるドレッシング材も多数発売されているが，使用することへの意義には疑問を感じる．感染予防は洗浄と異物除去で対処すべきであり，感染を起こしたのであれば抗菌薬を投与すべきであろう．

- 結論としては，上記①〜⑤を常備しておけば大概のケースに対応できるように思う．最低限そろえるとすれば，ハイドロコロイドの薄いタイプとプラスモイスト®をあげたい．

*6 プラスモイスト®
ここにあげた①〜⑤の中では，唯一保険適用外のドレッシング材である．使用に際しては保険診療上の制約を受けないが，実費徴収も認められず「創傷（熱傷）処置料」の中に含まれることとなる．当院では調剤薬局で購入してもらい，自宅で使用してもらっている．

ウェット（浸潤）療法に際しての留意点

- 治療に際しては，患児・保護者への十分な説明を行い，同意・協力を得る．
- 出血の有無，滲出液の程度など，創傷の部位・状態に応じ，適切なドレッシング材を選択・貼付する．
- 創面の観察，および創面に圧をかけない程度の洗浄を連日施行することが肝要．
- 正常皮膚の浸軟化，汗疹・膿痂疹への適切な予防と対策．予防としてはドレッシング材の連日交換．対策としては，吸収能の強いポリウレタンフォーム，プラスモイスト®の使用が勧められる．
- ドレッシング材（とくにハイドロコロイド）は，特有の臭気を伴うことが多いため，あらかじめ患児・保護者へ説明しておく．
- 経過中，感染併発が疑われる場合にはポリウレタンフォーム，プラスモイスト®によるドレッシング，抗菌薬全身投与を行う（この際も消毒は行わない）．
- 治療に際し迷った場合，不安を抱いた際には，湿潤療法の経験豊富な外科医，皮膚科医，形成外科医，小児科医などに紹介，あるいは相談する．日ごろから，紹介可能な医療機関，医療者との連携を密に保っておくことが重要である．
- 医療用ドレッシング材を用いる場合，レセプト病名は「皮下組織（あるいは真皮）に至る皮膚欠損創」とし，2〜3週の使用とする（地域差あり）．ドレッシング材により，「皮下組織に至る」あるいは「真皮に至る」の適応が明確に定められているため注意を要する[*7]．

*7 熱傷治療における保険診療では「Ⅱ度熱傷に対する薄いタイプのハイドロコロイド」のみが適用となっている．

症例1：2歳8か月女児，前額部裂傷（⑥）

　保育所にて転倒，下駄箱の角に激突し受傷した．受診時出血がみられたため，圧迫止血後，皮膚接合用テープにて創傷面を接着固定し，アルギン酸塩にてドレッシングした．

　受傷8日後（受傷日を0日目として）には創はやや離開していた．薄いタイプのハイドロコロイドでのドレッシングを数日間施行した後，紫外線防止のためのサージカルテープにてのテーピングのみ施行した．

　治療に際し，消毒や固着したガーゼの剥離などの処置は行わないため，疼痛はまったくなかった．約半年後，創傷跡はほぼ消失した．

⑥ 症例1：2歳8か月女児，前額部裂創

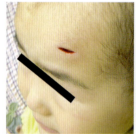 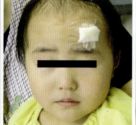 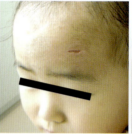 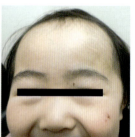

① 受傷直後　　② アルギン酸塩にてドレッシング　　③ 受傷8日後　　④ 受傷約半年後

症例2：7歳女子，前胸部熱傷（⑦）

　熱湯を浴び受傷．受傷後，総合病院皮膚科を受診したが，「皮膚移植の必要あり」と告げられたため，翌日，約20km離れた当院を受診．

　受診時，水疱の残存があったため除去し「Ⅱ度熱傷」と診断，薄いタイプのハイドロコロイド・ドレッシングにより治療を開始した．3日間ほど連日受診となったが，その後はプラスモイスト®を購入してもらい，自宅での処置とした．受傷2週後には上皮化した．

　本療法では，この程度の熱傷では2週以内の短期間で治癒に至ることがほとんどである．その後は，肥厚性瘢痕予防目的としてサージカルテープでのテーピングを行った．約3か月後，熱傷跡はほぼ消失した．

⑦ 症例2：7歳女子，前胸部熱傷

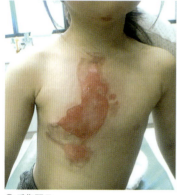 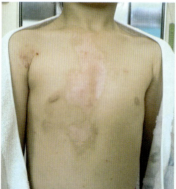 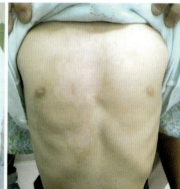

① 受傷翌日　　② 受傷約2週後　　③ 受傷約2か月後

症例3：1歳7か月男児，左上肢・左頸部熱傷 ⑧

自宅で誤って熱いみそ汁をかぶり受傷した．近医救急外来を受診したが，軟膏処方のみであったため母親が不安を抱き，翌日に当院を受診した．

熱傷面には破れた水疱膜が付着しており，この時点で「浅層Ⅱ度」の熱傷と診断した．熱傷面積約5％．可能な限り水疱は除去，洗浄後薄いタイプのハイドロコロイドでドレッシングを行った．翌日に再診してもらい，比較的多量の滲出液を確認した．ドレッシングをプラスモイスト®に変更して加療を続けたところ，受傷2か月目で上皮化が完了した．上皮化に至るまで時間を要したため，Ⅱ度のなかでも深層に及ぶ熱傷と考えられた．このように，受傷早期の深達度診断は必ずしも正確でないことも多い．

受傷3か月後より肥厚性瘢痕の徴候を呈し，現在ドレニゾン®テープにて加療中である．

⑧ 症例3：1歳7か月男児，左上肢・頸部熱傷

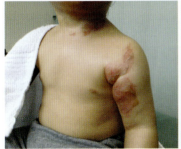
① 受傷翌日

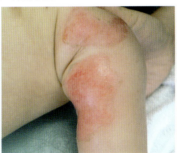
② 付着した水疱を除去後，洗浄

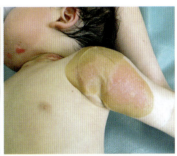
③ 薄いタイプのハイドロコロイドにてドレッシング

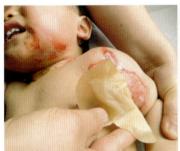
④ 翌日，滲出液を含み膨張したハイドロコロイドを剥がしているところ

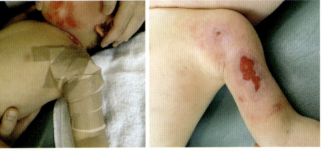
⑤ プラスモイスト®にてドレッシング　⑥ 受傷約1か月後，熱傷面縮小

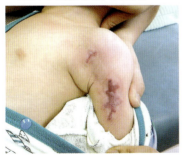
⑦ 受傷約4か月後，肥厚性瘢痕に対してドレニゾン®テープにて加療中

比較的深層に及ぶ熱傷であると，この症例のように肥厚性瘢痕を残すことが多い．受傷3か月ごろより熱傷面が盛り上がり，その徴候がみられたため，ドレニゾン®テープの使用を開始した．現在も加療中であり，肥厚性瘢痕は徐々に消退しつつある．

文献

1) 夏井睦．これからの創傷治療．東京：医学書院；2003．
2) 佐久間秀人．小児外傷における湿潤療法の有用性について．外来小児科 2007；10：38-40．
3) 佐久間秀人．小児創傷に対する湿潤療法基準案の提案．外来小児科 2009；12：215-20．
4) Choate CS. Wound dressings：a comparison of classes and their principles of use. J Am Pediatr 1994；9：463-9．
5) 井上肇．被覆ドレッシングと人工皮膚．窪田泰夫編．MB Derma 129．東京：全日本病院出版会；2007．p.60-7．
6) 幸道直樹ほか．小児科外来における湿潤療法―熱傷治療を中心に．外来小児科 2013；16：30-73．
7) 松葉祥一，高森健二．子どもの熱傷．小児科臨床 2007；60：142-8．

疾患別の薬剤処方

日やけ，汗疹

杉原雄三｜こどもクリニック八本松

日やけ

- 太陽光に含まれる紫外線によりサンバーン（軽度の熱傷）に始まり，数日後にはサンタン（色素沈着）へと移行するが，薬物によりその皮膚の炎症の過程を短縮する明確な証拠は得られていない．唯一，認められているのは，抗酸化剤である β-カロテン，リコピン，ビタミン E・C などによる紅斑抑制効果である．

薬を出すタイミング
- 紅斑，疼痛，瘙痒，水疱形成などの皮膚障害を生じた場合，対症療法として薬物を使用する．

対応
- 軽症例では，カラミンローション，ステロイド外用スプレー・ローションで治療する．クリーム基材では刺激となる場合がある．
- 明らかな水疱形成例や痛みを伴う場合には熱傷に準じた治療を行う[*1]．感染症も考慮し，抗菌薬の併用も必要となる場合もある．直接手で触れると痛みを伴うことが多いため，1日数回優しくパッティングするか，スプレーするとよい．冷やして使うと効果的である．
- 小児科外来では，紫外線障害予防の「処方箋」（❶）をしっかりとアドバイスしよう．

保護者への説明のポイント
- 日やけしてからの肌の手入れはあくまで応急処置で，痛みや熱傷としての症状を緩和できるが，皮膚の老化，皮膚のみならず急性の紫外線角膜炎や慢性の翼状片や白内障など長期の健康への影響は防げない．紫外線の浴びすぎを防ぐことが大切である．
- 日やけ部位は感染免疫防御能も落ちており，日やけした部位にのみ水痘の発疹が生じた症例を ❸ に示す．

日やけ止めの使用と乳幼児のビタミン D 欠乏症
- ビタミン D をつくる紫外線の波長は日やけをする紫外線の波長とほぼ同じで，SPF 30 の日やけ止めを使用した皮下でのビタミン D 産生は 5％以下まで低下する．日本では近年，とくに乳幼児のビタミン D 欠乏症が増加しており，高度の O 脚や，けいれんで外来に受診する乳幼児が急増している[*2]．
- 乳児の成長にはビタミン D は不可欠ではあるが，大人と比べて皮膚が薄く，紫外線による悪影響を受けやすいため，強い日光を長時間浴びること

[*1] サンバーンの状態は炎症への処置が必要である．水疱形成例，広範囲の場合，皮膚科専門医の診察を受けることが望ましい．また脱水や疼痛がきわめて強い例ではステロイド薬の内服を考慮し，熱傷と同様に輸液管理も必要となる．

[*2] 美白ブームにより日やけを避ける若年女性が増え，妊婦のビタミン D 欠乏状態や，乳児はもともと骨量が少ないことに加え，完全母乳栄養やアトピー性皮膚炎に対する除去食，生後の日光浴不足が重なることがリスク要因となる．

紫外線の照射量

夏季(5〜8月)のUV-B量は冬季の5〜6倍とされ，9〜15時に多く，空気の澄んでいる5月が照射量が最も多い．曇りでも70%の照射量が降り注いでおり，サンスクリーンが必要である．

UV-B：ultraviolet B

日やけ止めの指標

SPF(sun protection factor)値
50+が最高値であり，数値が高いほどUV-B防御効果が高い．20分程度で日やけする人がSPF値16の日やけ止めを使用すると，20分×16＝320分間日やけせずにすむとされる．

PA(protection grade of UV-A)
UV-Aを防ぐ指標である．PA+〜PA++++の4段階で表示され，+が多いほど防御効果が高い．

UV-A：ultraviolet A

❹ 対応が必要な汗疹

① 紅色汗疹：細菌感染を伴うと膿疱性汗疹，さらには伝染性膿痂疹に進展することもある．
② 一次刺激性接触皮膚炎
③ ①と②の混在
④ ①や②が搔破で湿疹化(汗疹性湿疹)
⑤ 皮膚カンジダ症(❺)，汗腺膿瘍などの合併

❺ 汗疹に合併したカンジダ皮膚炎(2歳，男児)

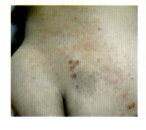

❶ 紫外線障害予防の「処方箋」

- 外出は紫外線の強い時間帯(9〜15時)を避ける
- 日陰を利用する
- 日傘を使う，帽子をかぶる
- 乳母車の場合しっかり覆いをかける
- 衣服で覆う
- サングラスをかける
- 日やけ止めを上手に使う(❷)

(紫外線環境保健マニュアル 2015[1])

❸ 日やけ部位にのみ生じた水疱

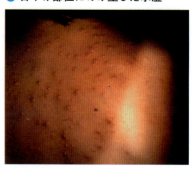

❷ 生活シーンに合わせた紫外線防止用化粧品(日やけ止め)の選び方

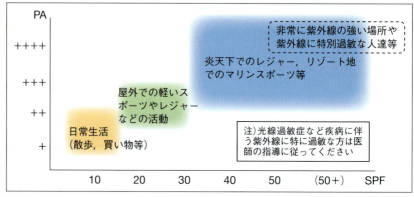

(紫外線環境保健マニュアル 2015[1])

は禁物である．どうしても外出の必要がある場合には紫外線障害予防の「処方箋」(❶)などにより，日やけ止めを使わずにすむ工夫も必要であろう．

再診指示が必要な患者・症状

- 日やけは一種の熱傷であり一過性とはいえ皮膚の炎症である．自然経過でおおむね完治することが多いが，水疱形成，とくに広範囲の場合や疼痛がきわめて強い場合には再診を促す．

📖 汗疹

- 急激な発汗で角層の下に汗がたまることにより皮膚に炎症が起きた状態であり，汗そのものが透けて水滴のように見える水晶様汗疹，表面が赤い紅色汗疹や汗の成分による接触皮膚炎，時に感染を伴った汗疹(汗腺膿瘍)，皮膚カンジダ症などの合併を認める．

薬を出すタイミング

- 水晶様汗疹は通常数日で自然消退するため放置でもかまわない．
- ❹の場合には対応が必要である．
  ▶ とくに前胸部や殿部ではカンジダの合併もみられ，ステロイドの使用で悪化するため注意が必要である．皮膚カンジダ症(❺)の合併には抗真菌

❻ 中村氏汗疹剤の組成

- サリチル酸　　　　3g
- l-メントール　　　1.5g
- ベルガモット油　　5.5g
- 亜鉛華デンプン　　280g
- タルク　　　　　　210g

❼ 汗疹予防の「処方箋」

- 沐浴や弱いシャワーで優しく汗を洗い流す（強いシャワーは肌の敵）
- 脱脂力の弱いベビー石けんで優しく洗う
- 石けん使用後は敏感肌の人は保湿剤も必要
- 通気性の良い綿素材＆ゆったりした衣類で過ごす
- おむつは動くたびに換気されるテープタイプを用いる（全周ギャザーかつ夏タイプの薄いメッシュのおむつは汗を吸わず，蒸れて汗疹・湿疹の原因になる）

注）汗疹を発生させない環境づくりが大切ではあるが，乳幼児期にクーラーを多用し，あまり汗をかかずに過ごすと，発汗能力が十分に発達せず，うまく汗をかけない体質になる懸念がある．「汗をかく」機能は，発熱時の体温調節に不可欠であり，人間にとって非常に大切な能力の一つである．生まれもった能動汗腺[*3]の数は，遺伝子により決まるのではなく，2歳までの環境で決定されるとされる．

薬が必要である．
▶ 頭部・腋窩では米粒大の発赤の強い膿疱や硬結が多発することもあり，発熱やリンパ節の有痛性腫大をきたす場合には抗菌薬の全身投与が必要となる[*4]．

処方例

- カラミンローション
- mildクラスのステロイドのローション剤・クリーム剤
- 中村氏汗疹剤(❻)（あくまで予防に使用）

保護者への説明のポイント

● 一般的には予後良好な汗疹ではあるが，繰り返す場合や感染を伴う場合は日常生活上のアドバイスが必要である(❼)．

再診指示が必要な患者・症状

● ステロイド外用薬の使用により3日間で治癒しない場合や表皮の剥離を伴う場合(❺)や膿疱を生じた場合には再診を促す．

薬を中止するタイミングと予防

● 紅斑・丘疹が消失すれば炎症の治療は終了となる．
● 中村氏汗疹剤(❻)による予防が肝要である．この際パウダーのつけすぎに注意する．皮膚を清潔にし，シャワーなどの後，皮膚が乾燥した状態で，使用量の目安としてパウダー米粒大を手のひらに伸ばしながら，指に付着したパウダーを手のひら大に薄く伸ばすのがコツである．パウダーが関節部に集まるのは塗りすぎであり，汗腺の出口を塞ぎ弊害となる．

⮕ 文献

1) 環境省．紫外線環境保健マニュアル2015. 2015年3月改訂版. https://www.env.go.jp/chemi/matsigaisen2015/full.pdf

---

[*3] **能動汗腺**
実際に汗を出す能力をもっているエクリン汗腺のことを能動汗腺とよぶ．ヒトの体全体で200〜500万個のエクリン汗腺があるとされるが，環境によりその数が変化する．

[*4] 熱感やリンパ節腫脹を伴う汗腺膿瘍いわゆる「あせものより」は，黄色ブドウ球菌に強いセフェム系・ペネム系抗菌薬の内服が必要となる．

疾患別の薬剤処方

にきび（尋常性痤瘡）

野崎　誠 | わかばひふ科クリニック

にきびとは

にきびとは尋常性痤瘡の俗称であり，アクネともよばれる．尋常性痤瘡は顔面や上背部・胸部を中心とする毛包脂腺系を場とする脂質代謝異常（内分泌的因子），角化異常，細菌（アクネ菌）の増殖が複雑に関与する慢性炎症性疾患である[1]．

重症化すると瘢痕をきたすこともあるが，早期に治療を開始することにより瘢痕化の予防は十分に行える疾患である．

思春期には非常によくみられる疾患であり，かつては治療の必要性は低いと考えられていたこともあったが，顔面という整容的に重視される部位の疾患であり，QOLは大きく障害されることがわかってきた．過去には治療法は抗菌薬のみであったといっても過言ではないが，ここ数年，角化異常に対する外用薬の保険承認が相次ぎ，治療の幅は大きく拡大している．

また，治療の対象も肉眼的に確認しうる痤瘡だけではなく，その周囲に存在する肉眼では確認できないほど小さい，微小面皰とよばれる痤瘡の先行病変をも対象に含むことにより，より効果の高い治療を開始することができる．

しかし留意すべきことは，薬物療法は治療の一つの手段であり，洗浄などのスキンケアを含む生活指導もしっかりと行う必要がある．

薬を出すタイミング

痤瘡の病期

- 治療は大きく急性炎症期（おおむね3か月以内）と維持期に分けられる．
- 急性炎症期は炎症を伴う皮疹（紅色丘疹，膿疱，硬結，囊腫など）が出現している時期であり，肉眼的に赤みを伴う痤瘡と考えるとわかりやすい．とくに炎症に対する積極的な治療が求められる．
- 維持期は炎症軽快後の時期で，面皰（目に見える白にきび，黒にきび）と微小面皰（肉眼では確認できない小さなレベルの毛包異常）が主体である．
- 当然ながら，急性炎症期と維持期は相互に移行しうるため，それぞれの病態に合わせた対応が必要となる．

痤瘡治療薬のターゲット

- 治療薬のターゲットはアクネ菌そのものと，角化異常である．
- アクネ菌に対する外用薬としては抗菌作用を目的としてクリンダマイシン，ナジフロキサシン，オゼノキサシン（2015年認可），酸化作用を目的として過酸化ベンゾイル（2015年認可）が使用可能である．
- 角化異常に対する外用薬として，アダパレン（2008年認可）があり，クリンダマイシンとアダパレンの合剤（2015年認可）も使用可能である．過酸化ベンゾイルも軽度ではあるが，角化異常にも有効である．
- その他種々の外用薬や内服薬が使用されるが，エビデンスレベルは上記薬剤に対しては低く，治療推奨度も同様に低い．したがって上記薬剤で改善しない場合に検討を開始すればよい．

初期対応

- 痤瘡を主訴に外来を受診する患児はほぼ全員が炎症を伴う皮疹が出現していると考えてよい．したがって，初診時点から急性炎症期としての対応を開始する必要がある[*1]．
- まずは問診と症状の出現部位や状態を並行して確認していく．とくにスキンケアの回数や具体的な内容については詳細に確認したほうがよい．
- 症状の程度と部位も詳細に確認する．一般的に痤瘡は左右対称的に出現することが多いが，まれに一部分のみに集簇して出現することがある．その場合は頭髪などが触っていないか，隠れていないか（湿度の上昇は増悪因子），意識的あるいは無意識のうちに触ったりしていないか確認を行う必要がある．
- 治療を行う前には，痤瘡について病因と病態，無治療時の自然経過につい

て説明を行うべきである（とくに男子には）．治療が長期にわたること，時に一時的な増悪が起こることについて説明を行わなければ，今後の治療に対する協力を得ることは非常に難しい．イラストや写真を利用して説明を行うのが望ましい[*2]．

💊 処方例

急性炎症期の治療

軽度の場合
- クリンダマイシンゲルまたはナジフロキサシンローションまたはオゼノキサシンローション　1日2回朝夕　洗顔後，顔全体に外用

中等度または重度の場合
- 上記外用薬に加えてテトラサイクリン系またはマクロライド系抗菌薬内服

維持期の治療

- 過酸化ベンゾイルまたはアダパレンゲル　1日1回夕　洗顔後，前額部・頬部・下顎に外用

● 炎症を伴う痤瘡が残存している場合は，上記に加え外用抗菌薬を併用する[*3]．

治療上の注意

● 外用の抗菌薬と角化異常に対する薬剤はいずれも急性炎症期から使用可能であり，併用時にはさらに効果が増強すると考えられる．

● 外用抗菌薬の局所副作用の出現率は低く，薬剤による差もほとんどない．剤形そのものやその塗りごこちや肌触り，匂いなどにより，自由に選択しても差し支えない．

● ただし，外用・内服抗菌薬を漫然と使用することは，耐性菌出現の観点から避けるべきである．

● 角化異常に対する外用薬の副作用として，塗布部位の落屑や刺激感，発赤などが投与直後から約2週間程度みられることがある．事前の説明が不十分な場合，この副作用に耐えられずに治療を中断する例がみられる．また，皮膚の機能には問題はないが菲薄化を招くため，眼囲や口囲，鼻腔周囲に塗布しないように指導する必要がある．

● 治療効果の出現は，外用抗菌薬のほうが角化異常に対する外用薬に比べ，より早い．

> ▶ 最初は抗菌薬で治療を開始し，治療効果が出現し，患者本人の治療意欲が出てきたタイミングで角化異常に対する外用薬の併用を開始する．
> ▶ 炎症を伴う痤瘡の数が減少したら抗菌薬を中止する．
> ▶ 再度炎症を伴う痤瘡が増加した際には抗菌薬を再開するなど，症状に合わせてローテーションを組むように治療を組み合わせることで，副作用の少ない効果的な治療を行うことが可能である．

[*1] まれに，予防的な治療を希望し受診する患児もいるが，痤瘡を気にして医療機関を受診する時点ですでに悩んでいる状態，つまりQOLが低下している状態である．この状態でも治療を開始したほうがよい．

[*2] 各製薬会社ではさまざまな資材を作成しているので，必要があればそれらを使用して患者本人の理解を得ることが重要である．

[*3] 急性炎症期の治療を参考にする．

> 💬 **保護者への説明**

- まず，保護者の世代とその子どもたちの世代では，見た目や美しさに対する考え方が大きく異なることを理解してもらう必要がある．とくに痤瘡ではその傾向が強く，保護者が思っている以上に患児は悩んでいることを説明したほうがよい．
- 洗顔などのスキンケアについては，患児が実際にやっている姿を確認し，必要があれば介入することも，とくに男子に対しては必要である．
- 不適切な髪型や化粧品，無意識の癖[*4]なども痤瘡の悪化要因となる．とくに保護者が気をつけて確認し，必要があれば指摘・修正を図ることも必要になる．

> 📋 **再診指示が必要な患者・症状**

- 痤瘡治療の目的は瘢痕の予防である．そのためには炎症を伴う痤瘡をいかにして減らしていくかが重要となる．したがって炎症を起こしうる微小面皰の段階から治療を行わなければいけない．
- 臨床的に痤瘡や面皰がなくなった時点でも微小面皰は残存している．したがって，この段階で治療を中断することは早期に炎症を再発させることになるため望ましくない．微小面皰のみであっても再診し，治療を継続することは本来であれば望ましい[*5]．
- 治療中断が予想される患児の場合には，あらかじめわずかでも炎症の再発がみられた段階で早急に受診するように説明を行っておいたほうがよいだろう．

> 💊 **薬を中止するタイミング**

- 痤瘡治療の問題の一つではあるのだが，治療を終了する明確な基準はないのが現状である．
- 一つの目安として，炎症のない時期が長期持続し，またはごくわずかに存在するのみであり，患児が痤瘡の存在を負担に思わなくなったときが治療の終了時期と考える．

⮕ **文献**

1) 林伸和ほか．尋常性痤瘡治療ガイドライン 2016．日皮会誌 2016；126：1045-86.

[*4] とくに無意識に痤瘡をいじる，頬杖をつくなどの無意識的な癖は患児本人は自覚していないこともある．

[*5] 症状改善とくに炎症の消失後に自己判断で治療を中断する患児が多いこともまた事実であり，やむをえないことでもある．

マラセチア毛包炎

重要な鑑別疾患の一つとしてマラセチア毛包炎という真菌感染症があるが，この臨床症状は痤瘡にきわめて類似している．確定診断は毛包内マラセチアの直接鏡検による確認であり，皮膚常在菌であるために培養陽性は確定診断にはならない．治療も病態のとおり抗真菌薬の外用・内服であり，痤瘡の治療とはまったく異なる戦略が必要となる．スキンケア指導を行い，上記外用薬を使用しても改善がほとんどみられない場合には皮膚科専門医を受診し，マラセチアの有無を確認することも必要であろう．

疾患別の薬剤処方

接触皮膚炎

野崎　誠｜わかばひふ科クリニック

薬を出すタイミング

- 接触皮膚炎の症状を確認した場合は，まず治療を開始する．ステロイド外用薬が第1選択である．また，抗ヒスタミン薬や抗アレルギー薬の内服も，かゆみ抑制のために初期から投与したほうがよい．
- かゆみが強く，掻破行動から容易に重症化するために，通常よりも強いランクのステロイド外用薬[3]の使用が許容される．また，頻回の塗布も検討する．ただし，副作用のリスクを説明し，頻回に受診してもらうことが必須である．
- かゆみが強い場合または面積が広い場合には，ステロイドの内服を短期間行ってもよい．

初期対応

- 接触皮膚炎の初期は，刺激物質が作用した部位に一致して発赤，落屑，丘疹，小水疱などが出現する[4]．さらに長期間刺激が加わると，皮膚は肥厚し，いわゆる苔癬化局面を呈する．
- 初期対応はステロイド外用薬の塗布であるが，すぐに治療が開始できない場合はかゆみからの掻破行動を抑制するために，一時的に氷などを使用して局所皮膚温を下げるのも有効である．
- 市販薬の効果はステロイド外用薬に比べて弱いが，局所麻酔薬の入っているものは一時的にかゆみを抑えることが可能である．

処方例

軽症例
- アンテベート®軟膏　1日3回塗布，アレグラ®（30mg）1回1錠　1日2回

重症例
- デルモベート®軟膏　1日3回塗布，アレグラ®（30mg）1回1錠　1日2回，プレドニン®（5mg）1回2錠　1日2回　3日分

化学熱傷*1
- 熱傷に準じた治療を行う．

保護者への説明

- 原因物質について情報をいちばんもっているのは保護者である．とくに年少児においては，保護者に対し，時系列に沿った丁寧な問診が原因検索に

接触皮膚炎とは

接触皮膚炎とは，外来の刺激物質や抗原が皮膚に接触して発症する湿疹性の炎症反応をさす[1]．
治療の目的は，第一にかゆみを伴う不快な症状の軽減であり，最終的には早期治癒をめざす．同時に原因の検索を行い，原因物質に対する再度の接触を予防する必要がある．
それぞれの発症部位ごとに原因物質には特徴がみられる（❶）．これは小児においても同様である．
原因検索は乳幼児では成人に比べて容易である．それは，活動範囲が比較的狭く生活環境が単調であること，および常に保護者は近くにおり，異常発生時には早期に原因の確認が可能であるからである．
しかし学童期になると，原因不明の接触皮膚炎が増加する．学校内・課外活動が増え，さまざまな物質に触れる機会が増加するからであろう．
もう一つ忘れてはいけないのが，小学生以上の女子における「おしゃれ障害」である[2]．これは，健康知識や化学的な知識の少ない時期に，自分自身で購入できる安価な製品（これらは時に安全性に問題をもちうる）を使用することで，接触皮膚炎や金属アレルギーなど，皮膚や爪，頭髪などに障害が発生することから呼称され，原因検索は時に困難である．発症部位や症状，問診（でははっきりしないこと）などから原因を推測し，治療を行わねばならない．

❶ 部位と主な接触源

部位	主な接触源	概説
被髪頭部	ヘアダイ，シャンプー，育毛剤，ヘアピン	ヘアダイ（主な原因物質はパラフェニレンジアミン）では接触皮膚炎症候群を惹起することがある．
顔面	化粧品，外用薬，空気伝搬性アレルゲン，花粉，サンスクリーン剤，めがね	
眼周囲	点眼薬，眼軟膏，手に付着したマニキュアなどの物質，頭部・顔面に付着した物質，化粧品	原因物質としては，点眼薬中の塩化ベンザルコニウム，チメロサール，眼軟膏中の硫酸フラジオマイシンが多い．アトピー素因がある場合，摩擦皮膚炎も考慮する．
口唇	化粧品，食物	
口周囲	食物	食物による接触蕁麻疹の場合，原因食物を摂取した後，数秒から数分以内に口唇および口周囲に刺激感，灼熱感，痛みが起こる．口腔内に同様の症状が生じる場合もある．
耳	ピアス，頭部，毛髪に使用したもの，補聴器	ピアスによってニッケルをはじめとする金属アレルギーを生じることがある．したがって，耳介の皮膚炎をみた場合は，それだけでニッケルアレルギーの可能性を示唆する．
頸部	ネックレス，ペンダント，聴診器，空気伝搬性アレルゲン	粉塵では襟の下に固着してより激しい炎症を生じる．
腋窩	デオドラント，香水	剃毛による刺激皮膚炎も生じうる．
体幹	下着，ゴム，ベルトバックル，柔軟仕上げ剤	その他，ストーマ周囲皮膚炎，灯油皮膚炎，外用薬，ボディーソープなど多彩な接触源があり得る．近年，若い女性の腹部にベルトバックルによる皮膚炎の例がしばしばみられる．
外陰部	コンドーム，外用薬，避妊用薬品	密封される部位で，かつ皮膚が薄く，刺激を受けやすい部位である．男性が使用したコンドームでゴム成分に過敏な女性が皮膚炎を生じることもある．受診前に自己治療を行っている場合が多いので，外用薬による接触皮膚炎も考慮する．
前腕	手袋で遮断できず前腕に暴露した物質，ブレスレット，抗菌デスクマット	
手	接触したすべてのもの（職業性のものが多い．）	動物や食物による接触蕁麻疹がわかりづらいことがある．パッチテストとともにプリックテストも考慮する．
大腿	切削油，硬貨，鍵	ポケットに入れたもので皮膚炎を生じることがある．
下腿	消毒液，外用薬	下腿に生じた潰瘍の周囲に湿疹を生じる，もしくは，潰瘍が治癒傾向を示さない場合に，消毒液や外用薬による接触皮膚炎も考慮される．
足	靴下のゴム，靴の接着剤，抗真菌外用薬	

（接触皮膚炎診療ガイドライン．2009[1]）

*1 強い刺激が加わった場合は熱傷に類似した症状を呈し，化学熱傷ともよばれる．

*2 原因の除去が得られないまま接触皮膚炎が再発すれば，保護者の納得を得ることもできる．

*3 友人が貸してくれた化粧品や学校の先生が貼ってくれた湿布など．

は最も有用である．
- それに対して年長児の，とくに「おしゃれ障害」においては，保護者と一緒での問診では患児からの情報収集が困難なことがある．患児自身の情報が必要と感じた場合には，保護者が同席しない状況で問診を行えば原因が判明することが多い．
- 原因物質の確定は治療の第1条件ではなく，その原因に対して保護者の納得・理解が得られない場合には，原因検索については保留し，治療に専念すればよい[*2]．
- 善意の第三者による不作為の行為の結果として出現することもある[*3]が，

発症前に予見することは難しいことについて丁寧に説明すれば，その後のトラブル防止にもなる．

再診指示が必要な患者・症状

- 比較的短期間に，相対的に強いステロイド外用薬を使用する疾患であるために再診は週に2回程度の頻度で行い，自己判断による治療の継続や中止の判断は避けたほうがよい．
- 外用・内服によりほとんどの例で急速に症状は改善する．しかし，改善がみられない場合には，外用薬の効果が弱くかゆみがとれていない可能性や，まだ刺激が加わっている可能性，細菌や真菌・ウイルス感染症の可能性を考え，再度詳細な問診を行い，必要に応じて外用薬の種類を変更する．

薬を中止するタイミング

- 原則として，治癒するまでは外用薬は中止してはならない．
- 治癒の判断として，かゆみが消失したこと，皮膚の浸潤が消失したことの2点があげられる．色素沈着・脱失は湿疹に伴う二次性の変化であり，その部位に湿疹がなければ数か月はかかるが自然に改善に向かう．
- 治癒と判断した後の症状再燃は，原因物質への再曝露または完全に治癒が終了しない状況での治療中断を考え，再度外用を開始すべきである．
- 数週間以上にわたる外用継続はステロイド外用薬による副作用誘発の可能性がある．そのような場合には皮膚科専門医を紹介すべきである．

文献

1) 日本皮膚科学会接触皮膚炎診療ガイドライン委員会．接触皮膚炎診療ガイドライン．日皮会誌 2009；119：1757-93．
2) 岡村理栄子．おしゃれ障害ってなに？ 岡村理栄子，金子由美子．10代のフィジカルヘルス2 おしゃれ＆プチ整形．東京：大月書店；2005．p.13-20．
3) 日本アレルギー学会アトピー性皮膚炎ガイドライン専門部会．簡易版アトピー性皮膚炎診療ガイドライン2012．東京：協和企画；2012．
4) 玉置邦彦総編集．最新皮膚科学大系．第3巻．湿疹，痒疹，掻痒症，紅皮症，蕁麻疹．東京：中山書店；2002．

疾患別の薬剤処方

乾燥肌へのスキンケア

野崎　誠｜わかばひふ科クリニック

スキンケアとは

スキンケアという言葉に対する明確な定義は実は存在しない．一般的には，医薬品を使わずに皮膚を健康に保つケアの総称がスキンケアと呼称される．

スキンケアにおける保湿の役割

- スキンケアのなかには清浄，保湿，紫外線防御などが含まれるが，本項ではとくに保湿について説明する．
- 一部のアトピー性皮膚炎の患者では，皮膚バリア機能を司る天然保湿因子フィラグリンの遺伝子変異を有することが近年の研究でわかってきた．この変異により天然保湿因子が健常人より減少し，皮膚が乾燥する．そして抗原の侵入を許し，搔破行動が抑制できず，湿疹は難治化し，遷延する．
- これら悪循環に対して皮膚バリア機能を保持することにより，湿疹を抑制することが保湿剤の目的である．

薬を出すタイミング

- 保湿剤を最初に処方する最良のタイミングは乾燥肌が出現する前である．つまり，臨床的に何もない時期から保湿剤を処方するべきである[*1]．
- しかし，現在定型的な保湿剤の選択方法や使い方については定まったものはなく，各処方医の判断に委ねられているのが現状である．

保湿剤の選択

エモリエントかモイスチャライザーか

- 保湿剤は大きく分けてエモリエント（emollient）とモイスチャライザー

[*1] 国立成育医療研究センターの研究では，アトピー性皮膚炎の家族歴を有する新生児に対して規則的に市販保湿剤を塗るように指導した群は，一般社会で通常行われるスキンケアを行った対照群に対して，アトピー性皮膚炎の発症を抑えられることが判明した（❶）[1]．
また，症状がコントロールされ，乾燥肌のみみられるアトピー性皮膚炎に対して定期的に保湿剤を使用することにより，アトピー性皮膚炎の再発を抑制できることも証明されている（❷）[2]．

HS：ヒルドイドソフト（ヘパリン類似物質）

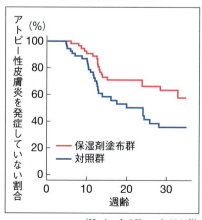

❶ アトピー性皮膚炎発症の比較

(Horimukai K, et al. 2014[1])

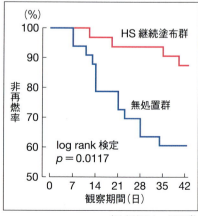

❷ 非再燃率の比較

(川島眞ほか．2007[2])

（moisturizer）に分類できる．まずはそのどちらを使用するかを考える．
- **エモリエント**：皮膚を覆うことで表面に油脂膜をつくり，体内からの水分の蒸発を防ぎ，体外からの刺激物質を防ぐことを目的とするワセリンに代表される油脂性の保湿剤である．べたつきが強いのが欠点であるが，体外からの刺激の強い部位，とくに顔面などには有効である．
- **モイスチャライザー**：水分を保持する天然保湿因子やセラミドなどを含み，皮膚バリア機能障害を抑制することを目的とする．その代表はヘパリン類似物質や尿素などである．成分によってはコストが高いこと，ヘパリン類似物質には毛細血管拡張作用があることが欠点ではあるが，体の広い範囲に使用することが可能である．

剤形

- 次に剤形を選択する．油脂性，クリーム，ローション，液剤となるに従いべたつきはなく，塗りやすく，また塗ってもらいやすくなるが，逆に薬が乾きやすい．皮膚の乾燥は一般に相対湿度により決まるものでもあり，それぞれの季節ごとに細かく剤形を調節する必要もある．
- 剤形の選択のもう一つの基準は発汗である．年少児は年長児に比べて単位時間・単位面積あたりの発汗量が多く，べたつく薬剤の場合は容易に汗疹をつくり，時には汗疹性の湿疹に至る．

保湿剤選びのコツ
- どのような状況に対しても使用しうる保湿剤というものはない．
- 皮膚の状態，社会歴や家族のケア状況だけではなく，気象環境や地域性なども併せ，何を処方すべきか，毎回受診のたびに検討する必要がある．

  処方例

顔面

> プロペト® 口囲から頬部内側および下顎 最低1日10回．できれば1日20回

- とくに刺激の強い部位であり，頻回に薄く塗ることにより，ミルクや離乳食，涎の接触を予防する．そのため，エモリエントの使用により効果がみられる．清拭後は即時外用するように指導する．前額部は汗疹の好発部位であること，刺激が少ないことから，1日1～2回の外用でよい．

新生児・乳児の体幹・四肢

> ヒルドイド®ローション 1日3回

- 新生児や乳児は発汗量が多いので汗疹のハイリスクであるため，エモリエントは不適である．また，油脂膜で皮膚を覆うことにより体表温が上昇し瘙痒感が増すことから，逆に搔破行動が誘発されることがある．冬季でも条件は同様であり，ローション基剤が適当である．

幼児，学童

> 春から秋：ヒルドイド®ローション 1日3回
> 秋から春：ヒルドイド®ソフト 1日3回

- 幼児期以降は気象条件や周囲の環境をみながら，基剤は柔軟に変更すべきである．また，女子を中心に個々の好みも出てくるため，本人の意向も確認しながら剤形を選択する．

*2
外来での印象では，多いほど効果は高いように思えるが，手間や時間との兼ね合いで決められるであろう．顔面については塗布回数が多いほど顔面の湿疹の出現は抑制される印象が強い．これは，顔面の湿疹に刺激性の接触皮膚炎が多く存在することも関係があるだろう．

*3
乳児の入浴直後にはやるべきことが多い．

*4
FTU（finger tip unit）
1 finger tip unit つまり指の関節1本分の長さをチューブから絞り出したときの外用量が，手のひら2枚分に当たるという考え方である．

*5
とくに乳児では発達の状況や気象環境その他の変化が大きく影響するため，受診のつど成長発達に合わせたスキンケア指導が必要になるからである．また，保護者の悩みも受診のたびに新しく出てくることが多く，定期的に受診してもらうことにより，きめ細かなスキンケア指導を継続して行うことが可能となり，湿疹の予防ともなる．

一生，保湿を行うべきでは

臨床的に何もなく，かゆみも何も感じない顔面の皮膚を病理組織学的に検査をすると，ごくわずかに炎症細胞の浸潤がみられ，ごく軽い湿疹状態になっている．生まれてから死ぬまで，人間はずっと保湿を行うべきではないのだろうか．

保護者への説明

- 患児やその家族にとって最も大切なことはかゆみや乾燥を伴う湿疹の予防であり，そのための保湿剤の使用である．何をどのように塗るかはその次の問題であることを忘れてはいけない．
- いわゆる処方薬の保湿剤が一般の市販保湿剤に明らかに優っているというエビデンスはない．
- 塗布回数については1日1回よりも2回のほうが保湿効果に優れているが，それ以上の回数については明確なデータはない*2．
- 入浴直後の外用は，少し時間をあけてからの外用に比べて保湿効果には大きな差はない[3]．むしろ新生児や乳児では，入浴直後は深部体温の上昇から発汗が増加しているために汗疹のリスク要因であることや，保護者の手間暇*3がかかることから，無理に入浴直後の外用を勧める必要はない．
- 単位面積あたりの外用量はFTU*4という概念が浸透してきた．しかし，正確にこの使用量に沿った使い方をすると保湿剤はべたつきを感じる量であり，逆にアドヒアランスの低下を招く可能性もある．FTUを無理に遵守するよりも，スキンケアの保湿に対しては乾燥症状の改善を目的とする．

再診指示が必要な患者・症状

- 再診については症状が出現する前であり，指示を出す側も受ける側も難しい問題である．しかし，可能であれば受診は継続したほうがよい*5．
- 瘙痒感を伴う湿疹が出現した場合には，すみやかにステロイド薬や免疫調整薬を使用して抗炎症治療を開始すべきである．湿疹反応が強くなると皮膚のバリア障害が悪化することや，掻破行動により瘙痒感がより強くなり，さらなる掻破行動を起こすという悪循環となることから，掻破の早期抑制を図る必要がある．この判断を躊躇してはいけない．

薬を中止するタイミング

- 保湿剤の中止のタイミングは難しい．小児の皮膚は成人に比べ弱いことが知られている．細胞形態上も，皮膚バリア蛋白の量もいずれも成人に劣るが，逆にいえば成長とともに改善するものである．
- 年長児になり，日常生活が忙しくなって保湿の優先順位が下がり，保湿をしないでも問題が発生しないことに気がついたときは，一つの中止のタイミングである．保湿は必要ではあるが，手間と時間がかかる行為であるから，フェードアウトも一つのタイミングであろう．

文献

1) Horimukai K, et al. Application of moisturizer to neonates prevents development of atopic dermatitis. J Allergy Clin Immunol 2014；134：824-30.
2) 川島眞ほか．アトピー性皮膚炎の寛解維持における保湿剤の有用性の検討．日皮会誌 2007；117：1139-45.
3) 大谷道輝．皮膚外用剤の正しい使い方—保湿剤を中心として．日小皮会誌 2015；34：13-8.

疾患別の薬剤処方

ペット外傷

井上信明 | 東京都立小児総合医療センター救命救急科

イヌ・ネコによる外傷の特徴

- ペット外傷はイヌやネコなどによる咬傷，またとくにネコによる掻き傷が一般的に問題となりうる．
- イヌは太く先端が丸みを帯びた歯牙をもち，強い顎の力で引きちぎるように咬むため，咬まれると挫滅創となりやすい．創口が広くあいた創傷となるため閉鎖腔とならず，自然にドレナージが効きやすくなる．
- ネコは鋭利な歯牙をもち，嚙み切ろうとするため，咬まれると細く深い創傷となる傾向がある．その結果，閉鎖腔ができやすく，ドレナージが効かないためにイヌ咬傷よりも感染を起こしやすい．
- イヌやネコの口腔内には，嫌気性菌を含む複数の細菌が常在しており，咬傷による感染の原因となっている（❶）．
- まれではあるが，重症敗血症を起こし，致死率が約30%にもなる *Capnocytophaga* 属もイヌ・ネコの口腔内常在菌である．
- ネコによる掻き傷で問題となるのは，*Bartonella henselae* によるネコひっかき病[*1]である．

薬を出すタイミング

予防的抗菌薬の使用
- 適応（❷）がなければ，抗菌薬を予防的に使用する必要はない[*2]．

治療としての抗菌薬の使用
- 創感染を認めても，全身状態が良ければ内服薬で治療する．

❶ 感染をきたしたイヌ・ネコの咬傷の培養から検出された菌種例

		グラム陽性	グラム陰性
好気性菌	球菌	*Streptococcus* *Staphylococcus* *Enterococcus*	*Neisseria* *Moraxella*
	桿菌	*Corynebacterium* *Bacillus*	*Pasteurella multocida*（ネコ） *Pasteurella canis*（イヌ）
嫌気性菌	球菌	*Peptostreptococcus*	
	桿菌	*Propionibacterium*	*Bacteroides* *Fusobacterium* *Porphyromonas* *Prevotella*

動物咬傷の創処置の基本原則

まず創部を十分に開放し，洗浄することである．また感染のリスクが低い顔面の咬傷で，かつ治療開始まで長時間経過していない（通常12〜24時間以内）場合以外は，縫合しないで開放創にする．

狂犬病

近年，飼い犬への予防接種率の低下が懸念されているが，日本国内では1956年の報告例以後，海外で感染して帰国後に発症した症例以外発生はない．なお，イヌ咬傷が発生したら保健所への届け出や犬の狂犬病の有無を確認することは義務である．居住地の「動物の愛護及び管理に関する条例」を確認のこと．

[*1]
ネコひっかき病（cat scratch disease）
一般的にはネコ（とくに仔猫）と接触（なめられる程度で感染することもある）して数日から10日ほどで受傷部位の丘疹あるいは膿痂疹を認め，数週間後に腋窩や頸部の有痛性リンパ節腫脹をきたす．多くは自然経過で改善するが，まれに脳炎，肺炎，骨髄炎など重症化することがある．

[*2]
動物咬傷後の予防内服の効果を検討したコクランレビューによると，リスクの低いイヌ咬傷では感染症発生率は変化しなかった．

> **菌種と感染形態**
>
> 一般的に排膿や膿瘍形成を認めるときは多菌種混合感染，蜂窩織炎はブドウ球菌や連鎖球菌が原因となっているとされている．*Pasteurella* 属の感染では時にリンパ管炎を伴う．

❷ 予防的抗菌薬の使用適応（感染のリスクが高い動物咬傷）

- 手や足など血流の乏しい部位への咬傷
- 骨や関節腔近くの咬傷
- ネコなどによる穿通創
- 著しい挫滅創
- 治療開始が遅れた咬傷：四肢で6〜12時間，顔面で12〜24時間
- 傷病者が免疫機能の低下する基礎疾患を有する，あるいは免疫機能を低下させる薬剤を使用している
- 縫合した咬傷

❸ ペット咬傷時に推奨される破傷風予防

破傷風トキソイドの接種回数	破傷風トキソイド	破傷風ヒト免疫グロブリン
3回未満あるいは不明	接種	接種
3回以上	最終接種から5年以上経過していれば接種	不要

- 全身症状を伴う，あるいは内服の抗菌薬の効果がみられない場合は静注薬を開始する．
- ネコひっかき病は，全身状態の悪化がみられない限り抗菌薬による治療は必ずしも必要ではない*3．

破傷風予防

- 予防接種歴をもとに判断する*4（❸）．定期接種がしっかりとされていれば通常，破傷風ヒト免疫グロブリンが必要となることはまれである．

> *3
> 有意にリンパ節腫脹が改善したが，その他の効果は認められなかった．
>
> *4
> 基本的に汚染創として扱う．

💊 処方例

内服薬（咬傷）

- 好気性菌および嫌気性菌の両方をカバーする抗菌薬を使用する．第2選択はペニシリンアレルギーの患者に使用できる．

  - 第1選択：アモキシシリン/クラブラン酸
    オーグメンチン® として30〜60 mg/kg/日を1日3〜4回で3〜5日分
    クラバモックス® として96.4 mg/kg/日を1日2回食前に3〜5日分
  - 第2選択：クリンダマイシン
    ダラシン® 15〜20 mg/kg/日*5 を1日3回＋ST合剤*6（バクタ®，バクトラミン®）トリメトプラムとして8〜10 mg/kg/日を1日2回で3〜5日分

内服薬（ネコひっかき病）

- アジスロマイシン（ジスロマック®）1日目10 mg/kg を1回，2日目以降5 mg/kg を1日1回で4日連続
  ただし初回の量は500 mg，その後の量は250 mg を超えないようにする*7．

静注薬（咬傷）

- 蜂窩織炎は10日間，菌血症を起こせば2週間，骨髄炎は6週間の治療を要する．

> *5
> 1回300 mgを超えない．
>
> *6
> 添付文書では，本人または家族が気管支喘息，じんま疹などアレルギー症状を起こしやすい体質であれば原則禁忌となっており，使用は慎重にする．
>
> *7
> 適応外使用である．

- 第1選択：アンピシリン/スルバクタム 60〜150 mg/kg/日[*8] を1日4回
- 第2選択：第2世代（セフロキシムなど）あるいは第3世代セファロスポリン（セフォタキシムなど）＋クリンダマイシン 15〜25 mg/kg/日を1日3回

[*8] 海外の報告では 200 mg/kg/日 となっている．

破傷風予防

- 破傷風トキソイド 0.5 mL を皮下あるいは筋肉注射
- 破傷風ヒト免疫グロブリン 250 単位を筋肉注射[*9]

[*9] 血液製剤であるため，感染症伝播のリスクなども考慮し，必要性を十分検討して使用する．

保護者への説明

再診指示
- 創部の感染徴候（発赤，腫脹，疼痛，熱感）を認めれば，再診を指示する．
- 感染のリスクが高い咬傷は，数日以内に再診し抗菌薬の継続，あるいは変更の必要性を評価する．
- 顔面を縫合した場合は抜糸が 5〜7 日後に必要となる．

再発予防
- 飼い犬であれば，発生状況を確認し，同じ事象が発生しない工夫を話し合うべきであろう．

薬を中止するタイミング

- 予防内服は飲みきって中止する．
- 感染を起こしている場合，局所感染だけであれば内服で開始し，数日以内に改善がない場合は静注薬へ変更する．
- 静注薬も病態に応じて定められた治療期間は完遂するが，改善していれば内服薬への変更も可能である．

参考文献
- Abrahamian FM, et al. Microbiology of animal bite wound infections. Clin Microbiol Rev 2011；24：231-46.
- Medeiros IM, et al. Antibiotic prophylaxis for mammalian bites. Cochrane Database Syst Rev 2001；(2)：CD001738.
- Stevens DL, et al. Practice guidelines for the diagnosis and management of skin and soft tissue infections：2014 update by the infectious disease society of America. Clin Infect Dis 2014；59：147-59.
- Ellis R, et al. Dog and cat bites. Am Fam Physician 2014；90：239-43.
- Bass JW, et al. Prospective randomized double blind placebo-controlled evaluation of azithromycin for treatment of cat-scratch disease. Pediatr Infect Dis J 1998；17：447-52.

疾患別の薬剤処方

凍瘡（しもやけ）

佐藤　勇｜よいこの小児科さとう

▶ 凍瘡（しもやけ）は，寒冷地では冬季に日常的に接する疾患であり，皮膚科医ばかりでなく小児科医でも治療を求められる皮膚疾患である．体質も要因の一つで，幼児期から繰り返すことが多く，時期になると毎年来院する例がある．学童期・思春期になると改善する例も多い．したがって，母親が「私も，しもやけで…」などと相談された場合，膠原病などほかの疾患との鑑別を要することもある．

▶ 栄養的素因も指摘されており，食糧難の時代には罹患率が高かったが，栄養事情が改善している昨今では減少しているという指摘もある．これには，子どもの遊び方の変化や，防寒具などの向上も関係していると考えられる[1]．

▶ 薬物療法とともに，予防法や日常生活でのケアも重要である．

凍瘡の特徴

- 凍瘡とは，手指足趾[*1]などの末梢の露出部分における寒冷刺激に対する毛細血管の循環機能異常によって発症する．自覚症状は強いかゆみと疼痛，圧痛などである．
- 「気温の低さ」が最大の発症要因ではなく，一日の気温の「日較差」が大きい時期に発症・悪化する．したがって，真冬よりも秋口や春先に意外に多い．また，足の多汗症の人は発症しやすい．これは，靴の中で「蒸れる」ことが発症因子で，冷えた状態から蒸れながら温度が上がると，気化熱の作用で悪化することが知られている．したがって，帰宅してから，すぐにこたつに足を入れることは勧められない．蒸れることでかえって悪化するため，帰宅後，湯で足を洗い，よく拭き取ることを指導するとよい．これには，乾燥させるとともに，血行をよくする効果もあると考えられる．
- 臨床上「T型」と「M型」があり，「T型」は「樽形」ともいわれ，足の指が赤く腫れて太くなる．この状態は指の中央付近に顕著で「でぶ」な指となる（❶）．通常かゆみが強く激烈な場合もある．「M型」は足裏などに斑状の赤みを生じ，浸潤が広がり，腫れてかちかちに硬くなることがあり，圧痛を伴う（❷）．
- 好発部位は手指足趾であるが，殿部や耳に生じることもある．教科書的には頬部も記載があるが，筆者は経験がない．
- 凍瘡は末梢の血行障害であるにもかかわらず，赤くうっ血しているように

[*1] 「指」と「趾」
皮膚科では手の場合は「指」，足の場合は「趾」と使い分ける習慣があるようだ．
二重言葉になるようであるが，「手指」「足趾」と記載することもある．

❶ T型凍瘡の軽症例

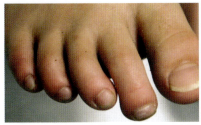

足趾中央から先端にかけて紅斑と腫脹を認める．

❷ M型凍瘡

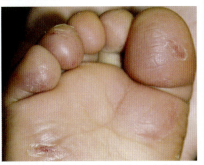

足趾に紅斑と腫脹がみられるほか，足底部には浸潤性紅斑がみられ，治癒過程の表皮剥離も認める．　　　　　　　（丸山友裕先生提供）

みえるのは，真皮層の血行障害によりリンパ球浸潤などの炎症反応が血管周囲に惹起され，紅斑浮腫が生じることによるとされている．つまり，寒冷刺激で誘発される滲出性紅斑と考えられている[2]．

📋 日常生活の注意・予防

- 予防には「冷えを防ぐ」ことが重要であるが，蒸れないようにすることも必要である．靴の中に雪が入ったり，水が入ってぬれた状態で放置しないよう子どもに指導することも有用である．靴下の替えをもたせるよう保護者に指導してもよい．
- 起立性調節障害に対する自律神経の鍛錬療法と同じく，「温冷交互浴」*2を凍瘡に勧める説もあるが，エビデンスは見つけられなかった．個人的には有効という印象がある．
- マッサージが有効とする記載は多いが，その方法について検証した文献は見つけることができなかった．入浴中に温めながらマッサージをするという方法は，一見妥当に思えるが，「温冷交互浴」同様のエビデンスレベルかもしれない．
- 子どもの足に「土踏まず」を形成する目的で，裸足保育を推奨する保育園がある．寒い時期になると，母親が，子どもの裸足にできた硬結を伴った皮疹を主訴に「なんでしょう？」と受診する例があるが，凍瘡の初期像であり，母親がしもやけを知らない場合がある．寒冷地での裸足保育に苦慮する場面でもある．

*2
温冷交互浴
湯による温めと，冷水による冷却を繰り返す．

💊 薬物療法—いつ・何を使うか，いつやめるか

基本の処方—凍瘡は罹病期間が長い

- 末梢血管拡張作用を有する内服薬を使用する．ユベラ®顆粒は有効な印象をもっており，筆者は内服を勧めている．

> - トコフェロールニコチン酸エステル(ユベラN®顆粒40%)　1回2〜4 mg/kg　1日3回　毎食後
>   (通園通学児には，1回3〜5mg/kg　1日2回　朝夕食後)
> - ツムラ当帰四逆加呉茱萸生姜湯エキス顆粒 7.5g(成人量)　2〜3回に分割内服

● 加えて，血行を改善する軟膏を併用する．筆者は好んでヒルドイドソフト®を処方する．ユベラ®の内服と併用することが多いためもある．軟膏類は内服薬と異なり，使用量を指定しにくい．使用量についてFTUなどを用いて，実際に保護者の前で塗ってみることも有効である．十分すり込むことでマッサージの効果も期待する．

FTU：finger tip unit

> - ヘパリン類似物質軟膏(ヒルドイド®ソフト軟膏)　1日数回　患部に塗布（マッサージを兼ねて塗布する）
> - トコフェロール・ビタミンA軟膏(ユベラ®軟膏)　1日数回　患部に塗布(マッサージを兼ねて塗布する)

ステロイド薬の使用はいつ？—「ずっとかゆい」とは限らない

● 凍瘡は罹病期間が長く，短期で治癒するとは限らない．ステロイド軟膏や抗ヒスタミン薬は，止痒薬として病勢をみながら処方してもよいと考えている．筆者はあまり強いステロイドの外用は行っていない．ステロイドは強さに比例して血管収縮作用があるので，ステロイド軟膏は病態論的には逆効果と思われる．短期的に使用するよう指導しても，患者は内服に比べて軟膏類は漫然と使用する傾向があり，「逆効果」のおそれがあるものは，そもそも使用しないほうが無難と考えている．

● 実際には，ヒルドイド®などと混ぜて処方することが多い．軟膏の伸びがよくなり使用感が良いためであるが，希釈効果は必ずしもないことに注意したい*3．

*3
ステロイド外用薬と保湿剤の混合では基剤の性質が変化することが多く，そのため皮膚透過性が変わることがある．同量を混合して，ステロイド濃度が2倍に希釈されても，皮膚透過量は，1.3〜5倍に増加したという報告もあり[3]，効果については必ずしも減弱しないことに留意したい．

> - デキサメタゾン吉草酸エステル　(ボアラ®軟膏)
>   ヒルドイド®ソフトと同量混合　1日2回塗布

● かゆみが強いときにはH_1受容体拮抗薬を加えることもある．冬季でインフルエンザの流行期に内服することもあり，年少児では熱性けいれんの遷延化に留意して処方する．

> - エピナスチン塩酸塩(アレジオン®DS)　1回0.5mg/kg　1日1回

いつ中止するか

● 罹病期間は春先まで続くことがあり，厳冬期よりも気温の寒暖差が大きい春先に悪くなることがあることを説明しておく．単純に暖かくなったらもう大丈夫だろう，という判断をしないよう注意を喚起する．

皮膚科専門医に相談するとき(鑑別診断が必要なとき)

- 治療に反応しない
- 季節外れなのに発症・悪化した(とくに母親など成人)
- カチカチのしこりになっているなど診断に自信がない場合

文献
1) 川端康浩．しもやけ・ひび割れの原因．医事新報 2010；4500：94-5．
2) 衛藤光．しもやけと自己免疫疾患．綜合臨床 2009；58：2503-4．
3) 大谷道輝ほか．ステロイド軟膏剤の混合による臨床効果と副作用への影響の評価．医療薬学 2003；29：1-10．

疾患別の薬剤処方

水痘・帯状疱疹

幸道直樹 | こうどう小児科

VZV：varicella-zoster virus

水痘

水痘とは

　水痘・帯状疱疹ウイルス（VZV）は回帰発症を特徴とするヘルペスウイルス科に属する．初感染で水痘を発症し，その後脊髄後根神経節に潜伏感染し，宿主免疫能の低下に伴い再活性化し帯状疱疹を惹起する．

　発症病理は完全に解明されてはいないが，これまでは，初感染では感染後4〜6日で一次ウイルス血症を起こし，二次ウイルス血症により皮膚に到達して水疱形成へ進むと考えられてきた．最近の研究では，上咽頭での感染後扁桃内のCD4陽性メモリーT細胞に感染し，そのまま24時間以内に皮膚に運ばれ，皮膚局所の宿主自然免疫反応とのバランスで水疱形成に約14日間を要するという仮説が提唱されている[1]．水痘予防は前者の理論に基づいて投与方法が考案されて効果が示されているが，今後の研究の発展を期待したい．

　水痘は発症後，紅斑，丘疹，水疱へと進み，膿疱を形成後痂皮化しておおむね1週間以内に治癒する．発疹出現の1〜2日前からすべての水疱が痂皮化するまで感染源となりうる．合併症としては皮疹部における細菌感染が最も多いが，まれな合併症として小脳炎が4,000人に1人，脳炎が33,000人に1人の割合で発症するといわれる．小脳炎の予後はおおむね良好である．その他，水痘肺炎が成人，免疫能が低下した状態で認められる．

　診断は視診による．典型的な水痘では皮疹は紅斑，丘疹，小水疱，痂皮形成などが混在していることが重要である（❶）．しかしワクチン接種後の水痘では皮疹も少なく，初期に水疱形成を認めないことも多く，虫さされや手足口病などと鑑別が難しい場合もある．診断不明の場合は免疫抗体法によるウイルス抗原の検出など検査室診断があるが，一般的には必要ない．

　これまでは水痘は冬から春にかけて好発時期を認めていたが，2014年10月からワクチンの定期化により季節変動の傾向はなくなってきており，発症者も乳幼児からワクチンの定期接種時期から外れた5〜6歳児以降にピークが移ってきている．重症水痘のハイリスク患者としては新生児，成人，妊婦，免疫抑制剤投与中の患者があげられる[1,2]．

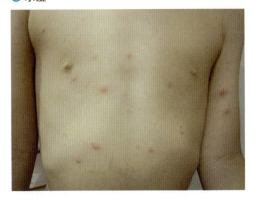

❶ 水痘

水痘の治療—抗ウイルス薬の投与

健常小児水痘に対する治療

- アシクロビルはグアノシン類似体で，感染した細胞内でリン酸化された後ウイルスに取り込まれるが，3′ OH構造をもたないためウイルスDNAの増殖を抑制する．その作用機序から水痘発症早期に投与することが望ましく，72時間以降の投与では効果は著しく低下する．
- 日本では発症早期にアシクロビルを投与することも可能であり，筆者は軽症化のために積極的にアシクロビルを投与している[*1]．水痘ワクチン接種後の水痘は軽症であり，他児への二次感染力も低下していることが報告されているので，全身状態をみながら自然経過で観察することも選択肢としてありうる[3]．
- ❷に抗ウイルス薬の種類と用量・用法をあげる．アシクロビルを80 mg/kg/日，経口投与（分4）5日間，投与時期は水痘発症後24時間以内，できれば3日以内に投与することが望ましい．プロドラッグであるバラシクロビルは発症2日以内に75 mg/kg/日，経口投与（分3）5日間である．
- 外用薬の使用：アシクロビル外用薬が存在するが，水痘や帯状疱疹への適応はない．全身性疾患であり抗ウイルス薬の経口投与で必要十分である[*2]．

重症水痘をきたす可能性のあるハイリスク児（者）[*3]への治療

- きわめてまれであるが，ハイリスク児（者）では進行性水痘による凝固異常，出血，内臓臓器浸潤をきたし，肺炎，肝機能障害，DICの合併から，致死的経過をたどる重症水痘が存在する．
- 母親が児の出生5日前から出生後2日以内に水痘に罹患した場合には，児が重症水痘になる可能性が高いため，発症したならばすみやかにアシクロビル静注による治療を行う．体重1 kgあたり5 mgを1日3回，1時間以上かけて点滴静注する．
- 12歳以上の健康小児・成人には，発症後可能な限りすみやかにアシクロビルの経口投与を開始するとともに，肺炎の合併症をきたす可能性もあり慎重な観察が必要である．
- ネフローゼ症候群などステロイド薬を長期に投与している疾患は多いが，コントロールが良好であれば経口治療で可能である．
- 悪性腫瘍治療児，点頭てんかんでACTH療法中などでは入院にて加療することが望ましい．

水痘の予防

一次予防

- 水痘はいったん感染すれば治癒後もウイルスは脊髄後根神経節に潜伏し，後に帯状疱疹の原因になるため，可能な限りワクチンによる一次予防が重要である[*4]．

二次予防

- 水痘患者と接触した際の感染予防としては，❸に示す方法などにより発病の回避または軽症化が期待できる．どの方法を選択するかは，曝露を受

[*1] 米国では医療機関へのアクセス状況も異なり，水痘発症早期に受診することは少なく，そのことから米国小児科学会では合併症への予防効果はないこと，コスト面も考慮して，12歳以下の健常小児における水痘に対してアシクロビルをルーチンに投与すべきではないという声明を出している．

日本においては一定の見解は出されていないが，2002年に主に開業医を対象に調査された結果では半数以上が積極的に使用すると回答し，最近ではより多くの医師がルーチンに投与している実態がある．健常児へのアシクロビルの投与により，有熱期間の短縮，瘙痒の軽減，皮疹総数の減少がみられ，安全性が有意に認められている．また，水痘は学校保健安全法に基づきすべての発疹が痂皮化するまでは出席停止と定められており，さらに出席停止により保護者の就業が制限されるなどの問題もあるので，アシクロビルの投与は有用と考えられる．

[*2] 習慣的にフェノール亜鉛華軟膏（カチリ）が用いられているが，適応は皮膚瘙痒症などであり水痘への適応はない．また，びらん，潰瘍などには禁忌とされており筆者は使用していない．

[*3] ハイリスク児（者）としては新生児，12歳以上の小児，成人，妊婦，ステロイドホルモン投与中など免疫低下状態にある小児，悪性腫瘍治療中の小児などがあげられる．

DIC：disseminated intravascular coagulation

ACTH：adrenocorticotropic hormone

❷ 抗ウイルス薬の種類と用量・用法

	剤形	1回用量	用法	1回最高用量	適応症	注意
アシクロビル	顆粒，錠剤	20 mg/kg/dose	1日4回投与	800 mg（単純疱疹は200 mg）	帯状疱疹 単純疱疹 水痘	1：錠剤は水痘への適応なし 2：投与日数は水痘は5日，帯状疱疹は7日
	静注用	5 mg/kg/dose	1日3回，1時間以上かけて点滴静注	上限は1回体重1 kgあたり20 mg（成人は10 mg）までとする	免疫機能の低下した患者に発症した上記疾患	
バラシクロビル	顆粒，錠剤	25 mg/kg/dose	1日3回投与（単純疱疹には1日2回）	1,000 mg（単純疱疹は500 mg）	帯状疱疹 単純疱疹 水痘	
ファムシクロビル	錠剤	1回500 mg（単純疱疹には250 mg）	1日3回経口投与		帯状疱疹 単純疱疹	小児への適応はない

けた患者の免疫状態や年齢などさまざまな要因により適応は異なる．
- 水痘ワクチンの緊急接種による発症予防は良好であるという報告がある一方，最近の中村らの報告では有意差が認められていない[4]．発症予防効果は少なくても軽症化は認められている．今後のさらなる検討が待たれる．
- 二次感染予防を積極的に考慮すべき患者としては，免疫抑制状態にある患者，妊婦，母親が出産前5日以内から出産後2日以内に水痘を発症した場合の新生児などがあげられる．
- 一方健康小児が曝露した場合は通常，二次感染予防は推奨されないが，院内感染や特別な事情で感染を回避したい場合には保険適用はないが，アシクロビルの経口投与を試みてもよいと思われる．曝露日を0日として7日目からはアシクロビル40〜80 mg/kg/日（分4）を7日間投与，ほかには20 mg/kg/日（分2）5日間投与でそれぞれ発症回避や軽症化に有効とする報告がある[*5]．

帯状疱疹

帯状疱疹の治療
- 抗ウイルス薬を投与する．用量・用法は水痘と同様である．
- まれに重症化し病変が帯状に進展し，全身播種をきたし汎発性帯状疱疹となる場合がある．また三叉神経第1枝領域に発症した帯状疱疹は眼合併症を認めることも多く，ハント症候群では外耳道，耳介周囲の帯状疱疹と顔面神経麻痺，耳鳴，難聴，めまいなどの内耳症状を呈する．このような場合はアシクロビルの点滴静注にて治療する．
- 帯状疱疹では急性期・亜急性期疼痛，帯状疱疹後神経痛（PHN）が知られているが，一般に小児においてはきわめてまれである．
- 急性期疼痛にはアセトアミノフェンなどが有効とされている．NSAIDs も使用されるが，1週間以上続く場合にはペインクリニックへの紹介などを

[*4]
米国では1995年より定期接種されていたが，自然流行が少なくなることから breakthrough varicella が増加し，2006年からは2回接種となっている．日本ではようやく2014年10月から1〜3歳未満児において2回接種での定期化が開始された．1回接種での発症予防効果は40〜50%とそれほど高くないが，軽症化有効率は90%以上とされている．2回接種における有効率は今後の検討課題である．水痘ワクチンの定期化により水痘発症はより高年齢化してきている．現在，定期接種の対象でない未発症の年長者にも積極的にワクチンを接種することが望ましい．

❸ 水痘患者と接触した際の感染予防

- 曝露後72時間以内（できれば24時間以内）に水痘ワクチンを接種
- 生ワクチンの緊急接種ができない免疫抑制患者では96時間以内に免疫グロブリン（VZIG/IVIG）
- アシクロビルの内服・静注

VZIG：varicella zoster immunoglobulin
IVIG：intravenous immunoglobulin

帯状疱疹とは

VZV初感染後ウイルスは水疱部の知覚神経末端から求心性に、あるいはウイルス血症により血行性に知覚神経節に到達し潜伏感染する。潜伏したVZVは特異的免疫が低下する状況下で再活性され、神経線維に沿って遠心性に皮膚に到達して、その支配領域に帯状疱疹を発症する。したがって帯状疱疹は小児では少なく、多くは50～60歳以上の成人である。小児期発症帯状疱疹は成人に比し皮疹、疼痛などの症状はきわめて軽い。

診断は水痘と同様に視診で可能である（❹）。帯状に配列した水疱の集合であり、特徴的紅暈を伴う。小児では痛みを伴わないことに注意する。単純疱疹や伝染性膿痂疹が鑑別にあげられる。

15歳未満の小児期に発症した帯状疱疹では5～6歳にピークがある。多くは水痘罹患後平均4.5年の間隔で帯状疱疹を発症している。1歳未満で水痘に罹患した場合、小児期に帯状疱疹になりやすいといわれているが、その頻度などは不明である。

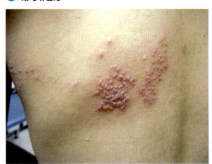

❹ 帯状疱疹

考慮する。PHNは神経痛であり、NSAIDsは無効である*6。

帯状疱疹の予防

● 疫学調査により50歳を過ぎるころから急激に帯状疱疹が増加するので、欧米ではすでに50歳以上を対象に水痘ワクチンによる予防が試みられ、帯状疱疹発症予防やPHN発症予防に効果があることが報告されている。日本では2016年2月より、現行の水痘ワクチンが50歳以上の成人において帯状疱疹予防として認められた*7。

*5
予防を試みて発症が阻止された多くの症例で、その後血清IgGの陽転化が報告されているが、終生免疫となるかは不明であり、ブースター効果を期待して適切な時期に水痘ワクチンを接種することも考慮する必要がある。

PHN：post-herpetic neuralgia

*6
抗てんかん薬であるプレガバリンが治療薬として承認されている5)。

*7
さらに不活化ワクチンによる治験も行われており、良好な抗体上昇が認められることから早晩利用可能になると思われる。

🔗 文献

1) Breuer J, et al. Varicella zoster virus：natural history and current therapies of varicella and herpes zoster. Herpes 2007；14 Suppl 2：25-9.
2) 日高靖文．水痘，帯状疱疹．豊原清臣ほか監．開業医の外来小児科学．改訂6版．東京：南山堂；2013．p.394-401.
3) 長尾美香ほか．健常小児水痘に抗ウイルス薬を使用すべきか？　小児感染免疫 2014；26：519-22.
4) 中村豊．水痘ワクチンの有効性の研究―日本外来小児科多施設共同研究．外来小児科 2015；18：519-20.
5) 渡辺大輔ほか．帯状疱疹の診断・治療・予防のコンセンサス．臨床薬理 2012；28：161-73.

疾患別の薬剤処方

アタマジラミ，疣贅

田中秀朋｜あかちゃんとこどものクリニック

アタマジラミ

薬を出すタイミング
- アタマジラミと診断したらすぐに治療を開始する．成虫を目にすることはほとんどない．頭髪にこびりついた虫卵を発見したら，治療を開始する．頭皮をかゆがったり，保育所，幼稚園，学校で流行したりしたら，頭髪の付け根を丹念に調べる．

処方例
- 日本には，保険適用の薬剤がない．

フェノトリン
- 最も一般的で簡便なのが，市販薬のフェノトリン（スミスリン®シャンプー，スミスリン®パウダー）である．虫卵には無効で，成虫や幼虫を殺すのが目的．産卵の周期を考慮して，3日に1回の間隔で，3，4回使用を繰り返す．問題は，接触皮膚炎や薬剤抵抗性のシラミの存在である[*1]．

アタマジラミ用の梳き櫛の使用
- アタマジラミ用の梳き櫛は，副作用の心配がなく，薬剤抵抗性の問題もないため非常に有用だが，取り残しがあると治療効果が期待できない．頭髪の多い女児の場合は，虫卵を1つ残さず除去するには根気が必要である．
- 梳き櫛は乾いた髪に用いるよりも，濡らして使ったほうがうまくいく．頭髪の長い女児では，とくに❷の手順で行うとよい．

アタマジラミ

小児に多い感染症で，頭皮に寄生して吸血し，頭髪に産卵して繁殖する（❶）．保育所や幼稚園，学校で集団発生することがある．日本では，1971年に有機塩素系殺虫剤の使用禁止に伴い，集団発生がみられるようになった．1982年にピレスロイド系殺虫剤（スミスリン®パウダー）が発売されてから患者数は減少傾向となったが，1990年代以降再び増加傾向を示している．
成虫を確認できることはまれで，頭髪の根元付近にある虫卵を確認して診断する．髪の長い女児のほうが男児よりも寄生率が高い．

[*1]
国立感染症研究所によると，フェノトリン抵抗性のアタマジラミの報告がある．

---

❶ アタマジラミの卵，抜け殻，幼虫

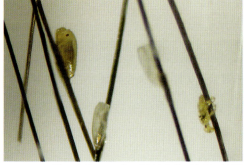

（和田康夫．2010[1]．著者より許可を得て転載）

❷ アタマジラミ用の梳き櫛の使用手順

① 浴室でシャンプーした後，コンディショナーを使って滑りをよくしたうえで，まずは通常の櫛で髪の毛の絡みをとる．
② 櫛どおりがよくなったところで，シラミ専用の梳き櫛を用いる．髪の根元から毛先まで1ストロークで梳き櫛を使う．櫛に虫卵や虫体がついてきたら，そのつど梳き櫛から虫卵や虫体を取り除く*．
③ 十分に頭髪全体に梳き櫛を用いたら，通常どおりコンディショナーを洗い流す．

うまくいけば，3日ほどでほとんど除去できるとのことであるが，除去が不十分だと繁殖によって数日後には虫卵が増えるので，数日の間は丹念に頭髪を確認する必要がある．

*くせ毛などで櫛が引っかかりやすい髪質の場合は，櫛に溝が彫りこまれたニットピッカーコーム（旧ニットフリーコーム）ではなく，ライスマイスター®という商品を用いたほうがよい．

頭髪を剃る
- 頭髪を剃って丸坊主にするのが最も簡便で有用ともいわれているが，女児には実践しにくい方法である．

民間療法
- マヨネーズや食用油（オリーブオイル），食用酢（酢酸）による治療法がインターネット上で散見される．しかし，アレルギーの経皮感作などを考慮すると，とくにマヨネーズなど蛋白質を含んだ食品の使用は勧められない．

> ▶頭髪を丸坊主にできる場合は丸坊主にする．それができない場合は，髪形をできる範囲で短くしたうえで，梳き櫛を使って虫卵と虫体を除去する．手間と時間はかかるが，副作用がないため，すべての人に実践できる方法である．
> ▶この方法で，治療がうまくいかないと判断した場合は，スミスリン®を使用する．

保護者への説明
- 保育所，幼稚園，学校などの集団生活で感染するが，登園や登校の規制はない．
- 入浴やプールなどについて，制限は必要ない．
- 不潔だから発症したのではない（衛生状態とは無関係．恥じることはない）．
- 直接の接触によって感染する．体を接触させて遊ぶ幼児期に多い．
- 枕，シーツ，頭皮を拭くタオルなどを介する伝播もあるので，共用しない．
- 友人，家族に発症者がいる場合は，同時に加療しないと再感染する可能性が高い．

再診指示が必要な患者・症状
- 2週間治療をしても治癒しない場合は，治療法の再考のために再受診とする．

薬を中止するタイミング
- 3日以上虫卵がみられなくなれば，完治と判断する．

📖 疣贅

- 本項では，小児によくみられる尋常性疣贅と伝染性軟属腫について説明する．

尋常性疣贅（いわゆる"いぼ"）
薬を出すタイミング
- 疣贅と診断したとき，治療を開始する．
- 外来処方薬としては，スピール膏M®外用とヨクイニンエキス内服以外は保険適用がない．
- 治療の基本は液体窒素凍結治療など外来処置であり，通院を継続してもら

疣贅とは
ウイルスによる良性腫瘍性疾患である．尋常性疣贅，扁平疣贅，尖圭コンジローム，伝染性軟属腫などが含まれる．

尋常性疣贅
小児の皮膚疾患として頻度が高く，全身のどこにでも出現しうる．ヒトパピローマウイルス（HPV）感染による．HPV-2が主体であるが，4，7，26，27，57型などが発症しうる．指趾や手背足底（❸）に好発（"ウオノメ"と思われている皮疹の大半が尋常性疣贅）．痛みやかゆみなどの自覚症状はない．

HPV：human papilloma virus

❸ 足底疣贅(モザイク疣贅) 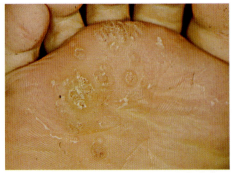　❺ 伝染性軟属腫(膝窩)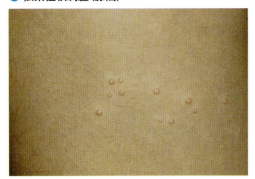

(江川清文. 2010²). 著者より許可を得て転載)

うことになる．

処置例

- サリチル酸(スピール膏M®)外用(有効率0〜80%)
- ヨクイニンエキス内服(改善以上81.5%, うち消失37.6%)
- 液体窒素凍結治療(有効率39%?)

- これは処方ではなく，外来処置である．スプレーによる方法と綿球を使用する方法がある．疼痛を伴うので，加減をしながら行う．
- ❹にあげるものは，有用であるとの報告はあるものの保険適用がない．

保護者への説明

- いぼは，手足の小さな傷からウイルスが皮膚に侵入してできたものである．
- 皮膚の表面で増えるが，ほかの場所に移ることがある．
- 絆創膏などで覆うなど，うつらないように工夫する．
- 他人への感染力は強くないため，登園・登校の制限はない．
- 入浴やプールの制限もない．
- 治りにくいものなので，根気よく通院してもらう必要がある．

再診指示が必要な患者・症状

- 3か月継続して無効な場合，ほかの治療を検討する．

薬を中止するタイミング

- 完治したとき．

伝染性軟属腫(いわゆる"みずいぼ")

薬を出すタイミング

- 内用薬や外用薬で有効なものはないので，治療は原則として皮膚処置である．
- 本症以外にアトピー性皮膚炎や湿疹などの皮膚炎が存在する場合，掻破により患部を拡大させないためにステロイド外用薬や抗ヒスタミン薬を投与する．
- 掻破しなければ症状が悪化しないため，数が少なくて増加傾向がない場合，スキンケアのみで経過観察する場合もある．

❹ 尋常性疣贅に有用とされる処方

- ブレオマイシン局所注射*
- 接触免疫療法
- 5-FU外用
- レーザー療法
- 活性型ビタミンD_3外用
- モノクロル酢酸外用
- グルタルアルデヒド外用
- 電気凝固

*激痛があるが，治癒率65〜85%．
5-FU：5-fluorouracil

伝染性軟属腫

伝染性軟属腫ウイルスによる感染症である(潜伏期は14〜50日)．皮疹が少ないものから多発するものまでさまざまだが，医師の治療方針もさまざまである．小児の体幹や四肢に好発する．直径2〜8mm，常色から軽度白色のドーム状小結節が多発する．表面は平滑で光沢があり，中央は臍窩状に陥凹する(❺)．瘙痒はないか，軽度．掻破によって疣贅内容物が表皮に付着して自家感染する．春から夏にかけて多い．数か月から3年で免疫を獲得することによって，自然治癒する．

❻ 伝染性軟属腫の処置方法

- 鑷子を押し付けながら軟属腫を真皮近くから表皮内につまみ出す．そして鑷子を引っ張らずに皮膚と平行の横方向にカットする．しかし，患者が激しく動けば思ったとおりにいかないこともある．
- 1回に除去する数を数個にとどめる．
- 摘み取る際に疼痛を伴う場合，2回目以降の治療を拒否する患者が多い．そこで，処置前にペンレス®（リドカイン）テープなどで表面麻酔を行う医師が多い．ただし，局所麻酔薬を用いるこの方法はアナフィラキシーのおそれがあるため，院内でテープを貼って待機してもらうなどの工夫が必要である．

*2
筆者は10個以上皮疹があれば皮膚処置を勧めている．

処置例

- トラコーマ鑷子やリング鑷子で除去するのが最も確実である．一般に痛いとされている手技であるが，中村健一によると，❻ に示す方法で行えば痛みはかなり軽減するようである[3]．要は感覚神経のある真皮をむしり取らなければよいのである．
- 皮疹が多いと，1回の皮膚処置で治癒しないため，数が少ないうちに治療を開始すべきである．筆者は，伝染性軟属腫が10個以上あれば治療開始するように勧めている．
- 皮疹が多くて全摘出が難しい場合，大きめの軟属腫から摘除することで，ほかの小さな軟属腫が自然消退することがある．
- 鑷子による摘除がどうしてもできない場合，40％硝酸銀水溶液塗布，サリチル酸絆創膏貼付，消毒用イソジン®塗布で対応することがある．

保護者への説明

- 掻破すると周囲に感染する．
- 数か月から3年持続することがあるため，数が少ないうちに治療すべきである．
- アトピー性皮膚炎など広範囲に皮膚炎が存在すると重症化しやすく，夏季は伝染性膿痂疹を合併しやすい．
- 増加傾向がある場合は，少ないうちに治療してしまうべきである*2．

再診指示が必要な患者・症状

- 皮疹の数が増えていたり，皮疹の外見が変化したりしたとき．

薬を中止するタイミング

- 皮疹が消失したとき．

▶ 文献

1) 和田康夫．疥癬，アタマジラミ，ケジラミ．五十嵐隆総編集，馬場直子専門編集．小児科臨床ピクシス17 年代別子どもの皮膚疾患．東京：中山書店；2010．p.182-3．
2) 江川清文．尋常性疣贅，青年性扁平疣贅．五十嵐隆総編集，馬場直子専門編集．小児科臨床ピクシス17 年代別子どもの皮膚疾患．東京：中山書店；2010．p.162-5．
3) 中村健一．ウイルス性乳頭腫（疣贅＝いぼ），伝染性軟属腫．診療所で診る子どもの皮膚疾患．東京：日本医事新報社；2015．p.102-9．

▶ 参考文献

- 清水宏．あたらしい皮膚科学．第2版．東京：中山書店；2010．p.470-5．
- 中村健一．アタマジラミ．診療所で診る子どもの皮膚疾患．東京：日本医事新報社；2015．p.126-7．
- 江川清文．尋常性疣贅．宮地良樹編．皮膚疾患ベスト治療—臨床決断の戦略エビデンス．東京：学研メディカル秀潤社；2016．p.234-41．
- 増井友里．伝染性軟属腫．五十嵐隆総編集，馬場直子専門編集．小児科臨床ピクシス17 年代別子どもの皮膚疾患．東京：中山書店；2010．p.154-5．

疾患別の薬剤処方

口内炎，口唇ヘルペス，鵞口瘡（口腔カンジダ症）

小野靖彦 | おの小児科医院

口内炎

- 口内炎は，アフタ性口内炎が多いが，感染症，自己免疫疾患，原因不明のものもあり，鑑別診断が困難な場合もある．口腔内潰瘍の鑑別診断を❶[1]に示す．

❶ 口腔潰瘍の鑑別診断

口腔潰瘍			鑑別点
ウイルス性	ヘルペスウイルス		水疱から潰瘍になる．ツァンク試験で核内封入体と多核巨細胞
	ヘルペス性歯肉口内炎		発熱，悪寒，痛み．歯肉・口唇の病変．水疱が破れ潰瘍となる
	再発性		口腔外の水疱（口唇など）再発の既往．日光を浴びた後に多い
	サイトメガロウイルス		immunocompromised patient
	水痘		典型的な皮膚病変に伴う口腔内潰瘍
	コクサッキーウイルス	手足口病	ウイルス感染前駆症状．夏季に多く，流行することが多い．手・足・口腔内の病変．口腔内病変は頰粘膜・歯肉・舌・咽頭にみられる
		ヘルパンギーナ	ウイルス感染前駆症状．潰瘍が軟口蓋，扁桃，口蓋垂，咽頭後壁にみられる
	ヒト免疫不全ウイルス		小児では口腔内カンジダ症が最も多い口腔内病変．アフタ性口内炎は成人に多い
原因不明	アフタ性口内炎	小アフタ	小児期発症の反復性口内炎の既往．小さい，発赤を伴った辺縁のはっきりした潰瘍が口腔粘膜にみられる．典型的には7〜10日で治癒する
		大アフタ	大きい口腔内潰瘍（>1cm）．多くは10〜30日間続き，瘢痕を生じることもある
		ヘルペス様潰瘍	多発性小潰瘍（融合することもある）．典型的に7〜10日で治癒
	PFAPA		反復するアフタ性口内炎，発熱，咽頭炎，リンパ節炎の既往
自己免疫疾患	ベーチェット症候群		性器潰瘍，ぶどう膜炎，網膜炎，アフタ性口内炎と同様の口腔内潰瘍
	ライター症候群		尿道炎，結膜炎，関節炎．男性に多い
	炎症性腸疾患		血性下痢，他の消化管の潰瘍，口唇や顔面の腫脹
血液疾患	周期性好中球減少症		反復する発熱と好中球減少
アレルギー性	桂皮アルデヒドを含む製品		シナモン風味の歯磨き粉，チューインガム使用の既往
	ラウリル硫酸ナトリウムを含んだ歯磨き粉		ラウリル硫酸ナトリウムを含んだ歯磨き粉使用の既往

(Rudolph CD, et al. 2011[1])

反復性アフタ性口内炎

- 原因：原因は不明で，アレルギー・免疫反応，口腔粘膜の傷，ストレスなどが関与しているといわれている．反復する場合には栄養素の欠乏（鉄，葉酸，ビタミン B_{12}，亜鉛など），炎症性腸疾患，ベーチェット病，グルテン過敏性腸症，PFAPA症候群，スイート症候群，HIV感染，周期性好中球減少などに注意が必要である．
- 治療：対症療法を行う．食事は刺激物を避けて，かまずに呑み込めるものを与える*1．水分補給は，牛乳，麦茶，みそ汁，冷めたスープなどがよい．

鎮痛薬

- 食事の前に投与して，痛みを緩和する．

アセトアミノフェン*2

> 1回10〜15mg/kg，成人1回300〜1,000mg（最大60mg/kg/日，4,000mg/日）
> 投与間隔は4〜6時間以上
> - カロナール® 細粒20% など　0.05〜0.075g/kg/回（10〜15mg/kg/回）
> - アンヒバ® 坐剤小児用50mg，アンヒバ® 坐剤小児用100mg，アンヒバ® 坐剤小児用200mg など（10〜15mg/kg/回）

イブプロフェン*3

> 1日量：5〜7歳200〜300mg，8〜10歳300〜400mg，11〜15歳400〜600mg，成人600mg　1日3回に分けて服用
> - ブルフェン® 顆粒20%，ブルフェン® 錠100，ブルフェン® 錠200 など
>   1回量：6か月40mg，1歳50mg，3歳75mg，7歳6か月100mg，12歳150mg，成人200mg

口腔用ステロイド

- ケナログ® 口腔用軟膏0.1%，デキサルチン® 口腔用軟膏0.1% などの塗布は，痛みの緩和に有効であるが，治癒を促進することはない．

局所麻酔薬

- リドカイン（キシロカイン® ビスカス2% など）を塗布すると痛みの緩和に有効であるが，飲み込むと咽頭・喉頭の麻痺が生じる可能性がある．小児への安全性は確立されていない．

ベドナーアフタ

- 症状：乳児の口蓋後方粘膜に生じる円形のアフタ様潰瘍．
- 原因：哺乳瓶の乳首などによる刺激が原因になって潰瘍ができる．
- 治療：刺激がなくなると自然治癒する．

ヘルペス性歯肉口内炎

- 症状：6か月から5歳に多く，典型的な症状は，高熱とともに口腔内に小水疱が多発し，水疱が破裂してびらんとなる．歯肉が発赤腫脹し出血もみられる*4．乳児は指しゃぶりの指，口の周囲にも病変がみられることがある．発熱は4〜5日間，口腔の痛みは1週間程度で軽快する．しかし，初感染例の多くは自覚症状がなく，症状があっても，皮膚の小発赤・亀裂，口腔内の少数の潰瘍のみ，咽頭炎のみの症例も多い．

反復性アフタ性口内炎

小児から成人まで口腔内潰瘍の原因として最も多いものである．小児期に発症することが多い．病型には，小アフタ，大アフタ，ヘルペス様潰瘍がある．小アフタの症例が多く，大アフタは思春期後に出現することが多い．ヘルペス様潰瘍は女性に多く，発症年齢がほかの2型より遅い．
小アフタは，有痛性の楕円形偽膜性小潰瘍で周囲に炎症性発赤（紅暈）と浮腫を伴う．舌，口唇，歯肉，頬粘膜に好発する．単発あるいは数個みられる．一般に発熱や頸部リンパ節腫脹は伴わない．1〜2週間で治癒するが，反復することが多い．

PFAPA：periodic fever, aphthous stomatitis, pharyngitis, and adenitis

HIV：human immunodeficiency virus

*1
プリン，ゼリー，アイスクリーム，冷めたおじや，とうふ，冷めたグラタンなど．

*2 アセトアミノフェン
最高血中濃度到達時間は約0.43時間，血中濃度半減期は約2.9時間で，抗炎症作用はほとんどない．大部分が肝臓で分解され，24時間で尿中に排泄される．

*3 イブプロフェン
アセトアミノフェンに次いで広く使用され，とくに米国ではOTCで扱う解熱薬の中心となっている．消炎・鎮痛・解熱作用を比較的バランスよくもっている．最高血中濃度到達時間は約2.1時間，血中濃度半減期は約1.8時間，効果は4〜8時間程度持続する．アセトアミノフェンよりも解熱効果の持続が長い．

OTC：over the counter drug

- 診断：年長児ではA群溶血性連鎖球菌との鑑別が困難な症例もある．口内炎・歯肉炎がみられない症例の診断は困難である．臨床症状から診断するが，ツァンク試験（水疱の内容物をプレパラート上でギムザ染色する）でウイルス性巨細胞がみられる[*5]．病変部の細胞に蛍光抗体法（FA）を用いてウイルス抗原を調べると型まで検査できる[*6]．

鎮痛解熱薬

アセトアミノフェン

1回10〜15 mg/kg，成人1回300〜1,000 mg（最大60 mg/kg/日，4,000 mg/日）[*7]
投与間隔は4〜6時間以上
- カロナール® 細粒20% など　0.05〜0.075 g/kg/回（10〜15 mg/kg/回）
- アンヒバ® 坐剤小児用50 mg，アンヒバ® 坐剤小児用100 mg，アンヒバ® 坐剤小児用200 mg など（10〜15 mg/kg/回）

イブプロフェン

1日量：5〜7歳 200〜300 mg，8〜10歳 300〜400 mg，11〜15歳 400〜600 mg，成人600 mg　1日3回に分けて服用
- ブルフェン® 顆粒20%，ブルフェン® 錠100，ブルフェン® 錠200 など
　1回量：6か月 40 mg，1歳 50 mg，3歳 75 mg，7歳6か月 100 mg，12歳 150 mg，成人 200 mg

抗ウイルス薬

- 健康小児のヘルペス性歯肉口内炎への抗ウイルス薬の適応は確立されていないが，初感染か再発か，臨床症状の重症度，年齢，基礎疾患の有無などを考慮してアシクロビルの使用を決める．初感染では，免疫がないので，再発よりも治療が必要なことが多い．典型的なヘルペス性歯肉口内炎の症例は，できるだけ早期に抗ウイルス薬を使用したほうがよいと思われる．
- アシクロビル：1回20 mg/kgを1日4回経口投与（1日の最大用量は800 mg）する．発症後3日以内に使用を開始する[*8]．
- バラシクロビル：体重10 kg未満の小児には1回25 mg/kgを1日3回，体重10 kg以上の小児には1回25 mg/kgを1日2回経口投与する．ただし，1回最大用量は500 mgとする．体重40 kg以上の小児に1回500 mgを1日2回経口投与する．

軽症の場合の処方例

鎮痛解熱薬

- カロナール® 細粒20%　0.05〜0.075 g/kg/回（10〜15 mg/kg/回）
- アンヒバ® 坐剤100 mg，200 mg など（10〜15 mg/kg/回）

重症の場合の処方例

抗ウイルス薬

- ゾビラックス® 顆粒40%　1回0.05 g/kg（1回20 mg/kg）　1日4回
　1日4回が望ましいが，乳幼児に6時間ごとの服薬は困難であり，実際は8時間ごとの3回投与になることが多い．
　ゾビラックス® 軟膏5% 5g　1本　1日2〜3回塗布[*9]

ヘルペス性歯肉口内炎

主に6か月〜5歳の小児が単純ヘルペスウイルス1型（HSV-1）の初感染で発症する．まれに単純ヘルペスウイルス2（HSV-2）でも発症する．粘膜と粘膜・皮膚の接触，分泌物との接触で感染し，潜伏期は約1週間である．

HSV：herpes simplex virus

[*4]
ヘルペス性歯肉口内炎で入院を必要とする場合は，経口摂取ができないときである．食事・水分補給はアフタ性口内炎と同じように行い，脱水を起こさないように注意する．

[*5]
感度85%程度といわれている．

FA：fluorescent antibody

[*6]
初感染ではペア血清でIgG抗体の上昇とIgM抗体の出現がみらる．カポジ水痘様発疹症の再発などで広範囲に発疹がみられる場合にはIgG抗体の有意な上昇がみられる．

[*7]
急性上気道炎（急性気管支炎を伴う急性上気道炎を含む）の解熱・鎮痛では成人1回300〜500 mg，原則として1日2回まで，1日最大1,500 mg．

[*8]
『Nelson』には15 mg/kg（1日の最大用量は1,000 mg）を1日5回経口投与，7日間使用するように記載されている[2)]．

[*9]
内服が局所への塗布よりも有効である．米国FDAは，市販の抗ウイルス薬外用薬使用で耐性ウイルスの出現を増加させるおそれがあると警告している．

アシクロビル

DNAポリメラーゼ阻害薬で，ヘルペス群ウイルス感染細胞内でウイルス誘導のチミジンキナーゼにより酸化されて活性型のアシクロビル三リン酸となり，ウイルスDNAポリメラーゼを阻害するとともにウイルスのDNAに取り込まれてウイルスのDNA鎖形成を阻害する．正常細胞は活性化を受けないので，正常細胞への毒性はきわめて低い．アシクロビルはHSV-1とHSV-2にとくに有効で，水痘ウイルス治療の1/10の濃度で効果がある．

バラシクロビル

アシクロビルのプロドラッグで，肝臓で分解されてアシクロビルになる．経口投与でアシクロビルの吸収率は15〜30％であるが，バラシクロビルは50％以上である．バラシクロビルの小児での薬物動態のデータは限られている．

*10
重症例では口腔内細菌の重複感染を考慮してアモキシシリン/クラブラン酸を追加する．

*11
日本人では10人に1人が口唇ヘルペスにかかったことがあると推計されている．病変は唇と口腔粘膜の境界（口唇紅部）が多く，鼻，顎，頬，口腔粘膜にもみられる．学童期では病変出現前にかゆみ，ほてり，違和感などが3〜6時間みられることがある．

- バルトレックス®顆粒 50％
  体重 10kg 未満　1回 0.05g/kg（1回 25mg/kg）　1日 3回
  体重 10kg 以上　1回 0.05g/kg（1回 25mg/kg）　1日 2回

抗菌薬*10

- クラバモックス®小児用配合DS　1回 48.2mg/kg　1日 2回

● 食事・水分補給はアフタ性口内炎と同様に行う．

📋 口唇ヘルペス*11

● 赤い小丘疹の小集団が出現し，水疱・潰瘍・痂皮化して6〜10日で治癒する．
● 治療：抗ウイルス薬の使用で治癒が短縮できる．内服が局所への塗布よりも有効である．治療薬はヘルペス性歯肉口内炎と同じである（❷）．

単純ヘルペスウイルス感染症

● 単純ヘルペスウイルス（HSV）の自然宿主はヒトだけで，感染に季節性はなく，主に接触感染である．単純ヘルペスウイルスは1型（HSV-1）と2型（HSV-2）があり，HSV-1は水疱，びらん面などの病変部や唾液などとの接触感染や飛沫感染，またはウイルスに汚染された手指や器具などから感染する．最近，HSV-1の初感染年齢が高くなり，成人の抗体保有率は50％程度である．HSV-2は主として性行為で感染し，成人の初感染が増加している．また，HSV-1に罹患しているとHSV-2に感染しても無症状のことが多い．
● 初感染後にHSV-1は三叉神経節，HSV-2は仙髄神経節に潜伏感染する．知覚神経節の神経細胞の核内に遺伝子の形態で潜伏し，HSV-1は顔面，とくに口唇に再発し，HSV-2は下半身，とくに性器に再発を繰り返す．性器ヘルペス初感染の約70％はHSV-1であるが，HSV-1で性器ヘルペ

❷ 単純ヘルペスに対する抗ウイルス薬

薬剤名	小児薬用量	最高量	成人量
アシクロビル	1回 20mg/kg　1日 4回	1回 200mg　1日 4回	1回 200mg　1日 5回

剤形　シロップ：ビクロックス®シロップ8％，アシクロビルシロップ8％「タカタ」
　　　ドライシロップ：アストリック®ドライシロップ80％，アシクロビルDS 80％「サワイ」
　　　顆粒：ゾビラックス®顆粒40％，アシクロビル顆粒40％「JG」など
　　　錠剤：ゾビラックス®錠200/400，アシクロビル錠200mg/400mg40％「サワイ」など

薬剤名	小児薬用量	最高量	成人量
バラシクロビル	体重10kg未満：1回 25mg/kg　1日 3回 体重10kg以上：1回 25mg/kg　1日 2回	1回 500mg　1日 2回	1回 500mg　1日 2回

剤形　顆粒：バルトレックス®顆粒50％，バラシクロビル顆粒50％「明治」など
　　　錠剤：バルトレックス®錠500mg，バラシクロビル錠500mg「JG」など

スの再発はまれである*12.
- ▶primary infection：HSV-1，HSV-2 の初感染で免疫がないため，重症化しやすい.
- ▶nonprimary 1st infection：HSV-1 既感染の HSV-2 初感染，HSV-2 既感染の HSV-1 初感染．HSV-1 あるいは HSV-2 に対する免疫があるので，primary infection より軽症である.
- ▶recurrent infection（再発感染）：HSV-1 は口腔の再発感染を起こしやすく，HSV-2 は生殖器の再発感染を起こやすい.

鵞口瘡（口腔カンジダ症）

- ●原因：*Candida albicans* の感染．乳児期は乳頭や哺乳瓶の乳首などから感染する．乳児期以降では抗菌薬使用による菌交代現象によって発症する場合が多い．また，ステロイド・免疫抑制薬の使用，免疫不全症候群などによる免疫力低下で日和見感染として発症する*13.
- ●診断：口腔内に白いものが付着していれば，鵞口瘡か凝乳（ミルクかす）かを鑑別する．凝乳は舌圧子で擦ると取れるが，鵞口瘡は取れない．通常は臨床診断で問題ない*14.
- ●治療：乳児で再発・遷延する場合には抗真菌薬を使用するが，新生児期・乳児期に発症した場合は，自然治癒することが多い．軽症で無症状の場合には経過観察とする．病変が拡大したり，痛みのため哺乳に影響する場合は抗真菌薬を使用する．治りにくい場合には，母乳栄養であれば母親の乳首，人工栄養であれば哺乳瓶や乳首，よく口に入れるものが感染源になっていないか注意する.

- ・アムホテリシンB　10％液
  ファンギゾン®シロップ100 mg/mL（1本 24 mL）を1回0.5〜1 mL，1日2〜4回食後に口腔内に塗布する．消化管からはほとんど吸収されない.
- ・ミコナゾール　2％
  フロリード®ゲル経口用2％（1本5 g）を1日3回，口腔内に塗布する*15.

文献
1) Rudolph CD, et al, eds. Rudolph's Pediatrics. 22nd ed. McGraw-Hill；2011. p.992-4, 1149-52, 1357-60.
2) Kliegman RM, et al, eds. Nelson Textbook of Pediatrics. 20th ed. Philadelphia：Elsevier；2015. p.1540, 1572-9, 1778-9.

参考文献
- 横田俊平ほか編．直伝小児の薬の選び方使い方．第4版．東京：南山堂；2015. p.108-10, 207-9, 254-6.
- 山本剛伸．単純ヘルペス，Kaposi 水痘様発疹症．小児科診療 2016；76：1615-8.

---

*12
米国（1999〜2004年）ではHSV-1 が 14〜19歳の 39％，40〜49歳の 65％，HSV-2 が 14〜19歳の 1.4％，40〜49歳の 26.1％で抗体陽性であった．HSV-2 陽性者の 80〜90％は感染を自覚していなかった．HSV-1 に既感染者はHSV-2 に感染しにくく，感染しても症状が軽い（nonprimary 1st infection）．日本の成人抗体陽性率は HSV-1 が約 50％，HSV-2 が 7〜17％といわれている.

鵞口瘡
口腔粘膜にびらん・潰瘍を形成し，白色の偽膜で覆われている．頬・口唇粘膜，舌，口蓋などに好発する．通常は無症状であるが，痛み・亀裂・びらんなどを生じて，哺乳量が減少することもある．正常新生児の2〜5％にみられる．1歳以上ではまれであるが，抗菌薬を使用している場合にみられることがある.

*13
ステロイド（吸入も含む）・抗菌薬使用などの原因がなく再発・遷延する場合には，免疫不全を疑い精査を行う必要がある.

*14
舌圧子で採取した検体をスライドガラスに載せカバーガラスで覆い，10％水酸化カリウム溶液を浸透させて菌糸を確認するか，真菌培養でカンジダが検出されれば確定診断できる.

*15
ゲル化剤は口腔粘膜に長時間保持されやすい．6か月未満の乳児で誤嚥により窒息を起こした症例が報告されている．乳児への使用はできれば避けたい.

疾患別の薬剤処方

尿路感染症

平岡政弘 | 愛育小児科

*1
尿沈渣法
一般に尿沈渣は400倍で鏡検し，1視野あたり5個以上の白血球を認めた場合に膿尿があると診断する．これによる尿路感染症の診断精度は，感度が約80%，特異度が約85%と，ともに高くはない．尿沈渣法による膿尿のみで診断した場合には実際の約4〜5倍の過剰診断を行うことになる．

*2
尿試験紙法
尿試験紙法の信頼度も感度83%，特異度78%と尿沈渣法と同等の精度であり，あくまでスクリーニング法として用い，見逃しがないことを優先して，いずれかが（±）以上を異常とする．

*3
HYCOR KOVA GLASSTIC SLIDE 10 WITH GRIDS，商品コード 87144 22-270141，輸入元(株)三商．

コバスライド法での球菌診断の注意点
コバスライド法で最も注意が必要な点が，球菌の診断である．しばしば結晶と紛らわしく，1,000倍で観察して確認する必要がある．スライドグラスに尿を1滴（約10μL）落としカバーグラス（18mm）をかけて，1,000倍の油浸で観察する．この条件ではおよそ10視野に1個以上の細菌が確認できれば，10^5/mL以上に相当する．尿路感染症の起炎菌となる球菌は連鎖状か集簇して存在する．1個だけ見えたり，大きさが不ぞろいなものは，無晶性塩類かなんらかの崩壊物である[1)]．

- 尿路感染症は，小児によくみられる細菌感染症の一つである．とくに乳幼児においてはその頻度が高い．ところが，その症状は発熱や不機嫌などと非特異的であり，そのうえ採尿が難しく，さらに診断によく用いられている尿沈渣法が不正確なこともあって，しばしば診断に苦慮する．
- 尿路感染症をきたした児は，腎尿路奇形を有することがあり，尿路感染症を反復することがある．まず適切な尿検体を採取して，より正確な尿検査法を用いて診断し，治療した後には腎尿路奇形などの尿路感染症の再発リスクを評価する必要がある．

臨床症状

- 小児科診療所を受診した小児における発熱を伴う尿路感染症の頻度は，生後6か月以内に多く，とくに女児よりも男児でこの傾向が著しい．その原因として生理的な包茎が知られている．それ以後は男児の尿路感染症の発生は減少する．
- 急性腎盂腎炎や腎膿瘍など上部尿路感染症では，発熱，側腹部痛，倦怠感，悪心，嘔吐，下痢を呈するが，新生児や乳児では発熱，哺乳不良，不機嫌など非特異的な症状しか呈さない．
- 下部尿路感染症（膀胱炎）では一般に発熱をみることはなく，排尿困難，切迫排尿，頻尿，下腹部痛，尿失禁，尿の悪臭などを認め，新生児や乳児では症状として認めにくい．

診断

検尿法[*1・2]

コバスライド法

- ディスポーザブルの血球計算盤であるコバスライド10G[*3]の1区画に，尿を遠沈せずに1滴入れて鏡検することにより，膿尿と細菌尿を簡単に，そして迅速かつ正確に評価できる[1,2)]．
- 100倍で鏡検すると1mm四方の1つの大区画が1視野に観察でき，深さが0.1mmなのでこの中には0.1μLの尿が含まれている．したがって，この中に1個以上の白血球を認めると10WBC/μL以上となり，膿尿があると診断できる．
  ▶ 1つの大区画には9つの小区画が含まれており，400倍で鏡検すると1視野に1個の小区画が観察できる．この中に1個より多い細菌を認めると，10^5/mL以上の細菌数となり，有意な細菌尿と診断できる．

- 尿路感染症の起炎菌のほとんどを占める，*Escherichia coli* をはじめとする竿状のグラム陰性桿菌を無染色でも同定できる．時に起炎菌としてみられるグラム陽性球菌のほとんど大多数は腸球菌かブドウ球菌であり，同じ大きさの球状体が連鎖状(数珠状)に1列に連なっているか集簇している．

血液検査
- 細菌尿と膿尿があれば尿路感染症と診断できる．しかし，発熱していても無症候性細菌尿が，発熱の原因とは別に存在していることがあり，その鑑別やその後の治療法の決定にもCRPや白血球数の測定が有用である*4．

培養検査
- 尿路感染症の診断は尿の定量培養の結果によって確定されるので，症状や尿所見から尿路感染症が疑われた場合には尿培養が必要である．中間尿や，導尿*5，クリーンキャッチ法で採取した尿を培養に提出する*6．
- 単一の病原性菌が，中間尿やクリーンキャッチ尿では $≧10^5/mL$，導尿では $≧5×10^4/mL$(あるいは $≧10^3/mL$)検出されれば尿路感染症と診断できる．
- 新生児や乳児，尿路の閉塞を有する児で高熱など敗血症や菌血症が疑われる場合には，血液培養を施行する．
- 発熱などの症状がみられ，コバスライドで膿尿と細菌尿がみられれば，尿培養検査を依頼して治療を開始する．

起炎菌と薬剤感受性
- 尿路感染症の起炎菌のほとんどは桿菌であり，そのなかでは *E.coli* が最も多い．とくに外来患者では8割以上が *E.coli* である．時に *Klebsiella*，*Proteus* などの桿菌が起炎菌となる．これらの桿菌に対しては，ほとんどのセフェム系抗菌薬が有効である．
- 膀胱尿管逆流症などの腎尿路異常を有する患者では，時に *Enterococcus faecalis*(腸球菌)が原因となることがある．腸球菌は多くのセフェム系抗菌薬に対して耐性であり，ペニシリン系抗菌薬に感受性を示す．

処方例―急性期

抗菌薬の選択と投与法(❶)
- 桿菌に対しては，経口製剤のセフジトレンピボキシルや静注製剤のセフトリアキソン，セフォタキシムがとくに有効であり，これらはその他のグラム陰性桿菌のほとんどにも有効である．スルファメトキサゾール・トリメトプリム(ST)合剤は *Pseudomonas* 以外のグラム陰性桿菌のほとんどに有効な経口剤であり，一部で好んで使用されている．
- 一般的に発熱期間が長いなど重症例には抗菌薬を経静脈的に投与すべきと考えられている．セフトリアキソンは半減期が長く1日1～2回の投与でも有効な唯一の静注製剤で，外来でも使用しやすい．初回に投与した後，経口の抗菌薬に変更することもよく行われる．
- 連鎖球菌としては腸球菌が多く，経口製剤にはアモキシシリン・クラブラ

---

*4
炎症反応として白血球増多は反応が早いが，上部尿路感染症の診断感度は高くない．CRPの上昇($≧2\,mg/dL$)は発熱後半日遅れることを考慮に入れると診断に有用である．

CRP：C-reactive protein

*5
導尿は手技的には決して難しいものではなく，経験がなくとも成書[1]を参考にすればできる．導尿で採取した尿は混入物がないために，細菌尿や膿尿の診断が容易になるメリットもある．

*6
尿中のわずかな細菌は10℃以上では1時間に10倍近くに増殖しうるといわれ，偽陽性になるのを避けるために冷蔵庫で冷却してから(冷凍しないように)検査に提出する必要がある．

入院の適応
3か月未満の児や，活気がない児，経口摂取ができず脱水症のある児，発熱期間が長く重症感のある児には早急に有効な治療を要し，輸液とともに抗菌薬の経静脈的投与を行うために入院治療を考慮する．

❶ 抗菌薬の種類と投与量

経口製剤	・セフジトレンピボキシル（メイアクト MS® 小児用細粒 10%）　9〜18 mg/kg/日　分3 ・アモキシシリン・クラブラン酸塩（クラバモックス® 小児用配合 DS）0.15 g/kg/日〔製剤量〕　分2〜3 ・アモキシシリン・クラブラン酸塩（オーグメンチン® 配合錠125SS）0.1錠/kg/日　分2〜3　錠剤を粉砕して調剤 ・スルファメトキサゾール・トリメトプリム（バクタ® 配合顆粒）　0.1 g/kg/日〔製剤量〕　分2
静注製剤	・セフトリアキソン（ロセフィン®）　50〜75 mg/kg/日　分1〜2 ・セフォタキシム（クラフォラン®）　50〜100 mg/kg/日　分3〜4 ・アンピシリン・スルバクタム（ユナシン-S®）　60〜150 mg/kg/日　分3〜4 ・パニペネム・ベタミプロン（カルベニン®）　60〜150 mg/kg/日　分3　30分以上かけて点滴静注

ン酸塩が，静注製剤にはアンピシリン・スルバクタムが有用である．
- 尿培養の感受性の結果をみて有効な抗菌薬に変更する．感受性がない抗菌薬でも解熱し尿所見が改善することがあるが，抗菌薬の中止とともに再燃しやすいため，あくまで感受性のある抗菌薬を用いて十分に治療する．
- 発熱がなく CRP が陰性で膀胱炎と考えられる場合には，3〜5日間の抗菌薬の投与を行い，尿所見の改善を確認しておく．

薬を中止するタイミング

- 腎盂腎炎の外来治療の場合には，治療開始2日後に再受診させ，解熱と尿所見の改善を確認する．腎盂腎炎が有効に治療されれば，多くは1〜2日のうちに解熱がみられる．細菌尿は抗菌薬の投与によってすみやかに消失し，膿尿も遅れて改善がみられる．
- 抗菌薬の投与期間は発熱期間と尿所見の改善に応じて計7〜14日間とする．
- 臨床所見に改善がなければ，再度尿培養に提出したうえでの抗菌薬の変更や腎尿路の画像診断，入院治療，専門医への紹介を考慮する．

保護者への説明と尿路感染症の発症要因の評価

- 尿路感染症を発症した児には❷にあげたなんらかの発症要因があり，問診，診察，超音波検査によって検索する．とくに尿路感染症を繰り返す場合には，発症要因を検索し診断する必要性を説明する[1]．
- 排尿機能異常は幼児期や学童期の女子に多い．このうち，不安定（過活動）膀胱では，蓄尿期のまだ十分に尿が充満していない時期に排尿筋が収縮して，頻尿や切迫排尿（急に尿意が出現してトイレに駆け込む），切迫遺尿（トイレに駆け込む途中で遺尿がある）がみられる．
- 排尿筋括約筋協調不全では，膀胱の排尿筋と尿道括約筋との収縮と弛緩という互いの協調作用が不十分なために，尿線が断続的であったり，残尿がみられたりする．

尿路感染症児への超音波検査

尿路感染症と診断された小児には，全例にまず超音波検査を行うことが勧められる．超音波検査により，尿路通過障害による水腎症，巨大尿管の有無が容易に診断できる．また，排尿前後の膀胱を観察することで残尿の有無がわかる[1]．尿路通過障害に尿路感染症を合併すると腎傷害を起こしやすいため，尿路通過障害が疑われれば，精査目的で専門医に紹介する必要がある．

また，超音波検査により，背部から左右の腎の大きさを丁寧に観察し，低形成腎の有無をみておく[1]．低形成腎が疑われれば，尿路感染症の再発，腎機能障害への進展の可能性があるため，注意を要する．

❷ 小児尿路感染症の主な発症要因

生理的因子
- 強度の生理的包茎（乳児期男児）
- 排尿機能の未熟性（乳児期）
- 排尿機能異常（幼児期〜学童期，女児に多い）
- 便秘症（幼児期〜学童期）

器質的因子
- 膀胱尿管逆流症（VUR）
- 尿路通過障害（水腎症，水腎水尿管症，尿道弁）
- 神経因性膀胱

- lazy bladder syndromeでは排尿回数が習慣的に1日4回以下と少なく，巨大膀胱となり，完全に排尿できずに残尿がみられる．排尿をがまんする女性にとくによくみられる．

再診指示が必要な患者・症状

- 治療開始にもかかわらず高熱が続き，全身状態が悪化する場合には，早期に再診を指示する．
- 尿路感染症の発症後6か月間は再発しやすいので，定期的に1か月ごとに検尿して再発の早期診断治療に努める．また，発熱があれば早期に検尿を受けるように指導する．
- 尿路感染症を繰り返したり，❷にあげた発症要因を認めるものには，その消失まで外来で経過観察するか，専門医に紹介する．また，❸に示す検査を考慮する．

再発防止，抗菌薬の予防投与

再発防止

- 1日排尿回数が4回以下と少ないlazy bladder syndromeの児には，尿意を自覚してからではなく，3時間ごとに排尿するように勧める．4歳になれば可能となる．
- すべての排尿機能異常の児には，毎日定時（朝食後か夕食後など）に時間をかけて排便するように指導する．便秘症が改善すると不安定（過活動）膀胱も改善することが期待できる*7．

抗菌薬の予防投与

- 尿路感染症を反復したり，排尿機能異常（不安定膀胱，排尿筋括約筋協調不全，lazy bladder syndrome）を有したり，高度のVURを有する場合には，尿路感染症の再発を起こしやすいので，抗菌薬の予防投与を6か月間行うことも考える．

  - スルファメトキサゾール・トリメトプリム(ST合剤，バクタ®)：1日1回　0.01〜0.0125 g/kg/日　眠前　毎日ないし隔日
  - セファクロル(ケフラール®)，セファレキシン(ケフレックス®)：1日1回　5〜10 mg/kg/日　眠前

- セフェム系抗菌薬を投与中の再発においては，多くのセフェム系抗菌薬に抵抗性の腸球菌によるものが多いことが報告されており，注意が必要である．

⇒文献
1) 平岡政弘．小児尿路感染症の外来診療マスターブック．東京：医学書院；2003．
2) http://www.aiiku.sakura.ne.jp/html/information.html

---

❸ 尿路感染症を繰り返したり発症要因がある場合に勧められる検査

排尿時膀胱尿道造影検査(VCUG)

排尿時膀胱尿道造影検査の適応については議論が多いが，臨床的に問題になるのはⅢ度以上の膀胱尿管逆流症である．尿路感染症を繰り返したり，超音波検査で腎尿路に異常を認めた場合に検査を勧める．

DMSA腎シンチグラフィー

急性腎盂腎炎の診断や回復期における腎瘢痕の診断の目的で行う．治療開始までに3日以上発熱が持続したり，治療に反応しなかったり，腎盂腎炎を反復したり，超音波検査で腎の大きさに左右差がある場合に検査を考慮する．

VCUG：voiding cystourethrography
DMSA：dimercaptosuccinic acid

*7
5〜10分の時間をかけて排便を試みることで，排尿も2回，3回とできて（2段排尿，3段排尿），残尿のある児でも排便時には膀胱を空にできる．できればトイレに行って排尿するたびに2段・3段排尿を行うことも指導する．1回の排尿の前後に膀胱のエコー検査を行って残尿のあることを患児・家人に見せ，2段・3段排尿によって完全に膀胱が空になることを見せれば動機づけができる．

VUR：vesicoureteral reflux

疾患別の薬剤処方

亀頭包皮炎，外陰炎，腟炎，子宮頸管炎

津田　隆 | ほしの婦人科小児科クリニック

- 本項では，男子を対象とした亀頭包皮炎と，女子を対象とした外陰炎，腟炎，子宮頸管炎とに分けて記載する．

亀頭包皮炎（男子）

- 亀頭と包皮の間に生じた感染が原因であり，起炎菌は亀頭周辺へ付着した雑菌である．黄色ブドウ球菌，溶血性連鎖球菌，大腸菌のほかに，数は少ないもののカンジダ（真菌）の報告もある．
- 症状は亀頭包皮の発赤，腫脹，疼痛，排尿時痛，膿排出などである．

薬を出すタイミング

- 上記の症状がみられたとき，あるいは経過観察では症状に改善がみられないとき．

処方例

- ゲンタマイシン硫酸塩軟膏（ゲンタシン®軟膏）：1日2〜3回塗布
  あるいは
- ナジフロキサシン軟膏（アクアチム®軟膏）：1日2回塗布
  症状の強いときや発熱などの全身症状を伴うときには内服抗菌薬も併用する．
- セフジトレンピボキシル（メイアクトMS®細粒）：1回3mg/kg　1日3回経口　4日分
  あるいは
- アモキシシリン水和物（パセトシン®細粒あるいはサワシリン®細粒）：1回7〜13mg/kg　1日3回経口　4日分

保護者への説明

- 健常男児にしばしばみられる感染症である．痛みを感じない程度の包皮翻転を行い*1，微温湯を用いた排膿・洗浄ののちに抗菌薬塗布を行う．
- ふだんから排尿時には手指の清潔に注意するように話す．

再診指示が必要な患者・症状

- 外用療法によっても自・他覚症状に改善がみられないときや，ピンホールタイプの真性包茎があってそのために亀頭包皮炎を繰り返すときには，泌尿器科などの専門医への紹介も考慮する．

薬を中止するタイミング

- 通常，数日以内に症状の改善がみられるので，それをもって中止とする．

*1 包茎については，入浴時などに痛みを伴うほど無理に包皮を翻転させて洗浄する必要はない．時に包皮の下に白っぽい恥垢が透見されることがあるが，無理に除去しようとしないこと．こういった恥垢は感染源とはならず，むしろ自然な包皮剥離の一助となることが知られているので何もしなくてよい．

外陰炎，腟炎，子宮頸管炎（女子）

- 小児期と思春期では考えるべき原因・起炎病原体が異なる．
- 性交を考えないでよい幼小児期では，非特異性外陰炎・腟炎を中心に考える．小児期の非特異性外陰炎・腟炎は大腸菌などの一般細菌が原因となることが多く，肛門清拭時や入浴時の汚染，おむつや下着によるかぶれ，夜尿，異物などによる局所不潔が原因・誘因となる．また，小児期には腟の自浄作用が不十分なために成人女性よりも感染を起こしやすいという背景がある．このほかにカンジダ性外陰炎・腟炎もある．
- 性交を考えるべき思春期では一般細菌のほかに，特異性外陰炎・腟炎の起炎病原体としてカンジダやトリコモナスを念頭におき，さらに性感染症であるクラミジアや淋菌による子宮頸管炎も忘れてはならない[*2]．
- いずれも自覚症状は膿性帯下，不正出血，下腹部痛，外陰部の発赤・腫脹・瘙痒感などであるが，クラミジア，トリコモナス，淋菌の感染症では無症状のこともある．さらに腟炎・子宮頸管炎であっても大半は強い疼痛を訴えることがないので注意が必要である．
- 診察では外陰部の発赤・腫脹・分泌物をみるが，診察のみで起炎病原体を同定することは困難なこともあり，分泌物の鏡検，塗抹，培養などの検査が望ましい．

薬を出すタイミング
- 上記の症状・所見がみられたとき．

処方例
非特異性外陰炎・腟炎
- 一般細菌による非特異性外陰炎・腟炎であれば外用抗菌薬を処方する．

> - ゲンタマイシン硫酸塩軟膏（ゲンタシン® 軟膏）：1日2〜3回塗布
>   あるいは
> - ナジフロキサシン軟膏（アクアチム® 軟膏）：1日2回塗布

- 塗布の方法は，児に砕石位をとらせて陰裂に沿って軟膏をのせるようにするのがよい．この方法であれば児の体温によって軟膏は自然に溶融・深達し，児に不安や疼痛を与えることが少ない．発熱などの全身症状が伴うときには内服抗菌薬も併用する．

> - セフジトレンピボキシル（メイアクトMS® 細粒）：1回3mg/kg，1日3回経口　4日分
>   あるいは
> - アモキシシリン水和物（パセトシン® 細粒あるいはサワシリン® 細粒）：1回7〜13mg/kg　1日3回経口　4日分

特異性外陰炎・腟炎，子宮頸管炎
- 培養結果や診断に応じた薬剤を用いる．以下に成人女性に対する治療を述べるが，思春期女子に対してはそれぞれに適応の有無や体格・体重に応じた薬量を考慮する．

[*2] いずれの年齢においても性的虐待の一部としての腟内異物や，逆に性的虐待を防ぐために自身が挿入した腟内異物の例があることを知っておきたい．

- カンジダによる外陰炎・腟炎に対しては以下の外用剤を用いる.
  - クロトリマゾールクリーム(エンペシド®クリーム1%)：1日1～2回塗布　7日分
    腟錠が可能であれば,
  - クロトリマゾール腟錠(エンペシド®腟錠)：1日1錠　7日分
    あるいは
  - オキシコナゾール硝酸塩クリーム(オキナゾール®クリーム)：1日1～2回塗布　7日分
    同様に腟錠が可能であれば,
  - オキシコナゾール硝酸塩腟錠(オキナゾール®腟錠100 mg)：1日1錠　7日分

- トリコモナスによる外陰炎・腟炎に対しては以下の薬剤を用いる.
  - メトロニダゾール内服錠(フラジール®内服錠250 mg)：1回1錠　1日2回経口　10日分
    腟錠が可能であれば,
  - メトロニダゾール腟錠(フラジール®腟錠250 mg)：1日1錠　10～14日分
    あるいは
  - チニダゾール錠(チニダゾール®錠200 mg)：1回1錠　1日2回経口　7日分
    同様に腟錠が可能であれば,
  - チニダゾール腟錠(チニダゾール®腟錠200 mg)：1日1錠　7日分

- クラミジアによる子宮頸管炎には外用剤は無効であり，第1選択薬としてマクロライド系かニューキノロン系の内服薬を用いる．さらにこれらが奏効しないときには，児の年齢(8歳以上)や合併症に注意しながらテトラサイクリン系を用いることもある．

  ▶マクロライド系
  - アジスロマイシン錠(ジスロマック®錠250 mg)　1回4錠　1日1回単回投与
    あるいは
  - クラリスロマイシン錠(クラリス®錠200 mg)　1回1錠　1日2回　7日分

  ▶ニューキノロン系で小児適応がある薬剤
  - トスフロキサシントシル酸塩水和物錠(オゼックス®錠150 mg)　1回1錠　1日2回　7日分

  ▶テトラサイクリン系
  - ミノサイクリン塩酸塩錠(ミノマイシン®錠100 mg)　1回1錠　1日2回　7日分
    あるいは静注製剤として
  - ミノサイクリン塩酸塩(ミノマイシン®点滴静注用100 mg)　1日2回点滴静注　7日分

- 淋菌による子宮頸管炎にも外用剤は用いず，セフェム系抗菌薬の静注による治療などを行う．

  > - セフトリアキソンナトリウム水和物(ロセフィン®静注用1g)　1日1回静注　単回投与
  >   あるいは
  > - セフォジジムナトリウム(ケニセフ®静注用1g)　1日1回静注　単回投与
  >   あるいは
  > - スペクチノマイシン塩酸塩水和物(トロビシン®筋注用2g)　1日1回筋注　単回投与(小児適応はない)

- 病原体による感染が否定されたときや，感染後に外陰部の発赤や瘙痒感が強いときにはステロイドを含む鎮痒薬を用いることもある．

保護者への説明
- 原因となった病原体によって異なるが，発症機序について説明を行い，今後繰り返さないように指導することが重要である[*3]．
- 処方は自己判断で中断せずに，決められた期間用いるように指示する．
- 非特異性外陰炎・腟炎を防止するために，排便後に前方から後方へと正しくトイレットペーパーを使うように指導することや，入浴時の汚染に注意するように指導することも重要である．
- カンジダ，クラミジア，淋菌については通常入浴で感染することはないが，トリコモナスのみは，浴槽や便器で感染する可能性がある．さらにまれながらクラミジア感染症による肝周囲炎が報告されている[1]．また上記のような腟炎や子宮頸管炎を放置したり繰り返したりすることによって，将来の妊孕性に影響が出ることも知られている．

再診指示が必要な患者・症状
- 上記の治療に反応しない場合は婦人科などの専門医療機関への紹介を考慮すべきである．
- 外陰炎・腟炎，子宮頸管炎に繰り返し罹患する場合には，診断・治療のみならず，生活・家庭・衛生環境や虐待の有無についても考慮する必要がある．

薬を中止するタイミング
- 通常3〜4日以内で症状・所見は改善するが，病原体によっては症状の改善後も決められた期間は治療を継続する必要がある．いずれの場合も，再診や再検査によって起炎病原体が陰性化していることを確認すべきである．

*3 性的虐待の有無については絶えず念頭におくことが必要であるが，慎重な対応が求められる．

文献
1) 高村彰夫ほか．急性腹症を呈し腹腔鏡で診断した14歳のFitz-Hugh-Curtis症候群．日児誌 2014；118：670-3．

疾患別の薬剤処方

蟯虫

高田 修 | たかだこども医院

●本書の読者は，子どものころに幼稚園や小学校で蟯虫検査を受けた記憶があると思う．それが2015年をもって学校検診の必須項目から外された．これまでは検診で発見されて相談を受ける機会がほとんどであった蟯虫症が，今後の外来では診察医自らが発見しなければならない．

蟯虫症の年次推移と蟯虫の生態

蟯虫症の年次推移

寄生虫症は，その保卵率が昭和20年代には全国民の70〜80％ともされ，国民病の一つであった．当時は回虫症が最も多かったようであり，これは肥料に人糞を使っていたことが原因の一つであったと思われる．人糞をやめて化学肥料が普及し，また下水道など衛生環境が整備され，さらに昭和33年からは小学校3年生以下の児童に寄生虫卵検査が義務づけられた．集団検便と集団駆虫の普及によって国民の寄生虫保卵率は激減し，昭和50年代には1％以下となった．その後は主に回虫卵を検出するための検便は廃止されて，蟯虫検査のためのセロファンテープ法のみが続けられていた．文部科学省によれば，1958年度に29.2％であった小学生の寄生虫保卵率は，1983年度には3.2％となっていた．

は，文部科学省のホームページに公表されている学校保健統計調査から抜粋した寄生虫卵保有者割合の年次推移である．検便はすでに廃止された後であるから蟯虫の発見率と同等と考えられる．2000年以降は約1％前後で推移し，2010年以降は幼稚園で0.1％前後，小学校で0.3％以下となっている．これを受けて，文部科学省は2016年4月1日付けで施行される学校保健安全法施行規則で蟯虫検査を学校検診の必須項目から除外した[*1]．

蟯虫の生態

蟯虫は世界各地に分布するが，とくに人工密度の高い都市部に多くみられるとされる．これは，その生活史において中間宿主が存在せず，ヒトの蟯虫はヒト-ヒト感染のみであり，宿主特異性が高いためであろう．

成虫は白色の小線虫で，その大きさは，雌で約1 cm（8〜13×0.5 mm），雄は2〜5×0.2 mmである．頭部には3個の口唇と頭部膨大部（cephalic expansion）があり，食道部は球状に膨らんでいる．尾部は，雌ではまっすぐに伸び，先

❶ 寄生虫卵保有者の年次推移

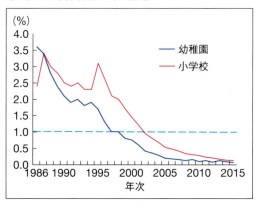

は鋭く尖った針状であり，雄では腹部側に巻いている（❷）．

寄生部位は宿主の盲腸およびその周辺である．特有な産卵習性があり，雌成虫は子宮内の卵が成熟し充満すると寄生部である盲腸から大腸を下降する．そして宿主の夜間睡眠時に肛門から這い出してその周辺の皮膚上に子宮内の全虫卵（6,000〜10,000個）を産み落とす（そのため，検便では虫卵検出はできない）．虫卵の大きさは45〜50×20〜30μmで無色半透明であり，卵殻は厚く左右非対称の柿の種状である（❸）．産み落とされて6〜7時間後（すなわち翌朝）には感染可能な幼虫包蔵卵となり，ヒトはそれを経口摂取することで感染する．

経口摂取された虫卵は十二指腸で孵化し，幼虫は発育しながら下降して盲腸部分に寄生する．幼虫包蔵卵は経口摂取された3週間後には成虫となり，7〜8週間後に産卵する．雄成虫は交尾後，雌成虫は産卵後に死滅する．

❷ 蟯虫

雄虫（左），雌虫（右）
実物大
（吉田幸雄，有薗直樹．2013[1]）．許可を得て転載）

❸ 蟯虫卵

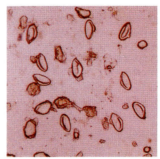

セロファンテープ標本，弱拡大
（吉田幸雄，有薗直樹．2013[1]）．許可を得て転載）

産卵時に雌成虫のピン状の尾端によって宿主にかゆみが生ずる．そこを掻くことで虫卵が手指に付着して口に運ばれ，宿主の再感染を繰り返すことになる．また下着，シーツ，床などに落下した虫卵が塵とともに口に入り感染する．このような感染経路から，家庭，保育所，幼稚園，小学校など，集団の場で感染が起きやすい．

蟯虫症の症状

- 主症状は，肛門周囲における産卵活動によるかゆみである．また，肛門周囲を掻くことで皮膚炎や湿疹を生ずる．睡眠が妨げられるため，昼間に倦怠感があり，神経質となり，注意力散漫，不機嫌などの精神的な症状を生ずる場合もあるとされる．これらの症状は小児の場合で顕著であり，成人ではほとんど症状はみられない．
- 成虫が盲腸付近に寄生しているときには自覚症状はほとんどないが，時に虫垂に侵入して虫垂炎を起こしたり，腟炎を起こすこともあるとされる．まれに腸管粘膜に侵入し潰瘍，膿瘍，肉芽腫を生ずることも知られている．

蟯虫症の診断法

- 蟯虫症では糞便検査は意味がない．虫卵の検出は肛囲検査法（anal swab）による．すなわち舌圧子をセロファンテープで覆い，糊面を肛門に接し虫卵を付着させ，スライドグラスに貼り付けて鏡検する．
- また自分ないし家族が実施できる検査用紙も販売されている[*2]．それらを使用する場合は，検査は早朝起床時の排便前に行うこと，肛門のしわをしっかりと広げて貼付することの指導が肝要である．さらに毎日産卵するわけではないので，2〜3日連続の検査が必要であることにも注意する．肛

*1
改正を伝える2014年4月30日付け通知（26文科ス第96号）では，蟯虫の検出率には地域性があり一定数の陽性者が存在する地域においては，今後も検査の実施を含めて対応に取り組む必要があることも記載されているので注意が必要である．

*2
ウスイ式®，ピンテープ®などがある．

*3
妊婦または妊娠している可能性のある人は禁忌で，本剤の成分に対するアレルギーの前歴がある場合はとくに慎重に判断する．シメチジンとの併用で本薬剤の血中濃度上昇がみられ，メトロニダゾールとの併用でスティーブンス-ジョンソン症候群がみられたとの報告がある．

*4
以前に医療用医薬品として用いられていたパモ酸ピルビニウム（ポキール®）は，販売元の三共では1989年8月より販売を中止しており，現在一般用医薬品として，佐藤製薬よりパモキサン®の名称で市販されている．

プールへの対応

制限は必要なし．朝に産卵するため，陽性者は朝起きてから肛門を洗う，あるいはプールに入る前に肛門を洗うことで，感染性はなくなると考えられる．よって，むやみにプールの制限をすることは意味がない．

囲，おしめなどに雌成虫を確認することもある．

治療，予防

- 蟯虫は容易に再感染することが知られており，駆虫薬のみの対処では不十分と考えられる．虫卵陽性者への投薬と同時に，同居者の蟯虫検査・治療を行う必要がある．また，虫卵は通常の環境で生存し，長期にわたって感染能力を維持することも想定されるため，衣服やリネン類の日干しを行うことや，施設・家庭内の清掃を徹底し，感染の機会を減少させる必要がある．
- 通常，再感染を考慮し，1回目の治療後2週間後に再度駆虫薬を投与して治療する場合が多い．

> - パモ酸ピランテル（コンバントリン® 100 mg錠，10%ドライシロップ）10 mg/kg を単回服用，2週後に再度服用．副作用はとくになし
> - メベンダゾール（メベンダゾール® 100 mg錠）　100 mgを単回服用，2週後に再度服用（保険適用外）*3
> - パモ酸ピルビニウム（パモキサン®）*4

（寄生虫症薬物治療の手引き．改訂第8.2版．2014[2]）

文献

1) 吉田幸雄，有薗直樹．医動物学．第6版．東京：南山堂；2013.
2) 寄生虫症薬物治療の手引き．改訂第8.2版．厚生労働科学研究費補助金・医療技術実用化総合研究事業「わが国における熱帯病・寄生虫症の最適な診断治療体制の構築」2014.
http://jsp.tm.nagasaki-u.ac.jp/wp-content/uploads/2015/12/tebiki_2014ver82.pdf

参考文献

- 平山謙二．医動物学．最新臨床検査学講座．東京：医歯薬出版；2016.
- 吉川正英．小児にみられる線虫症．小児科臨床 2012；65(3)：375-83.

疾患別の薬剤処方

結膜炎，麦粒腫

鈴木克佳 | 鈴木眼科/山口大学大学院医学系研究科眼科学

小児科外来における結膜炎の診断について

- 結膜炎は，眼科外来で診察する機会が最も多い疾患で，症例は新生児から高齢者まで幅広く，その原因，重症度，経過も多岐にわたる．
- 眼科外来において診察する場合には，結膜炎症例の症状とともに，細隙灯顕微鏡を用いて詳細な所見を評価して診断・治療が進められるが，小児科外来での結膜炎の診断は肉眼的所見を頼りにせざるをえない．しかし，臨床経過，全身症状との関連性，直近の流行などを参考にすると，適切な初期治療を行うことができる．
- 本項では，小児科医が結膜炎・麦粒腫の適切な初期治療のために必要な基本的な知識と鑑別診断，点眼薬の選択を紹介する．

結膜炎，麦粒腫の所見と症状

眼所見

充血

- 一般的に感染性結膜炎は結膜全体に充血がみられ，アレルギー性結膜炎で

結膜炎の原因と好発時期

結膜炎の原因は，アレルギーと感染に大きく分けられる．感染には，細菌，ウイルス，クラミジアがある．アレルギー性結膜炎は，免疫機能が発達し始める幼児期からみられ，とくに学童期にピークがある．
細菌性結膜炎は，免疫能が未熟な新生児期・乳児期に多く，起炎菌によっては学童期まで幅広くみられる．特殊な感染性結膜炎である淋菌結膜炎とクラミジア結膜炎は，産道感染のため新生児にみられる．ウイルス性結膜炎は，ヒトからヒトへ二次感染を起こしやすいので，保育所や幼稚園などの集団生活が始まる幼児期から多い（❶）[1-4]．

❶ 結膜炎の原因と特徴

結膜炎の原因	新生児	乳児	幼児	学童	所見・症状
アレルギー性結膜炎 季節性・通年性 アトピー性角結膜炎 春季カタル 巨大乳頭結膜炎					粘液性眼脂 結膜乳頭 結膜浮腫 瘙痒感 鼻炎症状
細菌性結膜炎 インフルエンザ菌結膜炎 肺炎球菌結膜炎 黄色ブドウ球菌結膜炎					粘液膿性眼脂 感冒症状
淋菌結膜炎					膿性眼脂（膿漏眼） 著明な充血
クラミジア結膜炎					産道感染
ウイルス性結膜炎 アデノウイルス結膜炎 急性出血性結膜炎					漿液性線維素性眼脂 結膜濾胞 耳前リンパ節腫脹 家族歴・流行歴

は下方中心や炎症部位による局所性の充血が多く，眼瞼感染症の麦粒腫でも感染部位を中心とした局所性の充血がみられる．アレルギー性結膜炎の充血は，受診時にはピークを過ぎて軽減していることもある．ウイルス性結膜炎では血管障害が強く，点状の結膜下出血[*1]がみられることがある．
- ただし，同一疾患でも免疫反応の強さや起炎菌の病原性によって充血は多様で，充血だけでは鑑別が困難なことが多い．

眼脂
- 眼脂は，涙液中の蛋白質，脱落・変性した眼表面細胞や免疫細胞などから成り，病態によってその性状が異なるため，診断に有用な肉眼的所見である．
- 眼脂の性状は，粘液性，粘液膿性，膿性，漿液性線維素性の4つに分けられる．
  ▶粘液性眼脂：透明または白色の粘稠度の高い眼脂で，アレルギー性結膜炎でみられる（❷a）．
  ▶粘液膿性眼脂・膿性眼脂：黄白色調の眼脂で好中球を含み，細菌性結膜炎でみられる（❷b）．とくに淋菌結膜炎では膿のように黄色調で粘稠度の高い膿性眼脂が多量にみられる（❷c）．
  ▶漿液性線維素性眼脂：涙液に類似した半透明な眼脂でリンパ球を含み，ウイルス性結膜炎でみられる（❷d）[*2]．

眼瞼結膜所見
- 眼瞼結膜には，充血だけでなく結膜表面の隆起性変化がみられることがある．
  ▶乳頭：慢性炎症による粘膜の肥厚と上皮下組織の増殖で形成される多数の隆起で，アレルギー性結膜炎の際に上眼瞼結膜にみられる（❸a）．
  ▶濾胞：下眼瞼結膜にみられる表面平滑で半透明の多数の隆起で，充血が取り囲んでいる．種々の刺激に対するリンパ濾胞であり，ウイルス性結

[*1] **結膜下出血**
結膜下出血は，壮年期以上の成人では結膜下結合組織や結膜血管の加齢変化に関連してしばしばみられるが，小児では重度の細菌性結膜炎やウイルス性結膜炎，または外傷でしかみられない．血管拡張とは異なり，結膜下に斑状・刷毛状に血液の貯留がみられる．

[*2] ウイルス性結膜炎で血管透過性が亢進し，線維素成分が多いと偽膜を形成する．

❷ 眼脂

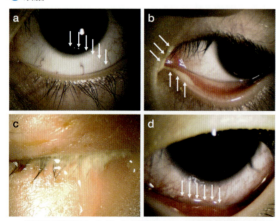

a：粘液性眼脂（アレルギー性結膜炎），b：粘液膿性眼脂（細菌性結膜炎），c：膿漏眼（成人，淋菌結膜炎），d：漿液性線維素性眼脂（アデノウイルス結膜炎）．

❸ 眼瞼の変化

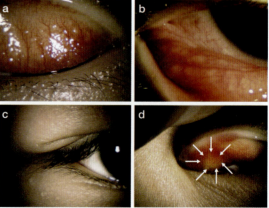

a：乳頭（アレルギー性結膜炎），b：濾胞（アデノウイルス性結膜炎），c：眼瞼腫脹（麦粒腫），d：膿点（内麦粒腫の眼瞼結膜下膿瘍）．

膜炎でみられる（❸ b）．

その他の眼所見

- 眼瞼腫脹：すべての結膜炎，麦粒腫[*3]で起こりうる．感染性結膜炎では弾性硬で発赤を伴う緊満な眼瞼腫脹で，麦粒腫では眼瞼感染部位が中心の腫脹と同部位に圧痛があり（❸ c），進行すると膿点がみられることがある（❸ d）．アレルギー性結膜炎では眼瞼腫脹というよりは眼瞼浮腫であり，疼痛や圧痛は伴わない．
- 球結膜浮腫：結膜の血管透過性が亢進した場合に生じ，アレルギー性結膜炎，ウイルス性結膜炎でみられる．両者を比較すると，アレルギー性結膜炎では充血よりも浮腫が主体で，ウイルス性結膜炎では浮腫よりも充血が主体である．

眼症状

- 眼痛：麦粒腫で自覚するが，結膜炎では違和感・異物感の程度で眼痛が強くないことが多い．
- 瘙痒感：アレルギー性結膜炎に特異的な症状で，感染性結膜炎との鑑別に有用な自覚症状である[*4]．

結膜炎，麦粒腫の鑑別診断フローチャート（❹）[1-4]

- 結膜炎の診断には，まずアレルギー性結膜炎か感染性結膜炎を鑑別する．
- 鑑別に重要な肉眼的所見・臨床症状は，充血，眼脂の性状，瘙痒感の有無である．粘液性眼脂，眼瞼結膜乳頭，瘙痒感などからアレルギー性結膜炎を診断し，感染性結膜炎を除外する．

[*3] **麦粒腫**
麦粒腫は眼瞼に付属する皮脂腺やマイボーム腺などの細菌感染である．

[*4] 小児では眼痛や瘙痒感などの自覚症状を的確に表現できないことも多く，他覚所見と症状の関連性を判断する必要がある．

❹ 結膜炎・麦粒腫の鑑別診断フローチャート

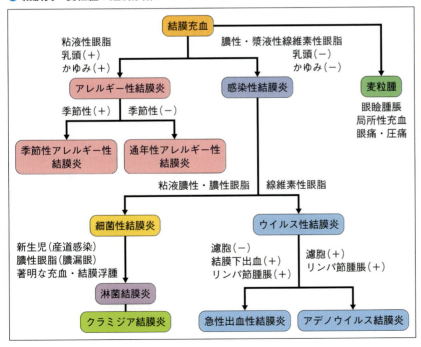

- 感染性結膜炎では，細菌感染とウイルス感染を鑑別する．粘液膿性・膿性眼脂の場合は細菌性結膜炎が，漿液性線維素性眼脂の場合はウイルス性結膜炎を疑う．
- ウイルス性結膜炎の場合には下眼瞼に結膜濾胞がみられ，所属リンパ節である耳前リンパ節の腫脹がみられることがある．
  ▶ 濾胞があり，片眼発症から両眼への進行や家族歴がある場合には，アデノウイルス結膜炎が疑われる．
  ▶ 急性発症で両眼に結膜炎と結膜下出血がみられる場合は，エンテロウイルスやコクサッキーウイルスによる急性出血性結膜炎を疑う．
- 小児で治療抵抗性の慢性結膜炎の場合は，特殊な微生物感染，新生児涙嚢炎[*5]などを考える必要がある．

[*5] **新生児涙嚢炎**
涙嚢の下流である鼻涙管の下鼻道への開口部に膜様物が残って開通していない場合に，涙嚢に感染をきたし発症する．90％以上の症例で生後1年以内に自然治癒（開通）するため涙嚢マッサージで経過をみることが多いが，症状が強い場合には，涙管ブジーを施行して開口させる．自然治癒やブジー処置までは抗菌点眼薬を使用することが多い．

🔍 点眼薬の選択

抗アレルギー点眼薬

- アレルギー性結膜炎の第1選択薬は抗アレルギー点眼薬（ケミカルメディエーター遊離抑制薬，抗ヒスタミン薬）である（❺）．すでに発症した急性アレルギー性結膜炎に対して即効性を期待して抗ヒスタミン薬を選択したり，点眼のタイミングをとりやすい1日2回点眼の製剤を選択したりすることが多い．
- 抗ヒスタミン薬はすべて第2世代で，ケトチフェンフマル酸塩製剤にだけ眠気（0.3％）の記載があるが，その他に特異的な副作用の報告はなく，処方しやすい種類の点眼薬である[2]．

抗菌点眼薬

- セフェム系，フルオロキノロン系，アミノグリコシド系，クロラムフェニコール，コリスチン配合薬がある（❻）．
- 成人の場合のエンピリック治療ではフルオロキノロン系が第1選択薬であるが，小児の場合はセフェム系のセフメノキシム塩酸塩点眼薬（ベスト

❺ 抗アレルギー点眼薬リスト

分類（作用）	一般名	製品名（Ⓡ省略）	後発品	用量
ケミカルメディエーター遊離抑制薬	アシタザノラスト水和物	ゼペリン	×	1回1～2滴，1日4回
	アンレキサノクス	エリックス	×	1回1～2滴，1日4回
	イブジラスト	ケタス	×	1回1～2滴，1日4回
	クロモグリク酸ナトリウム	インタール	○	1回1～2滴，1日4回
	トラニラスト	リザベン，トラメラス	○	1回1～2滴，1日4回
	ペミロラストカリウム	アレギサール，ペミラストン	○	1回1滴，1日2回
抗ヒスタミン薬（第2世代）	エピナスチン塩酸塩	アレジオン*	×	1回1滴，1日4回
	オロパタジン塩酸塩	パタノール*	×	1回1～2滴，1日4回
	ケトチフェンフマル酸塩	ザジテン*	○	1回1～2滴，1日4回
	レボカバスチン塩酸塩	リボスチン	○	1回1～2滴，1日4回

＊：ケミカルメディエーター遊離抑制作用あり，○：あり，×：なし．
1日2回：朝・夕，1日4回：朝・昼・夕・就寝前．

（2016年9月現在）

❻ 抗菌点眼薬リスト

分類		一般名	製品名(Ⓡ省略)	後発品	小児への使用経験	用量
セフェム系	第3世代	セフメノキシム塩酸塩	ベストロン	×	△	
フルオロキノロン系	第3世代	オフロキサシン	タリビッド	○	○	1回1滴,1日3回
		ノルフロキサシン	ノフロ バクシダール	○	○	1回1滴,1日3回
		ロメフロキサシン塩酸塩	ロメフロン	×	△	1回1滴,1日3回
		レボフロキサシン水和物	クラビット0.5%	○	○	1回1滴,1日3回
			クラビット1.5%	○	△	
		トスフロキサシントシル酸塩水和物	トスフロ オゼックス	×	○	1回1滴,1日3回
	第4世代	ガチフロキサシン水和物	ガチフロ	×	△	
		モキシフロキサシン塩酸塩	ベガモックス	×	△	
アミノグリコシド系		ジベカシン硫酸塩	パニマイシン	×	○	1回2滴,1日4回
		トブラマイシン	トブラシン	×	○	1回1〜2滴,1日4〜5回
クロラムフェニコール		クロラムフェニコール	クロラムフェニコール(後発品)	○	○	適量を1日1〜数回
コリスチン配合薬		クロラムフェニコール/コリスチンメタスルホン酸ナトリウム	オフサロン(後発品)	○	○	1回2〜3滴,1日4〜5回

○:あり,×:なし,△:添付文書やインタビューフォームなどに使用情報や解説あり.

(2016年9月現在)

ロン®)が第1選択薬である.この製剤は融解して1週間しか安定性がないが,抗菌スペクトルが合わない抗菌点眼薬を漫然と使用するよりも,治療効果がない場合に眼科医への受診を促すタイミングを計りやすい.
- フルオロキノロン耐性をもつ肺炎球菌や淋菌が報告されているので,もしフルオロキノロン系を使用する場合は耐性菌の少ない第4世代を短期間で使用することが推奨される[5].
- 麦粒腫では,抗菌薬の内服を数日間併用することもある.
- ウイルス性結膜炎ではウイルスに有効な点眼薬がないため,混合感染予防で抗菌薬を点眼し自然治癒を待つ[*6].

ステロイド点眼薬

- アレルギー性結膜炎やウイルス性結膜炎で瘙痒感や炎症が強い場合には,ステロイド点眼薬を追加することがある.しかし,感染の重症化の危険性があり,小児では成人と比べてステロイドレスポンダー[*7]が多いので,ステロイド点眼薬の処方は眼科医に任せるべきである.

*6
ウイルス性結膜炎は感染力が強く,主に手指を介して感染するため学校伝染病に指定されており,感染の危険性がなくなるまで出席停止の措置が必要となる.

*7
ステロイドレスポンダー
ステロイドに反応して眼圧が上昇することで,危険因子には小児,近視,緑内障がある.ステロイドの中止で眼圧は下降するが,長期間ステロイドを使用し眼圧上昇が遷延すると視神経障害をきたし,ステロイド緑内障となるので注意が必要である.

> ▶ 通常1週間程度で症状が寛解する急性結膜炎・麦粒腫に対しては初期治療が求められるが，重症例では治療開始前にアレルギー検査，塗抹鏡検，細菌培養，ウイルス抗原検査などによる病因検索を省略すべきではない．
> ▶ 小児の場合には，自覚症状がはっきりしないこと，アレルギー性結膜炎が背景にある症例では擦過癖による手指感染から感染性結膜炎を起こしやすいことなどから実際の臨床現場はより複雑であるが，適切な初期治療によって早期の治癒を促すとともに，治療抵抗例，非典型例，重症例を選別することは，次の段階で眼科医が診療する際にも有用な臨床情報となる．

文献

1) 岡本茂樹．ウイルス性結膜炎ガイドライン．第2章 結膜炎の鑑別診断．日本眼科学会雑誌 2003；107：8-10.
   http://www.nichigan.or.jp/member/guideline/conjunctivitis.jsp
2) アレルギー性結膜疾患診療ガイドライン作成委員会．アレルギー性結膜疾患診療ガイドライン(第2版)．日本眼科学会雑誌 2010；114：833-70.
3) 末信敏秀，秦野寛．ガチフロ®点眼液0.3%の小児外眼部感染症患者に対する有用性．あたらしい眼科 2016；33：577-83.
4) 中川尚．第4章 結膜疾患 結膜疾患各論 Bクラミジア結膜炎．薄井紀夫，後藤浩編．眼感染症診療マニュアル．東京：医学書院；2014．p.136-41.
5) 加茂純子ほか．細菌性結膜炎の眼脂培養による2008年から2011年の抗菌薬の感受性率の変化．あたらしい眼科 2014；31：1037-42.

疾患別の薬剤処方

急性中耳炎

深澤　満｜ふかざわ小児科

急性中耳炎治療の変遷

- 急性中耳炎は小児の外来診療で最も頻度の高い疾患の一つであり，その診療方針の確立はプライマリ・ケアに従事する小児科医にとって重要な課題である．
- 世界的にみると，1950年代の抗菌薬の登場以降，急性中耳炎の治療には抗菌薬の投与が一般的であった．しかし，抗菌薬の有効性が少ないことが実証されてきたこと，また抗菌薬の頻用に伴う耐性菌の急増により治療方針の見直しが行われている．
- 急性中耳炎への抗菌薬の有効性に関しては多数の臨床研究が行われ，抗菌薬の効果が少ないことが確立されてきた．このなかで最も重要な臨床研究は，オランダの耳鼻科医であるvan Buchemらが1981年に発表したRCT[1]であり，無治療群，鼓膜切開単独群，アモキシシリン（AMPC）投与単独群，鼓膜切開＋AMPC投与群の比較で，鼓膜切開単独群で耳漏や鼓膜所見の改善が遅れた以外は各治療法間での違いがないことが示された[*1]．メタアナリシスによる検討も多数行われ，いずれの報告でも急性中耳炎への抗菌薬の効果が少ないことが示されている．急性中耳炎に対して抗菌薬の有効性が限定的である理由として，急性中耳炎の病因が主としてウイルス感染によるものであり，細菌感染の関与が少ないためと理解されている[2]．
- オランダのガイドラインは耐性菌の増大が問題となってきたヨーロッパ諸国の急性中耳炎診療に大きな影響を与え，発症初期は抗菌薬の投与をしないで慎重な経過観察（watchful waiting）とする国が増えている[*2]．しかし，依然としてフィンランドやシンガポールのように全例抗菌薬投与としている国もある．米国のAAPのガイドライン2004年（2014年改定）[3]では，急性中耳炎の適切な診断により抗菌薬不要例を選別できるとして，治療としての抗菌薬制限には慎重な対応をとっている．
- わが国では日本外来小児科学会ワーキンググループ（2005年）[4]と日本耳科学会（2006年〈2013年改定〉）[5]のガイドラインがある．日本外来小児科学会ワーキンググループのガイドラインは，侵襲性細菌感染症のリスクを伴う例以外は，オランダのガイドラインに準拠している．日本耳科学会のガイドラインは抗菌薬の投与を控える方針も選択肢としているが，事実上全例抗菌薬投与となっている．さらに，海外のガイドラインではみられない初期治療の段階での鼓膜切開が治療として採用されている．

*1
さらに彼らは1985年に「発病後3〜4日までは鎮痛薬のみで経過観察（耳漏は14日後まで経過観察）とし，症状が3〜4日間以上持続した遷延例にのみ治療を行う」方針を4,860例で実行し，遷延例として治療対象となった症例がわずか126例（2.7％）であったことを報告した．オランダでは上記の診療方針が1990年（1999年に一部改定）よりガイドランとして実行されている．

*2
デンマークのガイドラインでは2001年から，スコットランドは2003年，ドイツは2005年からと広がってきた．

AAP：American Academy of Pediatrics

日本外来小児科学会ワーキンググループのガイドライン[4]

小児科医に最も利用しやすいと思われる,日本外来小児科学会ワーキンググループのガイドライン（❶）を紹介する.

急性中耳炎の診断

急性の耳漏（鼓膜穿孔由来）がみられる場合,あるいは中耳に貯留液を認め,かつ中耳の急性感染の症状あるいは所見が1つ以上認められる場合とする.中耳貯留液の存在は鼓膜の膨隆で判断する.中耳の急性感染症状は耳痛（乳児では啼泣,不機嫌,耳を触るなど）とし,中耳の急性感染所見は鼓膜の明らかな発赤,強い膨隆あるいは水疱形成とする.

急性中耳炎の治療

基本方針：48〜72時間は対症療法のみによる経過観察とする（❷）.48〜72時間後に発熱や耳痛などの症状の改善がなければ抗菌薬の投与も選択肢とするが,抗菌薬を投与しない場合には注意深い経過観察を続ける.また,経過観察中でも,症状の悪化がみられたときは,できるだけすみやかに診察を行う.

耳漏があるとき：7日間は抗菌薬を投与せず,外耳道の洗浄や清拭などの処置のみで経過観察する.発熱や耳痛などの症状を伴うときは基本方針に従う.

耳痛があるとき：鎮痛薬としてアセトアミノフェン10〜15 mg/kgの投与とする.2歳以上ではイブプロフェン5 mg/kgの投与も選択肢とする.

熱があるとき：急性中耳炎以外の重症細菌感染症の合併を常に考慮する.とくに3歳未満で39℃以上（1歳未満では38.5℃以上）の発熱のときや,全身状態が重篤なときにhigh risk群として感染病巣不明熱に対するBaraffの診療基準に従い,sepsis work-upの一環として鼓膜穿刺あるいは鼓膜切開による中耳貯留液の培養も選択肢とする.これ以外はlow risk群として基本方針に従う.

抗菌薬療法：経口抗菌薬の第1選択はアモキシシリン（AMPC）とし,60 mg/kg/日の5日間投与とする.投与開始後48時間までに症状の軽快がなければ90 mg/kg/日まで増量するか,ほかの経口抗菌薬あるいは非経口抗菌薬に変更する.非経口抗菌薬の第1選択はセフトリアキソン（CTRX）とし,1日1回50 mg/kgの1〜3日間点滴静注とする.発熱や耳痛などの症状の消失が確認できれば,鼓膜所見の残存にかかわらず抗菌薬投与は5日間で終了する.

抗菌薬が無効なとき：抗菌薬の増量や変更後も発熱や耳痛の軽快がみられず,鼓膜所見の改善もなければ,乳様突起炎などの合併も疑われる.耳鼻咽喉科専門医と連携し,鼓膜切開による貯留液の排膿,細菌培養,抗菌薬の静脈内投与を行う.

追記：発熱があり休日前などで十分な経過観察ができない状況であれば,乳様突起炎の経験から白血球数やCRP値も参考にして抗菌薬投与を判断する.

急性乳様突起炎

中耳腔と乳突洞の交通部（aditus ad antrum）の粘膜が炎症性浮腫で閉塞し,乳突洞内での細菌感染が持続した状態である.

合併症—乳様突起炎について

- 急性中耳炎の重症合併症である乳様突起炎の発症頻度は急性中耳炎の0.01〜0.3％程度とされる.
- この乳様突起炎の発症予測はいまだに不可能であり,外来診療では常にwatchful waitingが重要である.ただ,多くの急性乳様突起炎は鼓膜切開と抗菌薬の静脈内投与で対応が可能であり,手術が必要となるケースはま

❶ 日本外来小児科学会抗菌薬適正使用ワーキンググループのガイドライン

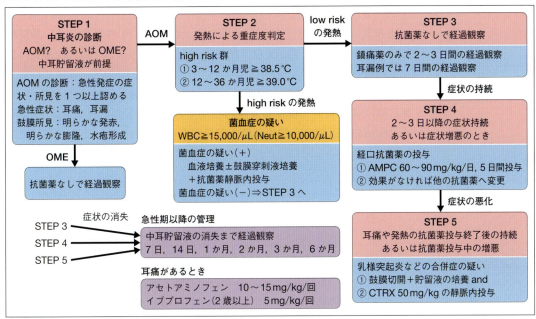

AOM：急性中耳炎，OME：滲出性中耳炎，WBC：白血球数，Neut：好中球，AMPC：アモキシシリン，CTRX：セフトリアキソン．

❷ 急性中耳炎症例（1歳男児）

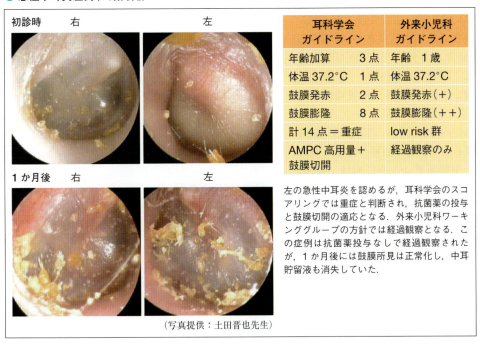

（写真提供：土田晋也先生）

当院で経験した乳様突起炎症例

- 18年間に乳様突起炎7症例（急性6例，亜急性1例）を経験した．診断時期は初診時の診断例が5例，無治療での経過観察例が1例，抗菌薬の静脈内投与後が1例．発症年齢は平均3歳3か月（10か月〜5歳9か月）．起炎菌は肺炎球菌6例，緑膿菌1例（亜急性例）であった．
- 治療は鼓膜切開＋抗菌薬静脈内投与で全例治癒した．外来治療が5例，入院治療が2例．合併症は肺炎球菌菌血症が1例．発症頻度は当院における急性中耳炎例の約0.01％であった．急性乳様突起炎の起炎菌は海外の報告と同様，すべて肺炎球菌であった．

乳様突起炎の症例

症例：10か月男児．急性中耳炎の既往：なし．ワクチン歴：Hibおよび肺炎球菌ワクチン導入前の児．ほかの定期接種は年齢相当までは完了．

4月15日 PM 9：00　39℃の発熱で救急病院受診．解熱薬の投与．

4月16日 AM 10：00　当院受診．38.2℃，やや不機嫌．両側の急性中耳炎あり（鼓膜の高度膨隆，高度発赤あり）．WBC 23,400/μL，GR 11,500/μL，CRP 5.1 mg/dL．検尿：正常．菌血症を疑い血液培養（後日培養陰性と判明）施行後，CTRX 0.5gのDIV．

4月17日 AM 9：00　再診．37.3℃．機嫌もよくなり食欲も出てきた．鼓膜の膨隆・発赤ともに消失し，鼓膜所見は急速に軽快．WBC 14,600/μL，GR 7,000/μL，CRP 8.3 mg/dL．AMPC 600 mg処方し帰宅．

PM 4：00　右の耳介周囲が腫れてきたと電話があり再診を指示．

PM 5：00　当院再診．右耳介周囲の発赤・腫脹および圧痛があり，耳介聳立が認められた（❸）．

右鼓膜所見：軽度の膨隆，軽度の発赤あり．鼓膜切開施行：少量の貯留液の流出のみで細菌培養は陰性．CTRX 1.0g＋サクシゾン® 100 mgのDIV．DIVの途中から多量の貯留液の流出が始まる．

＊再診時の鼓膜所見は軽快していた．乳様突起炎は中耳腔と乳突洞の交通が遮断された状態で発症するため，鼓膜所見の軽快と，乳様突起炎の発症とは関連があったと推測される．再度のCTRXのDIVおよびステロイド薬の投与経過中に耳漏の流失が始まったことは，治療により中耳腔と乳突洞の交通が再開されたためと解釈される．

4月18日　耳介周囲の腫脹はほぼ正常化．鼓膜所見：少量の耳漏を認める．CTRX 0.5gのDIVを2回施行．

4月20日　鼓膜所見は正常化するが貯留液は認める．

4月27日　貯留液も消失し治癒．その後，急性中耳炎の発症はない．

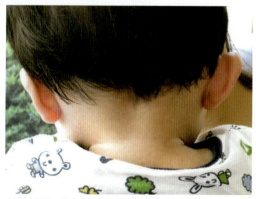

❸ 乳様突起炎症例

右耳介周囲の発赤・腫脹，耳介聳立が認められる．

乳様突起炎の予測および発症予防の可能性
- 鼓膜所見との関連はなかった．重症（発赤高度，高度膨隆）が1例，軽症（軽度発赤，軽度膨隆）が6例であった．全例に発熱を認めた．平均38.9±0.9℃（37.7〜40.2℃）であった．白血球数は平均16,700（8,700〜23,400）/μL．CRP値は平均9.4（2.3〜19.2）mg/dLで増加傾向が認められた．
- 上記の結果から鼓膜所見のみで乳様突起炎の発症の予測はできないが，発熱を伴う急性中耳炎では血液検査所見はある程度有用であることが推測された．
- 休日前などで十分な経過観察ができない状況であれば，38.5℃以上の発熱を伴い白血球数が15,000/μL以上あるいはCRPが5.0mg/dL以上であれば，乳様突起炎のリスクを考慮し抗菌薬の投与対象とするのが適切と判断される．

抗菌薬過剰投与の課題と耐性菌への対応

各国のガイドラインにおける抗菌薬投与率
- 当院の臨床研究対象例[6]を各国のガイドラインに当てはめて抗菌薬投与率を検討した．
- オランダのガイドライン（1990年）では発熱例への対応が不明であり直接の検討はできなかったが，抗菌薬の投与率は30%程度とされている．
- 米国AAPのガイドライン（2014年）での2歳以上で体温が39℃未満でかつ強い耳痛がない例には抗菌薬を投与しない方針[3]に従うと，当院の対象例では抗菌薬投与率は60%以上となる．
- 日本の「小児外来診療における抗菌薬適正使用のためのワーキンググループ」のガイドライン（2005年）に従うと，ハイリスク群としての抗菌薬初期投与率が11%，中途投与を含めた全抗菌薬投与率は22%となる．安全確保のための休日前抗菌薬投与を考慮すれば，オランダと同程度の投与率になると推測される．
- 日本耳科学会のガイドライン（2013年改定）は年齢，臨床症状，鼓膜所見などで算出されるスコアで治療法が選択される．当院の対象例に当てはめてみると，経過観察となる軽症例が0%，抗菌薬投与となる中等症例が49%，抗菌薬投与と鼓膜切開となる重症例が51%であり，抗菌薬投与率が100%，および鼓膜切開率が50%程度となり，世界的にみても過剰な治療と思われる．

新しい抗菌薬の乱用
- 急性中耳炎の治療薬として，カルバペネム系抗菌薬（オラペネム®；テビペネムピボキシル）やキノロン系抗菌薬（オゼックス®；トスフロキサシン）の使用が急増している．
- これらの抗菌薬は耐性菌に対する切り札とされていて，添付文書上も「本剤の使用にあたっては，耐性菌の発現等を防ぐため，原則として感受性を確認し，疾病の治療上必要な最小限の期間の投与にとどめること」とほか

の抗菌薬に耐性の菌にのみ使用するような厳重な縛りが付けられている．それにもかかわらず，これらの抗菌薬の急性中耳炎への容易な投与が増えている．その理由として，薬剤耐性肺炎球菌とインフルエンザ菌への有効率が高いとためとされている．

- しかし，ペニシリン耐性肺炎球菌の多くは AMPC の増量で対応できる．BLNAR などのインフルエンザ菌へ効果も期待されているが，中耳炎でみられる無莢膜型インフルエンザ菌による乳様突起炎などの中耳炎合併症は事実上ない．また，無莢膜型インフルエンザ菌が中耳炎の遷延化の原因との意見も散見されるが，咽頭常在菌を一時的に除菌する意味はないと思われる．
- 経口抗菌薬の効果を過信し，これらの抗菌薬を安易に投与することは慎むべきである．

BLNAR：β-lactamase negative ampicillin resistant *Haemophilus influenzae*

小児用肺炎球菌ワクチンの影響

- 小児用肺炎球菌ワクチンの導入による急性中耳炎の減少効果は 6％ 程度とわずかである．急性中耳炎の主たる病原体がウイルス感染であることを反映していると思われる．しかし，肺炎球菌が主な病因菌である乳様突起炎は減少している．

急性中耳炎の診療の考え方

急性中耳炎は上気道炎に伴う咳嗽や鼻汁などと同列の症状・病変であり，抗菌薬が必要となる例は少ない．また，日本は海外諸国と比較し医療機関へのアクセスが容易であり，抗菌薬が必要なときはただちに受診が可能であり，抗菌薬の使用を制限する方針が最も安全に実行できる状況にある．しかし，まれではあるが重症の合併症である乳様突起炎の発症予測はいまだに不可能であり，外来診療では常にwatchful waiting が重要である．

文献

1) van Buchem FL, et al. Therapy of acute otitis media：myringotomy, antibiotics, or neither? A double-blind study in children. Lancet 1981；2：883-7.
2) Heikkinen T, et al. Importance of respiratory viruses in acute otitis media. Clin Microbiol Rev 2003；16：230-41.
3) Lieberthal AS, et al. The diagnosis and management of acute otitis media. Pediatrics 2013；131：e964-99.
4) 小児外来診療における抗菌薬適正使用のためのワーキンググループ．小児上気道炎および関連疾患に対する抗菌薬使用ガイドライン．外来小児科 2005；8：146-73.
5) 日本耳科学会．小児急性中耳炎診療ガイドライン．小児耳 2006；27：71-107.
6) 深澤満．急性中耳炎の予後への抗菌薬投与を含む各種リスクファクターの関与についての検討．外来小児科 2009；12：302-10.

疾患別の薬剤処方

滲出性中耳炎

伊藤真人 | 自治医科大学とちぎ子ども医療センター小児耳鼻咽喉科

滲出性中耳炎とは

- 滲出性中耳炎(OME)とは，「鼓膜に穿孔がなく，中耳腔に貯留液をもたらし難聴の原因となるが，急性炎症症状すなわち耳痛や発熱のない中耳炎」と定義される．
- 滲出性中耳炎は，急性炎症を伴わず中耳に貯留液を認める状態であり，就学前の小児の90％が一度は罹患するきわめて頻度の高い疾患である[1]．
- 小児に難聴を引き起こす最大の原因であるが，難聴の程度は軽度から中等度までさまざまであり，症状に気づかれずに偶然発見されることも多い疾患である．
- 1万人に2～35人の割合で中耳炎に関係する永続的な難聴を引き起こすことが知られている[2]．
- 罹患が長期にわたると言語発達や構音の異常や，学校での活動性低下など患児のQOLに影響を及ぼす可能性がある[3]．
- 周辺器官の感染・炎症を合併している場合には，それらに対する適切な治療を行うべきである．
- 発症から3か月以上改善しない場合には，鼓膜換気チューブ留置術の適応を検討する．

小児滲出性中耳炎の病態

かつては，滲出性中耳炎の主な原因と病態は，耳管機能障害による中耳の陰圧化とそれに伴う粘膜からの滲出液の漏出と考えられてきた．しかし近年，小児の滲出性中耳炎ではその病因は急性中耳炎と同様に各種の感染であることがわかってきた．中耳貯留液からは，免疫複合体や菌体内毒素，ライノウイルスやRSウイルスなどのウイルス，肺炎球菌，インフルエンザ菌，モラクセラ・カタラーリスなど急性中耳炎と同様の細菌群が高率に検出される．一方，耳管機能障害があると中耳陰圧化が生じ，中耳貯留液は排出されにくくなる．つまり，小児では耳管機能障害は滲出性中耳炎の遷延化の病態に深く関わっていると考えられている．

OME：otitis media with effusion

RS：respiratory syncytial

滲出性中耳炎の診断・治療の原則

- 滲出性中耳炎の鼓膜所見はさまざまであり，とくに乳幼児では鼓膜所見だけでは急性中耳炎との鑑別が困難な場合があり，発熱，夜泣き，むずかるなど急性炎症を示唆する症状の有無が決め手となる(❶)．
- 中耳腔に貯留液が観察されなくても，鼓膜の強い陥凹や接着・癒着がみられる場合を含む．
- 約50％は急性中耳炎を契機に発症，もしくはもともとあったものが発見されると考えられているが，とくに2～3歳未満の乳幼児においては繰り返す急性中耳炎(反復性中耳炎)としての対応が必要となる場合がある．
- 乳幼児では聴力検査が施行困難なことも多いが，診察時の聴覚印象や言語発達の観察，気密耳鏡検査，ティンパノメトリー検査，画像検査による側頭骨乳突蜂巣の発育程度の確認などによって，聴力閾値を推定することが

❶ 滲出性中耳炎の鼓膜所見

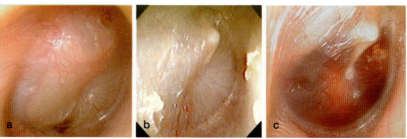

a：急性中耳炎，b：急性中耳炎後の無症候性中耳貯留液(ASMEE)，c：滲出性中耳炎．滲出性中耳炎は鼓膜所見だけでは診断が難しいこともある．

重要である．
- 滲出性中耳炎診療の主な目的（アウトカム）は，中耳貯留液の完全消失ではなく，中耳炎によって引き起こされた聴力障害を改善し，難聴によって起きている可能性のある言語発達や構音障害，QOLの低下を可能な限り改善させることにある．さらに，永続的な難聴をきたす原因となる癒着性中耳炎や真珠腫性中耳炎への移行を予防することも大切である．

どんな症状がみられたら薬を出すか―初期対応

- 日本の小児滲出性中耳炎診療ガイドライン[4]の診療アルゴリズム（❷）で示されているのは，主に手術治療の絶対的適応についてであるが，手術適応とならない症例に対しては，遷延化因子となりうる周辺器官の感染・炎症病変に対する薬剤治療が勧められる．❸に日本のガイドラインの治療に関するクリニカルクエッションと推奨のまとめを示す．
- 発症から3か月間は手術治療を行わずに経過観察が勧められるが，この

❷ 小児滲出性中耳炎の診療アルゴリズム

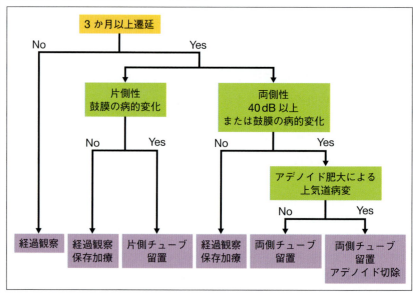

(小児滲出性中耳炎診療ガイドライン2015年版．2015[4])

❸ 治療に関するクリニカルクエッションと推奨

治療に関するクリニカルクエッション（CQ）	推奨
CQ1：経過観察期間はどのくらいが適切か？	3か月間
CQ2：抗菌薬投与は有効か？	周辺器官の感染・炎症に対して用いる
CQ3：抗菌薬以外の薬物療法は有効か？	周辺器官の感染・炎症に対して用いる
CQ4：薬物以外の保存的治療（局所処置や自己通気）は有効か？	一部有効
CQ5：鼓膜換気チューブ留置術はどのような症例に適応となるか？	難聴を伴う場合と病的鼓膜 その他，滲出性中耳炎が原因とも考えられる言語や発達の問題がみられるとき
CQ6：鼓膜換気チューブの術後管理はどのように行うか？	最長4～6か月に1度，およびトラブル発生時
CQ7：鼓膜換気チューブはいつまで留置すべきか？	2～3年以内が目安
CQ8：アデノイド切除術の適応は？	アデノイドによる上気道病変合併例 チューブ脱落後の再発症例
CQ9：鼓膜切開術，口蓋扁桃摘出術は有効か？	慢性期の治療としては推奨しない

間にも周辺器官の感染・炎症病変（鼻副鼻腔炎やアレルギー性鼻炎など）が存在すれば，それらに対する薬剤治療をより積極的に行うべきである[*1]．
- 周辺器官の感染・炎症（急性鼻副鼻腔炎や急性中耳炎，アレルギー性鼻炎）を合併している場合には，日本耳鼻咽喉科学会のそれぞれのガイドライン[5,6]において推奨されている適切な薬物治療を行う．
- 鼻副鼻腔炎を合併している症例では，マクロライド療法（クラリスロマイシン〈CAM〉少量長期投与療法）が選択肢の一つとなる．
- 副腎皮質ステロイドの全身投与や第1世代抗ヒスタミン薬は使用すべきではない．
- 鼓膜のアテレクタシスや癒着などの病的所見がみられる場合や難聴の程度が強い場合には，3か月以内でもより積極的な手術加療が必要となることもある[*2]．

[*1] 周辺器官の感染・炎症を合併していない場合には，抗菌薬の投与を行うべきではない．

[*2] これは，鼓膜の病的所見がみられる症例では自然治癒が得られにくいし，難聴の程度が強い場合には難聴が滲出性中耳炎以外の要因（先天性真珠腫や耳小骨・内耳奇形，感音難聴）の関与がある可能性があるからである．

💊 処方例 ❹

副鼻腔炎合併例

- 軽症例：最初の5日間は抗菌薬を使用せず，5日目に改善が得られなければアモキシシリン（AMPC）常用量投与を開始する．
- 中等症：AMPC常用量を5日間投与し，5日目に改善がみられなければ，次に述べる重症例の初期投与に準じて高用量の抗菌薬に変更する．
- 重症例：最初の5日間はAMPC高用量，もしくはセフジトレンピボキシル（CDTR-PI），セフカペンピボキシル（CFPN-PI），セフテラムピボキシル（CFTM-PI）の高用量投与が推奨され，5日後に改善が得られないときにはテビペネムピボキシル（TBPM-PI）常用量もしくは感受性検査の結果

❹ 処方例

病型分類		処方例（2週間まで）
副鼻腔炎合併例 初診時の治療	軽症	5日間の経過観察
	中等度	ワイドシリン® 1回30 mg/kg 1日3回 ムコダイン® 1回30 mg/kg 1日3回
	重症	メイアクトMS® 増量 1回6 mg/kg 1日3回 ムコダイン® 1回30 mg/kg 1日3回 　もしくは ワイドシリン® 増量 1回60 mg/kg 1日3回 ムコダイン® 1回30 mg/kg 1日3回
副鼻腔炎合併例 その後の治療		クラリスロマイシン少量 1回6 mg/kg 1日2回 ムコダイン® 1回30 mg/kg 1日3回
急性中耳炎発症時	軽症	3日間の経過観察
	中等度	ワイドシリン® 増量 1回60 mg/kg 1日3回
	重症	ワイドシリン® 増量 1回60 mg/kg 1日3回 　もしくは クラバモックス® 1回96.4 mg/kg 1日2回 　もしくは メイアクトMS® 増量 1回6 mg/kg 1日3回
アレルギー性鼻炎 合併例		ザイザル® シロップ 6か月以上1歳未満：1回2.5 mL 1日1回 1歳以上7歳未満：1回2.5 mL 1日2回 7歳以上15歳未満：1回5 mL 1日2回

を参考にして，初期投与で使用した薬剤をスイッチして使用する．
- 一方，滲出性中耳炎ガイドラインにおいては，鼻副鼻腔炎を合併している症例では小児滲出性中耳炎に対する有効性があることから，マクロライド療法（CAM 少量長期投与療法）が選択肢の一つとなるとして推奨している[*3]．しかし滲出性中耳炎において，周辺器官に細菌感染を伴わない場合には，漫然とした抗菌薬の投与は抗菌薬による副作用と耐性菌増加を引き起こすことから行うべきではない．

急性中耳炎発症時
- とくに急性中耳炎を起こしやすい2〜3歳未満の乳幼児では，急性中耳炎の炎症活動期には急性中耳炎ガイドライン[5]に沿った抗菌薬投与をすべきである．
- 軽症では3日間の経過観察，中等症ではワイドシリン® 増量投与，重症ではワイドシリン® 増量投与，もしくはクラバモックス®かメイアクトMS®増量投与から始め，ガイドラインアルゴリズム[5]を参考にスイッチ治療を行う．
- 反復性中耳炎の症例では，繰り返す急性中耳炎の治療を目的に鼓膜チューブ留置手術が行われる場合もある．

抗菌薬以外の薬物治療
- カルボシステインは小児滲出性中耳炎の保険適用を有する唯一の薬剤であり有効と考えられる．

*3
CAMは小児滲出性中耳炎の増悪因子である鼻副鼻腔炎などの周辺器官の細菌感染症に対する有効性により，結果として小児滲出性中耳炎の治療につながる可能性がある．

ガイドラインの使い方
ガイドラインがそのまま適用可能な対象は，診療アルゴリズム（❷）に示す外科治療の絶対適応症例である．その他の大多数の症例では，周辺器官に対して必要とされる保存治療を行いながら，難聴の程度や難聴以外の症状，鼓膜所見，持続期間，保護者の意向などを検討して外科治療の適応決定を行うべきである．

- アレルギー性鼻炎が合併する場合には，第2世代抗ヒスタミン薬や鼻噴霧用ステロイドを治療の選択肢として検討すべきであるが，これらの薬剤は小児滲出性中耳炎そのものに対する有効性のエビデンスは得られていない．
- 副腎皮質ステロイドの全身投与や第1世代抗ヒスタミン薬は，小児滲出性中耳炎に対して使用すべきではない[*4]．

*4
全身投与の副腎皮質ステロイドは短期的には貯留液の消失効果がみられるものの長期の有効性はなく，全身的な副作用もある．第1世代抗ヒスタミン薬は小児滲出性中耳炎に対する有効性は認められず，さらに副作用の発生率は約10％である．これらの薬剤は害が利益を上回ることから，使用すべきではない．

保護者への説明

- 滲出性中耳炎の主な症状は難聴であるが，程度は軽度から中等度までさまざまである．罹患が長期にわたると言語発達や構音の異常がみられたり，学校での活動性低下など患児のQOLに影響を及ぼす可能性がある．
- 滲出性中耳炎そのものに対してはきわめて有効な薬剤はないが，本疾患が発症から3か月間以内に自然治癒する場合も多いことから，薬剤治療の中心は合併する周辺器官の感染・炎症病変に対するものである．
- 原則として，発症から3か月を過ぎても改善がみられない場合には，外科治療の必要性を検討する必要がある．

薬を中止するタイミング

- 周辺器官の感染・炎症が消失したならば，いたずらに内服治療を継続してはならない．
- 3か月以上遷延する難治性の慢性滲出性中耳炎であることが明らかとなれば，すみやかに外科治療（主として鼓膜チューブ留置術）の手術適応を確認すべきである．

専門機関への紹介

- 原則としては発症後3か月を過ぎても自然治癒しない症例
- 鼓膜の病的変化を認める場合
- 難聴の程度が強いときや鼓膜の所見がはっきりと診断できない場合は，より早期の紹介が望ましい（真珠腫や感音難聴が合併している可能性がある）．

耳鼻咽喉科専門医としての取り組み

筆者は現在，日本でただ一人の小児耳鼻咽喉科教授として自治医科大学とちぎ子ども医療センターに勤務しているが，もともとのルーツは耳科手術を専門としており，現在も小児耳鼻咽喉科全般と側頭骨・外側頭蓋底外科を兼務している．

ほかの小児外科系分野とは異なり，小児と成人の疾患の境界が不明瞭な耳鼻咽喉科領域においては，すべての耳鼻咽喉科専門医が小児も成人も的確に診ることができる必要がある．耳鼻咽喉科の発祥は耳科学と喉頭科学であるが，小児耳鼻咽喉科の専門性もこれら2つの分野にある．耳科医から始まった筆者の夢は，「すべての人（子ども）が聴こえるようになり，会話による人と人とのコミュニケーションが可能になる」ことである．

文献

1) Tos M. Epidemiology and natural history of secretory otitis. Am J Otol 1984；5：459-62.
2) Monasta L, et al. Burden of disease caused by otitis media：systematic review and global estimates. PLoS One 2012；7：e36226. doi: 10.1371/journal.pone.0036226. Epub 2012 Apr 30.
3) Rosenfeld RM, et al. Tympanostomy tube outcomes in children at-risk and not at-risk for developmental delays. Int J Pediatr Otorhinolaryngol 2011；75：190-5. doi: 10.1016/j.ijporl.2010.10.032. Epub 2010 Nov 23.
4) 日本耳科学会，日本小児耳鼻咽喉科学会編．小児滲出性中耳炎診療ガイドライン2015年版．東京：金原出版；2015.
5) 日本耳科学会，日本小児耳鼻咽喉科学会，日本耳鼻咽喉科感染症・エアロゾル学会編．小児急性中耳炎診療ガイドライン2013年版．東京：金原出版；2013.
6) 日本鼻科学会編．急性鼻副鼻腔炎診療ガイドライン．日本鼻科学会誌 2010；49：143-247.

鼻副鼻腔炎

伊藤真人 | 自治医科大学とちぎ子ども医療センター小児耳鼻咽喉科

*1
急性鼻副鼻腔炎
「急性に発症し，発症から4週間以内の鼻副鼻腔の感染症で，鼻閉，鼻漏，後鼻漏，咳嗽といった呼吸器症状を呈し，頭痛，頬部痛，顔面圧迫感などを伴う疾患」と定義される．

鼻副鼻腔炎とは

- 鼻副鼻腔炎（rhino-sinusitis）には，発症から4週間以内の急性鼻副鼻腔炎[*1]と，症状が3か月以上持続している慢性鼻副鼻腔炎がある．4週間から3か月までの間は，遷延性もしくは亜急性と分類される．
- 小児の鼻副鼻腔炎は通常4週間以内には改善・消失する急性鼻副鼻腔炎が多いが，小児では上気道ウイルス感染を契機に鼻副鼻腔炎を繰り返しやすい．
- 急性鼻副鼻腔炎はウイルス性上気道炎の経過中に生じる炎症の一環として発症することが多く，ウイルス感染が発端となるが，持続するものは細菌感染に移行する場合が多い．
- 近年日本では，肺炎球菌，インフルエンザ菌などの薬剤耐性菌が急増し，抗菌薬の投与によっても改善しない遷延例や感染を繰り返す反復例が増えている．
- 日本の耐性菌の現状をふまえて，抗菌薬の適正使用を推進するために，2010年に急性鼻副鼻腔炎診療ガイドラインが作成された[1]．
- 小児では鼻副鼻腔は発育途上にあるため，鼻副鼻腔炎治療の第1選択は薬剤治療を中心とした保存的加療である．

- 本項では小児の急性鼻副鼻腔炎について述べる．

薬を出すタイミング

- ウイルス性か細菌性かの鑑別は，症状の強さや鼻漏の性状（膿性か粘液性か）では区別がつかない．ウイルス性鼻副鼻腔炎は通常1週間以内に自然寛解するため，米国版のガイドライン[2]では重症例と悪化・再発例以外は10日間の経過観察を勧めている．
- 日本のガイドラインでは，軽症，中等症，重症（基準は米国と異なる）と重症度分類を行って，軽症例の初期はウイルス性の可能性が高いので5日間は抗菌薬を投与せずに経過観察するが，中等症以上では抗菌薬投与が勧められている．

どんな症状がみられたら薬を出すか—初期対応

- ❶に，日本のガイドラインの小児急性鼻副鼻腔炎スコアリングと重症度

❶ 小児のスコアリングと重症度分類

	症状・所見	なし	軽度/少量	中等以上
臨床症状	鼻漏	0	1（時々鼻をかむ）	2（頻繁に鼻をかむ）
	不機嫌・湿性咳嗽	0	1（咳がある）	2（睡眠が妨げられる）
鼻腔所見	鼻汁・後鼻漏	0（漿液性）	2（粘膿性少量）	4（中等量以上）

軽症：1～3，中等症：4～6，重症：7～8　　　　　（急性鼻副鼻腔炎診療ガイドライン．2010[1]）

分類を示す．小児では自ら鼻をかむことができないことも少なくない．したがって，睡眠が妨げられるほどの湿性咳嗽か不機嫌な様子があり，粘膿性後鼻漏がしっかりと確認できれば中等症以上であることを示している．
- 小児の長引く湿性咳嗽の原因が，鼻副鼻腔炎の後鼻漏が原因であることがしばしば認められる．つまり，後鼻漏が最も注意すべき所見である．
- 就床時や起床時に痰がらみの咳がひどいときには，薬の投与が必要な鼻副鼻腔炎を鑑別すべきである．

💊 処方例

- 急性鼻副鼻腔炎診療ガイドライン[1]を参考に抗菌薬治療を行う．

軽症例

- 最初の5日間は抗菌薬を使用せず，5日目に改善が得られない場合は，ペニシリン系のアモキシシリン（AMPC）またはアンピシリン（ABPC）常用量を5日間投与する（❷）．

処方例1：軽症（❹）―下記①②を併用

> ① AMPC水和物（ワイドシリン®細粒）　1回10 mg/kg・1日3回・食後・5日分
> ② カルボシステイン（ムコダイン®ドライシロップ）　1回10 mg/kg・1日3回・食後・5日分

❷ 急性鼻副鼻腔炎治療アルゴリズム（小児・軽症）

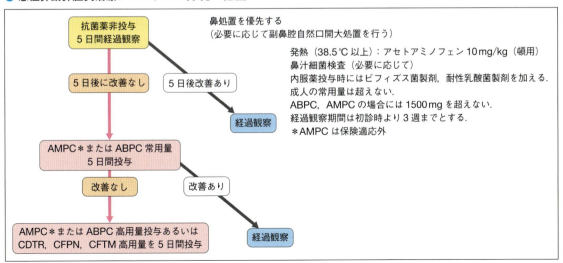

（急性鼻副鼻腔炎診療ガイドライン．2010[1]）

ガイドラインの使い方

米国では2013年に，小児急性副鼻腔炎ガイドラインの改訂版[2]が発表されたが，そのなかでは推定診断として❸に示す3項目をあげており，原則として10日以上鼻漏が続かなければ治療は行わずに経過観察としている．

日本と米国では，ガイドラインの主たる使用者や地域における耐性菌の拡散の違いなど，異なるバックグランドのなかでガイドラインが作成されていることを勘案し，どちらのガイドラインに準じて治療を行うかは使用者の判断である．

❸ 米国の小児急性副鼻腔炎ガイドライン改訂版の推定診断

- 持続（persistent illness）：10日以上鼻漏（性状は問わない）または昼間の咳が，改善せずに持続する場合
- 重症（severe onset）：3日以上続く39℃以上の発熱，かつ膿性鼻漏がみられる場合
- 悪化と再発（worsening course）：上記の症状の悪化，またはいったん改善後に再発した鼻漏，昼間の咳，もしくは発熱がある場合

❹ 処方例

		処方例
初診時の抗菌薬処方例（初期対応）	軽症	5日間の経過観察
	中等度	ワイドシリン® 1回10mg/kg 1日3回 5日分
	重症	ワイドシリン®増量 1回20mg/kg 1日3回 5日分 もしくは メイアクトMS®増量 1回6mg/kg 1日3回 5日分
初期対応で改善しないとき	軽症	ワイドシリン® 1回10mg/kg 5日分
	中等度	ワイドシリン®増量 1回20mg/kg 1日3回 5日分 もしくは メイアクトMS®増量 1回6mg/kg 1日3回 5日分
	重症	オラペネム®常用量 1回4mg/kg 1日2回 5日分 もしくは ワイドシリン®増量 1回20mg/kg 1日3回 5日分 メイアクトMS®増量 1回6mg/kg 1日3回 5日分

- 5日目に改善がみられなければ，AMPCまたはABPC高用量または，セフェム系薬のセフジトレンピボキシル（CDTR-PI），セフカペンピボキシル（CFPN-PI），セフテラムピボキシル（CFTM-PI）の高用量のいずれかを5日間投与する．

中等症例

- 初診時から上記処方例1を用いる．改善がなかった場合，薬剤感受性を考慮して，AMPCまたはABPC高用量または，セフェム系薬のCDTR-PI，CFPN-PI，CFTM-PIの高用量のいずれかを5日間投与する（❺）．

処方例2：中等症（❹）―下記①のいずれかと②を併用

> ① AMPC水和物（ワイドシリン®細粒） 1回20mg/kg・1日3回・食後・5日分，もしくはCDTR-PI（メイアクトMS®細粒），CFPN-PI（フロモックス®細粒），CFTM-PI（トミロン®細粒）の高用量・1日3回・食後・5日分
> ② カルボシステイン（ムコダイン®ドライシロップ） 1回10mg/kg・1日3回・食後・5日分

- これらの治療でも改善がみられなければ，経口カルバペネム常用量（テビペネムピボキシル〈TBPM-PI〉（オラペネム®細粒） 1回4mg/kg・1日2回・食後）5日間，もしくは上記処方例2の高用量の薬剤をスイッチして使用する．

重症例

- 初期治療から，AMPCまたはABPC高用量または，CDTR-PI，CFPN-PI，CFTM-PIの高用量（処方例2）のいずれかを5日間投与する．
- 5日後に改善が得られないときには経口カルバペネム常用量5日間，もしくは感受性検査の結果を参考にして，処方例2の高用量薬剤をスイッチして使用する（❻）．

❺ 急性鼻副鼻腔炎治療アルゴリズム（小児・中等症）

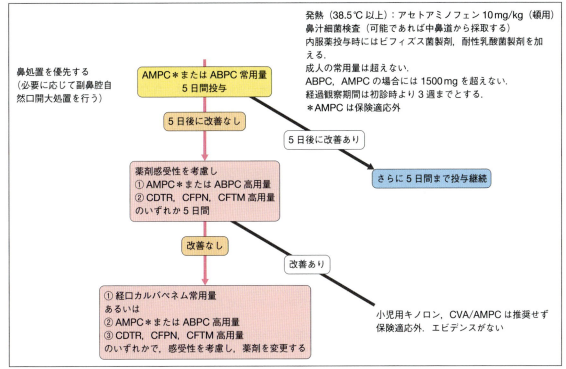

（急性鼻副鼻腔炎診療ガイドライン．2010[1]）

❻ 急性鼻副鼻腔炎治療アルゴリズム（小児・重症）

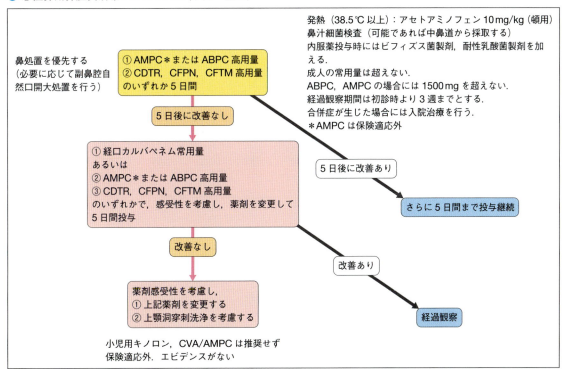

（急性鼻副鼻腔炎診療ガイドライン．2010[1]）

専門機関への紹介

急性鼻副鼻腔炎では，頭痛や頬部痛，顔面圧迫感，顔面腫脹・発赤，38.5℃以上の発熱，血液検査による炎症所見などがみられる場合には，合併症の有無を検討すべきであるので，画像検査（副鼻腔の造影CT, MRI）や必要によっては手術治療が可能な専門機関に紹介すべきである．

急性鼻副鼻腔炎の合併症

合併症のうち，眼窩内合併症は5歳未満に多く，眼窩骨膜下膿瘍，眼窩内膿瘍などがある．また海綿静脈洞血栓症などの頭蓋内合併症は健康成人男性に多い．

保護者への説明

- 小児鼻副鼻腔炎は急性感染・炎症の繰り返しであり，いったん良くなっても感冒時に再燃しやすいが，長引く湿性咳嗽がある場合は一度きちんと治癒させることが必要であることを説明する．
- 治癒後も湿性咳嗽や不機嫌が強いときには，保存的治療が必要な鼻副鼻腔炎が疑われるため再診するように勧める．
- 頭痛や頬部痛，顔面圧迫感，顔面腫脹・発赤，38.5℃以上の発熱を伴うときには，合併症や重症化が懸念される．

薬を中止するタイミング

- 日本のガイドラインでは，軽症では5〜10日間で抗菌薬を中止し，中等症・重症では原則10日間（薬剤変更する場合もある）で抗菌薬を中止することを勧めている．

文献

1) 日本鼻科学会編．急性鼻副鼻腔炎診療ガイドライン．日本鼻科学会誌 2010；49：143-247.
2) Wald ER, et al. Clinical practice guideline for the diagnosis and management of acute bacterial sinusitis in children aged 1 to 18 years. Pediatrics 2013；132：e262-80.

疾患別の薬剤処方

アレルギー性鼻炎

兼定啓子 | 耳鼻咽喉科 ののはなクリニック

まず鼻副鼻腔炎との鑑別を

- アレルギー性鼻炎は，小児において多彩な症状とそして低い治癒率という特徴から，多くの子どもたちの生活に，長期にわたって影響を与えている．増田[2]は小児の多彩な症状に対して具体的な問診を行うことで，ほかの感染症の鼻副鼻腔炎と鑑別することが大切であるとしている．

治療─薬剤選択について

- 抗原回避が治療の基本であるが，日常生活のなかで徹底することは困難である．
- 鼻アレルギー診療ガイドライン（2016年版）における通年性アレルギー性鼻炎の治療を❶に示す．症状を軽～重症と分類し，それに応じて薬剤を選択する．
- 小児は鼻腔の形態から鼻閉が主症状となることが多く，鼻閉が多量の鼻汁によるものか，鼻粘膜の腫脹によるものか，局所所見を観察して判断したい[*1]．
- 第1世代抗ヒスタミン薬は脂溶性で小児の血液脳関門（BBB）を通過しやすい．しかし，自覚的には眠気を感じていないが，中枢抑制が生じているインペアード・パフォーマンスが小児でもみられることに注意する必要がある．また，小児ではけいれん，興奮，不眠などをきたすことがあり，さらに熱性けいれんのある小児には処方すべきではない．
- 第2世代の抗ヒスタミン薬を使用せざるをえない場合でも，脳内占拠率のより低い薬剤を選択すべきであろう（❷）[*2]．ガイドラインでは，少なくとも内服薬はできる限り1剤とし，症状の改善度がないときは局所ステロイド薬併用となっている[*3]．

処方例

鼻閉が強い場合─とくに夜間鼻閉で不眠をきたしやすい場合
- プランルカスト水和物（オノン®），1日量，7mg/kgを2回/日，朝・夕食後で処方．

効果が十分でない場合
- 鼻噴霧用ステロイド薬を夜点鼻で併用する．

鼻汁多い場合
- 第2世代抗ヒスタミン薬を，症状に応じてインペアード・パフォーマン

アレルギー性鼻炎の特徴，治療

- アレルギー性鼻炎は，鼻粘膜におけるⅠ型アレルギー疾患であり罹患年齢の低年齢化が進み，通年性アレルギー性鼻炎が主体であったが種々の花粉を抗原とする季節性も増えている．
- くしゃみ，鼻漏，鼻閉が三主徴であるが，10歳未満では症状が多彩で，鼻のかゆみのため鼻こすり，鼻を掻くなどの動作がよくみられる．鼻閉のため，いびき・睡眠時の呼吸障害をきたしやすい．
- 治療は抗原回避が基本であり，そのためにも抗原を明らかにすることが望まれる．日常の環境整備は，時に母親に大きな負担となり，ガイドライン[1]の軽・中・重症度に応じて薬物療法を行う．

[*1]
小児科であってもウェルチ・アレン耳鏡を用いて鼻を診ることは可能である．また，小児は水溶性鼻汁というよりも粘稠な鼻汁が多いので，鼻を吸引してみてどのような鼻汁か調べることも，なおいっそう薬剤選択に有用と考える．鼻汁の多い例で擤鼻できない場合は，家庭での鼻吸引法[3]を勧める．

BBB：blood brain barrier

[*2]
井上[4]は，3歳ぐらいまでの小児には抗ヒスタミン薬をできる限り控えるとしている．

❶ 通年性アレルギー性鼻炎の治療

重症度	軽症	中等症		重症	
病型		くしゃみ・鼻漏型	鼻閉型または鼻閉を主とする充全型	くしゃみ・鼻漏型	鼻閉型または鼻閉を主とする充全型
治療	①第2世代抗ヒスタミン薬 ②遊離抑制薬 ③Th2サイトカイン阻害薬 ④鼻噴霧用ステロイド薬 ①, ②, ③, ④のいずれか1つ.	①第2世代抗ヒスタミン薬 ②遊離抑制薬 ③鼻噴霧用ステロイド薬 ①, ②, ③のいずれか1つ. 必要に応じて①または②に③を併用する.	①抗LTs薬 ②抗PGD$_2$・TXA$_2$薬 ③Th2サイトカイン阻害薬 ④第2世代抗ヒスタミン薬・血管収縮薬配合剤 ⑤鼻噴霧用ステロイド薬 ①, ②, ③, ④, ⑤のいずれか1つ. 必要に応じて①, ②, ③に⑤を併用する.	鼻噴霧用ステロイド薬 ＋ 第2世代抗ヒスタミン薬	鼻噴霧用ステロイド薬 ＋ 抗LTs薬または抗PGD$_2$・TXA$_2$薬 もしくは 第2世代抗ヒスタミン薬・血管収縮薬配合剤 必要に応じて点鼻用血管収縮薬を治療開始時の1～2週間に限って用いる.
			鼻閉型で鼻腔形態異常を伴う症例では手術		
			アレルゲン免疫療法		
			抗原除去・回避		

症状が改善してもすぐには投薬を中止せず，数か月の安定を確かめて，ステップダウンしていく．
遊離抑制薬：ケミカルメディエーター遊離抑制薬．抗LTs薬：抗ロイコトリエン薬．抗PGD$_2$・TXA$_2$薬：抗プロスタグランジンD$_2$・トロンボキサンA$_2$薬．

アレルギー性鼻炎症状の重症度

種類＼程度	＋＋＋＋	＋＋＋	＋＋	＋	－
くしゃみ発作（1日の平均発作回数）	21回以上	20～11回	10～6回	5～1回	＋未満
鼻汁（1日の平均発作回数）	21回以上	20～11回	10～6回	5～1回	＋未満
鼻閉	1日中完全につまっている	鼻閉が非常に強く，口呼吸が1日のうち，かなりの時間あり	鼻閉が強く，口呼吸が1日のうち，ときどきあり	口呼吸は全くないが鼻閉あり	＋未満
日常生活の支障度	全くできない	手につかないほど苦しい	（＋＋＋）と（＋）の中間	あまり差し支えない	＋未満

日常生活の支障度：仕事，勉学，家事，睡眠，外出などへの支障

（鼻アレルギー診療ガイドライン2016年版[1]）

❷ 第2世代抗ヒスタミン薬の鎮静性の比較と添付文書における使用上の注意

薬剤名	商品名(Ⓡ省略)	鎮静性**	自動車運転など
フェキソフェナジン*	アレグラ	低	記載なし
エピナスチン*	アレジオン		注意
エバスチン*	エバステル		注意
セチリジン*	ジルテック		従事させない
オロパタジン*	アレロック		従事させない
ベポタスチン*	タリオン		従事させない
アゼラスチン*	アゼプチン		従事させない
メキタジン*	ゼスラン, ニポラジン		従事させない
オキサトミド	セルテクト		従事させない
ケトチフェン*	ザジテン	高	従事させない

＊：小児アレルギー性鼻炎適応あり．セルテクトⓇ DS はアレルギー性鼻炎の適応なし．
＊＊：鎮静性については，谷内らによる PET を用いた脳内 H_1 受容体占拠率のデータを参考に作成した．
(谷内一彦ほか．医薬ジャーナル 2009；45：687-93)

ス*4 を考慮し，眠気の少ないフェキソフェナジンまたはロラタジンをまず処方．またケトチフェンフマル酸塩シロップがアドヒアランスを上げ，有効である．

効果が十分でない場合

- 薬剤の適応，年齢も考慮して第2世代の抗ヒスタミン薬から選択する．1日1回の内服薬と2回内服する薬剤も個々の症例によって検討する．

💬 保護者への説明

- 鼻閉による睡眠障害や種々のアレルギー性鼻炎による鼻症状が日常生活に支障をきたし，また注意力低下などもきたしていることを説明し，抗原検査・回避と同時に薬による治療について説明する．
- 薬物療法が効果的でない場合，免疫療法について説明する．皮下注射による方法(SCIT)と，新しい治療戦略5)として舌下免疫療法(SLIT)(スギ花粉症，ダニ抗原)が12歳以上を対象として始まっており，ダニ抗原による通年性アレルギー性鼻炎が重度の場合，アシテアⓇダニ舌下錠・ミティキュアⓇダニ舌下錠も考慮する．3年間毎日舌下錠内服が目標となっているが，まず1年間内服を考えてみたい．

➡ 文献

1) 鼻アレルギー診療ガイドライン作成委員会．鼻アレルギー診療ガイドライン—通年性鼻炎と花粉症—2016年版(改訂第8版)．東京：ライフ・サイエンス；2015.
2) 増田佐和子．低年齢化したアレルギー性鼻炎・花粉症への対応は？ 小児科診療 2014；7：913-8.
3) 兼定啓子．鼻吸引法．日本小児耳鼻咽喉科学会編．小児耳鼻咽喉科診療指針．東京：金原出版；2009. p.389-92.
4) 井上祐三朗，下条直樹．アレルギー性鼻炎，1)小児科医の立場から．小児科臨床 2014；67：963-70.
5) 太田伸男．季節性鼻アレルギーへの薬物療法．耳喉頭頸 2014；86：232-6.

---

*3
ステロイド外用薬は，小児にとって成長ホルモンとの関連からみると，以前あったアルデシン鼻炎用吸入剤には成長ホルモン抑制が報告されていたが，現在使用されている小児用フルナーゼⓇ，リノコートⓇ，アラミストⓇ，ナゾネックスⓇ ではそのような報告例はない．しかし，より慎重に考え，これらの外用薬の連続使用は1か月間程度として，以後は症状増強時，頓用使用としたいものである．

*4
インペアード・パフォーマンス
impair(害する，損なう)，performance(能力，仕事ぶり)を意味し，抗ヒスタミン薬による眠気を自覚していない場合でも，気づきにくい日常生活への支障や能率の低下をいう．

SCIT：subcutaneous immunotherapy(皮下免疫療法)

SLIT：sublingual immunotherapy(舌下免疫療法)

ORT（経口補液療法），輸液

松下　享｜松下こどもクリニック

ORT : oral rehydration therapy

- 一般小児科外来で経口補液療法（ORT）または輸液が考慮される疾患として最も頻度が高いのは，ウイルス性腸炎に伴う脱水である．
- 脱水には，高張性脱水，等張性脱水，低張性脱水があり，またそれぞれにおいて軽度，中等度，重度があることから，病態に則した対応が望まれる[*1]．
- しかし，一般小児科外来では血清電解質など十分な検査ができないことが多く[*2]，問診と診察所見からの正しい臨床的評価が求められる．
- 脱水の評価を行うことによってORTか輸液かを選択することになるが，安易な輸液は慎むべきである．また，事後措置として十分な説明と指導が重要である．

*1　等張液か低張液か
近年，低張液輸液による医原性低Na血症が問題視され，脱水に対する初期輸液製剤として等張液を用いることが推奨されている．循環不全によるショック状態など緊急的な初期輸液以外でも，脱水の型やその程度の把握が困難で重篤感のある場合には等張液で開始するのが無難であるかもしれない．しかし一般小児科外来で経験する中等度までの脱水に対する一時的な輸液においては，ソリタ-T1号輸液®などNa濃度が90mEq/L程度の低張液でも安全に使用してきたという経験がある．輸液製剤の利点と欠点を十分に理解して選択することが重要である．

*2　血液検査
小児の脱水では，低血糖や高ケトンを併発することも多い．血清電解質を自院で検査できる施設は限られているが，血糖やケトン体は簡易機器で容易に測定できる．小児の脱水例では，これらの検査も実施しておきたい．

CRT : capillary refill time

ORT，輸液を行うタイミング

脱水の程度とその鑑別

- 脱水の存在を疑った場合，その脱水の型や重症度を判断することが重要である．脱水の型（高張性，等張性，低張性）は，詳細な検査が実施できない一般外来では臨床的特徴を評価することによって判断される（❶）．ウイルス性腸炎の診療が主となる一般小児科外来での高張性脱水は全体の5％程度と推察されており，多くは等張性または低張性脱水である[1]．
- 脱水の重症度も，臨床症状から評価する（❷）[2]．5％脱水の予測に，呼吸状態，皮膚ツルゴールの低下，毛細血管再充満時間（CRT）の延長が有用

❶ 脱水の分類

症状	低・等張性脱水	高張性脱水
中枢神経症状	なし～あり	あり
体重減少	あり	なし
口渇	軽度	強い
脈拍	上昇	正常
血圧	低下	正常
起立性頻脈	あり	なし
口腔内粘膜乾燥	なし	あり
皮膚ツルゴール	低下	正常～低下

（藤丸季可．2014[1]より抜粋）

❷ 脱水の重症度分類

症状	軽微な脱水～脱水なし（3％未満の体重減少）	軽度～中等度の脱水（3～9％の体重減少）	重度の脱水（9％以上の体重減少）
精神状態	良好，清明	正常，落ち着きがない，易刺激性	ぼーっとしている，無気力，意識不明
心拍数	正常	正常～増加	頻脈，重症で徐脈
脈の強さ	正常	正常～低下	弱い，か細い，触れない
呼吸	正常	正常，速い	深い
眼窩	正常	わずかに陥没	深く陥没
涙	みられる	減少	みられない
口腔と舌	湿潤	乾燥	乾ききった状態
皮下脂肪	すみやかに跳ね返る	2秒未満で跳ね返る	2秒以上で跳ね返る
毛細血管再充満時間	正常	延長	延長（ほとんどわからない）
四肢	温かい	冷ややか	冷たい，斑状，チアノーゼ
尿量	正常～低下	低下	ほとんどない

（稲毛英介. 2015[2]より抜粋）

であるとされている[3]．重度脱水では循環動態を安定させるための緊急的な輸液が必要であるが，一般外来で経験することが多い軽度～中等度脱水では，ORTか輸液が選択される．

ORTか輸液か

- 脱水の程度が軽度と判断された場合：ORTが第1選択となる．ORTの目的は，脱水の改善だけでなく，その発症防止や改善後の維持補液も含まれる．
- 脱水の程度が中等度と判断された場合：ORTを試みて効果がなければ輸液に変更する．ORTが適切でない状態として，❸に示す状態があげられている[4,5]．

🔖 ORTと輸液の実際

ORT―何をどのように飲ませるか

- 現在，日本で使用できる代表的な経口補水液（ORS）とイオン飲料*3の組成を❹に示す．日本ではウイルス性腸炎を主体とした脱水が多く，また医療体制が充実しているので患児が早期に医療機関を受診することを考えると，Na濃度が30～50 mEq/Lのものでも有用である[5]・*4．
- ORSを少量ずつ頻回に与える．目安として，3～4時間以上かけて50～100 mL/kgのORSを与えることが推奨されている[2]・*5．患児の状態を評価しながら，1回量を徐々に増やして投与間隔をあけることもできる．また，利尿があり食欲が出てくれば食事も再開していく．

輸液―何をどのように輸液するか

- ショックをきたすような重度脱水や高張性脱水が疑われる場合は，緊急的な対応としてNa濃度が130 mEq/L以上の等張液（細胞外液型輸液）で輸液を開始し（❺），同時に後送病院への搬送を考える．
- 一般小児科外来で実施する輸液は，中等度脱水への一時的な対応ととらえ

❸ ORTが適切でない状態

- 意識障害
- 高度脱水
- 嘔吐が強い
- イレウスや腸重積など解剖学的異常による嘔吐
- 心・腎不全
- 生後6か月未満，体重8 kg未満

ORS：oral rehydration solution

＊3
イオン飲料
脱水の際に市販のスポーツドリンクやイオン飲料が多用されている場合も多い．これらの飲料はORSと比べてNa濃度が低いことから，水中毒（低張性脱水）を招くこともあり注意が必要である．味が良いこともあって飲みやすいが，利用する場合は塩分の多い飲料（みそ汁やうどんの汁，コンソメスープなど）も併用しておくとよい．

＊4
WHOなどが勧めるORSは，コレラなどでのNa喪失量が多い病態を想定していることからORSのNa濃度が60～90 mEq/Lと高く，そのために味が悪くて飲めない子どもたちが多くなる．

❹ ORSとイオン飲料の組成

商品名	電解質(mEq/L)			糖(g/L)
	Na	K	Cl	
OS-1	50	20	50	25
ソリタ-T配合顆粒2号	60	20	50	32
ソリタ-T配合顆粒3号	35	20	30	34
アクアライトORS	35	20	30	—
アクアライト	30	20	25	50
ポカリスエット	21	5	16.5	62
アクエリアス	12	5	—	50

❺ 輸液製剤の組成

	輸液製剤	電解質(mEq/L)				糖(%)
		Na	K	Cl	Ca	
等張液	生理食塩水	154	0	154	0	—
	ラクテック®	130	4	109	3	—
	ヴィーンF注®	130	4	109	3	—
	ビカーボン®	135	4	113	—	—
低張液	ソリタ-T1号輸液®	90	0	70	0	2.6
	ソルデム1輸液®	90	0	70	0	2.6

*5 具体的な方法としては，5分間隔で1mL/kgずつ与えるようにすれば，体重10kgの児では1時間で120mL，4時間で480mL，体重20kgの児ではそれぞれ倍量となり，目標に到達する水分補給となる[4]．

*6 生理食塩水を選択した場合は低血糖に，ソリタ-T1号輸液®またはソルデム1輸液®では低Na血症に注意が必要である．

るべきである．中等度脱水では緊急性が高くないことから，輸液製剤として生理食塩水などの等張液またはソリタ-T1号輸液®やソルデム1輸液®などの低張液(Na濃度；90mEq/L)を用いて，10〜20mL/kg/時で開始する[*6]．1〜2時間の輸液を行いながら全身状態の改善度を評価し，さらなる維持輸液(5〜10mL/kg/時)の必要性や経口補水療法への移行が可能か否かを判断する．長時間に及ぶ場合は電解質などの検査が必須であり，同時に入院加療も考慮すべきである．

事後措置─保護者への説明

> ▶具体的に指示する．
> ▶帰宅後も経時的に電話連絡などを行って確認する．

- 自宅での経口補液療法について，その意味と必要性について説明を行い理解してもらうことが重要である．曖昧な指示ではなく，たとえば「ORSを最低でも4時間で50mL/kg以上は飲用する」など[4]，具体的な指示が必要である．
- 経口補液療法が達成できているかどうかの確認や患児の状態把握のために，帰宅後も経時的に電話連絡などを行うとよい．達成できていない場合や患児の状態が思わしくない場合は，再診を促すか後送病院への受診を指示する．

文献

1) 藤丸季可．よくわかる初期輸液のポイント．白髪宏司編．小児科学レクチャー．わかる輸液─体液の生理を知り，正しい輸液オーダーができる！東京：総合医学社；2014．p.564-71．
2) 稲毛英介．急性胃腸炎．衞藤義勝監．ネルソン小児科学．原著第19版．東京：エルゼビア・ジャパン；2015．p.1551-68．
3) 市川光太郎．脱水の身体所見の特異度と感度について教えてください．小児内科 2011；43(特集・輸液Q&A)：713-6．
4) 南武嗣．経口補液療法の意義と実施のこつについて教えてください．小児内科 2011；43(特集・輸液Q&A)：771-3．
5) 中尾弘．脱水症．豊原清臣監．開業医の外来小児科学．東京：南山堂；2013．p.289-97．

疾患別の薬剤処方

シナジス®（RSウイルス予防）

渡部晋一｜倉敷中央病院総合周産期母子医療センター

薬を出すタイミング（対象）

- パリビズマブの投与対象は，早産児では ① 在胎週数が 28 週以下の場合は 12 か月齢以下の新生児・乳児，② 在胎週数が 29〜35 週の場合は 6 か月齢以下の新生児・乳児，③ 慢性肺疾患では過去 6 か月以内に気管支肺異形成症（BPD）の治療を受けたことがある 24 か月齢以下の新生児・乳児と幼児，④ 先天性心疾患（CHD）では 24 か月齢以下の血行動態に異常のある新生児・乳児と幼児であり，さらに 2013 年 8 月に効能追加となった ⑤ 24 か月齢以下の免疫不全を伴う新生児・乳児と幼児，⑥ 24 か月齢以下のダウン症候群の新生児・乳児と幼児である（❶）．

BPD：bronchopulmonary dysplasia

CHD：congenital heart disease

どんなときに薬を出すか―パリビズマブ投与までの手順

- 地域により投与シーズンが異なる．岡山県では，毎年 9 月から翌年 4 月が投与シーズンとなる．注意点を ❷ に記す．

処方例（注射指示）

シナジス®（100 mg）1 回 15 mg/kg　投与量が 100 mg を超えるときは左右大腿に分けて筋注
流行期に月 1 回

❶ パリビズマブの適応

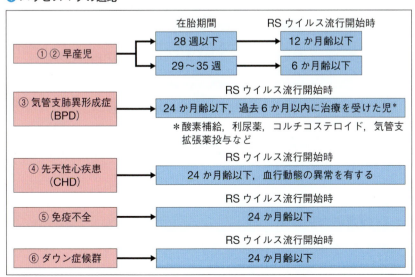

*1 たとえば，早産児のうち，在胎34週で3月に生まれた場合は3月と4月（今シーズン），在胎26週で9月に生まれた場合は9月〜翌年4月（今シーズン）までパリビズマブを投与するだけでなく，次シーズンの9月にも，6あるいは12か月齢以下であればパリビズマブの投与が必要となる．BPD，CHD，ダウン症候群，免疫不全のほとんどがシーズンをまたいで投与が必要となる（❸）．

*2 パリビズマブ専門外来受診前後は電話による問い合わせが多く，看護師の業務に支障をきたすことがあるため，当院では「パリビズマブ専門外来の流れとよくある質問Q&A」（❺）を記載したリーフレットを作成し，外来に設置している．

VSD：ventricular septal defect（心室中隔欠損症）

❹ パリビズマブ専門外来での手順

① 来院順に，看護師が保護者とともに児の体重を測定し，計測値を医師に伝える．
② 医師はそれをもとに投与量を計算し，看護師に注射指示を出す．
③ 看護師は医師の指示に従ってパリビズマブの投与準備を行い，医師が児を診察したうえで，安全のため看護師が児をしっかりと固定し（膝関節と腰を固定），医師が大腿部に素早く筋注する（注射量が1 mL（100 mg）を超える場合は分割して投与する）．
④ パリビズマブ投与後30分間は院内で保護者に児の様子をみてもらい，アナフィラキシーなどの症状がみられず，異常がないようであれば会計終了後に帰宅とする．

❷ パリビズマブ投与の注意点

地域により保険収載で認められている投与期間が異なる
- 必ず地域で投与実績のある病院に投与期間を事前に確認する必要がある．

県外では患者家族に一時支払いが生じる
- 住民票のある居住地以外の県で投与を受けた場合，患者家族に原価の一時支払いが生じる．パリビズマブは高価な薬剤であり，患者とのトラブルになりやすい．また，県により投与期間が異なるため，レセプト返戻のおそれがある．外来投与の場合，住民票のある県で投与されることが望ましい．

シーズンをまたぐ対象の存在
- 岡山県では，毎年9月〜翌年4月の間がパリビズマブ投与期間となっている．在胎週数や基礎疾患，退院時期によっては退院後から初回投与までに間があいたり，投与期間がシーズンをまたがったりするケースがある*1．

専門外来の必要性
- 一般診療中にパリビズマブを投与するのはかなりの手間である．そのため，原則，パリビズマブ専門外来（予約制）で一括して投与したほうがよい*2．
- パリビズマブ専門外来での手順を❹に示す．

適応を再度確認する必要がある
- BPD：過去6か月以内に治療の既往がある児が対象となる．すなわち，過去6か月以内に酸素投与や呼吸不全，喘鳴などに対する治療が行われていなければならない．
- CHD：血行動態に異常がある児が対象．small VSDや心修復後は除外となる．

❸ パリビズマブ投与期間（岡山県）

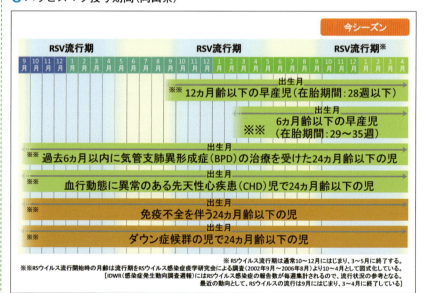

💬 保護者への説明

- 当院では，各主治医から対象の患者家族に退院前にパリビズマブ投与の必要性について，次のように説明している．

例 対応と言葉

- 「RSウイルスは冬に流行するウイルスのなかでは最もポピュラーなウイルスです．時に重症化して入院したり，集中治療が必要になることがあります．とくに早産児や酸素を必要とするようなお子さん，心臓の病気をもっているお子さん，ダウン症候群のお子さん，免疫不全のお子さんなどが重症化しやすいといわれています．RSウイルス感染症の重症化を予防するためにパリビズマブの投与が必要です」

❺ パリビズマブ専門外来の流れとよくある質問 Q&A

質問	回答例
この間，子どもがRSウイルスに感染して鼻水などかぜのような症状がありました．いまは治って落ち着いています．一度RSウイルスに感染したら，もうシナジスを投与する意味はないのでしょうか？	シナジス投与を続けてください．たとえ一度RSウイルスに感染したとしても，シナジスにはRSウイルス再感染による重篤な下気道疾患の発症を抑制する効果があります．シーズンを通して欠かさず投与することが重要です．
シナジスを投与していれば，RSウイルスに感染しないのでしょうか？	シナジスにはRSウイルス感染による重篤な下気道疾患の発症を抑制する効果がありますが，シナジスを投与していてもRSウイルスに感染することはあります．鼻水や咳などの症状が強い場合には，早めに病院を受診してください．
毎月しなくても効果があるのでは？	シナジスの効果は，4〜5週間です．間隔が6週間以上になると予防効果が低下します．そのため，約1か月に1回注射を受けられることが望ましいです．
3〜4月ごろになるともう接種しなくても大丈夫？	地域や年度により違いがありますが主に9月〜5月のゴールデンウイークごろまで流行します．RSウイルスの流行開始前から流行している期間は注射を受けられることが望ましいです．
予約日に受診できなかった．どうしたらよいでしょうか？ また，5週間以上前回の接種からあいてしまったけど，どうしたらいいでしょうか？	流行期には効果の切れる前に注射を受けられるように予定を立てておくとよいでしょう．シナジス注射の予約日に受診できなくなった場合は早めに予約日変更等，医療機関のスタッフに相談してください．
定期接種のワクチンを接種しました．同じ日にシナジスの注射はできますか？	シナジスはワクチンではなく，RSウイルスに対する抗体（免疫グロブリン：自分の武器）です．一般の予防接種と同時に接種してもかまいません．
もうすぐ子どもが1歳になります．育児休暇が終了となるので働きたいのですが，シナジスの注射をしていても保育所に預けてもいいですか？	シナジスの注射を受けていても生活の制限はとくにありません．
少し咳が出ていますが，シナジスの注射はできますか？	ワクチン接種ではないので，高熱が続いていなければ，基本的に問題ありません．
シナジスを接種した日はお風呂に入れますか？	入浴は差し支えありません．
他院でもらったお薬を飲んでいるのですがシナジスの注射はできますか？	お薬を飲んでいてもシナジスを打つことは可能です．

（倉敷中央病院総合周産期母子医療センター）

かゆみ止め（抗ヒスタミン薬）はけいれんを誘発するか？

宮本雄策, 竹田加奈子 | 聖マリアンナ医科大学小児科/川崎市立多摩病院小児科

抗ヒスタミン薬の薬理作用

- 抗ヒスタミン薬は，アレルギー性鼻炎やアトピー性皮膚炎，じんま疹などのアレルギー性疾患に広く長期投与されている．また，鼻症状を伴う感冒に対しても短期間であるがしばしば投与される．市販されている感冒薬の多くにも配合されており，小児も内服する機会の多い薬物である．
- 薬理作用としては，ヒスタミン H_1 受容体（以下，H_1 受容体）に結合し，ヒスタミンやロイコトリエンなどの化学伝達物質，炎症性サイトカインの遊離抑制作用を示すことでアレルギー症状を抑える．
- 脳におけるヒスタミンの働きとしては，睡眠の調節，学習，記憶，食欲調節などが有名だが，けいれん抑制作用も有している．そのため，抗ヒスタミン薬が投与され脳内に移行し，脳内ヒスタミンの作用が減弱すると，けいれんを悪化させると考えられる．

従来の報告からの検討

- 有熱時けいれんと抗ヒスタミン薬に関しては，従来の報告において内服群で非内服群と比較して，有意に ① 発熱からけいれん出現までの時間が短いこと，② けいれんの持続時間が長いことが示されている[1,2]．さらに木村ら[3]は，24 時間以内の再発も有意に多かったことを報告している．
- 一方で抗ヒスタミン薬がけいれんの発症頻度を

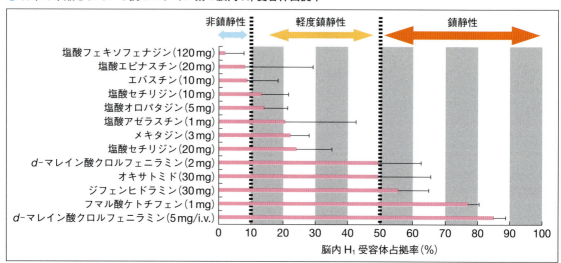

❶ 日本で市販されている抗ヒスタミン薬の脳内 H_1 受容体占拠率

^{11}C-ドキセピン-PET による抗ヒスタミン薬の脳内 H_1 受容体占拠率測定研究をまとめた図．^{11}C-ドキセピン-PET による抗ヒスタミン薬の脳内 H_1 受容体占拠率は，その鎮静作用の強さに比例する．第 2 世代抗ヒスタミン薬でもかなり脳内 H_1 受容体占拠率が違うことに注目．

(谷内一彦, 2007[5])

増加させるか否かについては，有熱時・無熱時を問わず無作為化比較研究は行われておらず，明確なエビデンスはない．
- 「かゆみ止め（抗ヒスタミン薬）はけいれんを誘発するか？」に対する回答としては，「薬理作用上可能性はあるが，データがなく不明である」が最も適切であると考える．
- 薬剤ごとの中枢神経系への影響については，各種抗ヒスタミン薬のヒトの脳内 H_1 受容体占拠率（脳内占拠率）が ❶ のように報告されている[4,5]．

抗ヒスタミン薬処方に際して

- 抗ヒスタミン薬に限らず，すべての薬剤または検査にいえることであるが，リスクを上回るメリットが期待される場合に医療行為は行われるべきである．少なくとも抗ヒスタミン薬については，「けいれん準備性の高い児に悪影響を与える可能性がある」と考え処方するべきであろう．
- 具体的には，筆者らは ❷ のように考えて処方を行っている．

おわりに

- 抗ヒスタミン薬とけいれんとの関係について，私見も含めて述べた．とくに長期処方を受けている児については，定期的にそのメリットと適応の是非について確認し，漫然と用い続けない注意が必要であると考えている．

❷ 抗ヒスタミン薬処方に際して

- 1～6歳は最もけいれんを起こしやすい年齢であり，極力抗ヒスタミン薬の処方は避ける．けいれん疾患の既往または家族歴がある場合には，より慎重に対応すべきである．
- アレルギー症状が強く，抗ヒスタミン薬の服用が必要な場合には，脳内占拠率の低い薬剤を選択して用いる．
- 小児の感冒に対する対症療法は無効であるとの報告もあり[6]，感冒症状に対して抗ヒスタミン薬は処方しない（一般的に脳内占拠率の低い新しい抗ヒスタミン薬は，H_1 受容体への選択性が高いため，抗アセチルコリン作用が弱い．よって，感冒時の鼻症状に対する効果はさらに期待しにくい）．

文献

1) Takano T, et al. Seizure susceptibility due to antihistamines in febrile seizures. Pediatrics Neurol 2010；42：277-9.
2) Zolaly MA. Histamine H1 antagonists and clinical characteristics of febrile seizures. Int J Gen Med 2012；5：277-81.
3) 木村丈ほか．鎮静性抗ヒスタミン薬の投与により熱性けいれんのけいれん持続時間は延長する．脳と発達 2014；46：45-6.
4) Yanai K, et al. The physiological and pathophysiological roles of neuronal histamine：an insight from human positron emission tomography studies. Pharmacol Ther 2007；113：1-15.
5) 谷内一彦．鎮静性抗ヒスタミン薬は睡眠薬である．皮膚アレルギーフロンティア 2007；5(3)：176-8.
6) Fashner J, et al. Treatment of the common cold in children and adults. Am Fam Physician 2012；86：153-9.

家族への薬剤処方

家族への薬剤処方

筋肉痛・腰痛，肩こり，頭痛

竹田加奈子，宮本雄策 | 聖マリアンナ医科大学小児科/川崎市立多摩病院小児科

*1
厚生労働省の平成25年度国民生活基礎調査において，世帯員の自覚症状を症状別にみると，男性では「腰痛」での有訴者率が最も高く，次いで「肩こり」，「鼻がつまる・鼻汁が出る」，女性では「肩こり」が最も高く，次いで「腰痛」，「手足の関節が痛む」となっている．

*2
慢性疼痛の原因疾患は変形性脊椎症，椎間板ヘルニア，関節リウマチや糖尿病などさまざまであり，疼痛が重なり合っていることが多く，診断には個々の患者の病態や背景を考慮する必要がある．

NSAIDs：nonsteroidal anti-inflammatory drugs

- 小児外来診療において，患者家族からの頭痛，筋肉痛，腰痛，肩こりはよく相談される訴えである[*1]．このような症状を相談された際，鎮痛薬の処方を希望されることが多く，処方する機会は多い．
- 疼痛の原因として，緊急性のあるような疾患や腫瘍性疾患などを鑑別することも念頭におきながら診察する必要がある[*2]．精査の必要性があると評価した患者では，適切な医療機関を勧めることも必要である．
- 本項では，そのような重大疾患の可能性が疑われにくく，日常的な頭痛，筋肉痛，腰痛，肩こりなどに対して使用する場合の薬物療法に関して述べていく．

日常的な頭痛，筋肉痛，腰痛，肩こりの薬物療法

- 疼痛治療における薬物療法の中心は，アセトアミノフェンと，非ステロイド性抗炎症薬（NSAIDs）である．
- アセトアミノフェンは一般に小児の鎮痛解熱薬として有名であったこともあり，長年適応症と用量が限定されていたが，2011年に変形性関節症の適応症と4,000 mg/日までの用量増量が承認され，成人の鎮痛薬としてより注目されるようになった．
- その他，オピオイド鎮痛薬（麻薬，非麻薬）や，主たる薬理作用に鎮痛作用をもたないが，鎮痛薬と併用すると鎮痛効果を高め，特定の状況下では鎮痛効果を示す薬剤（抗うつ薬，抗てんかん薬など）が鎮痛補助薬として用いられる．
- 主に頭痛，筋肉痛，腰痛，肩こりという非炎症性疼痛に対しての処方であるため，第1選択薬はアセトアミノフェンを考慮する．

アセトアミノフェン

用法
- 通常，成人にはアセトアミノフェンとして，1回300〜500 mg，1日900〜1,500 mgを経口投与する．投与間隔は4〜6時間以上とする．1日の最大量は4,000 mgである．肝疾患，アルコール常用者については1日の最大量を2,000 mgとすることが推奨されている．

処方例

> アセトアミノフェン（カロナール® 原末・細粒・錠など）1回400 mg　4〜6時間以上あけて内服

アセトアミノフェンの作用機序

1873年に初めて合成され，世界中で販売されている．
作用機序：アスピリンと同様にシクロオキシゲナーゼ（COX）活性を阻害することでプロスタグランジンの産生を抑制するが，その効果は弱い．解熱・鎮痛作用はCOX阻害以外の作用によると考えられてはいるが詳細は不明である．また本薬の作用機序も不明のままだが，弱いCOX阻害作用が中枢で発揮されることや，アセトアミノフェンの代謝物であるp-アミノフェノールが肝臓主体で産生された後に，大部分が脳内に，またごく一部は脊髄に移行しアラキドン酸と結合することで，鎮痛作用を示すN-アシルフェノールアミンを合成している可能性が報告されている．

副作用

- 一般的な投与量では副作用は起こりにくいが，肝機能障害，黄疸，皮膚粘膜眼症候群，その他のアレルギー症状，顆粒球減少症などの報告例がある．
- 最も重篤な急性の副作用は，過剰投与による肝細胞壊死である*3．
- 一般的な投与量の内服でも，4日以上連続して行うと血液中の肝逸脱酵素の上昇を認めたという報告がある．
- 妊婦に対する安全性は一般に高いが，弱いCOX阻害活性により，妊娠後期の女性への投与により胎児に動脈管収縮を起こすことがある．

NSAIDs

用法

処方例

> ロキソプロフェン(ロキソニン® 細粒・錠など)1回60mg　1日3回まで
> セレコキシブ(セレコックス® 錠)1回100〜200mg　1日2回まで

- NSAIDsを1週間以上投与する見込みの場合，とくに胃粘膜障害のリスクが高い患者では，胃粘膜保護薬(H₂受容体拮抗薬またはプロトンポンプ阻害薬)を追加する．

処方例

> ランソプラゾール(タケプロン® カプセル・OD錠など)1回15〜30mg　1日1回(朝食後)
> ファモチジン(ガスター® 散・錠・D錠など)1回10〜20mg　1日2回(朝夕食後)

副作用

- NSAIDsに共通してみられる副作用としては，消化性潰瘍*4，皮疹，肝障害，腎障害，アスピリン喘息，造血器障害，心筋梗塞・狭心症，脳血管障害などがあげられる．
- 選択的COX-2阻害薬は，従来薬のNSAIDsと比べると，短期的には消化性潰瘍・びらんなどの粘膜障害を減らす効果が示されている．ただし，海外の臨床試験において，コキシブ系薬剤の一つであるロフェコキシブ(日本未承認)投与群で，心筋梗塞などの血栓・心血管系合併症の発生リスクの上昇が指摘され，こうした心血管イベントのリスクに関してCOX-2選択的阻害薬に共通したものであるかどうかが調査されている．セレコキシブについては，心血管系合併症との関連性が低いことを示唆する研究結果も報告されている．
- 薬物相互作用として注意するものは複数あり，ワルファリンの出血時間延長，β遮断薬，血管拡張薬，ループ系利尿薬，ACE阻害薬，抗パーキンソン病薬の薬効低下，リチウムの排泄抑制，ジゴキシンの血中濃度低下，ニューキノロン系抗菌薬によるけいれん発作の増強などである．
- NSAIDsの外用剤は幅広く用いられている医薬品であるが，使用によって

COX：cyclooxygenase

*3
成人では，1回に150〜250mg/kg以上のアセトアミノフェンを経口投与すると肝細胞壊死が起こるとされており，アルコール常用者や肝疾患をもっている患者はそのリスクが高まるといわれている．

NSAIDsの作用機序

1829年に民間療法で用いられていたヤナギの樹皮から初めてサリチル酸が分離され，その後，1899年にアスピリンが世界に向けて発売された．1971年に作用機序がCOX阻害であることが明らかにされ，これを契機として多くのNSAIDsが開発された．
作用機序：NSAIDsはCOXの活性を阻害し，プロスタグランジンの合成を抑制することにより抗炎症・鎮痛作用をもたらす．しかしCOXには，胃粘膜保護に関与するCOX-1と，炎症組織において多く発現するCOX-2の2つのアイソザイムが存在するため，NSAIDsの長期服用はCOX-1の働きも抑制し，結果として消化性潰瘍や出血のリスクを高めてしまう問題がある．1991年には選択的COX-2阻害薬が開発された(コキシブ系薬剤)．また，吸収前は活性がなく，体内に吸収された後に肝臓などで活性型に代謝されて作用を発揮するプロドラッグも胃腸障害が少ないとされており，ロキソプロフェンがその代表である．

*4
NSAIDs服用に伴う消化性潰瘍の危険因子として確実なものは，高齢，潰瘍の既往歴，ステロイド薬の併用，複数あるいは高用量のNSAIDs服用，抗凝固療法の併用，重篤な全身疾患の合併である．また，可能性のある危険因子としては，*Helicobacter pylori*感染，喫煙，アルコール摂取が報告されている．

ACE：angiotensin converting enzyme

接触皮膚炎や光線過敏症などの局所性副作用や，アスピリン喘息，急性腎不全，胎児動脈管収縮などの全身性副作用が発現したという報告があり，その使用に際しては注意が必要である．

- 高齢者は生理的機能が減少し，臓器の機能低下，動脈硬化に伴う心血管リスクの増加などが存在するため，一般的に副作用は現れやすく，とくに消化性潰瘍などの胃粘膜障害・心血管合併症に注意する必要がある．また，併用薬剤がある場合が多く，薬物相互作用についてより留意する必要がある．そのため，薬剤投与は量，期間ともに必要最小限とし，漫然と使用することがないように注意する．
- 妊娠中の副作用は，妊娠後期における胎児の動脈管閉鎖である．妊娠中・授乳中は，産科の主治医に相談し，基本的に副作用のリスクがベネフィットを上回る場合に使用する．

参考文献

- Jalan R, et al. Paracetamol：are therapeutic doses entirely safe？ Lancet 2006；368 (9554)：2195.
- Wolfe MM, et al. Gastrointestinal toxicity of nonsteroidal anti-infammatory drugs. N Engl J Med 1999；340：1888-99.
- American Geriatrics Society Panel on Pharmacological Management of Persistent Pain in Older Persons. J Am Geriatr Soc 2009；57：1331.
- 川合眞一．アセトアミノフェンと非ステロイド性抗炎症薬．THE BONE 2013；27：33-7.
- Roelofs PD, et al. Non-steroidal anti-inflammatory drugs for low back pain. Cochrane Database Syst Rev 2008；(1)：CD000396.

家族への薬剤処方

胃食道逆流症（GERD）

小口　学｜おぐち小児科

- GERDは上部消化管内視鏡の所見から，食道粘膜傷害を有する「びらん性GERD」と，症状のみを認める「非びらん性GERD」（NERD）に分類される．
- 治療として，食事を中心とする生活習慣の改善とプロトンポンプ阻害薬（PPI）の投与が行われる．

薬を出すタイミングと薬剤以外の注意点

- 胸やけ，呑酸の自覚症状からGERDが疑われ，上部内視鏡検査にて逆流性食道炎が確認されたら早期に治療を開始する．治療効果は酸分泌抑制力に依存することから，強力な酸分泌抑制薬であるPPIが，現状では第1選択薬である．
- 薬物療法を開始するとともに，胃食道逆流を生じやすくする生活習慣上の問題（❶）の解決を図る．また就寝時は，上体高位を保つことが推奨されている．

治療法

初期治療

- 現在使用されているPPIを❷にまとめる．いずれかの薬剤を用いて初期治療を開始し，治療期間は逆流性食道炎では通常8週間，NERDでは4週間である．投与量が逆流性食道炎とNERDでは異なることに留意する．
- PPI間で効果に有意の差はないとされるが，代謝酵素活性の個人差（CYP2C19遺伝子多型）に起因する効果の個人差が起こりうる．ラベプラゾールやエソメプラゾールは効果の個人差が少ないとされている．
- 食後のPPIの血中濃度を上げる必要性から，食後よりも食前30〜60分の投与が有効とされる．夕食に食事量が多くなることが一般的であることから，夕食前投与が有効である．

維持療法

- PPI投与の8週間後に，症状の改善度と逆流性食道炎の治癒を確認する．GERDは再発が多いことが知られており，とくに内視鏡所見で重症のびらん性GERDでは再発が高率であることから，ガイドラインでは積極的に維持療法を行うことが推奨されている．投与量の設定が初期治療と異なる点に注意する．
- PPIによる維持療法は最も効果が高く，費用対効果に優れている．PPIにおける維持療法の安全性は高く，投与期間についての明確な制限はない

胃食道逆流症（GERD）とは

胃食道逆流により引き起こされる食道粘膜傷害と，煩わしい症状のいずれか，または両者を引き起こす疾患と定義される．

- 日本人のびらん性GERDの有病率は増加傾向にあり，最近では10％程度と推定されている．
- 胃酸の食道への逆流は，主に嚥下とは無関係の突然の一過性の下部食道括約筋（LES）の弛緩により生じる．
- 定型的な症状は胸やけと呑酸であり，その他，非心臓性胸痛や慢性咳嗽，喘息，咽喉頭違和感，咽頭痛といった食道外症状が認められることもある．
- 食道癌，胃噴門癌の除外や逆流性食道炎の有無，その重症度の判定のため，上部消化管内視鏡検査は必ず行うべきものとされる．内視鏡検査で判定される食道粘膜傷害の重症度は，自覚症状と必ずしも相関はしない．
- PPIテスト[*1]は，GERDと食道外症状の診断に有用である．

GERD：gastroesophageal reflux disease

LES：lower esophageal sphincter

[*1]
PPIテスト
PPIを試験的に約2週間投与し，胸やけなどの酸の逆流による自覚症状の消失の有無により治療的診断を行うものである．

NERD：non-erosive reflux disease

PPI：proton pump inhibitor

❶ GERDの症状出現・悪化に関与する生活習慣などの因子

LES圧を低下させる因子
- 暴飲暴食（大食い・早食い）
- 高脂肪食
- アルコール
- チョコレート
- 炭酸飲料
- 空気嚥下によるげっぷ
- 喫煙
- 食べてすぐ横になる
- 薬剤性：カルシウム拮抗薬，抗コリン薬など

腹圧を上昇させる因子
- 前かがみの姿勢
- 肥満
- 妊娠
- 骨粗鬆症による円背

が，必要に応じた最小限の用量で使用する．
- GERD患者の長期管理の主要目的は，症状のコントロールとQOLの改善に加え，合併症（食道狭窄・穿孔，貧血，バレット食道の発生など）を予防することにある．

オンデマンド療法[*2]
- 粘膜傷害が軽度のびらん性GERDの一部には，オンデマンド療法で症状をコントロール可能な場合があり，長期管理においては症状コントロールを適宜評価し，必要に応じて最小限の用量・用法で行う．
- PPI初期治療に反応するNERDの長期管理には，PPIによるオンデマンド療法が推奨されている．

PPIとの併用薬剤
- 消化管運動機能改善薬，漢方薬などは，単独療法の有用性を示すエビデンスはないが，PPIとの併用により症状改善効果が得られるケースがある．常用量のPPIで効果不十分な場合，モサプリド，六君子湯（りっくんしとう），制酸作用のある薬剤（アルギン酸ナトリウム，スクラルファートなど）の追加投与を考慮する．
- PPIのみでコントロール不良の症例に対しては，朝にPPIを投与し，夜間の酸分泌抑制効果を有するH_2受容体拮抗薬を就寝前に投与する方法があるが，併用は保険適用外処方となる．

> 💬 **患者・保護者への説明[*3]・再診の必要性**

- GERDはQOLの低下をきたす疾患で，種々の合併症をきたしうる．とくに，バレット食道から食道腺癌の発生の報告があり，長期的な経過観察が

❷ プロトンポンプ阻害薬（PPI）の種類とGERDにおける投与方法（成人）

薬剤名（商品名）	内服剤形：容量	初期治療（用量・期間）		維持療法
		逆流性食道炎	非びらん性胃食道逆流症	再発・再燃を繰り返す逆流性食道炎
オメプラゾール（オメプラール®，オメプラゾン®）	錠：10mg，20mg	1日1回20mg，通常8週間まで	1日1回10mg，通常4週間まで	1日1回10〜20mg
ランソプラゾール（タケプロン®）	カプセル：15mg，30mg OD錠：15mg，30mg	1日1回30mg，通常8週間まで	1日1回15mg，通常4週間まで	1日1回15〜30mg
ラベプラゾールナトリウム（パリエット®）	錠：5mg，10mg，20mg	1日1回10mg（症状により20mgまで），通常8週間まで *PPIで効果不十分な場合：1回10mg（重度の粘膜傷害では20mg），1日2回．さらに8週可	1日1回10mg，通常4週間まで	1日1回10mg
エソメプラゾールマグネシウム水和物（ネキシウム®）	カプセル：10mg，20mg	1日1回20mg，通常8週間まで	1日1回10mg，通常4週間まで	1日1回10〜20mg

必要な疾患である．
- PPIは効果発現まで数日かかることがあるので，即座に効果の有無は判断できないが，効果に個人差がありうることから，自覚症状に改善のない場合には漫然と服薬せず再受診とする．
- 食事，喫煙，飲酒などの生活習慣に起因する要因を排除することも重要である．

専門医への紹介

- 逆流性食道炎の評価・治癒の確認には，上部内視鏡検査が必要であること，再発率も高いことなどから，PPIで治療効果が認められる場合でも長期フォローアップは専門医により行われることが望ましい．また治療抵抗例，NERD症例は，専門医で管理されるべきである．
- PPIには併用禁忌，併用注意の薬剤もあることから，ほかの基礎疾患を有する場合は専門医に紹介することが望ましい．

ガイドライン

日本消化器病学会編の「診療ガイドライン2015（改訂第2版）」[1]が発刊されている．CQ（Clinical Questions）に対して文献エビデンスに基づき，患者の好みや実現可能性，副作用やコストを考慮したステートメントを記述する形式で，疫学，病態，診断，治療などを網羅している．本稿の記述も大半はガイドラインの記載を引用した．

上記ガイドラインには，2015年2月に販売開始となった，既存のPPIとは異なる作用機序で酸分泌を抑制するカリウムイオン競合型アシッドブロッカーであるボノプラザンフマル酸塩に関するエビデンスの記載はないが，今後の知見の集積により，GERDに対する治療薬としての位置づけが確立していくものと思われる．

*2
オンデマンド療法
いったん症状が消失したのち，胸やけなどの症状が再発した場合にPPI内服を再開し，症状が消失すれば服薬を終了するもので，患者が「必要に応じて」服薬する治療法である．

*3
「患者さんと家族のための胃食道逆流症（GERD）ガイドブック」が日本消化器病学会のHPで公開されているのでぜひ活用されたい．
https://www.jsge.or.jp/

文献
1) 日本消化器病学会編．胃食道逆流症（GERD）診療ガイドライン2015．改訂第2版．東京：南江堂；2015．

参考文献
- Katz PO, et al. Guidelines for the diagnosis and management of gastroesophageal reflux disease. Am J Gastroenterol 2013；108：308-28.

家族への薬剤処方

不眠症

宮崎雅仁 | 小児科内科三好医院

*1 不眠症とは
「ICD10 国際疾病分類」では睡眠障害の訴えが少なくとも週に3回およびその持続が1か月以上の場合を不眠症として規定している.

❶ 不眠症の診療・治療の基本
- 診断（分類）やその原因の鑑別
- 睡眠保健（睡眠衛生），すなわち良好な睡眠環境を得るための生活環境・生活スタイルの改善
- 睡眠に対する正確な知識のもとでの睡眠導入薬を用いた薬物療法

❷ 不眠症の分類

一過性不眠
急性のストレス状況（不安，痛み，突然の病気や入院など）により生じ，持続は数日程度

短期不眠
仕事上の不安や家庭での子育ての悩みなど持続するストレスにより生じ，1〜3週間程度の持続

長期不眠
種々の原因により生じる持続1か月以上の本格的不眠

睡眠の役割と不眠症

- 人間はその人生の約1/3を睡眠で過ごしており，身体的・精神的な健康を保つうえで睡眠の果たす役割はきわめて重要である．
- 睡眠の質や量を問題とする障害として，臨床的には不眠症，過眠症，概日リズム睡眠障害，睡眠時随伴症（パラソムニア）がある．そのなかでとくに不眠は，高度にストレス化された現代社会では誰もが罹患しうる病態生理である*1．子育て世代の家族においては一般的な社会的ストレスに加えて子育ての多忙さや不安から不眠症を被る例も少なくない．
- 不眠症の診療・治療の基本は，❶に示すとおりである．

薬を出すタイミング

- 不眠に対して睡眠導入薬を外来で処方するタイミングとしては，患者本人からの申し出により考慮されるが，基本的には睡眠保健の改善を見極めてからの投薬が好ましい．しかし，緊急性が高い場合や希望の度合いが強い場合は個別に判断される．
- 薬物療法を開始する前に，処方医としてまずその不眠がどの程度の期間持続しているかを判断する必要がある．その分類として，一過性不眠，短期不眠，長期不眠がある（❷）．「国際疾病分類」に従えば長期不眠のみが厳密にいえば不眠症であり，一過性の短期不眠では一般的に睡眠保健の改善指導が優先される（❸）．しかし，薬物療法が必要になる機会もまれではなく，処方の申し出を受ける機会も多い．
- 一方，問診や診察により原因検索を行い明らかなうつ病などの精神神経疾患やむずむず脚症候群などの身体疾患に伴う場合は基礎疾患の治療を優先したり，並行して治療したりする．
- また，甲状腺ホルモン薬，副腎皮膚ステロイド薬，中枢神経刺激薬，キサンチン系製剤などの不眠を誘発する薬剤服用時は，その担当医と相談のうえで睡眠導入薬処方に優先して減量・中止を考慮する必要がある．

処方例

- 症状に最適な睡眠導入薬の選択のために，患者からの問診により睡眠障害の表現型の評価，すなわち①入眠障害，②中途覚醒，③早朝覚醒，④睡眠時間短縮，⑤一過性・短期不眠，の分類が必要である（❹）．
- 表現型の評価後に，ベンゾジアゼピン（BZD）系を中心に睡眠障害に合っ

❸ 良好な睡眠環境を得るための生活環境・生活スタイル

- 規則正しい就寝時間・起床時間を維持する
- 日中の活動終了後は睡眠時間まで適度な安静時間をもつ
- 昼寝は正午から午後2時ごろまでに15分程度が適当であり、午後3時以降や30分以上の昼寝は午後の仕事や夜間の睡眠に悪影響するので控える
- タバコ・ニコチンを控える
- 夕食後は過激な運動や居眠りは控える
- 夕食後にはコーヒー、紅茶、栄養ドリンク剤などのカフェイン含有の刺激性飲料を控える
- 夕食後の入浴はぬるま湯にゆっくりつかる
- 就寝前のアルコール(寝酒)は少量にする
- 就寝時に空腹の場合は消化の良い食べ物を少量食べたり、牛乳を飲んだりする
- 寝床で睡眠以外の長時間読書をしたり、勉強したりすることは避ける

❹ 不眠の表現型分類と睡眠導入薬選択

入眠障害	入眠にふだんより30分以上余計にかかる不眠症であり、薬剤としては超短時間作用型や短時間作用型薬剤の適応となる
中途覚醒	熟眠が妨げられるもので、一晩に2回以上覚醒してその後再入眠が容易でない不眠症であり、短時間作用型〜長時間作用型薬剤が適応となる
早朝覚醒	朝の目覚めがふだんより2時間以上早い不眠症であり、短時間作用型〜長時間作用型薬剤が適応となる
睡眠時間短縮	一晩の睡眠時間合計が4時間以下の不眠症であり、中時間作用型や長時間作用型薬剤が適応となる
一過性・短期不眠	急性ストレス状況により生じる不眠症であり、超短時間作用型や短時間作用型薬剤が適している

❺ 主要睡眠導入薬の特徴

分類	作用時間(時間)	薬品名 一般名	薬品名 代表商品名	用量(成分量)	半減期(時間)
超短時間作用型	2〜4	トリアゾラム	ハルシオン®	1日1回0.25mg、高度な不眠症には0.5mg 就寝前	2.9
		ゾピクロン[*1]	アモバン®	1日1回7.5〜10mg 就寝前	4
		ゾルピデム[*1]	マイスリー®	1日1回5〜10mg 就寝直前	2
短時間作用型	6〜10	リルマザホン塩酸塩	リスミー®	1日1回1〜2mg 就寝前	10.5
		ロルメタゼパム	ロラメット®	1日1回1〜2mg 就寝前	10
		ブロチゾラム[*1]	レンドルミン®	1日1回0.25mg 就寝前	7
		エチゾラム[*1]	デパス®	1日1回1〜3mg 就寝前	6
		スボレキサント[*2]	ベルソムラ®	1日1回20mg 就寝直前	7
中時間作用型	12〜24	フルニトラゼパム	ロヒプノール®	1日1回0.5〜2mg 就寝前	15
		エスタゾラム	ユーロジン®	1日1回1〜4mg 就寝直前	24
		ニトラゼパム	ベンザリン®	1日1回5〜10mg 就寝前	28
		ニメタゼパム	エリミン®	1日1回3〜5mg 就寝前	21
		クアゼパム	ドラール®	1日1回20mg 就寝前	36
長時間作用型	24〜	フルラゼパム塩酸塩	ダルメート®	1日1回10〜30mg 就寝前	65
		ハロキサゾラム	ソメリン®	1日1回5〜10mg 就寝直前	85
その他	1〜3	ラメルテオン[*3]	ロゼレム®	1日1回8mg 就寝前	1

[*1] 非ベンゾジアゼピン系、[*2] オレキシン受容体拮抗薬、[*3] メラトニン受容体作動薬、無印はベンゾジアゼピン系を示す.

た作用時間を有する薬剤(❺)、すなわち入眠障害であれば超短時間作用型や短時間作用型の睡眠導入薬を選択する[*2]。

- 最近では、BZD系とは化学構造が異なるがBZD受容体に作用する非BZD系に加えて、BZD受容体を介さない作用機序を有するメラトニン受容体作動薬(ラメルテオン)やオレキシン受容体拮抗薬(スボレキサント)が開発されている。

[*2] 20世紀初頭に登場したバルビツール酸系睡眠導入薬は代謝経路が複雑で呼吸抑制や過剰鎮静などの重篤な副作用があり、現在は特殊な例を除き処方は限定されている。

患者への説明

- 現在処方されている睡眠導入薬は安全性や習慣性ともに以前に比べて改善しているため，処方医の指示どおりの服用を躊躇する必要はない．しかし，不眠症の治療にとって睡眠しやすい環境を整備することも薬物療法と同様に重要であり，良好な睡眠環境を得るための生活環境・生活スタイルの改善を勧める．また，心身の緊張を取り除き寝つきを良くする方法と反対に悪くする方法を説明する[*3]．
- ベンゾジアゼピン系睡眠導入薬を中心に，発現しうる昼間への持ち越し作用である眠気，ふらつき，頭重感や筋弛緩作用による転倒などを事前に説明し，副作用発現時にはすみやかに再診するように勧める．

薬を中止するタイミング

- 睡眠導入薬の服用で安定した睡眠が得られた場合は同じ治療を継続し，安定化2～3週後に薬剤の減量・中止を考慮する．
- 具体的な減量方法としては，1～2週間ごとに1/4ずつ減らしていく漸減法，隔日服用などの休薬日を設ける隔日法，両方を組み合わせる方法がある．
  - ▶一般的に作用時間が短い超短時間作用型や短時間作用型は，薬剤減量に際して反跳性不眠や退薬徴候を生じやすい傾向にあるので，漸減法をとる場合が多い．
  - ▶長時間作用型は，血中濃度が徐々に低下するために隔日法での減量が可能である．
  - ▶超短時間作用型薬剤を中止する場合は一度中～長時間作用型に変更後に中止する方法も可能である．
- 減量は担当医と患者間の同意のもとに行うが，睡眠導入薬を中止することができなくても，無理に離脱しようとせずに生活の質を保てる必要最低限の服用量で維持することも一つの方法である．

参考文献
- 大熊輝夫．やさしい睡眠障害の自己管理．大阪：医薬ジャーナル社；2001．

---

*3 たとえば，運動に関しては昼間の適度な運動と睡眠直前の過度な運動，入浴ではぬるま湯のふろと熱湯のふろ，飲酒では適量のアルコールと深酒・過剰なアルコールをそれぞれ具体的にあげて説明する．とくに過度のアルコールは睡眠の質を落とし，逆に酔い覚めの過程で中枢神経を興奮させるために早朝覚醒を導きやすく，睡眠導入薬との併用では副作用の危険性が増加する．

家族への薬剤処方

花粉症

松原茂規｜松原耳鼻いんこう科医院

花粉症の治療法と治療薬

- 花粉症の治療法は，患者とのコミュニケーション，抗原の除去と回避，薬物療法，アレルゲン免疫療法(皮下，舌下)，手術療法に分けられる．
- 花粉症の治療薬には❶に示す治療薬が用いられる．また重症度に応じて

❶ アレルギー性鼻炎治療薬

ケミカルメディエーター遊離抑制薬(マスト細胞安定薬)	
クロモグリク酸ナトリウム(インタール®)，トラニラスト(リザベン®)，アンレキサノクス(ソルファ®)，ペミロラストカリウム(アレギサール®，ペミラストン®)	
ケミカルメディエーター受容体拮抗薬(抗ヒスタミン薬)	
・ヒスタミンH₁受容体拮抗薬(抗ヒスタミン薬)	
第1世代	d-クロルフェニラミンマレイン酸塩(ポララミン®)，クレマスチンフマル酸塩(タベジール®)など
第2世代	ケトチフェンフマル酸塩(ザジテン®)，アゼラスチン塩酸塩(アゼプチン®)，オキサトミド(セルテクト®)，メキタジン(ゼスラン®，ニポラジン®)，エメダスチンフマル酸塩(レミカット®)，エピナスチン塩酸塩(アレジオン®)，エバスチン(エバステル®)，セチリジン塩酸塩(ジルテック®)，レボカバスチン塩酸塩(リボスチン®)，ベポタスチンベシル酸塩(タリオン®)，フェキソフェナジン塩酸塩(アレグラ®)，オロパタジン塩酸塩(アレロック®)，ロラタジン(クラリチン®)，レボセチリジン塩酸塩(ザイザル®)，フェキソフェナジン塩酸塩/塩酸プソイドエフェドリン配合剤(ディレグラ®)
・ロイコトリエン受容体拮抗薬(抗ロイコトリエン薬)：プランルカスト水和物(オノン®)，モンテルカストナトリウム(シングレア®，キプレス®)	
・プロスタグランジンD₂・トロンボキサンA₂受容体拮抗薬(抗プロスタグランジンD₂・トロンボキサンA₂薬)：ラマトロバン(バイナス®)	
Th2サイトカイン阻害薬	
スプラタストトシル酸塩(アイピーディ®)	
ステロイド薬	
・鼻噴霧用	ベクロメタゾンプロピオン酸エステル(リノコート®)，フルチカゾンプロピオン酸エステル(フルナーゼ®)，モメタゾンフランカルボン酸エステル水和物(ナゾネックス®)，フルチカゾンフランカルボン酸エステル(アラミスト®)，デキサメタゾンシペシル酸エステル(エリザス®)
・経口用	ベタメタゾン，d-クロルフェニラミンマレイン酸塩配合剤(セレスタミン®)
その他	
非特異的変調療法薬，生物製剤，漢方薬	

治療法が選択される(p.212 ❶ 参照)[1)・*1].
- 妊婦・授乳婦への投薬については薬剤投与のリスクを勘案して処方する[1)・*2].
- 小児科医,内科医は鼻噴霧用ステロイド薬を処方する割合が少ない.花粉症の薬物治療は第2世代抗ヒスタミン薬と鼻噴霧用ステロイド薬が基本処方である.そのためには実際的な点鼻の方法を知っておく必要がある[2)・*3].
- 花粉症の症状は通年性アレルギー性鼻炎の症状よりも重くなることが多い.鼻閉を伴う例では抗ヒスタミン薬と抗ロイコトリエン薬,鼻噴霧用ステロイド薬の併用を行う[1)].
- 花粉症患者で咳嗽を伴う場合は抗原回避が不十分なことが多い.洗濯物を戸外に干していれば室内干しを強く勧める.吸入用ステロイド薬を使用することもある.

💊 処方例

① アレグラ®錠60mg　1回1錠　1日2回
　ナゾネックス®点鼻液50μg112噴霧用　1回各鼻腔に2噴霧ずつ　1日1回
② クラリチン®錠10mg　1回1錠　1日1回
　アラミスト®点鼻液27.5μg56噴霧用　1回各鼻腔に2噴霧ずつ　1日1回
③ アレジオン®錠20　1回1錠　1日1回
　エリザス®点鼻粉末200μg28噴霧用　1回各鼻腔に1噴霧ずつ　1日1回

上記処方で効果が弱い症例

④ タリオン®錠10mg　1回1錠　1日2回
　アレロック®錠5　1回1錠　1日2回　朝・就寝前
　ザイザル®錠5mg　1回1錠　1日1回　就寝前
　以上のいずれかに
　鼻噴霧用ステロイド薬を併用する

鼻閉が強く夜間の不眠症例

⑤ オノン®カプセル112.5mg　1回2カプセル　1日2回　朝食・夕食後
　シングレア®錠10mg　1回1錠　1日1回　就寝前
　キプレス®錠10mg　1回1錠　1日1回　就寝前
　以上いずれかに
　上記の①②③④のいずれかを併用する

症状が強い若年者で極端な胃弱がない症例

⑥ ディレグラ®配合錠　1回2錠　1日2回　朝夕の空腹時

💊 全身ステロイド薬と漢方薬

全身ステロイド薬

- 鼻噴霧用ステロイド薬では制御できない症例(重症,最重症,難治症例)に対して用いる.日本ではd-クロルフェニラミンマレイン酸塩配合剤(セレ

---

*1　実際の診察では鼻腔の所見をとることが難しいと思われるので問診が大切である.重症度は夜間眠れないか否か,薬物の選択は市販薬で眠気や口渇を起こすか否かを聞いて治療薬を選択する.

*2　妊婦における薬剤については,米国食品医薬品局(FDA)による薬剤胎児危険度分類基準,オーストラリア医薬品評価委員会(ADEC)先天性異常部会によるオーストラリア基準に照らし合わせて,また授乳婦における薬剤については Medication and Mothers' Milk 2014 の評価基準に基づいて選択する必要がある[1)].

FDA：Food and Drug Administration

ADEC：Australian Drug Evaluation Committee

*3　鼻噴霧用ステロイド薬は噴霧の仕方が大切である.まず患者の頭をうつむき加減にし,ノズルの先を鼻腔に入れ,左右の鼻腔に1回ずつ噴霧する.その後,薬が奥まで行きわたるように,鼻から息を吸って口から吐くように指示するとよい.小児では左右それぞれ1回噴霧1日1回,成人では左右それぞれ2回噴霧1日1回行う.

点鼻用血管収縮薬

鼻閉が強い患者に用いる.交感神経作動性で即効性がある.鼻噴霧用ステロイド薬の鼻粘膜への十分な散布を目的として,鼻噴霧用ステロイド使用10〜30分前に1日1〜2回使用する.薬局で簡単に買えるため患者はしばしば濫用する.連続で使用すると効果の持続は少なくなり,かえって腫脹が増すので使用は10日ぐらいまでにするよう指導する.

スタミン®)が広く用いられている．ステロイド薬(プレドニン 20〜30 mg/日)の1週間以内の短期投与も推奨されるが，2週間以上の長期投与は避ける．
- デポステロイド(ケナコルト®)のシーズン前1回筋注投与は，鼻漏に対する効果が強くないこと，血清コルチゾールの低下や血糖値の上昇を引き起こすことがあり望ましくない．

漢方薬
- 麻黄湯（マオウトウ），越婢加朮湯（エッピカジュツトウ），小青竜湯（ショウセイリュウトウ），麻黄附子細辛湯（マオウブシサイシントウ），苓甘姜味辛夏仁湯（リョウカンキョウミシンゲニントウ），真武湯（シンブトウ）などが証に応じて処方される[3]．基本処方は麻黄を含有する製剤が多く，麻黄の主成分であるプソイドエフェドリンが有効成分とされている．副作用として血圧上昇，排尿障害があり，重症高血圧，循環器系の障害，排尿障害のある人には注意が必要である．
- 小青竜湯が汎用されるが，効果が弱い場合は麻黄附子細辛湯を合方する．症状が強く患者の胃腸が強い場合は越婢加朮湯が処方される．小青竜湯で胃腸症状を起こす症例は苓甘姜味辛夏仁湯，冷え性で胃弱，下痢症があるときには真武湯を処方する．

5月の連休明けに受診する患者

「スギ・ヒノキの花粉症のシーズンが終われば治ると思った」と，5月の連休明けに受診する患者がいる．花粉症の症状が強い例では，そのままにしておくと抗原が去ったあとでも症状が残ることがある．筆者はその際，「症状のあるときにきちんと治療しましょう．今から治療を始めるのは夏休みの宿題を2学期にするようなものですよ」と説明している．

文献
1) 鼻アレルギー診療ガイドライン作成委員会．鼻アレルギー診療ガイドライン―通年性鼻炎と花粉症―2016年版(改訂第8版)．東京：ライフ・サイエンス；2015．
2) 村井ユリ子．特集 外用剤―特性を知って使いこなす 剤形別にみた製剤特性・使い方・患者指導．月刊薬事 2011；53：69-75．
3) 齋藤晃，宮川昌久．耳鼻咽喉科で主に用いられる治療薬とその使い方 漢方薬．JOHNS 2015；31：1155-9．

不定愁訴

小柳憲司 | 長崎県立こども医療福祉センター小児心療科

不定愁訴とは

不定愁訴とは，頭痛，腹痛，胸痛，息苦しさ，全身倦怠感，めまい感などの多種多様の訴えをさす．症状が移り変わったり程度が変化しやすかったりするのが特徴で，内分泌系の異常が基礎にあるものや，精神疾患（不安障害，うつ病）が関係しているもの，心理社会的ストレスの影響で訴えが多彩化しているもの（心身症）などがある．

子どもを連れた家族から不定愁訴についての相談を受けたときには，まず，どのような疾患（あるいは状態）が基礎にあるのかを検討しなければならない．甲状腺機能異常や更年期障害は身体的因子として見逃してはならないものであろう．過度に心配性の家族であれば，不安に伴う身体症状の可能性がある．また，子どもが慢性疾患に罹患していたり不登校状態に陥ったりしている家族には，うつ病（うつ状態）も比較的多いので注意が必要である．そのうえで，家族の抱える心理社会的因子についても注目していくことが大切である．

POINT
小児科外来における家族の訴えの取り扱い
① まずは家族の話をしっかり聴いてねぎらう
② 薬物療法は最低限で！
・処方はできるだけ単剤とし効果がなければ他科紹介
・漫然と継続せず1か月以内で中止

家族の訴えを小児科でどう扱うか

- 家族から「最近，調子が悪くて」という訴えがあった場合，可能な限り相談にのることは大切であるが，あくまでそれは「子どもの診療の範囲内で関わる」という姿勢を崩さないようにしたい．

例 対応と言葉

「家族の調子が悪いと子どもにも影響するので，改善できるように援助するけれども，治らないようなら早めに家族が自分の問題として専門の診療科を受診してほしい」と伝える．
小児科医が引っ張りすぎるのは，家族の依存を生み，治療者側が巻き込まれて疲弊してしまう場合があるからである．

- 対応の基本は「訴えを聴き，受容し，ねぎらう」ことであり，原則として薬物療法は行わない．もし薬物療法を行う場合も，多剤併用したり薬剤を変更したりしながら経過を追うのではなく，開始して2週間から1か月で改善傾向がなければ，適切な診療科を紹介するよう当初から説明しておく

ようにする．

話の聴き方について

- 不定愁訴には心理社会的因子が関係していることが多い．それは，子どもの状態についての心配だったり，子育て全般の悩みや夫婦関係の問題，仕事の問題だったりする．ふだんからのかかりつけであれば，「何かストレスになっていることはない？」とあっさり聞いてみるとよい*1．語り始めたときは，時間の許す範囲（長くても15分程度）で傾聴する．
- 聴き方の基本は「受容と共感」である．相手の意見をまずは否定することなく聴き，「それは大変だったね」「あまり無理をしないようにね」と返すだけでよい．家族が出来事を振り返り，問題点に気づくこと自体が大切で，それをまとめて語る作業が心の整理につながるのである*2．
- 語ることだけで整理がつかない場合や，語りが長くなって切れない場合には，専門相談機関の受診を勧めるようにする．

不定愁訴を呈する疾患

- **心身症*3**：不安が症状の経過に大きく影響するという点で，不定愁訴の多くの部分は心身症的であるともいえる．甲状腺機能異常や更年期障害も不定愁訴を呈する場合は不安が大きく関わっており，心身症としてとらえることが大切である[2]．
- **不安障害（不安症）群**：強い不安は自律神経症状（発汗，動悸，息苦しさ，めまい感など）を伴う．全般性不安障害（全般不安症），パニック障害（パニック症）などの不安を基礎とする精神疾患は，身体症状を伴うことが多いので，注意が必要である．
- **うつ病**：米国精神医学会による精神疾患の診断基準（DSM-5）によると，うつ病の症状として❷に示す項目があげられている[3]．小児科外来において家族のうつ状態を判定するのに診断基準を正確に当てはめる必要はないが，❷のような症状のうちいくつかが重なってみられるようなら，うつ病を疑うことが大切である*4．

*1 心に引っかかっていることがあれば，日ごろから信頼関係ができている家族は比較的よく話してくれるものである．もちろん「別に何も…」と言われれば，それ以上踏み込まなくてよい．

*2 家族の心の健康度が高ければ，それだけで安定し改善に向かうので，医師が特別に対応を指示する必要はない．

*3 **心身症**
心理社会的因子が発症や経過に密接に関与する身体疾患をいう．心理的ストレスによって症状が発現したり増悪したりするものである．また，心身症は症状の持続によって生じる不安が症状をさらに悪化させるという悪循環をとりやすい（❶）[1]．

*4 不定愁訴とともに「集中力がなくなった」「自分は価値のない人間だと思う」「寝つけない，夜中に目が覚める（あるいは寝すぎて起きられない）」「食欲がない（あるいは食べすぎてしまう）」「死んでしまいたいと思うことがある」などの訴えがある場合である．

❶ 心身症の悪循環

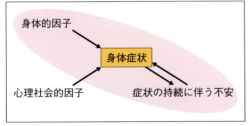

（小児心身医学ガイドライン集．改訂第2版．2015[1]）

❷ うつ病を疑う症状

1. 抑うつ気分
2. 興味の減退
3. 食欲の減退または増加
4. 不眠または過眠
5. 精神的焦り・動きが極端に遅くなる
6. 疲労感・気力の減退
7. 無価値感・罪責感
8. 思考力や集中力の減退・決断困難
9. 死にたいという思い（希死念慮，自殺企図）

（DSM-5[3]より抜粋）

❸ **不定愁訴に対する使用薬剤の例**

1. 抗不安薬：単剤で使用するか，他の対症療法薬と組み合わせて使用する
   タンドスピロン（セディール® 錠10mg）　1回10mg　1日3回
   トフィソパム（グランダキシン® 細粒10%・錠50）　1回50mg（1錠もしくは1包）　1日3回

2. 不定愁訴に使用される漢方薬：単剤で使用
   加味逍遥散（カミショウヨウサン）：女性の不定愁訴全般に対して
   柴胡桂枝湯（サイコケイシトウ）：肩こり，のぼせ，微熱，頭痛など不定愁訴全般に
   半夏瀉心湯（ハンゲシャシントウ）：胃部不快感，腹痛，腹鳴を中心とする症状に
   補中益気湯（ホチュウエッキトウ）：全身倦怠感があり元気がない場合
   半夏厚朴湯（ハンゲコウボクトウ）：咽頭異物感を訴える場合
   抑肝散（ヨクカンサン），柴胡加竜骨牡蛎湯（サイコカリュウコツボレイトウ）：不安に対する効果がある

💊 不定愁訴に対する薬物療法

- 家族の訴えにはまず「話を聴く」ことが大切であり，薬物療法が第1選択ではない．ただし，しっかりと話を聴いたうえで，家族の困り感に合わせて薬物の処方を行うのは，家族の不安を緩和する効果もあり有用である．
- 不定愁訴に対する薬物療法において注意が必要なのは，「症状が多彩だからといって，何種類もの薬剤を併用してはならない」という点である．多彩な症状に対する薬剤を併用するのではなく，不安を緩和する薬剤（抗不安薬）を単剤で処方するか，多くの症状のなかから1つの標的症状を選び，その症状を緩和する薬剤と抗不安薬を組み合わせて処方するようにする[*5]．
- 漢方薬は単剤で身体症状にも不安にも効果を示すので，不定愁訴には効果的である．漢方薬は単剤で使用し，漢方薬どうしの併用は原則として行わない．具体的な使用薬剤について❸に記す[4,5]．

うつ病が疑われる場合

- うつ病には薬物療法が必須というわけではなく，軽症であれば，辛さに耳を傾けるだけでも一定の効果がある．むやみに励ましたりがんばらせたりせずに話を聴き，改善しないようなら精神科の受診を勧める．
- 抗うつ薬は服薬開始して1〜2か月しないと効果が現れないので，小児科外来で家族に処方するのは適切ではない．また，ベンゾジアゼピン系抗不安薬は即効性があるが依存性があり，治療が必要なうつ病をマスクしてしまう可能性があるため，安易に使用しないほうがよい[*6]．

*5 抗不安薬はできるだけ依存性の少ない薬剤を選択し，漫然と処方を継続しないことが大切である．抗不安薬のなかでも，ベンゾジアゼピン系薬剤の使用はできるだけ避けるようにする．

*6 家族が求めるままに薬剤を処方し，継続するのは避けるべきである．

📖 文献

1) 日本小児心身医学会編．小児心身医学ガイドライン集．改訂第2版．東京：南江堂；2015．p.2-23．
2) 久保千春ほか編．現代心療内科学．大阪：永井書店；2003．p.400-5，451-9．
3) 高橋三郎，大野裕監訳．DSM-5精神疾患の分類と診断の手引．東京：医学書院；2014．p.89-109．
4) 久保千春編．心身医学標準テキスト．第3版．東京：医学書院；2009．p.246-57．
5) 花輪壽彦．漢方診療のレッスン．東京：金原出版；1995．p.21-31．

プロフェッショナルな薬の使い方

プロフェッショナルな薬の使い方

適切な抗菌薬の使用法

田島　剛｜博慈会記念総合病院

- 抗菌薬の適正使用の話となると，どうしても「よけいな抗菌薬を使ってはいけない」とか，「耐性菌をつくらないための」という話になりがちである．しかし，抗菌薬を使用する最も重要な目的は，言わずもがな細菌感染症の治療をすることである．必要な抗菌薬を適切に使用することが本質的に大事であり，不必要な使用を避けるということは必要な治療ができるようになった後の話である．適切に抗菌薬療法ができるようになれば，自ずと不必要な治療はみえてくると思われる．

抗菌薬教育の問題点

- 近年一定規模以上の病院には感染対策チームがあって，抗菌薬の使用には感染症専門医の介入がASPのもとで行われるようになってきている．しかし，ASPも外来抗菌薬の使用に関しては十分な介入ができていないのが実状だと思う．まして個人開業の医師たちは，医学部卒業後のある一定期間に先輩たちの抗菌薬の使い方を見様見真似で覚え，その後の経験と学習で培ってきた使い方をしているに違いない．多くの医学部で学生時代には系統的に抗菌薬の使い方を学ぶ時間はなかったと推定される．
- 国家試験では，ほとんどの細菌感染症に対して使用する抗菌薬はペニシリン系と覚え，百日咳，マイコプラズマ，クラミジア，レジオネラ，カンピロバクターなどマクロライド系が第1選択になる疾患だけ別に記憶しておけばすんでしまう．
- 医師となってからの系統的な抗菌薬の説明は，製薬企業の薬剤説明会だけであったりする．かく言う筆者も，本質的にこのような教育を受けてきたが，この現状が好ましくないのは自明である．

ガイドラインとエビデンス

- 近年はガイドラインが大流行しているので，それらを参考にすることも重要である．しかし，ガイドラインのレベルもまちまちで，すべての記述が高水準のエビデンスに裏打ちされているわけではない．
- 抗菌薬の選択については，時間的にも空間的にも異なる場所においていつでも正しい回答などはない．一方で，外来診療において正しい抗菌薬の使い方を高いレベルのエビデンスがあるデータとして獲得することはとても難しいことである．なぜなら，厳密な症例定義を行い，その判断基準を参加する医師が共有したうえで，他施設共同無作為化比較対照試験（RCT）が必要になるからである[*1]．

心肺停止状態で外来受診した乳児例

かなり昔の話になるが，心肺停止状態で外来を受診した乳児を経験した．蘇生を行ってPICUに搬送したが亡くなった．後に血液培養で大腸菌が発育し，尿路感染症からの敗血症性ショックが推定されたという報告を得た．感染症専門医ならずとも，適切な初期対応ができていれば失われずにすんだ命ではなかったかという悔恨が残る症例であった．ここまでクリティカルな症例でなくとも，抗菌薬療法が必要な症例を的確に発見し，適切な抗菌薬を投与することが一義的に重要である．

PICU：pediatric intensive care unit

ASP：antimicrobial stewardship program

RCT：randomized controlled trial

*1
薬剤相互の優劣を決定できるほどの参加者数を確保し，必要な細菌学的・ウイルス学的検索を行うためには膨大な費用がかかる．そのように苦労して得られた結果であっても，一定の期間内に集められたデータは数年後には薬剤耐性率の変化に伴って使いものにならなくなる可能性すらある．大変な作業であるため，このような研究はほとんど行われていないが，それでも適切な抗菌薬療法を訴え，求められるのであれば，そのためのエビデンスを提供することが国や学会には求められていると考える．

❶ 感染部位と頻度の高い病原微生物

消化器感染症
・咽頭炎—A群連鎖球菌

・胃腸炎
細菌
1. カンピロバクター
2. ビブリオ
3. ブドウ球菌
4. サルモネラ
5. 大腸菌
6. エルシニア

ウイルス
1. ロタウイルス
2. ノロウイルス
3. アデノウイルス

皮膚感染症
細菌
1. 黄色ブドウ球菌
2. A群連鎖球菌
ウイルス　水痘・ヘルペス

気道感染症
・中耳炎
・鼻・副鼻腔炎
・肺炎

細菌
1. 肺炎球菌
2. インフルエンザ菌
3. 肺炎・マイコプラズマ菌
4. モラクセラ・カタラリス菌

ウイルス
1. アデノウイルス
2. ライノウイルス
3. エンテロウイルス
4. コロナウイルス
5. パラインフルエンザウイルス
6. RSウイルス
7. インフルエンザウイルス
8. ヒトメタニューモウイルス
9. ヒトボカウイルス

尿路感染症
細菌—大腸菌
ウイルス—アデノウイルス

・気管支炎は原則ウイルス感染と考える

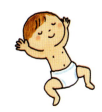

感染部位と病原微生物の推定による抗菌薬の選択

- ある部位が感染のフォーカスであると推定することができたら，次に病原微生物を推定することになる．筆者が日常の外来で，フォーカスを特定できたときに念頭におく細菌とウイルスを ❶ に示す．
- ❶ をみてみると，案外対象となる細菌は少ないことに気づくと思う．熱源またはフォーカスがわかってしまえば，想定しなければいけない細菌は少数に限られてしまうのである．ここで想定された細菌の薬剤感受性や耐性率と，抗菌薬の薬物動態（PK）・薬力学（PD）をある程度頭に入れておけば，抗菌薬の選択はそれほど難しいことではなくなる．

PK/PD（薬物動態/薬力学）理論の基礎知識

- 敬遠されがちな理論かもしれないが，決して難しい話ではない．ペニシリン系抗菌薬やセフェム系抗菌薬を効果的に使うためには，①目標と考える細菌の最小発育阻止濃度（MIC）が低い，②吸収がよく血中濃度が十分に上がる，③半減期が長い薬剤を選択すれば効果が良いことになっている．このようにいえる根拠が，PK/PD（薬物動態/薬力学）理論である．
- 抗菌薬の効果と相関する指標として，❷ に示す指標がある．
- 抗菌薬にはいろいろな種類があるが，それぞれの系統によってどのようなPK/PD指標（パラメータ）が抗菌薬効果を反映しているかがわかっている．
- 効き方を分類すると「時間依存性」と「濃度依存性」の2種類に分類される．時間依存性薬剤にはPAE（持続効果）の短い薬剤と長い薬剤が存在し，大掴みには抗菌薬を3つのグループに分けることができる（❸）．日常診療で最もよく使われているペニシリン系抗菌薬，セフェム系抗菌薬，カルバ

「正しいアセスメントに基づいた抗菌薬の処方」

適切な抗菌薬の処方はこの一文に尽きると思われる．多くの外来患者のなかで，抗菌薬の処方を考えるのは通常発熱している患者についてである．その発熱がどこの感染に由来するのかを丹念に探す作業が，正しい抗菌薬処方の第一歩である．見落としのないように自分なりの"診察のルーティーン"を確立することは，意外なほど重要である．患者や家族の訴えに耳を傾けるのも大切であるが，それに引きずられてふだん診察する部位が抜けると思わぬ落とし穴にはまることになる．もちろん患者や母親の訴えから診断に至るケースも多々あり，ないがしろにしてよいはずがない．

PK：pharmacokinetics

PD：pharmacodynamics

MIC：minimum inhibitory concentration

PAE：post antibiotic effect

❷ 抗菌薬の効果と相関する指標

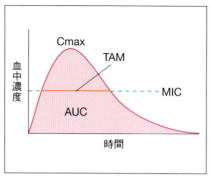

Cmax：最高血中濃度（maximal concentration）．
%TAM：% time above MIC（24時間のうち薬物血中濃度がMICを超えている時間の割合）と血中濃度曲線下面積（area under the curve：AUC）という指標（パラメータと書かれていることが多い）が，抗菌薬の効果とよく相関することが知られている．
図中にはないが，持続効果（post antibiotic effect：PAE）は抗菌薬を取り除いた後も抗菌作用が持続する効果を示す．ペニシリン系抗菌薬やセフェム系抗菌薬などのβ-ラクタム系抗菌薬はPAEが短い特徴がある．

❸ 各種抗菌薬の効果と相関するPK/PD指標（パラメータ）の種類

抗菌薬の種類	抗菌薬の特性	PK/PD指標
ペニシリン系抗菌薬 セフェム系抗菌薬 カルバペネム系抗菌薬	時間依存性 短いPAE	%TAM
キノロン系抗菌薬 アミノグリコシド系抗菌薬	濃度依存性 長いPAE	Cmax または AUC
テトラサイクリン系抗菌薬 マクロライド系抗菌薬 バンコマイシン	時間依存性 長いPAE	AUC

ペネム系抗菌薬などのβ-ラクタム系抗菌薬は時間依存性の抗菌薬でPAEが短いため，% time above MIC（%TAM）が抗菌薬の効果を推定するのに最も良い指標となる．

- %TAMが1日のうち50～70%を超えて[*2]いれば効果がある．MICがとても小さい薬物であればTAMは長くなるので（❷），1日1～2回投与でも効果を示す．しかし，MICが高くなれば1回投与で得られるTAMが短くなるので1日に3～4回，抗菌薬によっては6回投与しなければ有効な%TAMが得られない場合もある[*3]．
- マクロライド系抗菌薬，テトラサイクリン系抗菌薬，バンコマイシンなどは時間依存性でPAEが長い薬剤なので，AUCに対するMICの比が大きければ効果が高い薬剤と判定することができる．

病原性細菌の耐性疫学

- 2013年，日本と米国で同時に中耳炎の診療ガイドラインが発表された．両ガイドラインともに抗菌薬療法の第1選択薬はアモキシシリンである．ところが第2選択薬は日本ではセフジトレンだが，米国ではセフジニルとなっている．この違いの理由は，米国と日本におけるインフルエンザ菌の耐性疫学がまったく違うからである．
- ❹に，世界のインフルエンザ菌の耐性率と日本の耐性率を年代別に示す．

[*2] 細菌によって若干変わってくる．おおむね14時間以上．

[*3] 一方で小児に使用することは少ないが，キノロン系抗菌薬やアミノグリコシド系抗菌薬は濃度依存性でPAEの長い薬剤なので，1日の投与回数を増やすよりも1回投与量を多くしてピークの血中濃度を高く（MICの8～10倍が目安）保つ必要がある．このため最近，上記の薬剤は1日1回投与が主流となっている．ただし，アミノグリコシド系抗菌薬は第8脳神経（聴神経）に不可逆的副作用を起こすことがあるため，血中濃度をモニタリング（TDM）して投与計画を考えなければいけない．

TDM：therapeutic drug monitoring

❹ インフルエンザ菌の世界各地域での耐性菌分離率

	β-ラクタマーゼ産生菌(%)		BLNAR[*1](%)	
	2004〜2008	2009〜2012	2004〜2008	2009〜2012
アフリカ	8.3	9.8	2.5	1.6
アジア/環太平洋	27.9	27.5	3.3	4.0
ヨーロッパ	14.5	15.1	1.9	1.3
南米	20.6	20.5	1.1	2.9
中東	20.0	18.9	0.5	1.4
北米	25.9	24.5	1.0	1.3
全体	21.1	20.2	1.5	1.6
日本[*2]	6.4/4.4 (2004/2007)	8.7/8.5 (2010/2012)	59.3/61.1 (2004/2007)	58.0/63.5 (2010/2012)

[*1] BLNAR は β-ラクタマーゼ非産生アンピシリン耐性および β-ラクタマーゼ非産生アンピシリン軽度耐性を含む.
[*2] 日本のデータは小児科領域耐性菌研究会より.
（Tomic V, Dowzicky MJ. Ann Clin Microbiol Antimicrob 2014；13：52-9 に日本のデータを追加）

- 日本の β-ラクタマーゼ非産生アンピシリン耐性（BLNAR）インフルエンザ菌の全体に占める割合は 60% を超えるのに対して，欧米やアフリカでは 1〜2% という極端な違いがある．この差が何に起因しているのか明らかではないが，抗菌薬の使用法に問題がある可能性は十分に考えられる．明らかにしていかなければならないが，現実にこのような状況では，効果の期待できる抗菌薬が非常に少なくなってきていることも事実である．
- 小児科領域耐性菌研究会で調べているアンピシリン，セフジトレン，セフジニルの MIC 90[*4] を比較すると ❺ のようになる．日本のインフルエンザ菌に対しては，セフジニルよりもセフジトレンの MIC が明らかに低いことがわかる．これに加えて，それぞれの最高血中濃度と半減期は ❻ のようになる．
- セフェム系抗菌薬の効果は，血中濃度の高さ，MIC の低さ，半減期の長

BLNAR：β-lactamase negative ampicillin resistant

[*4] 90% の菌がこの MIC 以下に入る MIC のこと．

BLNAS：β-lactamase negative ampicillin sensitive

BLNAI：β-lactamase negative ampicillin intermediate resistant

❺ インフルエンザ菌の各種抗菌薬に対する MIC 90 の比較

抗菌薬	BLNAS				BLNAI+BLNAR				β-ラクタマーゼ(+)			
期間	2001	2004	2007	2010	2001	2004	2007	2010	2001	2004	2007	2010
(n)	282	129	133	161	129	223	236	281	37	24	17	42
アンピシリン	1	1	1	1	4	16	8	4	32	>128	>128	>128
セフジトレン	≦0.06	≦0.06	≦0.06	0.13	0.5	0.5	0.25	0.5	0.125	0.5	0.25	0.25
セフジニル	2	2	2	2	32	16	8	8	2	32	8	4

❻ 各種抗菌薬の PK/PD

抗菌薬	1回投与量	Cmax	半減期
アモキシシリン	10 mg/kg	13.6 μg/mL	0.89 時間
セフジトレン	3 mg/kg	1.45 μg/mL	2.25 時間
セフジニル	3 mg/kg	0.92 μg/mL	1.8〜9 時間

*5
ただし、小児に対するニューキノロン系抗菌薬の使用は米国ではほとんど認められていない。副作用が多いことを知りながら、やむをえず使う薬剤であると考えられている。

さで決まってしまうので，日本の中耳炎のガイドラインではセフジニルは採用されないことになる．極端に β-ラクタム系抗菌薬に対する感受性の悪いインフルエンザ菌に対してはトスフロキサシンの感受性が良い[*5]．

- 中耳炎の原因として肺炎球菌も重要であるが，小児用肺炎球菌ワクチンが定期化されてから，肺炎球菌による感染症は著明に減少し，耐性菌の割合も著しく減少してきたため，現時点では治療薬による差はほとんどみられない状態になっている．耐性度の高い肺炎球菌感染症が疑われるときにはテビペネムピボキシルの 12 mg/kg/日 分2がよいと思われる．

抗菌薬の分1・分2・分3論争

- β-ラクタム系抗菌薬の効果は TAM に相関するので，抗菌薬の投与方法は治療目的の菌によって変わってくる．
- ペニシリン系抗菌薬，セフェム系抗菌薬の溶連菌に対する MIC 90 はとても低く，アモキシシリン 0.031 μg/mL，セフジトレン 0.008 μg/mL，セフジニル 0.016 μg/mL である．この数値を ❷ に当てはめてみると，とても TAM が長くなることがわかると思う．つまり，A群連鎖球菌に対する抗菌薬の投与回数について，分2がよいか分3がよいかという論争は，PK/PD 理論を正しく理解していれば意味のない論争である．ゆえに米国のガイドラインではA群連鎖球菌治療はアモキシシリン 50 mg/kg/日 分1となっているわけである．
- MIC の高い菌を治療する際は，当然投与回数を増やさなければ効果が期待できない．

ペニシリン系抗菌薬かセフェム系抗菌薬か

- この論争で最も重要なことは，目標菌は何かという点である．
- 日本でインフルエンザ菌を目標にする際には，アモキシシリンでは耐性菌が多すぎて治療失敗例が多く，日々患者を治療している臨床医が選択することは無理だと思われる．目標菌がA群連鎖球菌であれば，治療期間をしっかり守れば基本的にはどちらでも治療効果は変わらないはずである．しかし，症例数の多いケーススタディーでは，セフェム系抗菌薬のほうが除菌率は高い[*6]．
- 白苔のある扁桃炎が合併している際には，EBウイルスの重感染を考慮してアモキシシリンの投与は避けるのが賢明である．

*6
理由は明らかにされていないが，咽頭に存在する常在菌の影響だと考えている研究者が多い．

マクロライド耐性肺炎マイコプラズマ菌に対する治療

- ガイドラインのなかでどのように書いてあろうが，耐性菌が原因と判明している感染症に対して耐性の抗菌薬を投与するという選択は，臨床医としてありえないと考えている．
- マクロライド感受性の肺炎マイコプラズマ菌はクラリスロマイシンの感受性が非常によい．このため，感性菌に対する治療または初期治療として，クラリスロマイシンを選択することに異論はない．ただし，効果がなけれ

- ば他の選択をするのが，患者のためであり当然とるべき手段である．
- 自然治癒する可能性が高いからといって漫然と効果の期待できない薬剤を続けるべきではない．なぜならば，頻度は高くないが，マイコプラズマ感染症には中枢神経系をはじめとする重篤な合併症が存在するためである．
- トスフロキサシンは小児に使用が認められた2剤目のニューキノロン系抗菌薬であり，マイコプラズマ感染症に対しても適応を取得する動きがある．しかし，すでに効果は悪い．
- 現時点ではドキシサイクリンが唯一の第2選択薬であると考えている．半減期が長いために，投与初日は4mg/kg/日 分2，2日目からは2mg/kg/日 分1で合計7日間が一般的な投与方法である[*7]．

おわりに

- 日々の外来診療のなかでどの抗菌薬を選択するのが真の正解なのか，誰もわからないというのが答えだと思う．筆者も確固たるエビデンスをもっているわけではない．
- 畢竟，個人的な経験をもとに述べる以外に手立てはないが，今日まで小児科医として多くの先輩や仲間に助けられながら，細菌学的検査，ウイルス学的検査，血清学的検査をできる限り行い感染症の原因を明らかにする努力をしてきたつもりである．経験の少ない小児科医のためにいくらかでも役に立てば幸いと思い私見を述べた．

[*7] かつてはシロップ製剤もあって，小児にもよく処方されていたが，製薬メーカーの合従連衡に伴って消失した．米国小児科学会が編集している『RED BOOK』のなかで，歯牙への色素沈着は臨床的に心配ないと述べられている．

抗菌薬使用の原則

- 正しいアセスメントに基づき，抗菌薬が必要なときはしっかり使う．
- 投与前に細菌培養検査を行う．
- ウイルス感染症と診断したら抗菌薬は使わない．
- とりあえず抗菌薬を投与して様子をみようという態度はやめる．

適応外使用をどう考えるのか

賀藤　均｜国立成育医療研究センター

医薬品の適応外使用とは

医薬品の適応外使用とは，平成11年2月1日研第4号・医薬審第104号の厚生労働省開発振興課長・審査管理課長通知において，「薬事法による製造又は輸入の承認を受けている医薬品であって，当該医薬品が承認を受けている効能若しくは効果以外の効能若しくは効果を目的とした又は承認を受けている用法若しくは用量以外の用法若しくは用量を用いた医療における使用」と表現されている．換言すると，適応外使用とは，「薬事法により保険診療使用目的で承認された医薬品を，承認された効能，効果以外の疾患・病態に対して使用すること，あるいは，承認された用法・用量以外の方法で用いられた場合」をいう[1]．

PK/PD：pharmacokinetics/pharmacodynamics

❶ 小児用医薬品（調剤薬）の適応外使用状況

- 成人記載のみで，小児への投与の記載がない調剤薬が 33.3%
- 小児の記載があるものの，「慎重投与」「小児への投与に関する安全性は確立していない」「禁忌」の表現がある調剤薬 50.9%
- 小児に関する【用法・用量】の記載がある薬は 23.4%

小児医療における適応外使用の実態と生じる問題点

- 1999年の国立大学附属病院4施設と総合病院1施設を対象として実施された，薬の添付文書を比較検討した「小児用医薬品（調剤薬）の適応外使用状況」に関する実態調査では，❶に示すとおりであった[2]．実に7割以上は，適応外使用となっていた．
- 小児循環器領域でいえば，β遮断薬の一種であるプロプラノロールがファロー四徴症などの右室流出路狭窄による低酸素発作抑制に対して効能・効果と用量・用法の追加承認がなされたのは2014年11月18日付けである．30年以上前から，プロプラノロールはファロー四徴症の低酸素発作の抑制と予防の第1選択薬と教科書に記載されていたし，学生の試験でも普通に出題されていた内容である．一般小児科医では常識であった薬物治療法が保険収載されたのは，つい数年前だったということは，ただ，驚きの一言である．
- また，拡張型心筋症の治療薬としてゴールデンスタンダードのカルベジロールの添付文書には，「小児に対する安全性及び有効性は確立していない」と記載され，【用量・用法】には小児の記載はない．しかし，拡張型心筋症の小児患者で心臓移植を検討する場合，カルベジロール内服の試みが必須となる．このときの小児への投与量は empirical な量しかない．さらに，プロプラノロールとカルベジロールには錠剤しかなく，小児へ投与する場合は粉砕しなければならない．錠剤の粉砕による PK/PD は不明となる．
- 小児医療においては「適応外使用は普通かつ標準の治療」となっている．

何を根拠に適応外使用するのか

- 日本の小児科医の中で，意識して薬剤の適応外使用をしている医師は多くはないであろう．「昔から使用されてきた」「先輩・指導医から教わってきた」「ガイドラインに書いてある」などがきっかけと想像できる．ファロー四徴症の低酸素発作・予防へのプロプラノロールの使用はその典型である．
- 目の前の患者の希少疾病に対し，保険診療上認められた薬物ではないが，どうしても使用したいときがあるはずである．これらの根拠となるのは，次の2つである[1]．
  ① 使用したい薬物の薬理作用から有効であろうと判断する．
  ② 論文・学会報告などの情報から有効であろうと推察される．

適応外使用で起こる不都合は何か

- 医薬品の適応外使用によって起こる問題は，❷の3項目がある[3]．

- 医薬品を適正に使用したのにもかかわらず副作用による健康被害が生じた場合は，医薬品副作用被害救済制度がある．これは，医薬品の副作用による健康被害に費やした医療費などの給付を行うことで，被害者を救済する制度である[*1]．ただ，通常，適応外使用の副作用による重大な健康障害には，救済制度は原則として適応されないと考えておくべきであろう．

 適応外使用と日常の小児科診療

- 小児科診療において，薬剤の適応外使用はあまりにも多いため，小児科医の適応外使用に対する認識・感覚は，もしかしたら社会とは異なるかもしれない．しかし，日本における適応外使用への認識度合いには敏感になっておくべきである．

安全性は毎回保証されていない

- 同一薬物でも，対象疾患が異なると副作用が異なる可能性がある．また，

❷ **医薬品の適応外使用によって起こる問題**

- 使用患者の健康被害が生じても患者は救済対象とならない．
- 適応外使用により患者に重大な健康被害が生じて訴訟となった場合，医師による適応外使用の正当性は保証されていない．
- 保険診療制度上，診療報酬の対象とならない．

適応外使用と裁判例

　医薬品の適応外使用が原因で健康被害を生じた事案が医療過誤と判断されるかどうかは重大な問題である．医薬品適応外使用が健康被害の直接原因でなくとも，その使用自体が，裁判過程で問題視され，不利に働くこともありうる．注目されるべき判例として，平成8年1月23日最高裁三小判決がある．この判決において，薬剤を使用する際に添付文書の記載における使用上の注意義務に従わない場合は「特段の合理的理由がない限り，医師の過失を推定する」との最高裁の考えが示されている．

　しかし，適応症は使用上の注意義務とは異なり一義的に過失を推定するものではなく，下級審裁判例では下記のように判断が分かれている[4]・[*2]．

広島地裁平成17年5月12日判決

　適応症は最高裁判例の射程外である（事案を異にする）．ある症例（の病名・病態）が添付文書の効能・効果に含まれないということは，その症例に対し当該医薬品を使用することによる治療効果が確認されていない，又は一般的に期待できないということを意味するにとどまり，必ずしもその症例に対して当該医薬品を使用することが禁忌である又は慎重な投与を求められることなどを意味するものでない．

京都地裁平成19年10月23日判決

　適応外使用の場合は説明義務が加重される．医師は患者又は家族に，① 当該治療方法の具体的内容，② 当該治療方法がその時点でどの程度の有効性を有するとされているのか，③ 想定される副作用の内容・程度及びその可能性，④ 当該治療方法を選択した場合と選択しなかった場合とにおける予後の見込み等について，説明を受ける者の理解力に応じ，具体的に説明し，その同意を得た上で実施しなければならない．このような説明と同意を欠いた場合には，たとえ，当該治療方法がその時点における選択肢として最善であったとしても，当該治療方法を実施したこと自体が違法であるとの評価を受けるものと解するのが相当である．

東京地裁平成16年4月27日判決

　適応外は慎重投与されるべきである．医薬品の添付文書に記載された事項は，原則として，これを遵守しなければならないが，しかし，このことは，その記載事項すべてについて，必ずしも絶対的要請であるとまでは言えない．

併用薬との相互作用で重症な副作用が出現しやすくなることがありうることはよく知られている[1]).

医師の裁量権の範囲か，それとも医療慣行なら許容か

- 医療現場では，ほかに治療法がない場合や，そのときには最善の策と考えうる場合に，薬事法や保険診療において認められていない医療行為でも，医師の裁量として実行することがある．医師の裁量権は，あくまで，その当時の医療水準を基準として考えうる注意義務の範囲内に限られる．医療水準に見合った注意を払っているかどうかが「医師の裁量権」を認めるかどうかを左右する[5)]．医師の裁量権を盾に安易に適応外使用を行うことはできない．

- 平成8年1月23日最高裁三小判決文から読むと，多くの医師が日常的に行っている医療が標準的な医療水準とは判断されないし，医療慣行に従っていれば責任を問われないというものでもない[5)]．さらに，一定の医療水準に達する医師であるならば，使用する薬剤の添付文書を一度は読んでいることは当然であり，もし，適応外で使用するなら，適応外使用を自覚して使用することが当然ということになる．

小児科医の「適応外使用」という自覚について

- 「今まで長い間，小児科診療で適応外使用は日常茶飯事であり，何も問題なかった」「周りの小児科医，先輩の小児科医も同じことをしていた」「どうせ，この薬をこの病気の保険適応にするのは大変だし，無理だろう」などという認識は，今の時代，非常に危険であるといわざるをえない．

- ある薬をある疾患に適応外使用しようとするとき，その行為が世界的にみれば適応とされているかどうかの状況は非常に重要である．日本以外の国々（米，英，独，仏，加，豪）で保険適応されていなければ，今行おうとする適応外使用は，本当に許されるのかは大きな疑問となる．医療現場で使用される薬剤のほとんどは，日本以外の先進国でも使用されている[*3]．この適応外使用は日本での慣習にすぎないのかどうか疑問に思うことが重要である．

📋 適応外使用を解決する手段

- 国も適応外使用の適正化に向けて対応してきた．厚生労働省は，医療上の必要性の高い未承認薬・適応外薬の開発の要望を，随時受け付けている[*4]．このシステムで追加要望が可能な適応とは，日本ですでに承認されている医薬品の効能・効果，用法・用量の両方またはいずれかが既承認の適応と異なるもの，日本で承認されていない剤形，投与経路の追加を必要とするもので，かつ，以下のいずれかの基準を満たす場合である．

  - 欧米6か国（米・英・独・仏・加・豪）のいずれかの承認された適応であって，医療上の必要性の高いもの
  - 欧米6か国（米・英・独・仏・加・豪）のいずれかの国で，一定のエビデンスに基づき，特定の用法・用量で広く使用されていることが確認できる適応であって，医療上その必要性が高いもの

[*1] この場合，「適正な使用」というのは，医薬品医療機器総合機構（PMDA）によれば，「原則的には医薬品等の容器あるいは添付文書に記載されている用法・用量及び使用上の注意に従って使用されることが基本となるが，個別の事例については，現在の医学・薬学の学問水準に照らして総合的な見地から判断される」として（http://www.pmda.go.jp/relief-services/adr-sufferers/0034.html），若干，含みをもたせてある．

PMDA：Pharmaceuticals and Medical Devices Agency

[*2] 詳細は田邊の文献[4)]を参照されたい．

[*3] 日本のみで「販売されていない」または「保険承認されていない」ドラッグ・ラグはあっても，その逆はまずない．

[*4] http://www.mhlw.go.jp/stf/seisakunitsuite/bunya/kenkou_iryou/iyakuhin/misyounin/

ここでいう「医療上の必要性の高い」という定義は，以下の ① と ② の判断基準の両方に該当するものとしている．

> ① 適応疾病の重篤性が次のいずれかの場合
>   （ア）生命に重大な影響がある場合（致死的な疾患）
>   （イ）病気の進行が不可逆性で，日常生活に著しい影響を及ぼす疾患
>   （ウ）その他，日常生活に著しい影響を及ぼす疾患
> ② 医療上の有用性が次のいずれかの場合
>   （ア）既存の療法がない
>   （イ）欧米等の臨床試験において有効性・安全性が既存の療法と比べて明らかに優れている
>   （ウ）欧米等において標準的療法に位置づけられており，国内外の医療環境の違い等を踏まえても国内における有用性が期待できると考えられる

- 現実に，適応外使用が問題となるのは，既述した「医療上の必要性の高い」薬ということでもある．このシステムに則って申請*5せずに，慢性疾患の治療法として，「医療上の必要性の高い」薬を漫然と継続することは，学会など医療側の努力が足りないといわれても仕方ない状況である．別の視点でいえば，欧米6か国（米・英・独・仏・加・豪）のいずれでも，保険承認されていない効能・効果，用量・用法なのに，適応外使用することは，医師の裁量権の乱用といわれても，反論する根拠がないということになる．

*5 応募方法は，*4のアドレスのHPを参照されたい．

慢性疾患に対し適応外使用を行う場合の留意点

- エビデンスはあるものの，日本で適応外となる医薬品を使用したい場合は，社会に対し説明できる「手続き」が必要である．前項でいう「医療上の必要性の高い」薬の適応外使用を行わざるをえない場合，❸の4項を最低でも満たすべきであろう．
- 担当医師は当然❸のすべてを，患者・家族，担当看護師を交えての場で説明し，同意を得て，カルテに記載しなければならない．その場合，説明書，同意書も作成し，患者・家族に渡すことも必要である．説明内容には，当該治療方法の具体的内容，効果の現れると想定される時期，副作用

❸「医療上の必要性の高い」薬を適応外使用する場合に満たすべき事項

1)他に残された治療法がない 目の前の病態に対して適応とされている薬を使用したが効果のないことの証明が必要である．カルテにも記載しなければならない．
2)使用するメリット（効果）がデメリット（予想される副作用）を凌駕する安全性を検討し，論文のデータを提示する
3)倫理委員会かそれに準ずる第三者委員会の承認を得ている 最近，基幹病院には，臨床倫理委員会が，研究を主な対象とする倫理委員会とは別に設置されていることが多くなってきた．どちらの委員会に申請するかは，各病院での取り決めで異なる．
4)患者・家族に説明し同意が得られている 既述した1)〜3)について患者・家族に説明し，同意を得なければならない．加えて，適応外使用であるため，重大な副作用発生時の医薬品副作用被害救済制度を利用することができないことも併せて説明し同意を得なければならない．

の程度・時期・可能性，当該治療法を選択した場合としなかった場合の予後の見込みなども含まれなければならない．

緊急時対応での適応外使用の場合に備えて

- 手術時，救急処置時，ICU 内などで緊急性があると想定される場合や，薬剤の選択幅が狭い場合などでの適応外使用も，現場ではありうる．そのような場合・設定では，事前に包括的説明を患者・家族に行い，使用前の説明・同意という過程を省略せざるをえないことがありうる．
- そのような事態に備えて，緊急時に適応外使用を行うことが予想される薬剤をピックアップしておいて，あらかじめ病院として取り決めを行っておく必要がある[6]．

> ▶小児医療において，医薬品の適応外使用を解決することは，小児科医，小児科関係学会の重要な業務の一つである．
> ▶製薬会社，PMDA，厚生労働省に任せきりにするのではく，小児科医の能動的な行動が，ドラッグ・ラグの解決には必須である．

文献

1) 景山茂．Q1：医薬品の適応外使用って何？ どのような適応外使用があるの？ 薬局 2015；66：11-4.
2) 伊藤進．小児に対する適応外使用の実態．薬局 2015；66：31-6.
3) 中川雅生．小児使用する医薬品の現状と問題点．京都医学会雑誌 2009；56：15-8.
4) 田邊昇．適応外使用を巡る裁判例．新薬と臨牀 2012；61：29-31.
5) 中川雅生．医薬品の適正使用について―未承認薬・適応外薬の使用にあたって．日本小児循環器学会雑誌 2014；30：10-4.
6) 賀藤均．Q4：適応外使用の副作用にはどう対応するの？ 薬局 2015；66：27-9.

プロフェッショナルな薬の使い方

在宅医療で使う薬

石渡久子｜あおぞら診療所新松戸

小児在宅医療の必要性と役割

　小児医療の発展に伴い，従来は救命できなかった疾患や早産の小児が多数救命されるようになった．一方で，救命できたものの脳に障害を残し寝たきりで有意語のない重症児（重症心身障害児）が多く生まれ，気管切開，人工呼吸器，経管栄養などの医療機器と，気管内吸引，注入などの医療ケアを常に必要とする患者が増えた．さらに医療技術が進歩して，運動発達・知的発達が正常あるいは軽度の遅れにとどまるにもかかわらず，高度な医療機器，複雑な医療ケアを必要とし，これらがなければ生命を維持できない小児患者が出現してきた．このような患者の命を守り，安心して自宅で生活できるようにするために，小児医療においても在宅医療のニーズが高まっている．

　また，小児がんの終末期や染色体異常をはじめとする先天異常で有効な治療法がない生命予後不良の小児患者の場合，最後の時間を自宅で一緒に過ごしたいと家族が希望することがある．このような患者には，自宅でさまざまな苦痛の緩和を図り，患者と家族に寄り添い，看取りまで行うのも在宅医療の役割の一つである．

在宅医療の必要性と薬剤師との連携

- 在宅医療を必要としている小児患者は多いが，在宅医療を担う医療機関や訪問診療を専門とする診療所は少ないのが実情である．そこで，一般の小児科診療に携わる開業医にも，また地域の病院の医師や成人の訪問診療を行っている医師にも，訪問看護ステーションや薬局などと連携しながら，ぜひ地域の小児在宅医療を支えていただきたい．
- 在宅医療を必要とするほとんどの患者では，往診医とは別に病院主治医がいて，定期的に病院も受診していることが多い．在宅での状態変化，治療やケアの変更などは，診療情報提供書のやりとりや電話連絡を行い，情報を共有する必要がある．在宅医療では，一般的な血液検査や尿検査はできるがすぐには結果が出ない，X線撮影などの画像診断が難しい，など制約が大きい．そのため，定期的な訪問診療で患者のふだんの状態を正しく把握し，日ごろから訪問看護師とも密に連絡をとりあうようにすることが必

❶ 在宅医療における医師と薬剤師の連携

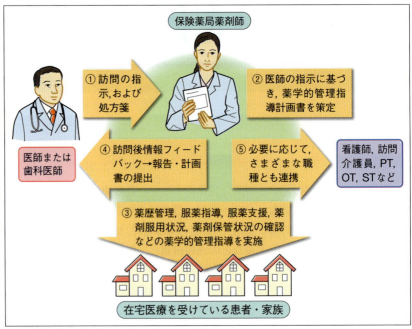

医師の指示に基づき，薬剤師が患児の自宅を訪問し薬を届けるともに薬学的管理指導を行う．
(http://www.kyoto-compha.or.jp/about/community.html をもとに作成)

要である．丁寧な問診と身体診察を行って状態変化を見落とさないこと，病院を紹介するタイミングを逸しないことが重要である．

- 在宅医療では，薬剤師との連携も欠かせない．患者の希望を聞いたうえで，地域の調剤薬局に訪問薬剤管理指導を依頼することが多い(❶)．これは，在宅患者に医師が計画的な医学管理を継続して行い，薬剤師が自宅を訪問して薬剤を直接届けるとともに薬学的管理指導を行うしくみである．在宅医療を必要とする患者では，抗てんかん薬，筋弛緩薬，利尿薬，抗不整脈薬，去痰薬，抗菌薬など，多数の内服薬が複雑に処方されている場合が少なくない．訪問薬剤師はこれらの管理，内服の指導，残薬整理などを担当する．計画的に服薬できているかを確認し，できていない場合はその理由を探り，剤形の変更などスムーズに服薬するための工夫を医師に提案する場合もある[*1]．

薬を出すタイミング

- 毎日内服する薬剤は，定期的な訪問診療の場で処方する．なんらかの体調不良があれば臨時の訪問診療を行い，症状・病態に合わせて処方を行う．休日・夜間であっても医療機関の院内薬局では調剤ができるが，在宅医療の場合，地域の薬局では営業時間外にすぐ処方薬を受け取ることができない．そのため筆者は，急に使用する可能性の高い薬剤，体調不良時にすぐに使用すべき薬剤については，あらかじめ処方薬を自宅にとっておくよう指導している[*2]．

[*1] たとえば人工呼吸器をつけている患者では，介護者が一人の場合，患者をつれて薬局に行くことは難しく，患者一人を自宅に残して薬局に行くことも不可能である．経管栄養を行っている患者では経腸栄養剤，中心静脈栄養を行っている患者では高カロリー輸液など，重い製剤を毎日必要とする患者もいる．このように，患者を連れて，あるいは患者を誰かに預けて薬局に行き調剤を待つ負担，薬剤を運搬する負担が大きい場合，訪問薬剤管理指導でこれらの負担を減らすことができる．

[*2] 具体的には，解熱鎮痛薬，鎮咳去痰薬，制吐薬，抗菌薬などである．半年に1回程度はこれらの薬剤を確認し，古すぎるものやそのときの体重に見合わない用量のものは処方しなおす必要がある．

- 在宅医療を必要とする患者のほとんどは重症であり，感染症が短時間で重症化したり，急変したりする例を多く経験する．在宅では血液検査を行っても結果が出るまでに半日から1日かかり，その間に症状が急激に悪化することも多い．そのため，抗菌薬による治療は通常よりも早めに開始することが多い．

処方例

- 在宅医療で自宅にあらかじめ準備しておく代表的な薬剤を❷にあげる[*3]．

*3 用法・用量については他項，成書を参照されたい．

抗菌薬
- 気道感染で使用する頻度が高く，筆者らの施設ではアジスロマイシンを第1選択にすることが多い．それぞれの基礎疾患に対してさまざまな薬剤を使用している場合が多いため，併用禁忌が少ないこと，投与期間が3日間と定まっていることなどから，在宅医療の現場では使用しやすい．

β刺激薬，ステロイド薬
- 在宅医療を必要とする患者では，気管切開や人工呼吸器管理を行っていることが多く，そうでなくても舌根沈下や喉頭軟化症など上気道狭窄を伴う場合や，気道への唾液の垂れ込みが日常的に起きている場合が少なくない．このような患者では，軽微な気道感染を契機として呼吸状態が急激に悪化することをよく経験する．もともと気道過敏性が強いことが背景にあ

❷ 在宅医療で自宅に準備しておく代表的薬剤

		一般名	代表的な商品名
対症療法薬	発熱，疼痛	アセトアミノフェン	カロナール®，アンヒバ®
	痰	カルボシステイン	ムコダイン®
		アンブロキソール	ムコソルバン®
	咳嗽	チペピジン	アスベリン®
	鼻汁，じんま疹	メキタジン	ゼスラン®
	嘔吐	ドンペリドン	ナウゼリン®
	下痢	酪酸菌	ミヤBM®
	不眠	トリクロホスナトリウム	トリクロリール®
抗菌薬		アジスロマイシン	ジスロマック®
		セフジトレンピボキシル	メイアクト®
		トスフロキサシン	オゼックス®
ステロイド薬		デキサメタゾン	デカドロン®
		メチルプレドニゾロン	メドロール®
抗てんかん薬		ジアゼパム	ダイアップ®
吸入薬		プロカテロール	メプチン®
		ブデソニド	パルミコート®
外用薬		白色ワセリン	プロペト®
		アズレン	アズノール®軟膏
		ベタメタゾン	リンデロン®-V，-VG軟膏
		ヒドロコルチゾン	ロコイド®軟膏

ると考えられ，たとえ明らかな喘息の病態でなくてもβ刺激薬やステロイド薬の吸入がしばしば有効である．

抗てんかん薬

- 在宅医療を必要とする患者は複数の疾患をもつことが多く，そのなかでも比較的多いのがてんかんである．病院主治医が抗てんかん薬を開始し，薬剤の種類や量を調整することが一般的だが，必要に応じて往診医が薬剤の増量・減量を行うこともある．
- 18トリソミーや13トリソミーの患者では，わずかな刺激で不機嫌・不穏状態になることをよく経験する．
- フェノバルビタール（フェノバール®）が有効であり，症状緩和の意味合いから在宅で開始することが多い．てんかん発作が出現することもあり，その点でも有効である．4～5 mg/kgで十分な効果が得られることが多い．

経腸栄養剤

- 在宅医療を必要とする患者では，経管栄養を行っていることが多い．栄養管理は，全身状態の安定化のためにも，成長・発達のうえでも，きわめて重要な要素である．
- 経腸栄養剤には医薬品タイプと食品タイプがあるが，金銭的な負担軽減の点からも薬品タイプを使用する場合が多い．消化管機能に問題がなければ，できるだけ半消化態栄養剤を選択する．半消化態栄養剤にはエンシュア・リキッド®，ラコール®*4，エネーボ®などがある．
- 一方，便性の変化をきたし便が硬くなることを日常診療ではよく経験する．もともと便秘がちの患者で使用する場合は，とくに注意が必要である．2014年5月に発売されたエネーボ®は，ほかの医薬品タイプの経腸栄養剤と比べると食物繊維やカルニチン，さらにセレンなどの微量元素が多く含まれているという利点があり，1 mLあたりの熱量が1.2 kcalとほかのものよりも高い特徴をもつ．
- 消化管機能が悪い場合，食物アレルギーがある場合はツインライン®などの消化態栄養剤，あるいはエレンタール®などの成分栄養剤を使用せざるをえないこともある．とくにエレンタール®などの成分栄養剤は脂肪をほとんど含まないため，ほかの食品で脂肪を補う必要がある．
- いずれの栄養剤でも，それだけではカルニチン欠乏や亜鉛，銅，セレンなどの微量元素欠乏をきたしやすい．したがって，少量でもよいのでジュース，みそ汁など液体状の食品を注入することが望ましい．胃瘻であればミキサー食を注入することができる．

経口補水液

- 胃腸炎，その他の感染症などで消化管機能が低下したときや脱水状態のときには，経口補水液（ORS）を経口摂取するか，経管栄養を行っている場合は注入する．
- ソリタ-T配合顆粒3号®，ソリタ-T配合顆粒2号®は，1包を水100 mLで溶解して使用するORSで，在宅医療の現場ではよく使われる．経管栄養を行っている患者で一時的に栄養剤の代わりに注入したり，回復過程で

*4
ラコール®
従来からある液体状の経腸用液に加えて，2014年6月に半固形剤が発売された．半固形剤は，細いチューブからの注入は難しいが，胃瘻からは注入でき，胃に停滞しやすくシリンジを用いて短時間で注入できる，逆流や下痢をきたしにくいという利点がある．

ORS：oral rehydration solution

はふだんの栄養剤をこれらで薄めたものを注入したりする．自宅にあらかじめ準備しておく薬剤と同様に，あらかじめ処方しておくとよい．

点滴
- 筆者らの施設では，状況に応じて在宅でも点滴治療を行う．
- 抗菌薬としては1日1回投与でも効果が得られやすいセフトリアキソン（ロセフィン®）を第1選択として使用することが多い．
- 喘息発作ではヒドロコルチゾン（サクシゾン®），メチルプレドニゾロン（ソル・メドロール®）などのステロイド薬を投与する．
- 補液が必要な場合は細胞外液（ソルラクトD®，ヴィーンD®など），維持液（ソリタ-T3®，ソルデム3A®など）を使用することが多い．
- 医師・訪問看護師が訪問できるのは1日1，2回と限られること，点滴ポンプが使用できないことなどから，在宅では輸液バッグを連結管でつないで長時間維持できるようにする，クレンメを手動で合わせて点滴速度を調整する，などの工夫が必要になる[*5]．

疼痛緩和
- 在宅で過ごす悪性腫瘍の患者では，塩酸モルヒネをはじめとするオピオイドを疼痛や呼吸困難などの症状を緩和するために使用する．内服やテープ剤の貼付だけでなく，PCA[*6]ポンプを用いた持続静注または持続皮下注を行う場合もある．このほうが，内服や貼付よりも薬剤投与量を細かく調節でき，症状をコントロールしやすい．
- 悪性腫瘍以外での終末期の疼痛や呼吸困難に対しては，ブプレノルフィン（レペタン®）やミダゾラム（ドルミカム®）の皮下注や舌下で対応する場合が多い．

💬 保護者への説明
- 在宅医療では，定期的な訪問診療の場，すなわち自宅で直接各薬剤の使用目的や注意点などを保護者に説明するだけでなく，電話でのやりとりが多くなる特徴がある．電話で内服薬の変更を指示することもある．
- 定期的な訪問診療で患者のふだんの状態を適切に把握しておくこと，それぞれの保護者の理解力や介護力を把握しておくことで，臨時の訪問診療が必要かどうか，どのタイミングで訪問するのが最も適切かを決めることができる．

💊 薬を中止するタイミング
- 在宅医療では，訪問診療で患者を診察し直接保護者から話を聞くだけでなく，訪問看護師から観察の報告を得たり，こまめに保護者に電話をして状況を把握したりして治療計画を進め，薬を中止するタイミングを見定める．電話では患者の様子，症状の変化，酸素飽和度や心拍数などモニターの数値，などを保護者や訪問看護師から聞き取り，ふだん体調が安定しているときとの違い，治療によって改善しているか悪化しているか，などを評価する．

[*5] 長時間点滴を行う場合は，速度を時々確認する，点滴終了時にルートのヘパリンロックをする，などの作業を家族に指導することがある．

[*6] PCA（patient controlled analgesia）
「自己調節鎮痛法」の意味である．

病院を紹介するタイミング
在宅医療では，病院を紹介するタイミングを逸しないことも重要である．病態の把握や方針決定のために画像検査が必要な場合，手術など自宅ではできない治療が必要な場合，自宅で必要なケアが家族の力ではまかないきれない場合，などでは適切な医療機関に紹介する．

- 患者の経過や血液検査の結果などを考慮して治療期間を決めるのは，一般の外来診療と同じである．一方，在宅医療では，電話での状況確認の重要性が高い点や，訪問看護師が単独で患者を観察・評価した結果が診療に反映されやすい点などが一般の外来診療と異なる．

参考文献
- 前田浩利．小児在宅の対象：重症心身障害児，超重症心身障害児，医療的ケア児．在宅新療0-100 2016；1：157-61．
- 前田浩利編．地域で支える みんなで支える 実践!! 小児在宅医療ナビ．東京：南山堂；2013．

プロフェッショナルな薬の使い方

授乳中の薬

石和　俊 | 石和こどもクリニック

母乳育児への支援

- 平成17年度の乳幼児栄養調査（厚生労働省）では，妊婦の96％が母乳育児を望んでいて，生後1か月時点では混合栄養を含めると94.9％の産婦が母乳を与えていたと報告されており，多くの妊産婦が母乳育児を行っている．
- 母乳育児に関する基本的知識とさまざまな利点については，日本小児科学会の栄養委員会によって「若手小児科医に伝えたい母乳の話」[1]にまとめられている．また同栄養委員会と新生児委員会が合同で，小児科医が診療・健診・育児相談などさまざまな場面において母乳育児推進を実践するための指針「母乳推進プロジェクト報告」[2]が公開されている．
- 母親からの虐待が人工栄養児群に比べて母乳栄養児群に少なかったとの10年間にわたるコホート研究[3]が報告され，母乳栄養が母親からの虐待を予防する効果も期待される．
- このような母乳育児の多岐にわたる利点を広く啓発し，母乳育児開始を推進することが小児科医に求められている．また，母乳育児を継続できるように日常診療のなかで授乳婦を支援することも重要である．
- 母親の疾病（悪性腫瘍，HIV・HTLV-I 感染など），限られた薬ではあるが，服薬によって母乳育児を回避・中断せざるをえない場合もあり，このような母親への配慮も心がけたい．

HIV：human immunodeficiency virus

HTLV-I：human T cell leukemia virus type I

授乳と薬の現状

- 授乳婦に治療の必要が生じた場合には母親の治療を優先すべきである．しかし「母乳を与えながら，早く病気を治したい」との授乳婦の思いに寄り添い，授乳が継続できるように支援することが医療関係者に求められている．
- 妊産婦と医療関係者を対象としたアンケート調査[4]では，妊娠・授乳期の服薬に不安を経験した母親はアンケート回答者の半数を超え（52％），その多く（68％）は医師に安全性の相談を行っていた．一方，小児科医を対象としたアンケート調査では，1医療機関あたり年間20件程度の相談を受けていて，授乳婦から授乳と薬の安全性について相談を受ける機会は決して少なくない．
- 授乳婦が服薬の必要があっても，安全性への不安感から自己判断で服薬せずに症状の悪化をきたした場合も多くみられる．また医師・薬剤師が科学

- 的な安全性の確認を行うことなく，「とりあえず内服中は授乳中止を」との指導を行い，授乳を中止した授乳婦も多い．一方，医師が安全と判断して処方を行っても，薬剤師が授乳中止の服薬指導を行うようなことがあれば，たとえ安全な薬であっても不安から授乳婦は服薬をためらうことになる．
- このように，薬の授乳への安全性評価が医療関係者間で異なることが，授乳婦に大きな不安をもたらしている．医療関係者間における，薬と授乳の安全性への共通した認識の普及が，母乳育児への支援の観点からも望まれる．

医薬品添付文書からの安全性評価

- 医薬品添付文書は薬事法に基づく公的資料であり，現在ではインターネットで閲覧可能である．多くの医療関係者が医薬品添付文書を参考にして授乳可否の判断を行っている．
- 医薬品添付文書は平成9年に厚生省から通知（薬発第607号）された「医療用医薬品添付文書の記載要項」に従って製造販売業者が作成している．この通知によると「使用上の注意」として，「妊婦，産婦，授乳婦等への投与」の項目が設けられ，授乳に関しては「薬物がヒトの乳汁中に移行し，乳児に対し有害作用を起こすとのデータがある場合」と「動物実験で乳汁中に移行するとのデータがある場合」があれば，「投与しないこと」「授乳を避けること」「授乳を中止させること」等の措置をとるように記載されている．このように医薬品添付文書では薬の母乳中に移行するデータのみで授乳の可否が判断され，薬の乳汁中への移行量・児への影響などの科学的な安全性の判断はまったく考慮されていない．
- 一方，2007年厚生労働省が通知した「授乳と離乳の支援ガイド」では「薬の使用による母乳への影響については科学的根拠に基づき判断の上，支援を行う」とされている．医療関係者は授乳への安全性判断を行うためにほかの書籍などから情報を検索することが必要な現状である．
- 現在の医薬品添付文書の記載要項からしても，薬の乳汁移行だけを根拠として「授乳禁」としている医薬品添付文書が日本では多いことが推察される[*1]．

授乳と薬の安全性の科学的評価

- 薬剤の乳汁中移行を評価する場合の薬剤の因子と指標を ❶ にまとめる．
- **MW（分子量）**：低分子量（＜200）の薬剤は乳房の上皮細胞壁の細孔をくぐりぬけることで容易に母乳中へ移行し，分子量（MW）が小さいほど母乳への移行性が増加する．高分子量の薬剤は細胞の脂質膜に溶解して膜内を通過しなければ母乳中へは移行せず，母乳中の濃度は低下する．
- **PB（蛋白結合率）**：血液中の薬剤は血漿アルブミンなどの蛋白質と結合し，蛋白結合率（PB）が高い薬剤は母乳コンパートメントへの侵入が困難となる．蛋白結合率が高いほど母乳移行の可能性は低くなる．

[*1] 大分県「母乳と薬剤」研究会による『母乳とくすりハンドブック・改訂版』では日常診療でよく処方される680品目の薬剤を検討したが，このうち458品目（67％）の医薬品添付文書で「授乳中止」，また20品目（3％）で「治療上の有益性が危険を上回ると判断される場合にのみ投与」と記載されていて，多くの授乳婦が服薬できないか，授乳中止をしなければならないことになる．

❶ 薬剤の乳汁中移行へ影響する因子と指標

因子	・MW(molecular weight；分子量)：分子量が低い(＜200)ほど移行しやすい ・PB(protein binding；蛋白結合率)：蛋白結合率が高い(＞90％)ほど移行しにくい ・Tmax(最大血漿中濃度到達時間)：ピークに達する時間は授乳を避ける ・$T_{1/2}$(消失半減期)：半減期が短い(1〜3時間)ほうが好ましい ・経口バイオアベイラビリティ(oral bioavailability；生体利用率)：薬剤が体循環に到達する能力で、生体利用率が低いほど母乳への影響が少ない ・pKa：イオン性と非イオン性が同等のときのpHで、より低いpKaが望ましい ・Vd(volume of distribution；分布容量)：体内分布の指標
指標	・M/P(母乳/血漿比)：比率が低い(＜1)ほうが好ましい ・RID(relative infant dose；相対的乳児投与量)：10％以下であれば安全に投与可能 $$RID = \frac{乳児が母乳を介して摂取した薬剤量(mg/kg/日)}{乳児の治療量(mg/kg/日)} \times 100\%$$

- **Tmax(最大血漿中濃度到達時間)**：薬剤の投与から血漿中で最大濃度に達するまでの時間を示し、薬剤は血漿中濃度に応じて母乳へ移行するため、薬剤によっては薬剤濃度が高い間の授乳を避けるための指標として利用することができる.
- **$T_{1/2}$(消失半減期)**：血漿中の薬剤が半減するまでの時間をいい、短い(1〜3時間)ほうが好ましく、薬剤の影響を避けながら授乳可能か判断を行う.
- **経口バイオアベイラビリティ(生体利用率)**：経口投与後の薬剤が消化管での吸収や肝臓での代謝によって影響を受けて体循環に到達する指標である. 生体利用率の低い薬剤は母乳への影響が少ない.
- **M/P比**：母乳中の薬剤濃度(M)と母体血漿中の薬剤濃度(P)の比で、母乳への薬剤移行の指標として用いられる. M/P比が低い(＜1)場合は母乳へ移行する薬剤が少ないことを示している. M/P比が高い場合でも、血漿濃度が低ければ母乳へ移行する薬剤の絶対量は少なく、授乳可能と判断されることもある. M/P比のみで薬剤の授乳への安全性の判断を行うことは困難である.
- **RID(相対的乳児投与量)**：母乳を介して児が摂取した薬剤量が実際の児への治療量のどの程度に相当するのかパーセント指標として算出される. 児への治療量が不明の薬剤に関しては、母親の体重あたりの治療量(mg/kg/日)を代用する. 薬剤が用量依存性に作用を発現する場合には、薬理学的に効果が発現する薬剤量の1/10以下であれば薬理学的効果はなく、副反応も生じることがない. よってRIDが10％以下であれば授乳は安全と判断される. 乳汁中薬剤濃度の測定値から最高濃度を使用してRIDを算出するため、実際より高く見積もった値となる.

📖 母乳と薬の参考書籍・インターネットサイト

- 薬剤と授乳に関する、科学的根拠に基づく安全性判断を記載した書籍・イ

❷ 授乳と薬の参考書籍・インターネットサイト

書籍	インターネットサイト
・伊藤真也,村島温子.薬物治療コンサルテーション 妊娠と授乳.改訂2版.東京:南山堂;2014. ・水野克己.母乳とくすり―あなたの疑問解決します.東京:南山堂;2009. ・菅原和信,豊口禎子.薬剤の母乳への移行.東京:南山堂;2008. ・大分県地域保健協議会・大分県「母乳と薬剤」研究会.母乳とくすりハンドブック.改訂版.2013. ・Hale TW. Medications and Mother's Milk. 15th ed. Hale Publishing;2014. ・Briggs GG, et al. Drugs in Pregnancy and Lactation. 10th ed. Lippincott Williams & Wilkins;2015.	・国立成育医療研究センター.妊娠と薬情報センター「授乳とお薬について」. http://www.ncchd.go.jp/kusuri/lactation/ ・あいち小児保健医療総合センター.妊娠・授乳と薬 対応基本手引き(改訂2版) http://www.achmc.pref.aichi.jp/sector/hoken/information/pdf/drugtaioutebikikaitei%20.pdf ・TOXINET(NLM/NIH). Drugs and Lactation Database(LactMed). http://toxinet.nlm.nih.gov/cgi-bin/sis//htmlgen?LACT ・National Health Service(UK). UK Drugs in Lactation Advisory Service. http://www.midlandsmedicines.nhs.uk/content.asp?section=6&subsection=17&pageIdx=1

ンターネットサイトを ❷ にまとめる.

● 一般向けには,妊娠と薬情報センター(国立成育医療研究センター)が,ホームページのなかに「安全に使用できると思われる薬」99品目,「授乳中の治療に適さないと判断される薬」4品目を掲載している.

● 日本語書籍では,伊藤真也先生(トロント小児病院)と村島温子先生(国立成育医療研究センター)による『薬物治療コンサルテーション・妊娠と授乳』が2010年に初版,2014年に改訂2版が刊行され,妊娠・授乳期処方の中心的な情報源となるであろう.

● 米国では妊娠と授乳ではBriggsの教科書,授乳ではHaleのハンドブックがある.Briggs(10版)には1,198品目の薬剤が記載され,授乳への安全性の検討では62%が安全,27%が注意,11%が禁忌とされている.Haleのハンドブックは2年ごとに改訂されて15版を重ね,薬剤の半減期・分子量・蛋白結合率・M/P比などの情報と5段階の安全性のリスク分類が薬物ごとに記載されている.1,222品目の薬剤が検討され,82%が安全,12%が危険,6%が禁忌とされている.

NIH:National Institutes of Health

NLM:National Library of Medicine

● インターネットでは米国の国立衛生研究所(NIH)の一部門である国立医学図書館(NLM)がTOXNET(Toxicology data network)とよばれるデータベースを運営しており,このなかに授乳と薬剤の安全性情報のデータベースのLactMedがあり,最新の情報が入手可能である.LactMedでは薬剤ごとに,要約,薬物濃度,授乳した児への影響,母乳分泌への影響,他の薬剤への変更,文献を参照することができる.

AAP:American Academy of Pediatrics

● 米国小児科学会(AAP)が2001年に発表した母乳と薬のリスク評価は2010年に失効し,LactMedを参考にすることを推奨している.

地域としての取り組み

● 多くの医療関係者は薬と授乳の安全性に関する情報を医薬品添付文書に求

めている．しかし医薬品添付文書には，安全性の科学的な検討はなされずに，薬の乳汁移行などを根拠に授乳の可否が記載されている．そのため，多くの薬の医薬品添付文書には「授乳中止」等が記載され，多くの授乳婦は服薬せずに経過をみるか，服薬すれば授乳を中止するように指導されることになる．

● このように，現在の医薬品添付文書の薬と授乳の安全性に関する情報には問題点が多いが，平成28年度中に見直しが図られて新しい記載要項が発出される予定である[*2]．

● 新しい医薬品添付文書が利用できるまでは，地域の医療関係者間で授乳と薬剤の安全性に関する共通認識を普及させることが，薬と授乳の混乱の最も有効な解決策となると思われ，そのためには簡単に参照できるハンドブックを地域全体に普及させて利用を促すことが最も有効な手段と考えられる[*3]．

● 母乳育児の重要性を熟知した小児科医が，健診や一般診療の場のみならず地域のなかでも母乳育児を推進し，授乳と薬剤の安全性に関する共通認識の普及にもリーダーシップをとることが求められている．

[*2] 新しい記載要項（案）では「注意事項の記載に当たっては，乳汁移行性のみならず，薬物動態及び薬理作用から推察される哺乳中の児への影響等を考慮し，必要な事項を記載することができる」とされていて，科学的な安全性評価が加わることを期待したい．

[*3] 大分県では小児科医会，産婦人科医会，薬剤師会が協力して，安全性の手引きとなる『母乳とくすりハンドブック』を平成22年に初版，平成25年に改訂版を作成し，県内すべての医療機関，調剤薬局，歯科医療機関，保健師に配布して，授乳と薬剤の安全性に関する共通認識の普及に取り組んでいる．

文献

1) 日本小児科学会栄養委員会．若手小児科医に伝えたい母乳の話．日児誌 2007；111：922-41．
2) 日本小児科学会栄養委員会・新生児委員会による母乳推進プロジェクト報告．小児科医と母乳育児推進．日児誌 2011；115：1363-89．
https://www.jpeds.or.jp/uploads/files/saisin_110916.pdf
3) Strathearn L, et al. Does breastfeeding protect against substantiated child abuse and neglect? A 15-Year Cohort Study. Pediatrics 2009；123：483-93．
4) 五十里明．平成18年度地域保健総合推進事業報告書（愛知県）―妊婦・授乳婦の医薬品適正使用ネットワーク構築に関する研究．
http://www.achmc.pref.aichi.jp/Hoken/web/drugnetwork2006.index.htm

プロフェッショナルな薬の使い方

漢方薬の使い方

黒木春郎 | 外房こどもクリニック

*1
洋漢統合処方
1996年，秋葉哲生により提唱された[1]．東西両医学の長所と短所を比較考量して，目の前の患者に対して，より有効で，より経済的で，より安全な治療法を適用しようとする考え方である．西洋医学を学んだ医師が伝統医学の処方（漢方薬）と西洋医学の処方を同時に行うことができることをさす．東アジア伝統医学を有するほかの国々では通常，伝統医学と西洋医学ではその教育課程からして異なる．日本では，両者を統合することが可能である．これは，世界のなかでも日本の医療のもつ特徴であり，優位点である．

▶ 日本では，伝統医学の漢方薬と現在西洋医学の薬剤を統合して処方することができる．これを洋漢統合処方[*1]という[1]．世界でも特徴的な日本の医療の優位点である．
▶ 漢方薬は多成分薬剤である[2]．「証」に基づく処方が原則であるが，原則を押さえれば，多くの臨床医になじみやすいものである．
▶ 漢方薬には西洋薬にはない特徴があり，日常診療に有用である．

● 現在日本で保険収載されている漢方薬は148剤である．これらのすべてを本項で記載することはできない．また，小児への主要な漢方薬の使用方法，考え方に関して，すでに日本小児東洋医学会から手引き書が出されている[3]．

「証」とは何か―systems pathophysiology との類似

漢方薬の処方には「証」の考慮が必要である．証に従い治療することを随証治療という．証は主に「実」と「虚」に分けられる．証の理解は漢方処方の基本である．しかし，証への過度な拘泥は漢方処方に不要である．また，小児ではそれほど厳密には証にこだわらなくともよいと思われる．証が合うことはその方剤の適応があることである．

急性熱性疾患の初期，無汗，水分摂取可能，比較的元気であれば麻黄湯の証であり，実証である．顔色が青白く，食が細い，疲れやすいのは虚証であり，小建中湯の証である．つまり，証とはその方剤に反応する，すなわち responder であると考えられる．この responder を見いだすために膨大な伝統医学の体系があるともいえる．

現在の医学の疾患分類は古典的な肉眼病理学と解剖学によっている．しかし，この疾患分類には種々の限界がある．たとえば喘息と診断されても，ロイコトリエン受容体拮抗薬への反応はさまざまである．同じ病名でも，同じ薬剤への反応が多様であることは通常経験することである．診断名がその病態の多様性に対応しきれていないことによる．

この点に関して，systems biology の一分野である systems pathobiology システム病理生物学からの批判的見解がある．この視点から疾患分類を再構成すると，疾患の原因と症状－疾患表現型 pathophenotype の中間に，病態ともいうべき intermediate pathophenotype 中間表現型を挿入している．病態に応じた診断名を使用することで，たとえば創薬・臨床試験の戦略はより明快となる．そしてこの考え方は先の漢方の証と類似する．伝統医学は現在の生物医学の嚆矢であるといえよう．

- 本項では，小児プライマリ・ケアでよく遭遇する疾患でかつ漢方薬の特徴を生かすことができる方剤を選び記載する．また，処方の背景にある漢方薬・伝統医学の考え方を現在に引き寄せて解説する．こうした方法により，漢方薬を処方する際に，単に症状・病名に対応させるのではなく，その作用機序の理解を背景にもつことができる．

薬を出すタイミング

- **麻黄湯**（マオウトウ）：小児の急性熱性疾患には最も使いやすい薬剤である．発熱を伴うウイルス性気道疾患に有効である．発熱を伴うが，比較的元気がよく，水分摂取が可能である児が適応である．これを実証という．急性熱性疾患の初期，汗が出ていない時期に投与する．有効であれば，やがて発汗しその後解熱する．保険適用（効能・効果）には悪寒，発熱，頭痛，腰痛，自然に汗の出ないものの次の諸症：感冒，インフルエンザ（初期のもの），乳児の鼻閉などがあげられる．

- **五苓散**（ゴレイサン）：嘔気・嘔吐，下痢に有効である．保険適用（効能・効果）は口渇，尿量減少するものの次の諸症：浮腫，ネフローゼ，二日酔い，急性胃腸カタル，下痢，悪心，嘔吐，めまい，頭痛，暑気あたりなどである．急性胃腸炎で嘔気があるときの初期に投与すると効果を実感できる．また，低気圧接近時のだるさなどにも有効である．その機序は，この薬剤が局所の浮腫を軽減することにある．現在の気象医学と通じるところがある．

- **柴胡桂枝湯**（サイコケイシトウ）：比較的亜急性期のウイルス性気道感染症，易感冒に使用できる．効能・効果には「発熱汗出て，悪寒し，身体痛み，頭痛，はきけのあるものの次の諸症」として感冒・流感などがあげられる．すなわち，急性熱性疾患で発汗の出たとき，麻黄剤の適応期を過ぎた亜急性期と解釈できる．また，反復性扁桃炎（あるいはPFAPA症候群）に有効である．反復性扁桃炎の急性期に使用すると罹病期間が明らかに短縮する．頻回再発例には常用量の1/3程度で長期投与すると，罹患の頻度と重症度が低下する．

- **小建中湯**（ショウケンチュウトウ）：いわゆる「虚弱体質」「アセトン血性嘔吐症」「自家中毒」の児が適応である．こうした「病名」は医学的思考から逸脱しているようにみえるが，実際にしばしば遭遇する状態である[*2]．顔色が青白く，食欲がなく，疲れやすい児が適応である．

- **甘麦大棗湯**（カンバクタイソウトウ）：夜泣きに使用される．また，自閉スペクトラム症の児で，不安によるいらだちが著しい場合有効のことがある．自閉スペクトラム症児の初期に投与開始をすると，発達が促進されたように思える例も経験する．著効例の報告もある[4]．不安が強い年長児，思春期の児にも試してみることができる方剤である．

処方について

- 日常診療で通常に使用される漢方薬はエキス剤である．これは1包2.5g（3.0gのものもある）である．投与量は年齢により，❶に示すように4～7歳で成人量の約半分である．体重あたりであればおおよそ0.05～0.1g/

気象医学と漢方薬

五苓散は細胞膜アクアポリンに作用して水分代謝を調整する[5]．アクアポリン（AQP）の急性炎症反応における働きを示す．血管透過性の亢進に伴い浸透圧バランスが崩れ組織が腫大する．AQPはこの際の水の通り道となる．AQPは細胞外シグナル調節キナーゼ（ERK）のリン酸化を介して炎症応答を強める．急性・慢性炎症において，AQPは重要な役割を果たしている．アフリカツメガエル卵母細胞に発現させた各AQPの水透過性を検討すると，五苓散は炎症性AQP3,4,5を強く抑制する[5]．

五苓散の適応を考えるには，「水毒」のイメージをつかむことが有用である．体が重い感じ，めまい，嘔気・嘔吐などは「水毒」の症状である．これらは，身体局所のむくみに関連している．また，「季節の変わり目に調子が悪い」「気圧の変化に影響される」「月経時に不調となる」などの訴えと共通する．作用の本質は局所の浮腫を軽減することにある．したがって，急性胃腸炎以外に脳梗塞にも有効である．また，月経時の不調にも効果がある．大きな意味で，抗炎症薬ともいえる「気象医学」の考え方は東洋医学に通じるものがあるといえる．

ERK：extracellular signal-regulated kinase

PFAPA：periodic fever with aphthous pharyngitis and adenitis

*2
原因疾患が特定できない反復性嘔吐，易疲労の状態に対して，西洋医学的には疾患概念が成立しにくい．したがって，このような呼称になっているわけであり，こうした「病名ともいえない名称」で通称されることは，むしろ西洋医学的範疇の限界と考えたほうがよい．

❶ 小児用量の標準

15歳未満 7歳以上	成人用量の 2/3
7歳未満 4歳以上	成人用量の 1/2
4歳未満 2歳以上	成人用量の 1/3
2歳未満	成人用量の 1/4以下

(厚生省薬務局監修.日本製薬団体連合会漢方専門委員会編.一般用漢方処方の手引き.東京:薬業時報社;1975)

*3
たとえば,1g/日,5日処方として総量を5gとする.

*4
元来煎じ薬として,お茶のように適宜飲んでいたわけである.

kgである.分3が原則であるが,分2でも問題はない.全体の処方量を1包のグラム数の倍数とすれば処方が楽である*3.

- 漢方薬投与量はそれほど厳密に計算するものではなく*4,大きな枠のなかで投与しやすい量を選べばよい.ヒート包装のままで処方したほうが,加湿されることなく保存にも便利である.

❷ 五苓散坐剤の作り方

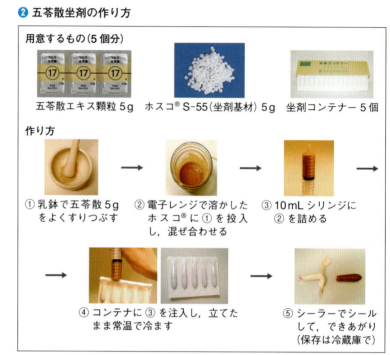

(森蘭子先生より提供の写真をもとに作成)

構成生薬から小建中湯を考える

漢方薬は生薬(甘草,芍薬,桂皮など)の組み合わせで方剤(小建中湯,麻黄湯など)ができあがっている.この「生薬」と「方剤」がまず基本の概念である.

小建中湯の生薬構成は,甘草,芍薬,桂皮,大棗,生姜,膠飴である.❸にその構成と効能・効果を添付文書から引用したものを示す.芍薬甘草湯は「甘草」「芍薬」のみの単純な構成である.この芍薬甘草湯に「桂皮」「大棗」「生姜」が加わって桂枝湯になる.この「甘草」「芍薬」「桂皮」「大棗」「生姜」の構成は,桂枝湯,芍薬桂枝湯,小建中湯で同じものである.方剤によ

り配合比が推移することと小建中湯は膠飴が加わる点が異なる.さらに,これに「当帰」「大黄」「黄耆」をそれぞれ加えることで,当帰建中湯,桂枝加芍薬大黄湯,黄耆建中湯となっていく.生薬構成は類似していても,その配合比の相違,また1剤ずつ生薬を加えていくことで,方剤が変化していく様子が,この図から読みとれる.

漢方薬の構成を考えるうえで,小建中湯と関連する方剤の生薬構成は興味深い.各方剤の下に効能・効果を記載したので,それを参照されれば生薬―方剤―適応の関連がみてとれると思う.

- 五苓散は嘔気のあるときに内服しにくいことも多い．その場合，とくに乳幼児であれば坐剤を使用する．この作成法を❷に示す*5．

飲ませ方の工夫

- 漢方薬の飲ませ方は工夫が必要である．本来エキス剤のまま内服するべきであるが，現在の甘い味に慣れた小児に対しては，甘い味にすることも時には致し方ない．
- 筆者は，初回投与の児には多くは単シロップを混合している．エキス剤1gに単シロップ1mL，エキス剤2.5gなら同様に2mL程度を混合して処方する．短期であれば甘い味でなんとかなっている．
- 漢方薬は「黒蜜」「あん」に相性が良い．また，ココア飲料も有効である．ほかに，野菜ジュース（ざらついた感触を覆うことができる），アイスクリームも良い場合がある．
- オブラートに包む方法もある．この場合は，1枚のオブラートで丁寧に，しわがないようにぴったりと，ちょうどおにぎりを握るようにエキス剤を包む．一口でつるんと飲み込める量とする．このとき「絶対に破れない」と

*5
五苓散坐剤は保険診療で認められたものではない．その点を留意されたい．

❸ 小建中湯関連の生薬・方剤・効能効果の関連

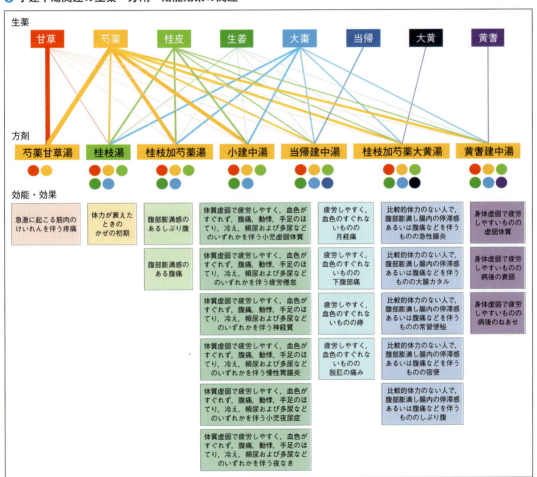

systems biology からみる漢方薬

多成分薬剤としての漢方薬—long tail drug

漢方薬は多成分薬剤である[2]．複数の生薬の組み合わせにより一つの方剤ができあがっている．その生薬のなかにも無数の成分が含まれる．したがって，漢方薬の作用機序を解析するには，一つの成分の一つの作用を追究するだけでは不十分である．複数の成分の作用を解析し，それらの相互連関をみていく必要がある．さらに，漢方薬が体内に取り込まれた後，各成分の作用部位，体内での作用機序をみておく必要がある．

多成分薬剤としての漢方薬は，long tail drug といわれる．❹に long tail 分布を示す[2]．作用成分・分子を横軸に，作用強度を縦軸にとると，作用強度の強い成分と，作用強度は弱く少量含有である多数の成分が存在し，この図のように分布する．この long tail drug と対照的なのが分子標的薬である．分子標的薬は一つの作用に限定し，端的な効果が期待される．

long tail drug では，主要成分のみならず少数成分の作用とそれらの連関が重要である．その作用機序を解析するには systems biology が適している．systems biology とは，システム工学を生物学に導入し，生命現象をシステムとして理解することを目的とする学問分野である．従来の生物医学的方法（要素還元主義〈reductionism〉）では，要素個別の役割は解析できるが，各要素の連関は解析不能である．systems biology により，生命現象，疾患の全体像の解明が可能となる．

FluMap—literature-based curated comprehensive map

インフルエンザウイルスが細胞に感染したときの事象を網羅したものが FluMap である（http://www.influenza-x.org/flumap/index.html）（Matsuoka Y, et al. 2013）．500 ほどの文献を review し，1,000 ほどの要因の連関を示している．それらを文章ではなく図像によって表している．これは，literature-based curated comprehensive map といわれる．多数の要因の連関が，図像化することで明快になる．

代表的な抗インフルエンザウイルス薬であるノイラミニダーゼ（NA）阻害薬は，ウイルス蛋白質 NA に作用し，ウイルスの放出作用にのみ関与する．一方，麻黄湯は多成分から成る薬剤であり，その作用点は複数存在し，互いに関連していると考えられる．麻黄湯の感染細胞での作用機序として，in vitro の試験において，ウイルス増殖の抑制が確認されており，これまでに麻黄成分による脱殻の抑制，ウイルス細胞膜融合の阻害，桂皮成分 cynnamaldehyde のウイルス蛋白合成阻害，また甘草成分のポリフェノール類の isoliquiritigenin や glycyrrhizin にノイラミニダーゼ阻害の可能性が報告されている．

麻黄湯の作用は，このような複数の成分の協調により発揮されていると考えられ，これらの作用を示す因子の関係をインフルエンザウイルス感染細胞マップに図像化することで作用機序を概観することが可能である（❺）．このような図像化を，さらに生体全体の反応に対する漢方薬，生薬，成分について，高熱，関節痛，倦怠感など，インフルエンザ感染時の症状から，それに関係する炎症反応のような生体反応までを網羅し，systems biology の手法により麻黄湯の作用機序をさらに具体的に示し，全体像を示したいと筆者は考えている．

❹ 多成分薬剤としての漢方薬の位置づけ—long tail drug

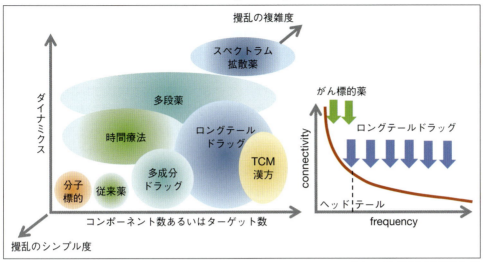

（Kitano H. 2007[2]）より筆者作成）

❺ インフルエンザと麻黄湯

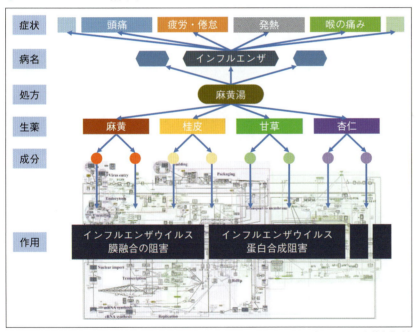

（FluMAP より筆者作成）

よくよく言い聞かせて，1回で一口で飲み込ませることが肝心である．躊躇して長く口の中に含んでいるとオブラートが溶けてしまう[*6]．

> 📢 **保護者への説明**
> - 各疾患としては，漢方薬であるからといって特別なことはない．
> - 麻黄湯を投与する場合，急性のウイルス性上気道炎であれば，本来3日

*6
ほかにも多くの臨床医によってさまざまな工夫がなされている．『小児漢方治療の手引き』（小児東洋医学会編）[3]）に詳述されているので参照されたい．

程度で解熱するはずであり，それ以上長引く場合はほかの疾患を考える必要があるので，再来することを確認する．また，麻黄湯に反応が良ければ発汗して解熱する．発汗の有無を確認してもらう．本来ならば，解熱薬の併用は好ましくないことも付け加える．
- 長期投与の場合，たとえば甘麦大棗湯はその主成分は小麦であり，元来「上薬」[*7]として位置づけられている．小建中湯も同様であるが，「体質改善」「食事の延長」と話している．甘麦大棗湯，小建中湯とも2週間程度でまず内服可能かどうかみて，その後1か月程度間をおいて来院してもらう．効果発現が早期の場合もあるが，3か月程度かかる場合もある．そのような見通しをもってもらう．
- 五苓散は低気圧接近時，月経時の疲労，頭痛に使用可能である．その場合は，不調を感じられるごく早期から内服を開始する．内服中はそれまでよりも体調が良いことを実感できる．

*7
上薬
予防のための薬剤という伝統医学の用語．

再診指示が必要な患者・症状

- 各疾患で，漢方薬として西洋薬ととくに異なる説明はない．
- 麻黄湯の反応が不良の場合は上述した．甘麦大棗湯ではまれに多幸感をきたすことがある．多幸感をきたすと，自閉スペクトラム症や重度心身障害の児では興奮して眠れなくなることがある．その場合は中止する．

薬を中止するタイミング（治癒・悪化）

- 麻黄湯なら発汗・解熱したときである．
- 柴胡桂枝湯は，急性疾患なら治癒したときであり，反復性扁桃炎に長期管理薬として投与する際は，経過をみながら原疾患の再発がないことを確認して終了する．小建中湯，甘麦大棗湯の長期投与に際しても同様である．

謝辞

❸❺図の作成に，松岡由希子氏(非営利活動法人システムバイオロジー研究機構)のご助力をいただきました．この場を借りて感謝申し上げます．

文献

1) 秋葉哲生．洋漢統合処方からみた漢方製剤保険診療マニュアル 改訂 ハンドブック版．東京：ライフ・サイエンス；2006．
2) Kitano H. A robustness-based approach to systems-oriented drug design. Nat Rev Drug Discov 2007；5：202-10.
3) 日本小児東洋医学会編．小児漢方治療の手引き．第2版．東京：日本小児医事出版；2015．
4) 川嶋浩一郎．発達障害のこころを踏まえた症状の理解と薬物治療における漢方薬の位置付け．小児疾患の身近な漢方治療13 子どものこころと漢方．東京：メジカルビュー社；2015．p.50-62.
5) 礒濱洋一郎．漢方薬の利水作用とアクアポリン．ファルマシア 2011；47：1117-20.

プロフェッショナルな薬の使い方

アナフィラキシーショック

椿　俊和｜つばきこどもクリニック
海老澤元宏｜国立病院機構相模原病院臨床研究センター

アナフィラキシーの症状と診断，重症度評価

- ❶に全身症状および臓器別の代表的な症状を，自覚症状と他覚症状（所見）に分けて示す．こういった多彩な症状が複数臓器にわたって急激に出現して急速に進行し，時にショック状態となり，致死的になることもある．したがって，迅速に症状を把握して初期診断を行い，的確かつ機敏な初期対応に移ることが予後の点でも重要である．
- アナフィラキシーの診断基準は，日本アレルギー学会監修「アナフィラキシーガイドライン」（2014）にわかりやすく記載されている（❷）[1]．臨床クライテリアとして3つの基準が示されており，このうち1つ以上を満たす場合，95％以上の確率でアナフィラキシーと診断できる．

重症度評価

- アナフィラキシーの臨床所見から重症度を評価した分類を❸に示す[1]．
- 出現している最もグレードの高い器官異常で重症度を決め，重症度に合わせた治療に入っていく．このうち，グレード1（軽症）の症状が複数あるのみではアナフィラキシーと判断せず，あくまでグレード3（重症）の症状を含む複数臓器の症状，またはグレード2（中等症）以上の症状が複数ある場合をアナフィラキシーと診断することが重要である[2]．

アナフィラキシーとは

「アナフィラキシーとは，重症で生命の危機に関わる，全身に広がるか，全身状態が悪化する過敏反応である」（Anaphylaxis is a severe, life-threatening generalized or systemic hypersensitivity reaction. World Allergy Organization 2003）．つまり，食物，薬物，ハチ毒などが原因で起こる即時型アレルギー反応の一つの総称で，症状の広がりが物理的に全身に及ぶ場合と，反応は局所であっても全身状態に影響する場合の両方を含んでいる．このうち，循環動態に異常を生じ，全身の臓器に必要な酸素を供給することができない状態をアナフィラキシーショックといい，一般に血圧低下，意識低下（喪失）などの症状で示される．主としてI型アレルギー反応によるもので，原因にもよるが，急激に症状が出現する可能性が高いため，初期の対応が重要となる．

❶ アナフィラキシーの症状

症状	自覚症状	他覚症状
全身症状	熱感，不安感，無気力感	冷汗
循環器症状	心悸亢進，胸内苦悶	血圧低下，脈拍微弱，脈拍頻数，チアノーゼ
呼吸器症状	鼻閉，喉頭狭窄感，胸部絞扼感	くしゃみ，咳発作，喘鳴，呼吸困難，チアノーゼ
消化器症状	悪心，腹痛，腹鳴，便意，尿意，口内違和感，異味感	嘔吐，下痢，糞便，尿失禁
粘膜・皮膚症状	皮膚瘙痒感	皮膚蒼白，皮膚の一過性紅潮，じんま疹，眼瞼浮腫，口腔内粘膜浮腫
神経症状	口唇部しびれ感，四肢末端のしびれ感，耳鳴り，めまい，目の前が暗くなる	けいれん，意識消失

（宮本昭正監．臨床アレルギー学．改訂第3版．東京：南江堂；2007）

❷ アナフィラキシーの診断基準

1. 皮膚症状(全身の発疹，瘙痒または紅潮)，または粘膜症状(口唇・舌・口蓋垂の腫脹など)のいずれかが存在し，急速に(数分〜数時間以内)発現する症状で，かつ下記a，bの少なくとも1つを伴う

皮膚・粘膜症状

さらに，少なくとも右の1つを伴う

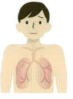
a．呼吸器症状
(呼吸困難，気道狭窄，喘鳴，低酸素血症)

b．循環器症状
(血圧低下，意識障害)

2. 一般的にアレルゲンとなりうるものへの曝露の後，急速に(数分〜数時間以内)発現する以下の症状のうち，2つ以上を伴う

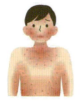
a．皮膚・粘膜症状
(全身の発疹，瘙痒，紅潮，浮腫)

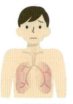
b．呼吸器症状
(呼吸困難，気道狭窄，喘鳴，低酸素血症)

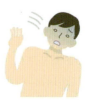
c．循環器症状
(血圧低下，意識障害)

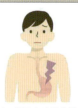
d．持続する消化器症状
(腹部疝痛，嘔吐)

3. 当該患者におけるアレルゲンへの曝露後の急速な(数分〜数時間以内)血圧低下

血圧低下

収縮期血圧低下の定義：平常時血圧の70％未満または下記

生後1か月〜11か月　＜70mmHg
1〜10歳　　　　　＜70mmHg＋(2×年齢)
11歳〜成人　　　　＜90mmHg

(アナフィラキシーガイドライン．2014[1])

💊 アナフィラキシーへの対応と薬物療法

- アナフィラキシーの初期治療についてもWAOにより示されており(❹)[1,3-6]，比較的設備が整っていない施設(とくに開業医)でも対応可能な解説となっている．
- まずは呼吸および循環の改善を念頭に治療を行う必要があり，そのために全身状態を把握し，次いで薬物療法としては，アドレナリンの筋注が第1選択薬で，必要に応じて反復投与することの重要性がメッセージとして強調されている．
- アドレナリン筋注については，❸のアナフィラキシー重症度評価におけるグレード3(重症)の症状は絶対的適応であり，また過去に重篤なアナフィラキシーの既往がある場合や症状の進行が急激な場合，さらには気管支

❸ 食物アレルギー症状出現時の重症度

		グレード1（軽症）	グレード2（中等症）	グレード3（重症）
皮膚・粘膜症状	紅斑・蕁麻疹・膨疹	部分的	全身性	―
	瘙痒	軽い瘙痒（自制内）	強い瘙痒（自制外）	―
	口唇，眼瞼腫脹	部分的	顔全体の腫れ	―
	口腔内，咽頭違和感	口，のどのかゆみ違和感	咽頭痛	―
	鼻症状	鼻汁，鼻閉，くしゃみ	―	―
呼吸器症状	咳嗽	間欠的な咳嗽	断続的な咳嗽	持続する強い咳き込み 犬吠様咳嗽
	喘鳴，呼吸困難	―	聴診上の喘鳴 軽い息苦しさ SpO₂ 93〜95％	明らかな喘鳴，呼吸困難 SpO₂ ≦ 92％ 咽頭絞扼感 嗄声，嚥下困難 チアノーゼ，呼吸停止
消化器症状	腹痛	弱い腹痛	強い腹痛（自制内）	持続する強い腹痛（自制外）
	嘔吐・下痢	嘔気，単回の嘔吐，下痢	複数回の嘔吐・下痢	繰り返す嘔吐・便失禁
神経症状	意識状態	元気がない	眠気，頭痛，恐怖感	ぐったり，不穏 失禁，意識消失
循環器症状	脈拍，血圧	―	頻脈（+15回/分） 血圧軽度低下* 蒼白	不整脈，血圧低下* 重度徐脈，心停止

*血圧低下：1歳未満＜70 mmHg，1〜10歳＜[70＋(2×年齢)] mmHg，11歳〜成人＜90 mmHg
　血圧軽度低下：1歳未満＜80 mmHg，1〜10歳＜[80＋(2×年齢)] mmHg，11歳〜成人＜100 mmHg

（アナフィラキシーガイドライン．2014[1]）

❹ アナフィラキシーの初期対応の手順

① バイタルサインの確認：
  ・循環，気道，呼吸，意識状態，皮膚，体重を評価する
② 助けを呼ぶ：
  ・可能なら蘇生チーム（院内）または救急隊（地域）
③ アドレナリンの筋肉注射：
  ・0.01 mg/kg（最大量：成人 0.5 mg，小児 0.3 mg），必要に応じて5〜15分ごとに再投与
④ 患者を仰臥位にする：
  ・仰向けにして30 cm程度足を高くする
  ・呼吸が苦しいときは少し上体を起こす
  ・吐いているときは顔を横向きにする
  ・突然立ち上がったり座ったりした場合，数秒で急変することがある
⑤ 酸素投与：
  ・必要な場合，フェイスマスクか経鼻エアウェイで高流量（6〜8 L/分）の酸素投与を行う
⑥ 静脈ルートの確保：
  ・必要に応じて0.9％（等張・生理）食塩水を5〜10分の間に成人なら5〜10 mL/kg，小児なら10 mL/kg投与
⑦ 心肺蘇生：
  ・必要に応じて胸部圧迫法で心肺蘇生
⑧ バイタル測定：
  ・頻回かつ定期的に患者の血圧，脈拍，呼吸状態，酸素化を評価する

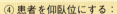
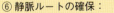

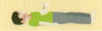
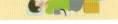

（アナフィラキシーガイドライン．2014[1]）

拡張薬で呼吸器症状が改善しない場合は，たとえグレード2(中等症)の症状であっても適応としている．
- 体位は，仰臥位にして下肢を高くした状態を維持し，前頸部を引き上げて舌根の沈下を防ぎ，吐物があれば顔を横にして吸引する．搬送の際には，体位を仰臥位から立位にしたことにより下肢に血液が停滞し，突然死することもあるため，細心の注意が必要となる．
- アナフィラキシーショックの場合，初期の段階では血流分布異常が先に生じ，遅れて心原性ショックに移行することから，末梢血液酸素飽和度の数値にこだわらずに積極的に高濃度・高流量の酸素投与を行う．
- 呼気性の喘鳴を伴う呼吸困難を起こしていれば，β_2刺激薬の吸入(場合により反復吸入)を行う．気管支平滑筋の収縮による症状であればβ_2刺激薬の吸入は有効であるが，それでも気道閉塞が強いか，粘膜の浮腫による症状であればβ_2刺激薬の吸入は無効であるため，アドレナリンの筋注にすみやかに移行し，気道の確保を考慮する．しかし，実際に気道の浮腫が進行すると気管挿管も困難となるため，開業医においては，そうなる前に救急隊による高次医療機関への搬送要請が不可欠である．
- 輸液は，循環血液量を確保し血圧を維持するために，生理食塩水(または糖・カリウムを含まない等張液)を急速輸液する(通常は10 mL/kg/5〜10分，ショックの場合は10〜20 mL/kg/10〜20分)．末梢血管確保が困難な場合は，ためらわずに骨髄穿刺を行うか，高次医療機関へすみやかに搬送する．
- 経口・静注ステロイド薬の投与は，アナフィラキシーに対しての即効性はなく，有効ではないことを考慮して，あくまでその後の二相性反応の防止として投与しておく[*1]．
- 皮膚症状が強いときや軽症例では，ヒスタミンH_1受容体拮抗薬を注射(静脈，筋肉，皮下)，または内服で使用する．しかし，鎮静性ヒスタミンH_1受容体拮抗薬の投与は，意識レベルの判断を誤ることもあるため，状況を見極めての使用が重要である[*2]．さらに，急性症状に対して使用するため，早く作用することが重要な要素であり，最高血中濃度到達時間が短い薬剤を選択するほうが有利である．また，アナフィラキシーは，いつどこで発生するか予測はつかず，その場ですぐに内服できることも重要な要素であり，水なしでも容易に内服できるOD錠(口腔内崩壊錠)はたいへん使いやすい[*3]・[*4](❺)．
- 一般開業医レベルでのアナフィラキシーの対応手順をまとめて❻に示す．また，具体的な薬剤の用法・用量を❼に示す．
- 救急処置物品として，血圧計，蘇生バッグは必ず必要で，その他，静脈路確保用品(輸液チューブ，留置針，三方活栓を含む)，輸液，喉頭鏡，気管チューブ，エアウェイ，マウスピース，アンビューバッグとマスク・酸素はショックに備えて準備することが望ましい．

[*1] メチルプレドニゾロン(ソル・メドロール® 静注用40 mg)には乳糖が含まれており，強い牛乳アレルギーをもつ患者への使用には注意が必要である．

[*2] 基本的には，鎮静性の内服薬は使用すべきでなく，非鎮静性ないしは軽度鎮静性の薬剤を使用するのが望ましい．

OD：oral disintegrant

[*3] ただし，錠剤には適応年齢があるので注意が必要．

[*4] ヒドロキシジン塩酸塩(アタラックス-P®)は，アナフィラキシーの治療に際して使用されることがあるが，アレルギー疾患への適応はなく，また注射剤は強酸性のために，皮内・皮下に漏出すると組織の壊死・潰瘍を生じる危険性があり，注意を要する．

⑤ ヒスタミン H_1 受容体拮抗薬の分類

分類	薬剤名	自動車運転	剤形	適応年齢	最高血中濃度到達時間（時間）
非鎮静性	クラリチン®	記載なし	DS 錠，レディタブ錠	3歳以上 7歳以上	1.43 1.58
	アレグラ®	記載なし	DS 錠，OD	6か月以上 7歳以上	1.9〜2.2 1.9〜2.2
軽度鎮静性	アレジオン®	△（注意）	DS 錠	3歳以上 成人	3.1 1.9〜2.6
	エバステル®	△（注意）	錠，OD	成人	4.6〜5.5
	ザイザル®	×（不可）	Sy 錠	6か月以上 7歳以上	0.75 0.75〜1.00
	ジルテック®	×（不可）	DS 錠	2歳以上 7歳以上	1.00 1.00
	アレロック®	×（不可）	顆粒 錠，OD	2歳以上 7歳以上	0.76 0.92〜1.00
	アゼプチン®	×（不可）	顆粒，錠	成人	4〜6
	ゼスラン® ニポラジン®	×（不可）	Sy，小児用細粒 錠	1歳以上 成人	4.86 6.70〜6.74
鎮静性	セルテクト®	×（不可）	DS 錠	3歳以上？ 成人	2.0 2.64
	ザジテン®	×（不可）	Sy DS カプセル	6か月以上 6か月以上 成人	2.8 3.4 2.8
	ポララミン®	×（不可）	Sy，散，DS 錠，注	6か月以上？ 成人	2.0

Sy：シロップ，DS：ドライシロップ

> ▶アナフィラキシーは時間との闘いになるため，迅速かつ的確な判断と，高次医療機関との連携を常に念頭において対応することが重要である．

具体的な対応の経過

- 実際にクリニックで経験したアナフィラキシーの症例について，具体的な対応の経過を示す．

皮内テスト施行中にアナフィラキシーをきたした男児

8歳男児（体重25kg）．通年性および季節性（スギ）アレルギー性鼻炎（重症），気管支喘息（間欠型）にて通院中．
皮下免疫療法を行うため，ダニの閾値濃度を決める皮内テストを施行（以後，皮内テスト施行後の時間経過で記載）．
5分後：テスト部位以外の皮膚症状（じんま疹）出現
　　　　グレード1にて経過を観察

❻ 一般開業医のアナフィラキシー対応手順（例）

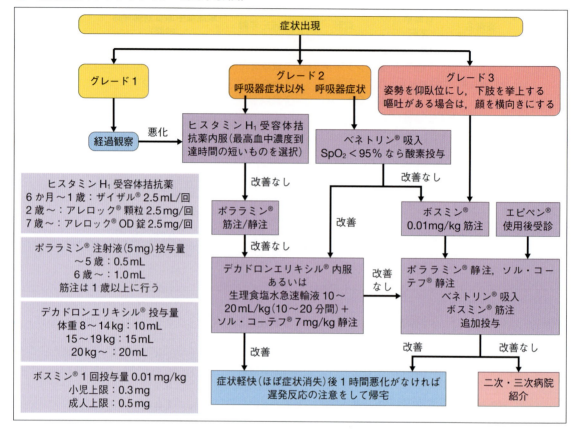

7分後：皮膚症状が全身に拡大し，強い瘙痒が出現
　　　　グレード2にてオロパタジン（アレロック®）OD錠5mgを服用
9分後：呼吸器症状（軽い呼吸苦）が出現
　　　　ベネトリン®吸入を開始
　　　　吸入中から酸素飽和度が低下：94％にて酸素投与を開始
10分後：呼吸器症状（明らかな喘鳴）が出現，酸素飽和度の低下：89％
　　　　グレード3にてアドレナリン0.25mg筋注
11分後：生理食塩水にて静脈路確保：10mL/kg/時で点滴静注
12分後：ポララミン®5mg静注，サクシゾン®200mg静注
17分後：皮膚症状はやや改善するも，呼吸器症状は改善なし
20分後：再度ベネトリン®吸入を行いつつ，再度アドレナリン0.25mg筋注
25分後：呼吸器症状が改善し，酸素飽和度：99％にて酸素投与中止
90分後：皮膚症状・呼吸器症状，すべての症状が改善
120分後：緊急時連絡用の主治医携帯電話に連絡をとれるようにして帰宅

❼ アナフィラキシー治療に必要な薬剤と救急処置物品

薬剤	用法・用量
0.1％エピネフリン 　ボスミン®注1mg 　エピネフリン注0.1％シリンジ「テルモ」®	0.01mg/kg 筋注 （必要に応じて5〜15分ごとに追加投与する．多くの患者は1〜2回の投与で反応する）
ヒスタミン H_1 受容体拮抗薬 　ポララミン®注5mg	d-クロルフェニラミンマレイン酸塩0.1〜0.15mg/kg 静注 （アナフィラキシーに使う場合は，体重にとらわれず2〜5mg/回）
ステロイド薬 　水溶性ハイドロコートン® 　ソル・メドロール® 　プレドニゾロン®	ヒドロコルチゾン5〜10mg/kg 静注 メチルプレドニゾロン1〜2mg/kg（最大125mgまで）静注 またはプレドニゾロン1〜2mg/kg（最大75mgまで）経口
生理食塩水	10〜20mL/kg/時
気管支拡張薬（β_2 刺激薬） 　ベネトリン®吸入液0.5％ 　メプチン®吸入液0.01％	0.1〜0.3mLを生理食塩水2mLに混ぜて吸入（20分ごとに追加投与可）

救急処置物品：血圧計，静脈路確保用品（輸液チューブ，留置針，三方活栓を含む），喉頭鏡，気管チューブ，エアウェイ，マウスピース，アンビューバッグとマスク，酸素．

● 以上が時間の経過と具体的な対応である．この症例は，その後の連絡をとれるようにして帰宅としたが，この段階で二次病院へ連絡のうえ，念のため1日入院対応をしてもらう，あるいは，変化があれば夜間応急診療を受診してもらうように指示をする，などの方法も考慮することが重要である*5．

*5
必ずしも教科書どおりの対応とはいえず，批判もあろうとは思うが，とりあえずの流れとご理解いただければ幸いである．

➲ 文献
1) 日本アレルギー学会監修．アナフィラキシーガイドライン．東京：メディカルレビュー社；2014．
2) 柳田紀之ほか．携帯用患者家族向けアレルギー症状の重症度評価と対応マニュアル作成および評価．日本小児アレルギー学会誌 2014；28：201-10．
3) Simons FE, et al. World allergy organization guidelines for the assessment and management of anaphylaxis. World Allergy Organ J 2011；4：13-37.
4) Simons FE, et al. World Allergy Organization. World Allergy Organization anaphylaxis guidelines：summary. J Allergy Clin Immunol 2011；127：587-93.
5) Sampson HA, et al. Second symposium on the definition and management of anaphylaxis：summary report—Second National Institute of Allergy and Infectious Disease/Food Allergy and Anaphylaxis Network symposium. J Allergy Clin Immunol 2006；117：391-7.
6) 海老澤元宏ほか．アナフィラキシー対策とエピペン®．アレルギー 2013；62：144-54．

薬の飲ませ方

薬の飲ませ方

飲ませ方・処方の工夫

上荷裕広 | すずらん調剤薬局

薬の飲ませ方の基本

- 小児への薬物療法において服薬の成否は重要であり，いかに優れた薬剤が処方されても，服薬が困難であれば意味をなさない．そしてすべての患児に適合する万能な「飲ませ方」はない．患児の年齢や嗜好，性格，行動形成の要因，さらには薬物療法に対する親の考え方や親子関係などをふまえたうえで服薬指導方法を検討する必要がある．
- 小児においても，服薬の際には水を用いることを原則とするが，服薬が困難な場合には食品を用いることを検討する．
- 数多くの服薬拒否の事例に対する指導から，「飲ませ方の工夫」における基本概念は「親と子の服薬動機を高めること」であると考えられる．
- 「飲ませ方」の基本的な考え方として，「処方薬によって服薬拒否を引き起こさない飲ませ方の工夫」と「服薬拒否を解決するための飲ませ方の工夫」があり，本項ではこれらを総括して述べる．

飲ませるときの基本的な接し方

- 服薬に際しては，患児に笑顔で語りかけ，服薬後に笑顔でほめることが大切である．これは乳児においても大切なことで，母親の表情から子どもは安心感を得るものである[*1]．服薬後における保護者の行動いかんによって，その後の患児の服薬行動に及ぼす影響は大きい．

飲ませるタイミング

- 乳幼児においては，満腹で服薬できなかったり，食したものを嘔吐したりすることを避けるために，空腹時投与を原則としている．これは必須のことではないが，服薬できないリスクを軽減するための考え方である．

基本的な飲ませ方

- シロップ剤：乳児期ではスプーン[*2]やシリンジ，スポイトを用いて口に入れる．
- 散薬：少量の水を滴下して少し泥状にしスプーンで取って口に入れる，もしくはスプーンにすくってから水を滴下して泥状にする．苦味がなければ水で溶かしたり，薬包に水を滴下してストローで吸い取るなどがある．

薬独特の食感への対策

- 患児にとって「苦味」は服薬拒否の最大原因で，服薬行動における負の因子となる．小児の苦味に対する閾値は大人よりも低く，甘味に対する閾値は高い．よって大人にとってわずかな苦味であっても，小児にとっては強い

[*1] 母親が「飲ませないといけない」と気負うことで，乳児は逆に抵抗感をいだいて拒むことがある．笑顔で語りかけながら薬を口に入れ，何歳であっても飲めた後に笑顔でほめることが大切である．

[*2] 服薬用スプーン（らくらくこっくん®）も市販されている．

[*3] これはコーヒーにミルクを入れて苦味を和らげることと同じで，コーヒーミルクやアイスクリームなど乳脂肪分の多い食品を用いる．

[*4] 具体的にはバナナやヨーグルトなどが多い．ただし，原則として食したことがないものは用いない．

苦味となり嘔吐を引き起こすこともある．
- 「酸味」や「甘味」を嫌う患児もいるので，患児の嗜好については過去の服薬歴から検討する必要がある．
- 食感におけるざらつきも拒まれる原因の一つで，乳幼児においては食した経験がないことから拒むことがある．

苦味への対処法
- 苦味が原因と考えられる場合は，苦味を軽減するために牛乳や加工乳製品を用いる*3．
- 服薬状況に問題なかった患児が，苦味がある薬の服用を機に服薬を拒むことがある．これは溶かして飲ませている事例にみられるため，ふだんの飲ませ方を確認しておく必要がある．溶解による苦味の溶出に対しては，溶けない食品(ジャムやコンデンスミルク，パンに塗るチョコレートクリーム，甘味の強いヨーグルト，1歳以上なら蜂蜜)を用いることを提案する．
- 乳児に苦味のある薬が処方された場合，単シロップを用いることを勧める．少量の単シロップを滴下してスプーンに取って口に入れ，すぐに湯冷ましやミルクを飲ませる．その後に，患児が好む食品を口に入れて口直しをさせる．また離乳食の進み具合を確認し，食している食品(ご飯などのメイン以外)を用いることを勧める場合もある*4．
- また，薬を混ぜた食品を与える場合には，口に入れた後にミルクや水を飲ませ，その後薬の混和していない食品を与えるように指導する．食品への混和は，服薬における負の因子である「苦味」を消去するため，もしくは好物が食べられるという患児にとっての動機づけとして用いる*5．

患児自身が味を決める
- 服薬動機を高める策として，当薬局ではミルメーク®*6(大島食品工業)を添加している．溶けやすい顆粒状ではあるが，薬の溶解性が勝ると苦味を感じるため，当薬局ではミルメーク®を粉砕して混和することで，添加された味が先に感じられるよう工夫している．イチゴ，バナナ，メロン，キャラメルなどがあり，患児自身に味を選ばせている．
- 自らが選択することで，「飲まされる薬」から「飲みたい薬」に変わり，服薬動機が高まる．苦味の強い薬の場合は抹茶味やココア(森永ミルクココア®)を添加する*7．

ざらつきへの対処法
- 細粒剤や顆粒剤のなかでも，特殊加工(不溶性や徐放性)が施された製剤は溶けないためにざらつきによる服薬拒否が発生する．薬を溶解して飲ませている患児においては「溶けない薬」＝「飲めない薬」であり，セフカペンピボキシル塩酸塩水和物(フロモックス®小児用細粒など)やバラシクロビル塩酸塩(バルトレックス®顆粒など)は飲みにくさを訴える患児が多い．
- 飲ませ方として，先述した食品を用いる．粘度があって水分量が少ない食品にくるみ込むと，ざらつきが改善される．
- バラシクロビル製剤は溶解しないため，いかなる方法を用いても困難な場合にはアシクロビルのシロップ製剤もしくはドライシロップ製剤への処方

クラリスロマイシン(CAM)(クラリス®)特有の苦味に対して

個人差はあるが，CAMの苦味は残存性があり，口の奥に苦味を伴った唾液が流出する．苦味の訴えに保護者は飲水を勧めるが，繰り返し飲水しても苦味は解消せず，過量の飲水によって嘔吐を引き起こすことがある．この対策として，チョコレートや飴を口に入れ唾液を出させることで口に残った苦味を軽減させるように指導する．
CAM製剤は，口腔内で溶解せずに胃酸で溶解するよう製剤的に工夫されており，酸性条件下で薬剤本来の苦味が出現する．よって服薬前に水や牛乳を口に含んで，口中のpHを整えることを勧める．酸性化を誘導するオレンジジュースやスポーツドリンクを，くれぐれも用いないことも付け加えておく必要がある．

---

*5
食品を用いても「飲める児」と「飲めない児」に分かれる．食事量の少ない児や口に入れられるものに敏感な児は，食品を用いても飲めないことがある．このような患児には，できる限り最小限の服薬しやすい薬を選択するか，事例によってはシロップ剤を用いて，水分補給時に水などで希釈して飲ませたり，パンやカステラ，ウェハースなどに浸して食させることも検討する．少量であれば，1回分を凍らせてから粉砕して口に入れる方法や顆粒状のゼリーを用いることも検討する．

*6
ミルメーク®
牛乳嫌いの子ども用に作られたフレーバーで，数種類の味があり，地域によっては学校給食にも用いられている．

*7
抹茶やカカオは本来苦味があるため，苦味をもって相殺することで苦味を減じることができる．

変更を検討する[*8].

製剤の特性に対する注意点
- 散剤の流動性によっても飲みにくさが変わる．
- 流動性のよい薬剤は口に入れてもなめらかであるが，たとえば天然ケイ酸アルミニウム（アドソルビン®）に代表される流動性の悪い薬剤は，口中に付着する感があり，飲みにくさを訴える事例がある．
- 整腸薬など粒子間で摩擦を生じる薬剤は，熱感を訴えて嫌がる事例もある．
- 飛散性の高い薬については吸い込んでむせる事例がある．これらの製剤には加水してから服用することも一法である．

服薬用ゼリーについての考え方と使用
- 子どもが薬を拒むと服薬用ゼリーを求める保護者がいる．CM効果もあり服薬用ゼリーを用いると服薬が可能になると考えられている．
- しかしこれも万能ではなく，患児自身が希望するのであれば服薬動機づけになるので推奨するが，1〜2歳児においては期待どおりにならないこともある．使用方法に従ってしっかりと水を切ってからゼリーを出しても，ゼリー表面の水分で薬が溶けてしまい，結果的に苦いゼリーとなって服薬できないことがある．また，ゼリーのpHが酸性のため酸性域で苦味の出るCAMなどに用いることは勧められない[*9]．

散剤をそのまま飲ませるためには
- 「何歳くらいになれば，粉薬をそのまま飲めるようになりますか？」との質問を保護者から受けることがある．もちろん個人差があるので一概にはいえないが，私見としては3〜4歳児に正しい飲ませ方を指導すれば服用できると考えている．
- 当薬局では「すずらんおとな飲みプロジェクト」（❶）と称して，子どもた

❶「すずらんおとな飲みプロジェクト」

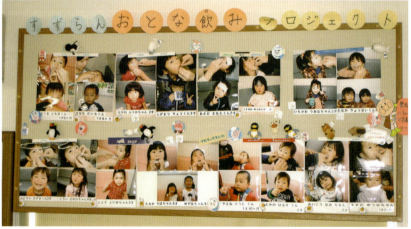

当薬局における最年少記録は1歳10か月児である．掲示された写真を見て親と子が飲み方について話し合う機会となったり，知っている子が掲示されているのを見て自らも真似ようとする子もいる（モデリングによる動機づけ）．

（立川市いながき薬局：稲垣美知代先生考案）

[*8] アシクロビルのジェネリック医薬品にはシロップ製剤とドライシロップ剤があるため溶解して服薬させることが可能である．

[*9] 抗菌薬などの苦い薬用としてpHを中性に保った「おくすり飲めたねチョコレート味®」（龍角散）がある．また「お薬じょうず服用ゼリー®」（和光堂）はゼリー状と顆粒状タイプがあり，顆粒は加水と撹拌によってゼリー状になる．「あんかけ状」で薬が溶けにくいため，薬の味やざらつきを改善することに優れている点から服薬を拒む患児にも用いられると考える．

モデリングによる動機づけと子どもの成長に合わせた服薬の工夫

モデリングによる動機づけ

何かしらの対象物を見本（モデル）に，そのものの動作や行動を見て同じような動作や行動をすることがモデリング（観察学習）であり，子どもは成長過程においてモデリングによって学習・成長するとされている．これを服薬行動に当てはめると，家庭で父母や兄姉が，園で友だちが服薬しているのを見て真似をしたいと考え，同じような服薬行動をとるようになる．

よく遭遇する事例としては「園では飲めるが家では飲めない児」である．これは園では友だちの服薬がモデルとなる．服薬する姿や服薬後に称賛を浴びているのを見ることで，モデリングによって動機づけがなされる．しかし家庭では家族の服薬行動を見たことがなく，服薬後に称賛を浴びることもないため，服薬行動に対する動機づけがなされない．もし家族に服薬している人がいれば，服薬動作を見せて患児と一緒に服薬することを勧める．服薬を拒んだ幼児の例では，母親に乳糖を服薬してもらうことがモデリングとなって服薬が可能となった事例も経験している．

成長と飲ませ方

1歳を過ぎて自我が芽生えると，「飲まされる」行為に対して抵抗することがある．ここで無理やり押さえつけて飲ませると，さらなる悪化を招くことが危惧されるため，子どもが飲もうとするタイミングまで待つ「根競べ」の時期であると保護者に説明する．

たとえば食事の準備とともに薬の準備をさせるとか，ふろ上がりに水分を欲したときに飲ませたり，ストローを用いて自分で吸って飲めるようにするなどの工夫が必要となる．拒んだ際にはいったん薬を引き上げ，母親も子どもから離れる．子どもが近寄ってきても，薬を飲まないと一緒に遊ばないことを伝えて，少し間をあけてから再度飲ませるようにする．

子どもが飲もうとするまで，こういった駆け引きも育児においては重要であると考える．また，「積極的に待つ」ことも，育児においては必要であろう．

プレパレーションの必要性

3歳以上の患児には，服薬の目的を伝えることも大切である．患児本人にわかりやすく説明して納得させることは，子どもの「心の準備」や「不安軽減」だけではなく，児の意欲や達成感をも提供することとなり，服薬動機づけとなる[1]．やみくもに「薬を飲みなさい」と言われるだけでは強制的かつ受動的な行動であるが，自らが理解・納得したうえでの行動は能動的であり自発的となる．

ちが「おとな飲み」*10 している写真を掲示している．
- おとな飲みにおいて注意すべきは「粉を吸い込ませないこと」である．吸気とともに薬を口に入れると，むせて嘔吐することがある．水を口に含んでから薬を入れるか，もしくは「あー」と発声しながら薬を入れる．練習として粉をスプーンですくい，そのまま口に入れることから始めるとよい．

*10 おとな飲み
散剤をそのまま口に入れて飲ませる方法を称する．

処方における工夫

食事と服薬用法
- 処方箋に記載される用法は，保険診療における定義から「食前・食後・食間」など，食事を基本とした設定になっている．乳幼児において「食後」を

勧めないことは先述した．さらに園児や児童は，園や学校で昼食後の服薬が困難な場合，保護者の判断にて勝手に3回が2回に減じられる事例もある．

- 小児の薬においては服薬回数を遵守することが基本であり，患児の生活リズムのなかでいつ薬を飲ませることがよいのかを検討する必要がある．しかし医師の限られた診察時間のなかで個々の事例について服薬指導することは困難であり，本来は調剤する薬剤師の責務である．それゆえ小児における指示用法は，「1日3回食後」よりも「1日3回食事に関係なく4〜6時間以上の間隔を空けて服薬する」という用法指示があれば，後は服薬指導する薬剤師と保護者が相談して，個々の服薬時間を決めることが可能となる．

薬剤特性と生活リズムを考慮した服薬用法指示

- 小児に汎用される抗アレルギー薬などの用法について，添付文書から抜粋して ❷ に示す．ほとんどの薬は「食前・食後」の記載がない．用法指示の記載はないものの，吸収において食事の影響を受けるエピナスチン塩酸塩（アレジオン®）やフェキソフェナジン塩酸塩（アレグラ®）は空腹時投与が望ましい．逆に，空腹時投与で AUC に低下をきたすロラタジン（クラリ

AUC：area under the curve

❷ 小児に汎用される抗アレルギー薬の用法

一般名	用法	小児適応	剤形	その他
ケトチフェンフマル酸塩	1日2回 朝食後・就寝前	○6か月〜	S・DS	てんかん既往児には禁忌
メキタジン	1日2回	○	S・細粒	
オキサトミド	1日2回 朝・就寝前	○3歳〜	DS・錠	
エピナスチン塩酸塩	1日1回	○3歳〜	DS・錠	食後 AUC 30％低下
セチリジン塩酸塩	1日1回　就寝前 2〜15歳は1日2回	○2歳〜	DS	
フェキソフェナジン塩酸塩	1日2回	○6か月〜	DS・錠	食後 AUC 15％低下
オロパタジン塩酸塩	1日2回 朝・就寝前	○2歳〜	顆粒	
ロラタジン	1日1回 食後	○3歳〜	DS・錠・レディタブ錠	空腹時 AUC 15％低下
レボセチリジン塩酸塩	1日1回　就寝前	○6か月〜	S・錠	シロップ：6か月〜1歳　1日1回，1〜15歳　1日2回　朝・就寝前 錠：7〜15歳　1日2回　朝・就寝前
ペミロラストカリウム	1日2回 朝食後・就寝前	○1歳〜	DS	食後 T-MAX 遅延
プランルカスト水和物	1日2回 朝・夕食後	○	DS	
モンテルカストナトリウム	1日1回　就寝前	○1歳〜	細粒・チュアブル錠	

S：シロップ剤，DS：ドライシロップ剤．

チン®)は食後投与が記されている．添付文書に記載されている用法だけではなく，薬剤の特性をふまえた服薬用法指示が求められる．
- また乳幼児は，眠前に飲ませることが困難な場合が多い．母親が気づいたら眠っていたなど，服薬率の低下をきたすことがある．喘息治療薬のモンテルカストナトリウム(シングレア®，キプレス®)は，とくに食事の影響を受けることもないため，服薬忘れを防げるタイミングとして，食後や入浴後など個々の生活リズムに適した用法設定が望まれる．

口腔内崩壊錠やチュアブル錠の活用
- 散剤が嫌いな子，錠剤が飲めない子のどちらにも使用できるのが口腔内崩壊錠(OD錠)やチュアブル錠である．OD錠は口中に入れると唾液で自然に崩壊するように製剤化されているが，チュアブル錠はかみ砕くことを前提に製剤化されている．
- 散剤から錠剤への練習過程としてOD錠を用いることも一つの方法であると考える．また最近では口腔内崩壊錠でもフィルム状の製剤もあるため，処方上の選択肢が増えたことで，より患者ニーズに適合する製剤が選択可能となった．

OD：oral disintegrant

おわりに
- 小児の服薬においては，何よりも保護者の理解と納得が大切であるとともに，服薬に困難が生じた際には必ず医師や薬剤師に相談するように伝えておくことが必要である．
- 保護者がインターネット情報などに頼った自己判断に陥らないよう，気軽に相談できる環境を整えていただけることを切に願う．

文献
1) 木下博子．プレパレーションにより服薬の意欲と達成感を!!　外来小児科 2013；16：505．

服薬アドヒアランスを上げるコツ

三浦哲也 | アップル薬局

服薬アドヒアランスとその現状

服薬アドヒアランスの定義は,「患者が積極的に治療方針の決定に参加し服薬すること」である.
一般消費者2,000人を対象とした,薬に対する意識調査（日本製薬工業協会広報委員会）の報告[1]では,処方薬のなんらかの誤使用経験のうち,「指示された回数どおりに飲まなかったことがある」が38.7%と最も多い結果となっている.また「症状が良くなったので,自分の判断で服用を中止した」が29.1%,「家族等に同じ症状の人がいたので,自分の薬を与えた」が8.0%と報告され,多くの患者において良好なアドヒアランスが保たれているとは言いがたい現状がある.

POINT
与薬：薬剤師が薬局内で子どもに薬を飲ませること.
投薬：薬剤師からは口頭説明だけで,自宅で保護者が子どもに薬を飲ませること.

❶ ノンアドヒアランスの原因

- 薬の飲ませ方に起因するもの
- 患児が意図的に薬を飲まないもの
- 保護者に薬を飲ませる気がないもの

*1
薬の種類や量によっても異なるが,水1滴を加えただけでもペースト状になる薬もあれば,水をいくら加えても製剤的にペースト状にならないものもある.

保険薬局に求められていること

- 保険薬局において服薬指導をする際に,患児やその保護者から多くの質問・相談を受ける.それらの事例を収集し分析することにより,保険薬局に求められているニーズを探ることができる.
  ▶ 当薬局において2003年7月より2か月間,小児科外来を受診した0〜15歳の患児を対象に,服薬指導時に受けた502件の相談事例を集計した結果,薬の飲ませ方,味,飲食物の混合など服薬に関する内容が全体の約1/3(31.2%)を占めた.また同様の調査を2010年に行い,521件の事例を分析した.2回の集計の間に7年もの年月が経過しているが,結果は同様で,服薬に関する内容が全体の約1/3(32.4%)を占めた[2].それだけ家庭において患児の服薬に困っているというのが現状である.
  ▶ 上記の2010年の調査から,服薬に関する相談169例の年齢構成を分析した.その結果,0歳が19%,1歳25%,2歳24%,3歳11%,4歳10%,5歳以上が11%であった.つまり,低年齢ほど相談が多い傾向にあり,そのピークが1歳であるということがわかる.

アドヒアランス向上のために一ノンアドヒアランスの原因別対応

- 筆者は保護者からの「薬を飲まない」という相談に対して,口頭だけでの説明では限界を感じ,患児に薬を飲ませる,いわゆる「与薬」を数年前から行っている.症例を重ねるにつれ,ノンアドヒアランスの原因が3種類に大別できることがわかった(❶).

薬の飲ませ方に起因する場合

- たとえば,吸入指導において,口頭説明だけで正しい吸入方法を行うことは難しく,吸入手技を伝達するためには,実際の器具を用いて行われていることが多い[3].これは何も吸入剤に限ったことではなく,内服剤も同様に手技を伝えていないために,薬が飲めないという事例に遭遇する.
- 初めて散剤を服用する際に,「水を加えてペースト状に」との説明が汎用されるが,この説明だけで誰もが同じようなペースト状にできるのであろうか.加える水の量がわからなければ,ペースト状がどの程度の固さのものかもわからない[*1].とくに初めて子どもに散剤を飲ませる場合には,保護者にさまざまな不安や疑問がつきまとう.散剤をペースト状にするコツを目で見ることができれば理解が深まり,自宅でも実践をしやすくなる.
- では,どのようなポイントに注意して散剤の服薬指導をすればいいのであ

ろうか．筆者は「お腹がいっぱいになると飲まなくなる傾向にあるので，ミルクを飲ませる前の空腹時に飲ませましょう」「スポイトは喉を突かないように注意しながら口の奥のほうへ入れてください．また薬でむせることがあるので，頬に向けてスポイトからゆっくりと薬を押し出してください」と指導をしている．

- いずれも間違いではないと考えるが，このような説明の特徴は「どの患児に対しても同じ説明」であるという共通点がある．患児は年齢も性格も嗜好も違うのに，同じ説明でいいのであろうか．その説明で問題なく服薬できればいいが，服薬に失敗した場合や保護者の不安が強い場合には，次のステップとして「個別対応」をする必要がある*2．

患児が意図的に薬を飲まない場合

患児に説明をする

- 患児が乳児であれば飲ませ方の工夫での対応が中心となるが，成長とともに自我が芽生えてくると，味や食感だけでなく，薬を飲まなければならない理由が納得できないと，薬を拒むようになることがある．これは成長の証でもあるため過度に心配する必要はないが，理解が足りていないと，それが患児と保護者のストレスとなり，アドヒアランスの低下につながることがある．
- 保護者から聞き取った今までの服薬方法や患児の情報をふまえたうえで，患児に動機づけを行い，自己効力感を高める方策を考えることが大切である．忙しい外来では保護者中心の患者指導になりがちで，小さい子どもほど指導の対象外となる．しかし少しでも会話のできる年齢になれば，保護者よりも治療の主体である患児本人に説明をしたほうがよい*3．

飲めたらほめる

- 患児にとって母親からほめられることは，何よりも嬉しいことである．服薬ができたら，患児をしっかりとほめる．逆に飲めなくても決して怒ってはいけない．怒ってしまうと，ますます薬を飲むことが嫌になる．次回服用するときには，「薬＝怒られる」というイメージが先行し，薬を飲む準備をするだけでも逃げ回るようになる．無理やり飲ませて❷のような悪循環に陥る前に，患児を薬嫌いにさせない工夫が必要である．
- また服薬をさせる保護者も周囲のプレッシャーと戦っているので，その努力を医療者が認めれば，保護者と良好な信頼関係が生まれるであろう．

段階をふむ

- すでに親子関係に悪い影響が出ている場合には，シェーピング法*4を用いる．本来は段階をふんで徐々に目標を上げていく技法ではあるが，患児も同席してもらい話をすると，帰宅後，突然服薬するようになったという話を聞くこともまれではない．

保護者に薬を飲ませる気がない場合

保護者のノンアドヒアランスの原因を把握する

- 病気を理解していることと，治療に納得していることは異なる．まずは納得できない理由を把握する．健康に対する価値観が高い医療者は治療を優

*2
まず保護者と一緒に薬の飲ませ方を考える．患児のことを最も知っているのは，紛れもなくその母親である．母親から服薬に対する患児の情報，たとえば過去の服薬方法や患児の嗜好などを聞き出し，その情報をもとに薬局内で与薬を行う．吸入指導でプラセボを用いて指導をするように，湯冷ましや乳糖を用いて実践してもよい．服薬ができれば患児をほめるということはいうまでもないが，とくに低年齢の患児の場合には，併せて母親もほめてほしい．それが母親の自信につながると同時に，医療者と母親の良好な関係を築くことにもつながる．

*3
なぜ薬を飲まなければいけないかを理解できないまま，「薬を飲まないと治らないよ」と怒られながら無理やり口の中に薬を押し込まれても，反発するのは当然の反応である．
まずは患児が理解できるやさしい言葉でわかりやすく説明をする．患児本人にとっても医療者から話しかけられることは嬉しいことで，アドヒアランスを向上させる第一歩でもある．

*4
シェーピング法
一定の目標行動に至るまでの行動を段階的にスモールステップの形で設定し，順次これを遂行していくことで目標行動に近づこうとする技法である．たとえば，保護者が薬の準備をするだけで患児が服薬を嫌がって逃げ回ったとしても，食後には必ず薬の準備をするということを保護者と約束をする．次にほんの一口だけでもいいから薬を口にすれば，「よくがんばったね」とほめる．次に半分，いずれは全量ということで，目標とする行動に徐々に近づけていく．

❷ 無理やり服用させることによる悪循環

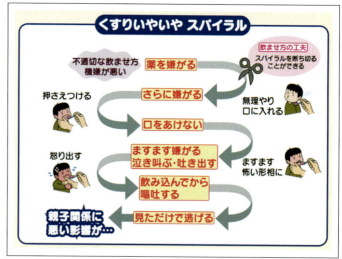

（提供：上荷裕広先生）

先させようと，説得や注意，評価をしがちであるが，それでは患児・保護者と医療者との価値観が対立してしまうため効果がない．わかっているけどできないという思いのなかには，「しなくてはならない気持ち」と「やりたくない気持ち」の両方の側面がある．その両面を理解するために共感する姿勢をみせることが大切である．

- ブロッキング[*5]に注意をしながら，その患児・保護者の価値観を傾聴し理解したうえで支援する姿勢をとれば，対立することなく価値観を尊重することができ，抵抗なく治療を受け入れやすくなることが多い．納得ができないまま治療を受けることになると，自己判断で服薬を中断するという結果を招くことにつながりかねない．
- また不安が強い場合は，同じ質問を複数の医療者に繰り返すことがあり，表現の違いに混乱する例も少なくないため，医療チーム内で連携して一貫した対応をとることが大切である．

保護者のノンアドヒアランスへの対応

- 治療についてはある程度理解しているものの，患児が服薬を拒むことは，保護者にとってストレスになる．
- 保護者がこの子は薬を飲まない子，飲めない子，言うことを聞いてくれない子というレッテルを貼ってしまうことがある．しかし与薬によって，目の前で服薬することができれば，保護者自身に「もしかしたら私の飲ませ方が悪かったのかも？」「あっ，そうか！ こうすれば飲めるんだ！」という気づきを促すことになり，保護者にも薬を飲ませようとする動機が高まる．
- 逆に与薬をしてもその場で飲めないこともあるが，保護者にとっては日ごろ抱えている悩みを医療者と共有するだけで，そのストレスが軽減されることもある．その結果，保護者との信頼関係が生まれ，距離感が近くなる

*5
ブロッキング
相手の話を聞いているときに，さまざまな気持ちや感情が沸き起こり，相手の話を聞けなくなること．

行動を変容させるためのアプローチ

患児・保護者が行動を起こしやすくするために有効な質問を投げかける．それによって，解決のための行動が明確になる．

指導後に患児・保護者が「できるだけがんばります」「なるべくやるようにします」というような表現をすることがある．「できるだけ」「なるべく」というような抽象的表現は，行動を変容させにくい．具体的に，いつまでに，何を，どのように，どのくらいの回数行うかなど，時間や回数など数字を使い，期限を区切って行うほうがよい（❸）．

❸ 良い目標設定を行うための SMART

Specific（具体的な）	何を行うのかを明確に示すこと
Measurable（測定可能な）	どの程度行うか数量で確認できること
Appropriate（適切な）	患児・保護者のニーズや好みに沿っていること
Realistic（現実的な）	現実的で達成可能であること
Time-bound（期限を定める）	行動変容を達成する期限を示すこと

（竹中晃二．2008[4]）

ことを実感できる．
- また患児・保護者だけでなく，その患児に関わる人のなかから理解者や支援者を増やし，治療環境を整えることも有効である．

アドヒアランスの維持・継続

- 治療行動が確立した後でも中断することはある．習慣づいていく過程においても，うまくいっていると問題意識が薄れていく．医療者は，うまくいけば継続されると期待をもちやすいが，「続かないのが当たり前」という考えを常識として，継続するための工夫をする必要がある．
- 治療行動の継続の方法の一つとしてトークン・エコノミー法[*6]がある．たとえば，患児と薬を飲んだらシール（トークン）を貼る，飲まなければ貼らないという約束をし，好きな塗り絵つきの台紙（❹）とシールを渡す[*7]．次回来局時にそれを持参すれば，まずその行動をほめる．次に服薬回数どおりにシールが貼られていなければ，きっちり貼ることを再度約束し，次回につなげる．最終的に服薬を行いシールが確実に貼れるようになれば，薬局内の壁に掲示し（❺），患児のモチベーションが維持できるようにサポートを行う．
- 保護者の負担感が強い場合には，患児ができることは患児がする，できないところは保護者がサポートをするという役割分担を，医療者が中心となって行う[*8]．
- また受診ごとに患児に直接服薬状況の確認と，できたことへの賞賛を心が

*6
トークン・エコノミー法
一定の課題を正しく遂行できたときに，あらかじめ約束をした条件に従ってトークンを報酬として与え，目標とする行動を強化する技法である．

*7
当薬局では年齢や性別に合わせて60種類の塗り絵を常時用意しており，1人1枚と限定はしているものの，1日あたり20～30枚程度の持ち帰りがある．

*8
たとえば，テーブルの上に薬の準備をするのは患児の役目，患児が準備した薬の開封と水の準備は母親の役目，といった具合に，できることを患児に確認しながら分担を行う．そうすることによって，患児が納得のうえで服薬を行い，その結果保護者の負担も軽減できる．

❹ シールを貼る台紙

おくすりのんだらしーるをはってね！		
あさ	ひる	ゆう

❺ 薬局内の壁に掲示した塗り絵つきの台紙とシール

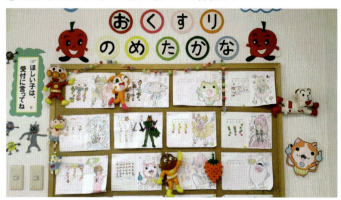

ける．

自己効力感の強化

- 順調に治療が進み始めても油断は禁物である．習慣化されるまでは，「やればできる」「自分はやれている」という自己効力感と治療に対する動機を維持することが重要である．

> **例 対応と言葉**　「やればできる」感をつける
> - 「自分でもできるというやり方がわかれば，できる子はたくさんいます」
> - 「他の子ができて，自分ができないことを悔しいと思う子もたくさんいます」
> - 「やり方がわかっても，親に関心がなくなれば，やる気は消えます」
> - 「手をかけることが減っても，声をかける，目をかける，時間をかけることは省略できません」
> - 「ちょっとだけ難しいと思うことができると，がぜんやる気になります」
> - 「さらに，ほめられるともっとやる気になります」

おわりに

- 患児一人ひとりに個性があるように，アドヒアランスを高める方法もさまざまである．
- 本項では代表的な方法を紹介したが，目の前の患児に適したアプローチを決定する際のヒントになれば幸いである．

📚 文献

1) 第9回くすりと製薬産業に関する生活者意識調査調査結果報告書．東京：日本製薬工業協会；2015．http://www.jpma.or.jp/about/issue/gratis/survey/pdf/09_all.pdf
2) 三浦哲也．MTE21 服薬指導ABC．第20回日本外来小児科学会年次集会プログラム抄録集．2010．p.101．
3) 三浦哲也ほか．山口県における小児気管支喘息患児への吸入指導の実態調査．山口医学 2008；57：18．
4) 竹中晃二．行動変容―健康行動の開始・継続を促すしかけづくり．東京：健康・体力づくり事業団；2008．p.45．

薬の飲ませ方

効果的な処方

木津純子, 松元一明 | 慶應義塾大学薬学部

- ▶内服薬は，患児が確実に服用できる剤形で，好みの味をもつ薬剤を選択して処方することが重要である．
- ▶発熱，嘔気などで内服が困難な場合には，坐剤や貼付剤など投与可能な剤形を選択する．
- ▶患児の生活，とくに昼間の時間帯の過ごし方を把握し，薬剤を確実に投与できる投与回数の薬剤を選択する．
- ▶できるだけ副作用の少ない薬剤を選択する．

服用しやすい剤形を選択する

- 小児はにおいや味に敏感であり，嫌がって服用できないことが多い．薬は服用しなければ効果を発揮できない．保護者に患児の好みや嚥下能力などを確認し，確実に服用できる薬剤を選択する必要がある．
- 本項では，消化管運動改善薬で小児の周期性嘔吐症や乳幼児下痢症，上気道感染症時の嘔吐，食欲不振などの消化器症状に汎用されるドンペリドン（ナウゼリン®）製剤を例に紹介する（❶）．

❶ ドンペリドン（ナウゼリン®）製剤の特徴

製剤名	規格・性状	小児の用法・用量	成人の用法・用量	10 mg 投与時のTmax（時間）	10 mg 投与時のT$_{1/2}$（β）（時間）
ナウゼリン®錠	5 mg（直径6.1 mm，厚さ3.2 mm）10 mg（直径7.1 mm，厚さ3.4 mm）	1日1～2 mg/kgを3回食前に分割（6歳以上は1 mg/kgを限度）	1回10 mgを1日3回食前	0.5	10.3±2.2
ナウゼリン®OD錠	5 mg（直径6.0 mm，厚さ2.3 mm）10 mg（直径7.0 mm，厚さ2.6 mm）			水なし1.40±1.67水あり0.854±0.521	水なし11.3±1.6水あり12.1±1.8
ナウゼリン®細粒	1％（無味・無臭）			0.5±0.2	3.69±1.40
ナウゼリン®ドライシロップ	1％（甘味・無臭）		（適応なし）	0.5±0.0	8.94±2.12
ナウゼリン®坐剤	10 mg（最大径8 mm），30 mg（最大径8 mm），60 mg（最大径10 mm）	3歳未満：1回10 mg，1日2～3回 3歳以上：1回30 mg，1日2～3回	1回60 mg，1日2回	30 mg 投与時 2	30 mg 投与時約7

錠剤，カプセル剤

- 錠剤は味やにおいがないものが多く服用しやすいが，小児用の錠剤は少ない．小さな錠剤は3歳ぐらいから服用できる小児がおり，6歳以上になるとほとんどの小児が服用できるようになるが，大きな錠剤は7歳でもほぼ半数の小児しか服用できないとされている．
- ナウゼリン®錠5mgは直径6.1mmと小さい錠剤であり，15kgの3歳児においては，5mg錠を1日3回食前服用が可能となる．また，最近では口腔内で崩壊する口腔内崩壊錠（OD錠）が多く発売されている[*1]．舌の上にのせ，唾液を浸潤させて，唾液のみでも服用可能であり，嚥下能力が低い小児にとっても飲みやすい剤形といえる[*2]．
- 一方，大きなカプセル剤は9歳でもほぼ半数しか服用できないと報告されている．処方する際に，錠剤やカプセル剤の大きさを考慮する必要がある．

散剤，顆粒剤，ドライシロップ剤

- 粉薬は，①体重あたりで細かく処方できる，②複数の薬剤を混合して一つにまとめることができる，③長期に保存できる，などの利点があるが，味，舌触り，粒子の大きさ，におい，服用量の多さなどにより服用できない小児もおり，飲ませ方の工夫についても保護者に指導しておくことが重要である．
- 乳児は粒が大きくざらつく顆粒剤は服薬を拒否する例が多いことが報告されている[2]．ドンペリドンの原末は，においはなくわずかに苦味を呈するが，ナウゼリン®細粒1%は，無味・無臭の細粒に造粒されている．
- ドライシロップ剤は，糖類や甘味料で甘く味付けられており，そのまま粉薬としても，水に溶解または懸濁してシロップとしても服用でき，多くの小児には服用しやすい剤形である．ナウゼリン®ドライシロップ1%は，1g中に白糖980mgを含有しており，粉末を含む微細な粒子の製剤であり，無臭で甘味を呈する．15kgの3歳児で，細粒・ドライシロップ剤ともに，1回5mg（製剤として0.5g）を1日3回食前服用となる．Tmaxはいずれも約30分である．

シロップ剤

- シロップ剤も，甘味や香料が添加され乳幼児が服用しやすくなっている．①体重あたりで細かく処方できる，②複数のシロップを混合してまとめることができる[*3]，などの利点があるが，①長期保存ができないことと，②日数分を1つの投薬瓶に入れるので，1回の服用量を正確に量りにくい，などの欠点がある．ドンペリドンのシロップ剤は発売されていない．

坐剤

- 坐剤は，嘔吐しているなど内服しにくいときでも投与できることが最大の利点であるが，解熱薬，吐き気止め，抗てんかん薬などに限られている．ナウゼリン®坐剤は，10mg，30mg，60mg製剤があり，3歳未満は1回10mg坐剤，3歳以上は30mg坐剤を1日2〜3回直腸内に投与する．Tmaxは約2時間である[*4]．

OD: oral disintegrant

[*1] ナウゼリン®OD錠5mgも直径6.0mmと小型である．水とともに服用したほうが最高血中濃度に到達する時間（Tmax）が若干短く，約50分で最大効果が現れる．

[*2] 5〜12歳の小児の保護者を対象とした意識調査においても，80%がOD錠に肯定的な回答をしている[1]．

粉薬

以前はふるいを用いた粒度試験で，散剤，細粒剤，顆粒剤に分類されていたが，2011年の第一六改正日本薬局方から，造粒工程のない粉末状の製剤を散剤，粒状に造粒した製剤を顆粒剤と，製法の違いによる分類に変更された．これまで散剤に分類されていた微粒状の細粒剤は，顆粒剤に分類されることになる．しかし，これまで散剤として承認を受けていた細粒剤はこれまでどおり散剤と称することが認められているため，販売名の変更はなされていない．

[*3] 配合変化を起こす組み合わせもあるので，薬剤師による確認が必要．

[*4] ただし，下痢をしているときには，坐剤が出てしまい効果を得られないことがある．

❷ ツロブテロール（ホクナリン®）製剤の特徴

製剤名	規格	0.5〜3歳未満	3〜9歳未満	9〜15歳	成人
ホクナリン®錠	1mg（直径6.0mm，厚さ2.2mm）				1回1錠 1日2回
ホクナリン®ドライシロップ	0.1%（甘味・無臭）	1日0.25〜0.5gを2回に分割	1日0.5〜1gを2回に分割	1日1〜2gを2回に分割	
ホクナリン®テープ	0.5mg（2.5cm²） 1mg（5cm²） 2mg（10cm²）	1枚0.5mg 1日1回	1枚1mg 1日1回	1枚2mg 1日1回	1枚2mg 1日1回

貼付剤

- 小児に使用できる貼付剤に，気管支喘息，急性気管支炎などに用いるツロブテロール（ホクナリン®テープ）がある．ツロブテロールは❷に示すように，錠剤，ドライシロップ剤，テープ剤があるが，テープ剤は3歳未満には2.5cm²の小型のテープ剤を1日1回，就寝前に貼付することで24時間効果が持続する．胸部，背部または上腕部のいずれに貼付しても効果は変わらない．剥がす可能性がある小児には，手の届かない部位に貼付するとともに，皮膚刺激を避けるため，毎回貼付部位を変えるように指導することが重要である．

ジェネリック医薬品（後発医薬品）処方上の注意

- 国は増大する医療費を抑制しようと，先発医薬品の特許が切れ，安価に製造できるようになったジェネリック医薬品（後発医薬品）の使用を推進している．
- 処方箋も推進の方向で変更され，平成22年の診療報酬改定においては，処方箋に変更不可のチェックがない場合は，保険薬局で患者の同意を得たうえで後発医薬品へ変更することが可能になった．平成24年の改定では，一般名での処方が推奨されるとともに，各薬剤について後発医薬品への変更不可のチェックが必要となった．
- 後発医薬品の使用により，疾患によって患者負担は大きく軽減されることになるが，小児医療は多くの自治体で負担なく受診でき，保護者が支払う金額への影響は少ないと思われる．
- 後発医薬品の有効性・安全性は先発医薬品と同等とされ，安定性試験・生物学的同等性試験等を実施して基準をクリアすれば製造承認がなされる．しかし後発医薬品は，先発医薬品と味やにおい，使用感などが異なるものも多い．

味，におい，服用性に優れた薬剤を選択する

- 味などの違いは，後発医薬品の製造工程が先発医薬品とは異なっていることや，有効成分は同等であっても，添加物の違いなどから起きる．とくに，小児用製剤は，医薬品特有の苦味を減らして飲みやすくするための矯

❸ 抗菌薬の細粒・ドライシロップ剤の味・においの例

一般名	分類	商品名	味・におい
アモキシシリン	先発医薬品	サワシリン®細粒10%	オレンジ
		パセトシン®細粒10%	パイナップル
	ジェネリック医薬品	アモリン細粒10%	ヨーグルト
		ワイドシリン®細粒10%	オレンジ
		ワイドシリン®細粒20%	ミックスフルーツ
		アモキシシリン細粒「タツミ」10%・同20%	オレンジ
セファレキシン	先発医薬品	ケフレックス®シロップ用細粒100・同200	オレンジ
	ジェネリック医薬品	センセファリンシロップ用細粒10%・同20%	バナナ
		ラリキシン®ドライシロップ10%	ラズベリー
		ラリキシン®ドライシロップ20%	ストロベリー
		セファレキシンドライシロップ50%「日医工」	オレンジ
クラリスロマイシン	先発医薬品	クラリシッド®ドライシロップ10%	ストロベリー
		クラリス®ドライシロップ10%	ストロベリー
	ジェネリック医薬品	クラロイシン®ドライシロップ10%	ストロベリーサイダー
		クラリスロマイシンドライシロップ10%小児用「マイラン」	フルーツ
		マインベース®ドライシロップ10%	ストロベリー
		クラリスロマイシンドライシロップ10%「タイヨー」,「CH」,「サワイ」,「日医工」,「MEEK」,「トーワ」,「EMEC」	ストロベリー
		クラリスロマイシンドライシロップ10%「タカタ」	バナナ

味剤やコーティング技術が製造メーカーによってそれぞれ異なるため，味が異なる．後発医薬品に変更することにより，今までは普通に飲めていたのに，まったく飲まなくなった，ということも起きる可能性がある．後発医薬品への変更は慎重にすべきである．

● 一方で，味やにおいのよい後発医薬品も数多く存在する．❸ に抗菌薬のドライシロップ剤の例を示したが，アモキシシリンの先発医薬品のサワシリン®細粒10%はオレンジ味，パセトシン®細粒10%はパイナップル味であるが，後発医薬品のアモリン®細粒10%は最近の小児が好むヨーグルト味である．患児の好みに合わせた味の製剤を選択することが可能である．

● アモキシシリンの用法・用量は，1日20〜40mg/kgである．ワイドシリン®細粒20%は，かさが多くて飲めない小児に，半分のかさで投与できるので使いやすい．

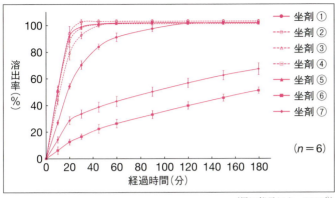

❹ 各種アセトアミノフェン坐剤100 mgの溶出率

（黒田裕子ほか．2015[4]）

- クラリスロマイシンの原末は非常に強い苦味を有している．先発医薬品のクラリシッド®ドライシロップ，クラリス®ドライシロップはストロベリー味であり，苦味が出にくいようにたびたびコーティングの改善がなされている．一方，後発医薬品のクラリスロマイシンドライシロップ10%「タカタ」®は，口腔内のpHでは溶解しないようコーティングされており，風味もバナナ味で，好む小児が多い[3]．

後発医薬品のなかには効果が異なる製剤もある

- てんかんは長期にわたる一貫した治療を必要とする．てんかん発作治療における多くの抗てんかん薬は治療域が狭く，少量の変化で発作の再発や副作用が懸念される．もし先発医薬品と後発医薬品との間に治療的な差があれば，長く発作の抑制されている患者で急にこれらを入れ替えると，思わぬ発作の再発や副作用を発来することがありうる．
- 抗てんかん薬治療に際しては，先発医薬品と後発医薬品の治療的同等性を検証した質の高いエビデンスがないこと，一部の患者で先発医薬品と後発医薬品の切り替えに際し，発作の悪化，副作用の出現が報告されていることから，日本小児神経学会，日本てんかん学会は，発作が抑制されている患者で，服用中の医薬品の切り替えは推奨されない，としている[*5]．
- 筆者らが実施したアセトアミノフェン坐剤100 mgの溶出性試験において，各製剤の溶出性には有意な差（$p<0.01$）があり，4種類は60分以内に100%溶出したが，1種類は90〜120分で100%溶出，2種類は180分後においても51%，67%の溶出率であった（❹）．製剤により，効果発現時間や効果持続時間が異なることが示唆されている[4]．

[*5] 日本小児神経学会，日本てんかん学会は，「先発医薬品と後発医薬品，あるいは後発医薬品同士の切り替えには医師および患者の同意が不可欠であるとともに，充分な情報提供が求められる」との提言を発信している．

📋 患児に確実に投与できる用法の製剤を選択する

- 小児用の薬剤の用法は1日3回投与が多いが，保育所での投薬は原則できないので，処方する際には，確実に投与できる用法の製剤を選択する必要がある．
- 学童期の小児も学校で服用するのをいやがることが多く，十分な配慮が必

❺ 小児に使用される抗ヒスタミン薬

世代	一般名（主な商品名）	剤形	回数/日	添付文書における使用可能年齢
第1世代	アリメマジン酒石酸塩（アリメジン®）	シロップ	3～4	1歳以上
	シロヘプタジン塩酸塩（ペリアクチン®）	散，錠，シロップ	1～3	2歳以上（新生児禁忌）
	クレマスチンフマル酸塩（タベジール®）	散，錠，シロップ	2	1歳以上
	d-クロルフェニラミンマレイン酸塩（ポララミン®）	散，錠，シロップ，ドライシロップ	1～4	記載なし（新生児禁忌）
第2世代	ケトチフェンフマル酸塩（ザジテン®）	カプセル，シロップ，ドライシロップ	2	6か月以上
	メキタジン（ゼスラン®，ニポラジン®）	錠，細粒，シロップ	2	1歳以上
	オキサトミド（セルテクト®）	錠，ドライシロップ	2	2歳以下において過量投与を避ける
	エピナスチン塩酸塩（アレジオン®）	錠，ドライシロップ	1	3歳以上
	ベポタスチンベシル酸塩（タリオン®）	錠，OD錠	2	7歳以上
	フェキソフェナジン塩酸塩（アレグラ®）	錠，OD錠，ドライシロップ	2	6か月以上
	ロラタジン（クラリチン®）	錠，レディタブ錠，ドライシロップ	1	3歳以上
	セチリジン塩酸塩（ジルテック®）	錠，ドライシロップ	2	2歳以上
	オロパタジン塩酸塩（アレロック®）	錠，顆粒	2	2歳以上
	レボセチリジン塩酸塩（ザイザル®）	錠，シロップ	1*，2**	6か月以上

＊：6か月から1歳未満，＊＊：1～15歳未満．

GABA：γ-aminobutyric acid

＊6
抗ヒスタミン薬は小児に汎用される薬剤であるが，2008年に米国食品医薬品局（FDA）より，重篤で生命を脅かす可能性のある副作用が生じるおそれがあり，2歳未満の小児に使用しないよう勧告が出され，カナダ保健省は6歳未満には使用すべきでないとしている．

FDA：Food and Drug Administration

要である．
- ❺に抗ヒスタミン薬の用法を示したが，1日の服用回数は1回から3～4回などの製剤がある．

副作用の少ない製剤を選択する

- 抗ヒスタミン薬には，第1世代と第2世代があり，第1世代は血液脳関門を通過するために，眠気などの中枢神経抑制作用，けいれん，抗コリン作用による口渇や排尿障害を起こしやすい．一方，第2世代は，中枢神経抑制作用が少なく，眠気，倦怠感などの副作用が起こりにくいとされているが，頻度は少ないもののけいれんなどが報告されている．とくに小児は，GABA（γ-アミノ酪酸）による中枢神経の抑制系が発達していないため，けいれん誘発の可能性が高く，抗ヒスタミン薬を処方する際には，患児をきちんと観察しておくよう指導する必要がある[※6]．

⮕ 文献
1) 並木徳之．アレルギー性疾患患児の親を対象とした口腔内崩壊錠に対する意識調査．Prog Med 2012；32：737-41.
2) 岩井直一．I．総論　服用性（解説/特集）．小児科診療 2000；63：1692-704.
3) 木下裕之．調剤上の利便性，服薬アドヒアランスを向上させるドライシロップ．月刊薬事 2013；55：2015-20.
4) 黒田裕子ほか．溶出性・分割性からみた市販アセトアミノフェン坐剤の比較．医療薬学 2015；41：714-21.

コラム

細粒は溶けやすく速く効くか？

木津純子 | 慶應義塾大学薬学部

薬剤の吸収と作用

- 経口投与された薬剤は，胃液により崩壊されて懸濁状になり，さらに胃液や腸液により溶解されて液状となり，主に小腸粘膜上皮から吸収される．吸収された薬物は門脈から肝臓に入り，一部は肝臓で代謝されるが，大部分は肝静脈，心臓を経て循環し，各組織に作用する．
- 固形製剤は，まず溶解しなければならないので溶解速度が重要となり，溶解しやすいように，"塩"や"水和物"などの形態になっている薬物もある．

日本薬局方における分類

- 粉薬は，以前は日本薬局方において粒径の違いによって散剤＜細粒剤＜顆粒剤と分類していたが，2011年の第一六改正で，造粒工程のない粉末状の製剤を散剤，粒状に造粒した製剤を顆粒剤と，製法の違いによる分類に変更された．
- 細粒剤は日本独特の微粒状の製剤であり，調剤がしやすいなどのメリットを有している．従来は散剤に分類されていたが，造粒工程があることから，顆粒剤に分類されることになった．造粒により，原末の苦味がマスキングされていたり，粒径がそろい服用しやすくなったりしている．

剤形と最高血中濃度到達時間

- 錠剤やカプセル剤は崩壊過程を要することから，一般的には，吸収されやすいのは，液剤＞散剤＞顆粒剤＞裸錠＞カプセル剤＞糖衣錠＞フィルムコート錠の順であるとされている．
- たとえば，抗ヒスタミン薬メキタジンのゼスラン®錠の最高血中濃度到達時間（Tmax）は6.70±0.62時間であり，ゼスラン®細粒の4.86±0.40時間より遅い．ロイコトリエン受容体拮抗薬のモンテルカストナトリウムも，シングレア®錠のTmaxは3.9±1.5時間で，シングレア®細粒は2.24±0.14時間と，錠剤のほうが遅くなっている．しかし，アセトアミノフェンのカロナール®錠200 mgのTmaxは0.46±0.19時間であり，カロナール®細粒20％は0.43±0.23時間とほぼ同じである（❶）．すべての薬剤に対して細粒のほうが速く効くとはいえないことに留意する必要がある．

❶ アセトアミノフェン製剤の最高血中濃度到達時間

剤形	投与製剤	投与量	最高血中濃度到達時間（Tmax）（時）
原末	アセトアミノフェン原末	（記載なし）	1〜2
錠剤	カロナール®錠200 mg	400 mg（空腹時）	0.46±0.19
錠剤	カロナール®錠500 mg	500 mg（空腹時）	0.79±0.49
細粒	カロナール®細粒20％	400 mg（空腹時）	0.43±0.23
細粒	カロナール®細粒50％	500 mg（空腹時）	0.43±0.18
シロップ	カロナール®シロップ2％	500 mg（空腹時）	0.59±0.16
坐剤	カロナール®坐剤小児用50 mg	50 mg（空腹時）	2.6±0.5
坐剤	カロナール®坐剤100 mg	100 mg	0.9±0.1
坐剤	カロナール®坐剤200 mg	200 mg	1.3±0.1
坐剤	カロナール®坐剤400 mg	400 mg	2.4±1.1

（各薬剤の添付文書より）

水薬とチャイルドロック

上荷裕広 | すずらん調剤薬局

水薬の誤飲事故とその発生状況

- 現在用いられている水薬は，甘味の強いシロップ剤が多く，乳幼児でも飲みやすい製剤となっている反面，誤飲事故も後を絶たない．日本中毒情報センターの報告では，5歳以下の子どもの医薬品等の誤飲事故報告件数は平成18年以降増加傾向であり，とくに一般用医薬品に比べて医療用医薬品の誤飲が増加の傾向にあるとされ，医薬品・医療機器等安全性情報No.330（平成28年2月）においても「子どもによる医薬品誤飲事故の防止対策について」として警鐘が鳴らされている．
- 誤飲事故を防ぐためには，保護者への注意喚起を通じて家庭での適切な薬の管理を促すことはもちろん重要ではあるが，保護者の状況によっては注意力が散漫になりがちな場合もあること，子どもは大人の想像を超えた行動をとることもあるため，注意喚起だけでは誤飲を防止することができない場合もある．
- 誤飲事故発生状況の分析からは，1歳を超えるとその場にある足場を利用するか足場を持ってきて医薬品をとることが多かったとされている（❶）[1]．そのため，医薬品の包装容器面での対策としてチャイルドレジスタンス（CR）の考え方が必要となる．

CR容器とは

- CR容器とは，製品の構造を子どもが扱いにくいものとすることで，子どものけがや事故を予防する考え方である．CRの考え方は，「子どもが扱いにくいということ」と，「大人が使用困難ではないということ」を両立させたうえで，子どものけがや事故を予防する製品の構造とする考え方である．
- 医療用包装容器おけるCRとしては，「開封強度の高さ」「力学的な開封手順の複雑さ」「認知的な開封手順の複雑さ」の方法が考えられており，水剤容器には「力学的な開封手順の複雑さ」である「①押して②回す」，いわゆる「チャイルドロック容器」が該当する．

当薬局のセーフティーキャップ® 導入について

- 当薬局においても，平成12年に幼児の誤飲が2件続けて発生した．2例とも患児自らが冷蔵庫などの保管場所から取り出して服用したものであった．幸い健康被害には至らなかったものの，それまで医薬品の管理については保護者が適切な場所に保管していれば問題ないと考えていたわれわれにとって，考え方を一変させられ

❶ 医薬品の誤飲事故または誤飲未遂の発生状況
－子どもの年齢と医薬品の床からの高さ

	年齢	事例数	中央値 (cm)	最高到達点 (cm)
足場なし	0歳	38	50	100
	1歳	95	40	140
	2歳	30	50	100
	3～6歳	42	50	140
足場あり（椅子の上を含む）	0歳	14	50	150
	1歳	91	70	210
	2歳	37	90	150
	3～6歳	52	80	150
足場持参	0歳	5	90	100
	1歳	20	100	130
	2歳	17	100	150
	3～6歳	15	100	160

（消費者安全調査委員会．2015[1]）

❷ セーフティーキャップ®
（金鵄製作所）

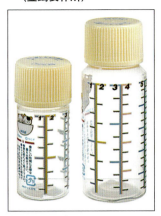

左：30 mL，右：60 mL

る事例であった．このことを受けて，チャイルドロック容器の一つであるセーフティーキャップ®（金鵄製作所）（❷）を用いることとした．

- 当初は「開けにくい」とのクレームもあったが，最近は市販薬での使用経験がある保護者も多く，CR容器使用に対する抵抗感はほとんどないと感じている．初めて水薬処方がなされた際には，CR容器の使い方とともに使用する意義を説明している．具体的には「お子さんが勝手に容器を開けてシロップをこぼしてしまったり，ジュースと間違って飲んでしまうといった事故を防ぐためにセーフティーキャップを用いております．慣れるまでは少し開けにくいかもしれませんが，何よりも事故防止の目的で用いておりますので，ご理解ご協力をお願いいたします」と説明している．
- しかし2歳を過ぎるとセーフティキャップ®を開封できるようになる児がいることも経験している．「もしかしたら開けられる子がいるかもしれない」という気持ちで指導や対応にあたることが大切だと考える．
- 一般医薬品（OTC薬）の小児用水薬においては，CR容器が広く普及している．また，多くのOTC（一般用医薬品）のシロップ剤ではCR容器が採用されている．報告書では小児の誤飲事故再発防止策として，①保護者等へのリスク周知，②CR包装容器の導入であると結論づけられていることからも，身近にできる誤飲事故防止策の一つとして，すべての薬局や病院・医院における小児用水薬調剤においてCR容器の導入を切望する．

文献

1) 消費者安全調査委員会．消費者安全法第23条第1項の規定に基づく事故等原因調査報告書［概要］─子供による医薬品誤飲事故．平成27年12月18日．http://www.caa.go.jp/csic/action/pdf/7_gaiyou.pdf

スペシャリストからジェネラリストへ

スペシャリストからジェネラリストへ
抗菌薬の分類と特徴
—系統的に理解するために

田島　剛｜博慈会記念総合病院

📄 ○○系抗菌薬で何がわかるか

- ペニシリン系やアミノグリコシド系，ニューキノロン系などという呼び名は医師であれば誰もが知っているであろう．では，いったいそれが何を表しているのかと問われると，即答できない医師もいるのではないか．
- ペニシリン系抗菌薬はフレミングが発見した，*Penicillium noctum* の培養液に含まれていた抗菌活性物質から名づけられたことはよく知られている．では，セファロスポリンはどうであろうか．実はセファロスポリンも，かつて *Cephalosporium*（*Acremonium*）とよばれていた真菌の培地から発見された抗菌物質が名称の由来である．同じ β-ラクタム薬に入るカルバペネムは化学構造式からつけられた名称である．
- このように，○○系抗菌薬といっても名称の由来が違うため，残念ながらその名称から何かがわかるわけではない．ただし，われわれが最も多く利用している β-ラクタム薬に分類される薬剤は，β-ラクタム環（❶）という構造をペニシリン系，セフェム系，オキサセフェム系，ペネム系，カルバペネム系，モノバクタム系のすべての抗菌薬がもっている．
- 細菌にはペプチドグリカンを構成成分とする細胞壁が存在する（マイコプラズマなど一部の細菌は細胞壁をもっていない）．細胞壁を合成する酵素に D-アラニル-D-アラニン（D-Ala-D-Ala）が結合することによって細胞壁の構築が始まる．その物質と構造が似て非なる物質を投与すると，細胞壁をつくれなくなるので細菌が死滅するというのが β-ラクタム薬が抗菌薬として作用する機序である．ペニシリンGとD-Ala-D-Ala を並べてみると，よく似ていることが理解されるであろう（❷）．
- 細胞壁を合成する酵素は細胞質膜に存在し，ペニシリンに結合する蛋白であることから，ペニシリン結合蛋白（penicillin binding protein：PBP）とよばれている．細胞壁はヒトの細胞には存在しないことから，その阻害薬は本来的にはヒトに有害な反応を起こしにくい．このため，β-ラクタム薬をはじめとする細胞壁合成阻害薬は副作用の少ない抗菌薬として利用されることが多くなっている．また，β-ラクタム薬は薬剤濃度が低くなると抗菌作用が早期に失われるのも，このような作用機序で働くためである．
- 抗菌薬の効果を測るうえで，抗菌薬が最小発育阻止濃度（MIC）を下回った後の作用を持続作用（post antibiotic effect：PAE）とよぶが，β-ラクタム薬はPAEの少ない薬剤ということにな

❶ ペニシリン系抗菌薬のなかの β-ラクタム環

❷ ペニシリンGとD-アラニル-D-アラニンの構造式

ペニシリンG　　　D-Ala-D-Ala

る．このため，β-ラクタム薬は薬剤濃度がMICを上回る時間（TAM；「適切な抗菌薬の使用法」の項p.242を参照）が長くないと効果が得られない．投与回数を多くしないといけない理由もここにある．
- 以上のように，どのような作用機序で働く抗菌薬かということを分類し記憶しておくと，その薬剤の投与法や副作用など共通の注意点が理解されやすくなる．抗菌薬の作用機序による分類を❸に，細菌の作用する部位ごとに模式的に表したものを❹に示す．大きな分類として①から⑥までの分類になる．β-ラクタム薬ではその下にもう1つ細かい分類がなされ，ペニシリン系薬などと分類される．
- ❸に示した○○系という名称だけでは，どのような作用機序に基づく薬剤であるか想像できない．そのため，大本の作用機序による分類を理解すれば，それぞれに属する薬剤は似た特性をもっているので，どのような副作用が起こりやすいか，どのような菌に効きやすいか，併用禁忌薬は何かなどということを整理して覚えやすくなる．別項の「適切な抗菌薬の使用法」の項（p.241）にも述べたが，抗菌薬の体内動態/薬力学（PK/PD）のどのような指標が薬剤の効果と相関するのかも，抗菌薬の系統に関わっている．

❸ 抗菌薬の作用機序による分類

	分類（代表的薬剤）		作用機序
① DNA合成阻害薬	キノロン系薬（ノルフロキサシン）▶p.302		DNAジャイレース阻害
② RNA合成阻害薬	リファマイシン系薬（リファンピシン）▶p.302		DNA依存性RNAポリメラーゼを阻害
③ 蛋白合成阻害薬	アミノグリコシド系薬（ゲンタマイシン）▶p.303		リボソームでの蛋白合成阻害
	マクロライド系薬（クラリスロマイシン）▶p.303		
	テトラサイクリン系薬（ドキシサイクリン）▶p.304		
	クロラムフェニコール薬（クロラムフェニコール）▶p.304		
	リンコサミド系薬（クリンダマイシン）▶p.305		
	オキサゾリジノン系薬（リネゾリド）▶p.305		
	ストレプトグラミン系薬（キヌプリスチン/ダルホプリスチン）▶p.305		
④ 葉酸合成阻害薬	スルファメトキサゾール・トリメトプリム（ST合剤）▶p.306		葉酸の構成成分であるパラアミノ安息香酸と似た構造で生合成を阻害する
⑤ 細胞質膜機能阻害薬	ポリペプチド系薬（コリスチン）▶p.306		細胞膜のリン脂質に結合し分解する
	ポリエン系抗真菌薬（アムホテリシンB）▶p.306		エルゴステロールに結合し細胞膜を破壊
	アゾール系抗真菌薬（フルコナゾール）▶p.307		エルゴステロール合成阻害
⑥ 細胞壁合成阻害薬	ホスホマイシン▶p.307		細胞壁合成の合成初期に作用
	グリコペプチド系薬（バンコマイシン）▶p.308		ムロペプチド合成阻害
	β-ラクタム薬▶p.308	ペニシリン系薬（ベンジルペニシリンベンザチン，メチシリン，アンピシリン）▶p.309	細胞壁組み立ての阻害
		セフェム系薬（セファゾリン，セフォチアム，セフピロム）▶p.310	
		セファマイシン系薬（セフメタゾール）▶p.311	
		オキサセフェム系薬（ラタモキセフ）▶p.311	
		ペネム系薬（ファロペネム）▶p.312	
		カルバペネム系薬（メロペネム）▶p.312	
		モノバクタム系薬（アズトレオナム）▶p.313	
	キャンディン系抗真菌薬（ミカファンギン）▶p.313		グルカン合成に関わる酵素の阻害

❹ 細菌が作用する部位

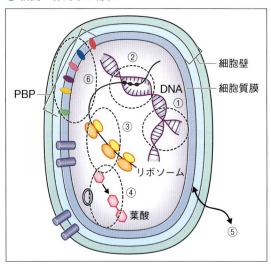

① DNA合成阻害薬，② RNA合成阻害薬，③ 蛋白合成阻害薬，④ 葉酸合成阻害薬，⑤ 細胞質膜機能阻害薬，⑥ 細胞壁合成阻害薬．

本項における抗菌薬の特徴
🗲 効果が期待できる菌種
🔧 耐性菌のつくりやすさ
⚡ 注意するべき副作用
⊗ 併用禁忌薬
💡 その他の特徴（PK/PDの特性など）

●詳しく書くと教科書のように厚くなってしまうので，筆者が重要だと思う点についてきわめて簡単に，また使用頻度の高いものをまとめた．

💊 DNA合成阻害薬—DNAジャイレース阻害

キノロン系抗菌薬（ニューキノロンを含む；ノルフロキサシン：NFLX）

🗲 効果が期待できる菌種：ニューキノロンはキノロン核にフッ素（F）を結合することによって，血清蛋白との結合率が低下し組織内移行が良くなった．抗菌力もグラム陽性菌からグラム陰性桿菌（緑膿菌も含めて）まで広い抗菌スペクトラムを有する．しかし，キノロン系薬はもともとグラム陰性桿菌には強い抗菌力を有するが，グラム陽性菌に対しては感受性のあるペニシリン系薬に比較すれば明らかに抗菌力は劣る．

🔧 耐性菌のつくりやすさ：トポイソメラーゼⅣにも作用し効果が増強されてきている．本来，耐性菌はつくりにくいが，幅広い抗菌作用から使いやすい薬剤として広く受け入れられているため，使用量が増加し耐性菌が増えている．

⚡ 注意するべき副作用：乳児には重篤な関節障害を起こす可能性があり，妊婦に対する投与は禁忌．乳児に対しても使用は勧められない．

小児に投与できる薬剤は2種類のみ（ノルフロキサシン，トスフロキサシン）であるが，投与できる薬剤であっても慎重に投与する必要がある．米国では18歳未満の使用を禁じている．腎障害（尿細管障害）にも注意が必要である．

⊗ 併用禁忌薬：初期のキノロンは非ステロイド性抗炎症薬（NSAIDs）と併用禁忌．

💡 その他の特徴：濃度依存性薬剤であり，Cmax/MICが効果と相関し，PAEも強い．
一般的には吸収が良く，経口薬でも注射薬と同等の効果を期待できる．このため，成人では経口で肺炎の治療ができる薬剤として，レスピラトリーキノロンとして頻用されている．

💊 RNA合成阻害薬—DNA依存性RNAポリメラーゼを阻害

（メッセンジャーRNAへの転写を阻害する）

リファマイシン系抗菌薬（リファンピシン：RFP）

🗲 効果が期待できる菌種：結核菌，レジオネラ菌などの細胞内寄生菌に強い．しかし，結核とハンセン病にしか保険適用はない．

🔧 耐性菌のつくりやすさ：耐性菌をつくりやすいため，単剤では投与しない．

⚡ 注意するべき副作用：重症肝機能障害のある患者では重篤な肝機能障害を起こすため禁忌．

- 🚫 併用禁忌薬：アミノグリコシド系薬，グリコペプチド系薬，抗真菌薬，抗HIV薬と併用禁忌．
- 💡 その他の特徴：除菌困難なHibによる髄膜炎などにも有効との報告がある．Hibによる重症感染症が複数発生した保育施設では，除菌目的で使用されることがある．

蛋白合成阻害薬—リボソームでの蛋白合成阻害

アミノグリコシド系抗菌薬（ゲンタマイシン：GM）

- 効果が期待できる菌種：この薬剤は抗菌スペクトラムから次の5つのグループに分けられる．① 抗結核菌作用のあるストレプトマイシンなど，② グラム陰性桿菌に効果があるグループ（フラジオマイシン）など，③ 加えて緑膿菌にも効果のあるゲンタマイシンなど，④ メチシリン耐性黄色ブドウ球菌（MRSA）にも効果のあるアルベカシンなど，⑤ 淋菌に対して開発されたスペクチノマイシンなど．基本的にはグラム陰性桿菌に強く，グラム陽性球菌には弱い．偏性嫌気性菌には効果がない．
- 耐性菌のつくりやすさ：近年は小児の伝染性膿痂疹（とびひ）も市中感染型のMRSAによることが多くなっている．このため，かつてよく処方されたゲンタマイシン軟膏は効果が非常に悪くなっているので注意が必要．
- 注意するべき副作用：第Ⅷ脳神経（内耳神経）に不可逆的障害を起こす（めまい，難聴）．最高血中濃度（Cmax）を上げると効果が良いが，むやみに上げると重篤な副作用がある．そのため，血中濃度のモニタリング（治療薬物モニタリング；TDM）を必要とする．2週間以上投与した際は聴力検査が必須である．耳毒性には遺伝的素因があるので，家族に難聴の患者がいる場合は投与不可．妊婦に対しては禁忌ではないが，胎児への耳毒性を考えると，よほどの事情がない限り投与しない．腎障害は可逆的だが，もともと腎障害のある患者には投与量を減らすなど慎重投与．
- 🚫 併用禁忌薬：リファンピシンとの併用禁忌．腎障害を起こしやすい薬剤との併用注意．
- 💡 その他の特徴：β-ラクタム薬との併用で相乗効果が期待できる．感染性心内膜炎には今でもペニシリン系薬とアミノグリコシド系薬の併用が第1選択である．
濃度依存性薬剤であり，Cmax/MICが効果と相関し，PAEも強い．

マクロライド系抗菌薬（クラリスロマイシン：CAM）

- 効果が期待できる菌種：細胞内に移行しやすいため，細胞内寄生菌（レジオネラ，クラミジア，リケッチア，マイコプラズマなど）の感染症に効果を期待できる．
- 耐性菌のつくりやすさ：現在小児の気道感染症において最も重要な起炎菌である肺炎球菌，インフルエンザ菌に対して90％以上耐性であり，もはや小児の気道感染症の第1選択薬とはなりえない．
小児科領域で最も重要な細菌感染症の一つにA群溶連菌感染症がある．筆者のグループでA群溶連菌のマクロライド耐性率を調査したところ，信じがたいことに50％を超えていた．マクロライド系薬の使用を抑制することが急務である．
マイコプラズマ肺炎に対して，本症を疑った患者に対して初期治療に用いてもよい．なぜなら，肺炎マイコプラズマのクラリスロマイシン感受性株はMICが非常に低く，除菌に最も適しているからである．しかし近年，マクロライド耐性株が著明に増加しているので，効果がないときにはすみやかにドキシサイクリンに変更することが必要だと考える．
- 注意するべき副作用：リボソームでの蛋白合成阻害薬のグループ中最も副作用が少ない抗菌薬である．しかし，静脈注射では心停止をきたすことがある．
- 🚫 併用禁忌薬：肝の解毒酵素であるチトクロームP-450と強く結合するため，種々の薬剤の血中濃度を上昇させる可能性があるので併

用注意（ネオフィリンなど）．向精神薬のピモジドは QT 延長症候群・心停止を起こすことがあるので併用禁忌である．
- 💡 その他の特徴：びまん性汎細気管支炎にエリスロマイシンの少量を連続投与すると，急性増悪を繰り返さなくなる．これはマクロライド系薬の抗菌作用に起因するものではなく，基本骨格の側鎖についている糖鎖の種類によりバイオフィルムの形成抑制，サイトカインの過剰な反応の抑制によるものだということがわかってきている．

抗菌薬が長期に投与されれば耐性菌が増加するのは自明である．抗菌薬としての作用以外の効果が期待されて使用されているので，その作用はあるが抗菌活性のない物質が開発されつつある．

時間依存性薬剤である．

テトラサイクリン系抗菌薬（ドキシサイクリン：DOXY）

- 🎣 効果が期待できる菌種：マイコプラズマ，リケッチア，クラミジアの細胞質膜はほかの細菌と異なっており，テトラサイクリン系薬に対して特異的に感受性を有している．緑膿菌以外のブドウ糖非発酵菌や細胞質膜の変化の乏しいコレラ菌には効果が期待できる．ただし，それ以外の細菌には耐性率が高く，使用する機会はほとんどない．米国では，マラリア，レプトスピラ，腸チフスに対しても用いられている．
- 🔧 耐性菌のつくりやすさ：使用量が減少しているために耐性率は減少しているが，もともと種々の細菌に耐性をつくりやすく，現在でも肺炎球菌や化膿連鎖球菌など主要な細菌の耐性率は高い．
- ⚡ 注意するべき副作用：テトラサイクリン系薬は Ca, Mg, Al, Fe など2価あるいは3価の金属イオンとキレート結合して不溶性となることから，有名な歯牙の色素沈着が問題になる．妊婦，授乳婦，8歳以下の小児にはリスクを考え，臨床上必要なときのみの使用を心がけるべきである．ただし，ロッキー山紅斑熱に対する米国の使用成績において，ドキシサイクリンはどの年齢の小児に投与しても，歯牙黄染など肉眼的な問題を起こしていないとされている．

肝機能障害，光線過敏症，頭蓋内圧亢進症，消化管障害も比較的頻度の高い副作用である．
- ❌ 併用禁忌薬：ワルファリン，スルホニル尿素薬，メトトレキサート，ジゴキシンなどの作用を増強することがあるので，併用注意．
- 💡 その他の特徴：ドキシサイクリンは腎障害があっても投与量を調節しなくてすむ薬剤である．半減期が長いことから投与スケジュールもほかの薬剤と変わっており，小児では初日 4 mg/kg/日を分2で，2日目以降 2 mg/kg/日を分1で投与する．

クロラムフェニコール薬（クロラムフェニコール：CP）

- 🎣 効果が期待できる菌種：腸チフス，パラチフスに効果が良い．治療に抵抗するインフルエンザ菌性髄膜炎に対しても効果が期待される．
- 🔧 耐性菌のつくりやすさ：比較的出現しにくい薬剤とされているが，腸内細菌，ブドウ球菌などでは耐性率が高くなっている．
- ⚡ 注意するべき副作用：ヒトのミトコンドリアのリボソームにも影響を与えるため，選択毒性が高いとはいえない．

骨髄の造血障害を起こす頻度が高く，再生不良性貧血を引き起こすことがある．新生児では，急性循環不全を起こして皮膚が灰白色になる gray 症候群が有名である．
- ❌ 併用禁忌薬：ワルファリン，スルホニル尿素薬，インスリン，リファンピシン，シクロホスファミド，メトトレキサート，フェノバルビタール，シクロスポリンなどが併用注意となっている．基本的に骨髄機能抑制のある薬剤は併用禁忌と考えてよい．
- 💡 その他の特徴：髄液への透過性に最も優れた薬剤である．また，細胞内への取り込みもよい．このことから，難治性の髄膜炎に対して

投与されることがある．また，細胞内寄生菌であるサルモネラ属菌による感染症に対する効果は周知されている．

リンコサミド系抗菌薬（クリンダマイシン：CLDM）

- 効果が期待できる菌種：グラム陽性菌と偏性嫌気性菌に効果が良く，とくに嫌気性菌に対する抗菌力が強く，嫌気性菌感染症を考えた際の第1選択薬になる．ただし，それ以外の目的で使われることは少ない．
- 耐性菌のつくりやすさ：現在，すでに耐性菌が多い．
- 注意するべき副作用：*Clostridium difficile* による偽膜性腸炎を起こしやすい（*C. difficile* はグラム陽性の偏性嫌気性菌であるが，リンコサミド系薬は効果がない）．急速に静脈注射を行うと心停止をきたすことがある．必ず30分から1時間以上かけて点滴静注しなければいけない．
- 併用禁忌薬：マクロライド系薬とは作用部位が重なるため拮抗作用が出現する．
- その他の特徴：胆汁排泄が主であるため，腎機能障害があっても投与量を考慮する必要はない．

オキサゾリジノン系抗菌薬（リネゾリド：LZD）

- 効果が期待できる菌種：MRSAやバンコマイシン耐性腸球菌（*Enterococcus faecium*）の治療目的で開発された．グラム陽性球菌に抗菌活性を有する．*E. faecalis* は対象菌種になっていないので注意が必要．
- 耐性菌のつくりやすさ：対象菌種である *E. faecium* は本来ほとんどすべての抗菌薬に耐性を示す細菌である．新たに開発された抗菌薬といえども容易に耐性を獲得すると考えるべきである．菌が検出されただけで，病因となっているかどうか確認せずに本剤を投与するような愚を犯すべきではない．
- 注意するべき副作用：チラミンを含むチーズ，ビール，赤ワインなどと同時に摂取すると，血圧上昇，動悸がみられることがある．セロトニン作動作用によって錯乱，せん妄，情緒不安定，振戦，紅潮，発汗，高熱がみられることがある．これらは，非選択的モノアミン酸化酵素阻害作用によって起こる副作用である．
骨髄機能抑制による貧血，白血球減少症，汎血球減少症，血小板減少症などに対する厳重な監視が必要である．
- 併用禁忌薬：選択的セロトニン再取込み阻害薬（SSRI）や三環系抗うつ薬は併用禁忌．
- その他の特徴：経口薬があり，注射薬とほぼ同等の薬効を示すことが大きな特徴の一つである．MRSAによる化膿性骨髄炎などで長期投与が必要な場合に有用となる可能性がある．

ストレプトグラミン系抗菌薬（キヌプリスチン/ダルホプリスチン：QPR/DPR）

- 効果が期待できる菌種：バンコマイシン耐性腸球菌（*Enterococcus faecium*）に対する治療薬として開発された薬剤である．
- 耐性菌のつくりやすさ：リネゾリドと同様に対象菌種である *E. faecium* は本来ほとんどすべての抗菌薬に耐性を示す細菌である．新たに開発された抗菌薬といえども容易に耐性を獲得すると考えるべきである．菌が検出されただけで，病因となっているかどうか確認せずに本剤を投与するような愚を犯すべきではない．
- 注意するべき副作用：肝機能が悪い患者では，血中濃度が上昇し重篤な肝機能障害を引き起こすことがある．
- 併用禁忌薬：シクロスポリン，タクロリムス（これらの薬剤の血中濃度を上昇させることがある）を併用する場合には，治療薬物モニタリング（TDM）を行い，必要に応じてこれらの薬剤の投与量を減量するなど用量に注意すること．肝機能の定期的チェックが必要．ピモジド，キニジンなどを投与中の患者にはQT延長を起こす頻度が高くなるため禁忌である．

葉酸合成阻害薬—葉酸の構成成分であるパラアミノ安息香酸と似た構造で生合成を阻害

スルファメトキサゾール・トリメトプリム（ST 合剤：SMX/TMP）

- 効果が期待できる菌種：偏性嫌気性菌を除くほとんどすべての細菌に感受性がある．しかし，近年は耐性菌の頻度も高くなっている．ニューモシスチスイロベチ肺炎の治療および予防の第 1 選択薬である．
- 耐性菌のつくりやすさ：かつては本薬剤が頻用されたため，緑膿菌や化膿連鎖球菌に対する感受性は良好ではない．しかし，日本のMRSAの約 90％の菌に良好な感受性を示している．
- 注意するべき副作用：骨髄の造血機能障害，催奇形性が考えられるため，妊婦と新生児には禁忌と考えられている．
スチーブンス-ジョンソン症候群，中毒性表皮壊死症，重度の肝障害．
- 併用禁忌薬：メトトレキサート，ワルファリン，フェニトイン，シクロスポリン，ジゴキシン，スルホニルウレア系経口糖尿病薬（SU剤），ジドブジンなどの主・副作用を増強する．
- その他の特徴：1940 年ごろに開発された抗菌化学療法薬の原点ともいうべき薬剤である．複雑型尿路感染症の再発予防に用いられることがある．
（予防内服の投与量：0.01〜0.025 g/kg/日分 1 眠前）

細胞質膜機能阻害薬

ポリペプチド系抗菌薬—細胞膜のリン脂質に結合し分解する（コリスチン：CL）

- 効果が期待できる菌種：大腸菌や緑膿菌などのグラム陰性桿菌に効力を有する．多剤耐性緑膿菌のみでなく，アシネトバクター属やNDM-1 産生菌などの耐性菌に効果が期待できる．
- 耐性菌のつくりやすさ：使用経験が乏しいため，耐性菌のつくりやすさについては明らかでない．
- 注意するべき副作用：腎毒性や聴力毒性が強いために，日本で一度は市販されなくなった薬剤である．腎障害を起こしやすいので，3〜5 日ごとに血清クレアチニン，BUN および尿をチェックする．偽膜性腸炎にも注意が必要である．
- 併用禁忌薬：ツボクラリン，スキサメトニウム，ボツリヌス毒素製剤，ポリミキシン B，エーテル，バンコマイシン，アミノグリコシド系薬は併用注意．
- その他の特徴：かつては日本でも一般に使用されていた薬剤であった．しかし，副作用の少ない優秀な抗菌薬が開発されるにしたがって使用量が減少し，販売中止となっていた．ところが，海外では使用が継続しており，他剤で治療の困難な多剤耐性菌に有効であることから，その使用が注目されていた．そこで，日本で再度治験を行い，多剤耐性菌に対してのみ適応のある承認を取得した*．

*β-ラクタム系，フルオロキノロン系，アミノ配糖体系の 3 系統の抗菌薬に耐性を示す感染症の場合にのみ本剤を使用すること．

ポリエン系抗真菌薬—エルゴステロールに結合し細胞膜を破壊（アムホテリシン B：AMPH-B）

- 効果が期待できる菌種：経口薬はまったく吸収されないので，消化管内のカンジダ異常増殖を抑制するために投与する．注射薬はアスペルギルスとムコールに対して最も効果の高い抗真菌薬である．カンジダにも効果があり，クリプトコッカス，ブラストマイセス，ヒストプラズマ，コクシジオイデスにも適応がある．それゆえ，深在性真菌症に対しては第 1 選択薬であるが，副作用も多いため注意が必要である．
- 耐性菌のつくりやすさ：耐性菌をつくりにくいことが特徴の一つである．
- 注意するべき副作用：本剤の投与に伴って，

低カリウム血症，高カリウム血症，低マグネシウム血症，発熱，悪寒，頭痛，筋肉痛，めまい，嘔気，嘔吐，倦怠感などがしばしば認められる．しかし，最も重篤な副作用は腎障害であり，投与中はBUN，クレアチニン，Na，Kなどを頻回にチェックしなければならない．

- 併用禁忌薬：添付文書上の併用禁忌薬はないが，腎障害を起こしやすい薬剤（シスプラチン，ペンタミジン，アミノグリコシド系抗菌薬，シクロスポリン，ガンシクロビル，タクロリムス水和物，ホスカルネットナトリウム水和物）との併用注意となっている．
- その他の特徴：真菌の細胞質膜は主にエルゴステロールで構成され，ヒトの細胞質膜は主にコレステロールで構成されている．しかし，コレステロールにも結合するので，副作用が多い．上記副作用の軽減目的で，アムホテリシンBリポソーム製剤が承認された．

アゾール系抗真菌薬—エルゴステロール合成阻害（フルコナゾール：FLCZ）

- 効果が期待できる菌種：カンジダ症，クリプトコッカス症が適応である．とくに，髄液移行が良く，クリプトコッカス髄膜炎は良い適応である．しかし，アスペルギルス症には効果が期待できない．
  ポリエン系およびキャンディン系に自然耐性をもっていることの多い *Pseudallescheria boydii* による感染症に効果がある．*P. boydii* はアスペルギルスによる感染症と類似しており，近年報告が増えている．
  Candida glabrata は *C. krusei* 耐性率が高い．
- 耐性菌のつくりやすさ：カンジダの耐性率が上昇している．
- 注意するべき副作用：悪心，嘔吐，頭痛，腹痛，発疹などの報告があるが，特別多い副作用はない．
- 併用禁忌薬：アゾール系抗真菌薬は肝の解毒酵素であるチトクロームP-450や2C9，2C19，3A4を阻害し，トリアゾラム（ハルシオン®など），エルゴタミン（クリアミン®配合錠），ジヒドロエルゴタミン（ジヒデルゴット®など），キニジン（硫酸キニジン®）ピモジド（オーラップ®）などの血中濃度を上昇させるため併用禁忌となっている．同様に肝の酵素を利用する薬剤は血中濃度を上昇させ副作用が上昇するため併用注意である（ワルファリン，フェニトイン，イブプロフェン，フルルビプロフェン，セレコキシブ，ロサルタン，HMG-CoA還元酵素阻害薬，カルバマゼピン，ミダゾラム，カルシウム拮抗薬，ビンカアルカロイド系抗悪性腫瘍薬，エリスロマイシン，タクロリムス水和物，シクロスポリン，リファブチン，リトナビル，サキナビル，オキシコドン，フェンタニル，リバーロキサバン，テオフィリン，スルホニル尿素系血糖降下薬，ジアゼパム，シクロホスファミド，アミトリプチリン，ジドブジン，リファンピシン）．
- その他の特徴：経口投与でも吸収が良く十分な血中濃度が得られること，注射用の製剤もあることが一つの特徴である．
  FLCZは造血幹細胞移植患者における深在性真菌症予防の適応を取得している．最近開発されたボリコナゾール（VRCZ）は，抗真菌活性が増してアスペルギルス症，フサルム症，スケドスポリウム症にも適応がある．しかし，一過性の視覚障害が高頻度に認められるため，自動車や機械の運転は控えてもらう．

細胞壁合成阻害薬

ホスホマイシン（FM）—細胞壁の合成初期に作用）

- 効果が期待できる菌種：もともと欧州において，サルモネラ属菌に対するクロラムフェニコール耐性菌に効果のある薬剤として開発された．腸管出血性大腸菌（O157）感染症に対しての第1選択薬であり，早期に投与するべきとされている．
- 耐性菌のつくりやすさ：分子構造が単純なせいか耐性菌は出現しやすい．しかし，あまり良好なMICを示す菌もない反面，極端な耐

性菌も見当たらない．
- 注意するべき副作用：重篤な副作用の報告は少ない．
- 併用禁忌薬：特筆すべき禁忌薬はない．
- その他の特徴：ほかのほとんどすべての抗菌薬との併用により相乗効果が認められている．難治性感染症では一度は併用を試みてよい薬剤である．アミノグリコシド系薬や抗癌化学療法薬との併用で腎毒性が軽減する可能性があるが，作用機序は明らかではない．

グリコペプチド系抗菌薬―ムロペプチド合成阻害（バンコマイシン：VCM）

- 効果が期待できる菌種：ブドウ球菌をはじめとしたグラム陽性球菌に効力を有する．MRSA，メチシリン耐性コアグラーゼ陰性ブドウ球菌（MRCNS），ペニシリン耐性肺炎球菌による重症感染症に適応がある．また，MRSA，MRCNS感染症が疑われる発熱性好中球減少症にも適応を有する．分子量が大きいため経口ではほとんど吸収しない．同様に，グラム陰性菌の外膜を通過できないためグラム陽性菌にのみ効果を示す．偽膜性腸炎やMRSA腸炎に対しては経口投与のみが有効で，注射薬は効果がない．
骨髄移植時の消化管内殺菌に多剤と併用して用いられていた（単剤では保険で認められない）．しかし，2012年の造血細胞移植ガイドラインでは，バンコマイシンの予防的投与を推奨していない．
- 耐性菌のつくりやすさ：もともと耐性菌はつくりにくいが，MICが飛び抜けて良いわけでもない．ただし，弁置換手術を受けているような患者の感染性心内膜炎に対しては，本薬の血中濃度を2μg/mL以上に保って4～6週間投与が推奨されている．このような長期投与では，バンコマイシン耐性腸球菌の出現も予想をしておくべきである．
- 注意するべき副作用：腎毒性と聴器毒性がある．麻酔薬との併用や急速静注をして血中濃度が急激に上昇すると，顔面，上肢，頸部にヒスタミン様紅潮，瘙痒とともに血圧低下などアナフィラキシー症状（red neck症候群またはred man症候群）を呈することがある．
- 併用禁忌薬：併用禁忌薬はないが，アミノグリコシド系薬，白金含有抗腫瘍薬，アムホテリシンB，シクロスポリンとの併用は注意が必要．
- その他の特徴：血液中での半減期は長いが殺菌性には乏しく，血中濃度をMIC以上に保つことが重要である．そのため治療薬物モニタリング（TDM）が必要な薬剤である．

β-ラクタム薬―細胞壁組み立ての阻害

- 細胞質膜には，細胞壁を合成する酵素が菌種によって多少の違いがあるが，4～7程度存在する．この酵素蛋白にペニシリンをはじめとしたβ-ラクタム薬が結合して細胞壁の合成を阻害する．このため，これらの合成酵素はペニシリン結合蛋白（penicillin binding protein：PBP）とよばれている．
- β-ラクタム薬の耐性は大きく分けて次の3つの機構，①抗菌薬の取り込みと排出，②β-ラクタマーゼ，③PBPの変異による．
- 抗菌薬の取り込みと排出はすべての抗菌薬の効果に関係がある．
- β-ラクタマーゼは大腸菌やインフルエンザ菌に対して抗菌薬が効かなくなってきたときに最初に問題になった耐性機構である．従来β-ラクタマーゼといえばペニシリン分解型が主に考えられていたが，セフェム系薬にも耐性の基質特異性拡張型β-ラクタマーゼ（expanded spectrum beta（β）lactamase：ESBL）産生菌やカルバペネム系薬にも耐性なカルバペネマーゼ産生菌が，近年大きな問題になっている．これらの抗菌薬不活化酵素は多くのβ-ラクタマーゼ阻害薬との結合が弱く，これらとの合剤も効果が悪い．
- 肺炎球菌はβ-ラクタマーゼを産生せず，後述するPBPの変化が耐性の原因であるため，ペニシリン耐性肺炎球菌に対して，β-ラクタマーゼインヒビターを含んだ抗菌薬を使用しても効果に変化はない．この点をしっかり理解しておくことが，抗菌薬を選択する際の基礎知識と

して重要である．
- 近年小児科外来で悩まされている，ペニシリン耐性肺炎球菌や β-ラクタマーゼ非産生アンピシリン耐性（BLNAR）インフルエンザ菌などは，PBP の変異が耐性の原因である．PBP が変異することによって，抗菌薬が結合できなくなり細胞壁の合成を阻害できなくなるために薬剤耐性となる．

ペニシリン系抗菌薬

古典的ペニシリン（ベンジルペニシリンベンザチン：PCG）
- 効果が期待できる菌種：本来は肺炎球菌や A 群溶連菌あるいはブドウ球菌などグラム陽性球菌に強い感受性をもつ．
  現在，リウマチ熱の発症予防に使用できる唯一の薬剤であるが，2016 年 4 月から生産の問題が起きているため，この薬剤はほかの目的（通常の溶連菌感染症など）での使用が制限されている（バイシリン G®）．
- 耐性菌のつくりやすさ：β-ラクタマーゼによって最も分解されやすい薬剤である．このため，β-ラクタマーゼを産生するようになったブドウ球菌やインフルエンザ菌にはもはや効果を失っている．ただし，β-ラクタマーゼを産生しない肺炎球菌や A 群溶連菌に対する殺菌性は抗菌薬のなかで最も優れていることも忘れないでほしい．肺炎球菌に関しては，PBP の変異による耐性菌が増加しているため効果が悪くなっている．
- 注意するべき副作用：かつてペニシリンショックが大きく取り上げられていたが，現在の製剤では頻度は非常に低くなっている．しかし，発疹，不快感，口腔内違和感，嘔気，嘔吐，下痢，喘鳴などアナフィラキシーショック様の症状が出現した際はただちに中止することが必要である．ほかのペニシリン系薬すべてに共通する副作用であるため，以後，省略する．
- 併用禁忌薬：特筆すべき禁忌薬はない．
- その他の特徴：時間依存性の薬剤であり，TAM が効果の指標として有用である．

耐性ブドウ球菌用ペニシリン（メチシリン：MCIPC）
- 1960 年代に多剤耐性ブドウ球菌用に開発された薬剤であるが，適応疾患の減少とともに日本で市販されている薬剤はなくなった．しかし，薬剤耐性のメカニズムを知るうえから，基本的薬剤として薬剤感受性試験に用いられている．MRSA の M は，メチシリンである．

広域ペニシリン（β-ラクタマーゼインヒビターとの合剤を含む）（アンピシリン：ABPC）
- 効果が期待できる菌種：腸球菌に対する抗菌力は優れている．
  広域といってもグラム陰性桿菌に対しては大腸菌や肺炎桿菌（*Klebsiella pneumoniae*）などにおいて，ペニシリン分解型の β-ラクタマーゼ産生菌に対してのみ効果を有する薬剤である．肺炎球菌などに対する効果は古典的ペニシリンよりも若干落ちる．髄液移行が良いことが特筆すべき特徴であり，リステリアの髄膜炎に対しては第 1 選択薬である．インフルエンザ菌にもかつては効果が良かったが，アンピシリン耐性株が増加している現在は，ABPC 単独で髄膜炎の治療を開始するのは無理である．感受性が判明し効果があれば変更するというのが，現在の選択肢であろう．
- 耐性菌のつくりやすさ：β-ラクタマーゼ産生菌と PBP の変異株の増加に伴って耐性菌が増加している．
- 注意するべき副作用：重篤な副作用の報告は少ない．
- 併用禁忌薬：特筆すべき禁忌薬はない．
- その他の特徴：ABPC と同系統のアモキシシリン（AMPC）は ABPC と比較して腸管からの吸収効率が良いため，経口薬では AMPC が頻用されている．
  米国と比較して，投与量の設定が少なめであることには注意が必要である．

緑膿菌に感受性を有するペニシリン（ピペラシリン：PIPC）
- 効果が期待できる菌種：従来の広域ペニシリンでは効力の及ばなかった緑膿菌まで有効範

囲が広がったペニシリン系薬である．エンテロバクターやシトロバクターなどの腸内細菌も有効範囲に含まれる．
- 🔧 耐性菌のつくりやすさ：MIC は良くても殺菌能が弱いことがあるので注意が必要．
- ⚡ 注意するべき副作用：血小板凝集能が低下し，出血傾向を認めることがある．
- ⛔ 併用禁忌薬：メトトレキサートとの併用で，メトトレキサートの排泄が遅れることがあるため，血中濃度のモニタリングが必要である．
- 💡 その他の特徴：ピペラシリンはペニシリン結合蛋白（PBP）-3 に特異的に親和性が高い．PBP-3 は細菌が分裂増殖する際に必要な細胞中核を形成する機能をもっている．このため PBP-3 を阻害すると，細菌はフィラメント化して長く伸びていき，なかなか死滅しない．そのため殺菌能が弱いことになる．そして，薬剤が除去されると再増殖してくる．
一方で，殺菌力が必ずしも良くないことが功を奏し，腸管内細菌叢のバランスを極端に崩さずにすむという利点がある．このため，菌交代現象が誘発されることも少なく，好中球減少時にも比較的長期に使用しやすい．
β-ラクタマーゼ阻害薬のタゾバクタムとの合剤はペニシリン系薬で唯一発熱性好中球減少症（FN）に適応のある薬剤となっている．タゾバクタムはペニシリン分解型のβ-ラクタマーゼだけでなく，セファロスポリナーゼや ESBL に対しても阻害作用を示すことが知られている．世界的にみると，現在最も使用量の多い抗菌薬の一つである．しかし，だからこそ起炎菌を推定することもなしに，「TAZ/PIPC を使っておけばいいか」というような安易な使い方をしないことが重要である．

セフェム系抗菌薬

- ● ペニシリン系薬と同様にペニシリンショックを引き起こすことがある．

第 1 世代セフェム（セファゾリン：CEZ）

- 🎣 効果が期待できる菌種：大腸菌や肺炎桿菌（*Klebsiella pneumoniae*）などのペニシリン分解型のβ-ラクタマーゼ産生菌に対して有効な薬剤であり，殺菌力はその後に開発されたすべてのセフェム系薬のなかで最も優れている．
- 🔧 耐性菌のつくりやすさ：ペニシリン分解型のβ-ラクタマーゼによって加水分解されにくい薬剤である．しかし，エンテロバクターをはじめとする腸内細菌科に属するグラム陰性菌が産生するセファロスポリン分解型のβ-ラクタマーゼには不安定である．これらの細菌に有効な薬剤が開発されて，第 2・第 3 世代とされてきた．
- ⚡ 注意するべき副作用：肝機能障害，腎機能障害に注意．大量投与では好酸球増多症，顆粒球減少症も認められる．
- ⛔ 併用禁忌薬：フロセミドとの併用で腎障害の増強，ワルファリンで出血傾向の増強が認められる．
- 💡 その他の特徴：本薬に感受性のあるグラム陰性桿菌による感染症に対しては，ほかの薬剤で治療を行い効果があっても，本薬に変えることが勧められる．
汚染度の低い手術の術後感染予防で推奨される薬剤である．
β-ラクタム薬一般の性質として，時間依存性薬剤である．

第 2 世代セフェム（セフォチアム：CTM）

- 🎣 効果が期待できる菌種：第 2 世代セフェム系薬の代表的薬剤である．第 1 世代が及ばなかった，クレブシエラ属，エンテロバクター属，シトロバクター属，プロテウス属など腸内細菌科のグラム陰性桿菌に効果が及ぶようになった薬剤である．ただし，嫌気性菌には抗菌力がない．
- 🔧 耐性菌のつくりやすさ：MIC は優れているが殺菌力には乏しい．グラム陽性球菌に対する感受性はあっても抗菌力は強くない．
- ⚡ 注意するべき副作用：肝機能障害，腎機能障害に注意．大量投与では好酸球増多症，顆粒球減少症も認められる．
- ⛔ 併用禁忌薬：フロセミドとの併用で腎障害が

増強することはほかのセフェム系薬と同様である.
- 💡 その他の特徴：β-ラクタム薬一般の性質として，時間依存性薬剤である.

第3世代セフェム（セフピロム：CPR）
- 🢁 効果が期待できる菌種：典型的第3世代はセフォタキシム（CTX）やセフトリアキソン（CTRX）などで，新生児や乳児の大腸菌やインフルエンザ菌性髄膜炎の第1選択薬として小児科医にとってなじみの深い抗菌薬である．近年はペニシリン耐性肺炎球菌（PRSP）の感受性が悪くなっており，これらの薬剤とABPCの併用であっても治療失敗例が報告されている．これらの薬剤は緑膿菌に感受性をもっていない．
　ほぼ同時に開発されたセフタジジム（CAZ）やその後開発されたセフェピム（CFPM）は米国で第4世代とよばれ，エンテロバクターやシトロバクターに対してきわめて優れた感受性を示すと同時に，緑膿菌やセラチアにもある程度良好な感受性を示すことで一線を画している．この2薬剤は発熱性好中球減少症に対して適応を取得している．
- 🔱 耐性菌のつくりやすさ：このように超といえるような広域抗菌薬を長期に使用すれば腸内細菌叢をかく乱し，これらの薬剤に比較的感受性の悪いMRSAや腸球菌による菌交代現象を引き起こす可能性が高くなる．また，近年検出される頻度が高くなっているESBL産生大腸菌・肺炎桿菌・プロテウス属菌も問題となってくる．このため，添付文書には「本剤投与後3日目を目安として，より適正な抗菌薬に切り替えること，7日以上にわたって使用する際にはその理由を明記すること」と注意がなされている．
- ⚡ 注意するべき副作用：第2世代セフェム系薬と大差なし．
- ⊗ 併用禁忌薬：フロセミドとの併用で腎障害の増強はほかのセフェム系薬と同様である．
- 💡 その他の特徴：β-ラクタム薬一般の性質として，時間依存性薬剤である．

セファマイシン型（セフメタゾール：CMZ）
- 🢁 効果が期待できる菌種：第2世代セフェム系薬に分類される場合もあるが，近年話題になっているESBL産生大腸菌・肺炎桿菌・プロテウス属菌にカルバペネム系薬以外で効力が認められる可能性のある薬剤である．
- 🔱 耐性菌のつくりやすさ：肺炎桿菌を除くクレブシエラ，エンテロバクター，シトロバクターには抗菌力が比較的弱いため，腸内細菌叢をかく乱しにくい．
- ⚡ 注意するべき副作用：第2世代セフェム系薬と大差ないが，アルコールを摂取するとアンタビュース作用*（ジスルフィラム様作用）が現れる．これは本薬が有する化学構造に由来する（チオメチル-テトラゾール基）．

　*アンタビュース作用：アセトアルデヒドの分解が遅れ，頭痛，嘔吐，頻脈などをきたす．

- ⊗ 併用禁忌薬：第2世代セフェム系薬と大差なし．
- 💡 その他の特徴：紺野昌俊博士は，一般のグラム陰性桿菌による感染症にはセファゾリンで対応し，セファゾリン耐性を示す大腸菌や肺炎桿菌にはセフメタゾールで治療を行うようにすることを提案している．
　β-ラクタム薬一般の性質として，時間依存性薬剤である．

オキサセフェム系抗菌薬（ラタモキセフ：LMOX）
- 🢁 効果が期待できる菌種：抗菌活性は限りなく第3世代セフェム系薬に近い薬剤である．セファマイシン系薬のセフメタゾール（CMZ）と同様に近年話題になっているESBL産生大腸菌・肺炎桿菌・プロテウス属菌にカルバペネム系薬以外で効力が認められる可能性のある薬剤である．
- 🔱 耐性菌のつくりやすさ：長期に使用すれば腸内細菌叢をかく乱し，比較的感受性の悪いMRSAや腸球菌による菌交代現象を引き起こす可能性が高くなる．
- ⚡ 注意するべき副作用：重篤な副作用の報告は少ない．一時米国で腸内細菌叢によるビタミ

ンKの産生抑制による出血性素因が本薬剤で話題になったが，第3世代セフェム系薬に類する薬剤ではすべてにおいて起こりうる．
- ❌ 併用禁忌薬：特筆すべき禁忌薬はない．フロセミドとの併用で腎障害の増強はほかのセフェム系薬と同様である．
アルコールを摂取するとアンタビュース作用（ジスルフィラム様作用）が現れる．
- 💡 その他の特徴：β-ラクタム薬一般の性質として，時間依存性薬剤である．

ペネム系抗菌薬（ファロペネム：FRPM）
- ⬆ 効果が期待できる菌種：抗菌活性は古典的ペニシリンと類似し，肺炎球菌や化膿連鎖球菌に対して良好な抗菌力を示す．ペニシリン耐性肺炎球菌（PRSP）に対しても効果が期待できる薬剤である．グラム陰性桿菌に対してもある程度は効果があり，ESBL産生菌にも効果が期待できる．
- 🔧 耐性菌のつくりやすさ：基本的には耐性菌をつくりにくいが，適応をよく考えて使用することが重要である．
- ⚡ 注意するべき副作用：肝機能障害，腎機能障害に注意．
問題は，吸収が悪く下痢を生じることが多いことと，乳児では偽膜性腸炎も起こしうることである．
- ❌ 併用禁忌薬：カルバペネム系薬剤（メロペネム，パニペネム・ベタミプロン，イミペネム・シラスタチンナトリウム）との併用によりバルプロ酸の血中濃度が低下し，てんかんの発作が再発することが報告されている．しかし，ファロペネムとカルバペネム系抗菌薬を併用する機会は常識的にないと考えられ，なぜ添付文書に記載があるか不明である．
- 💡 その他の特徴：インフルエンザ菌に対しての感受性は良好とはいえず，PRSPによる感染がほぼ確定した中耳炎，副鼻腔炎，肺炎などがターゲットとなる．β-ラクタム薬一般の性質として，時間依存性薬剤である．

カルバペネム系抗菌薬（メロペネム：MEPM）
- ⬆ 効果が期待できる菌種：エンテロバクターやシトロバクターなどのグラム陰性桿菌に加えて嫌気性菌にも優れた感受性を有する．

小児科医としては，β-ラクタマーゼ産生アンピシリンセフェム耐性のHibによる髄膜炎はセフェム系薬だけでは治療できない例があり，現時点で最も感受性分布の良いメロペネム（MEPM）を初期治療に選択すべきと考える．また，PRSPによる髄膜炎では，やはりペニシリン系薬，セフェム系薬では治療できないことがあり，現時点で感受性分布の最も優れた注射薬であるパニペネム（PAPM）を初期治療に選択すべきと考える．

カルバペネム系薬は日本で開発されたが，残念ながら世界進出できていないため世界標準の治療薬に推奨されていない．しかし，自験例および他施設での経験や論文をみる限り，現時点でこの選択で明らかな治療失敗例はないようである．この意味で，当初期待されたように究極のβ-ラクタム薬としての地位を保っているようである．また，緑膿菌に対する抗菌活性ではドリペネム（DRPM）が良好な抗菌活性を保っており，近年の研究ではほかのカルバペネム系薬およびセフェム系薬の使用量に比較して，DRPMの使用比率が増加することによって，多剤耐性緑膿菌（MDRP）が減少したという報告もある．

結局のところ，初期治療から耐性菌を考慮しなければならない重篤な感染症に対しては初期治療から投与可能であるが，初期には多剤耐性菌を考えなくてもよい通常の感染症においては，より狭領域の抗菌薬により治療を行い，菌交代現象が疑われたら第3世代のセフェム系薬やカルバペネム系薬の投与を考慮するということであろう．

- 🔧 耐性菌のつくりやすさ：多種類のカルバペネム系薬（経口薬も含めて）が市販されるようになり，耐性菌が誘導される可能性をしっかりと考えておくべきである．また，耐性菌の発現も重要であるが，個々の患者においては強力な抗菌活性のため菌交代現象に注意が必要である．

- 注意するべき副作用：カルバペネム系薬であっても，ペニシリンショックを起こすことがある．
  腎機能の低下した人や，高齢者，脳血管障害者，てんかんの素因のある人では，けいれんの頻度が高い．
- 併用禁忌薬：バルプロ酸の血中濃度が低下しけいれんを誘発する可能性がある．バルプロ酸は併用禁忌である．ガンシクロビルとの併用で，けいれんが誘発されることがある．
- その他の特徴：β-ラクタム薬一般の性質として，時間依存性薬剤である．

モノバクタム系抗菌薬（アズトレオナム）

- 効果が期待できる菌種：グラム陰性桿菌が産生する種々のβ-ラクタマーゼに安定であり，MICは優れている．本薬剤はPIPCと同様にPBP3に特異的に親和性が高く，その効果もグラム陰性桿菌に関してはPIPCとよく似ている．細菌はフィラメント化して死滅しにくい．このため，菌交代現象を起こしにくい傾向があり，比較的長期に抗菌薬の投与が必要な疾患で，緑膿菌による菌交代現象を引き起こしたくない患者に対して選択肢となる．一方で，グラム陽性球菌には効力がないことは有名である．
- 耐性菌のつくりやすさ：狭領域にしか作用せず，殺菌力もいま一つということは，菌交代現象を起こしにくいという利点がある．
- 注意するべき副作用：β-ラクタム薬一般に共通のペニシリンショックなどを認める．フロセミドとの併用で腎障害の増強もほかのβ-ラクタム薬と同様である．
  本剤による副作用で最も多いものの一つに好酸球増多症があり，投与局所の疼痛も多い．
- 併用禁忌薬：特筆すべき禁忌薬はない．
- その他の特徴：β-ラクタム薬一般の性質として，時間依存性薬剤である．

キャンディン系抗真菌薬—1,3-β-D-グルカン合成に関わる酵素の阻害（ミカファンギン：MCFG）

- 効果が期待できる菌種：アスペルギルス症，カンジダ症（とくにアゾール系抗真菌薬に耐性となったカンジダにも効果が期待できる）が適応である．しかし，クリプトコッカス属には効果がない．Candida glabrataやC. kruseiに対してはやや耐性率が高いが，10％以内という報告がある．
- 耐性菌のつくりやすさ：C. guilliermondiiの耐性頻度は高い．また菌種とC. parapsilosisの耐性は一次耐性と考えられている．耐性菌は基本的につくりにくい．
- 注意するべき副作用：ヒトには存在しない1,3-β-D-グルカンの合成を阻害する薬剤であるため選択毒性が高く，副作用は少ないが，血液障害（白血球減少，好中球減少），溶血性貧血（血管内溶血を含む），血小板減少が現れることがある．
- 併用禁忌薬：添付文書上注意すべき併用薬はない．
- その他の特徴：造血幹細胞移植患者におけるアスペルギルス症とカンジダ症の予防に適応がある．

おわりに

- ヒトの体は元来無菌ではなく，細菌と共存して生きている存在であることをよく理解しておくことが，抗菌薬を使用するうえで重要である．本文中にも何度もふれたが，細菌培養検査で検出された細菌が，ただ存在しているだけの細菌なのか，感染症を引き起こしている原因菌なのかをよく吟味して抗菌薬の投与を検討する必要がある．かつて，セフェム系抗菌薬の膨大な消費に伴ってMRSAが蔓延してしまったことを忘れてはならない．
- 本項の内容は，紺野昌俊著『紺野昌俊の抗菌薬療法の考え方．第2巻 追加改訂版 薬剤特性から考える抗菌薬療法』（大阪：ミット；2006）に述べられていることと，直接お聞きしたことからなっている．詳細についてはぜひ原著を参照されたい．この場を借りて紺野昌俊先生に深謝いたします．

薬剤索引

一般名，販売名，治療薬を含む．

あ

亜鉛華軟膏	36, 127
アクアチム®軟膏	134, 182, 183
アクロマイシン®軟膏	134
アザチオプリン	11
アシクロビル	24, 166, 167, 175, 176
アジスロマイシン	24, 74, 94, 160, 184, 253
アシテア®ダニ舌下錠	213
アズトレオナム	313
アズノール®軟膏	36
アスピリン	11, 53
アスベリン®	54
アセトアミノフェン	27, 31, 53, 103, 174, 175, 196, 224
――最高血中濃度到達時間	295
――坐剤の溶出率	293
アゼプチン®	139
アゼラスチン塩酸塩	139
アゾール系抗真菌薬	307
アダパレン	151
アドエア®ディスカス	82
アドソルビン®	124, 280
アトモキセチン	106, 108
アドレナリン吸入	77
アドレナリン筋注	270-272, 274
アミティーザ®	118
アミトリプチリン	103, 104
アミノグリコシド系抗菌薬	242, 303
アミノピリン	11
アミノフィリン	6
アムホテリシンB	177, 306
――リポソーム製剤	307
アメジウムメチル硫酸塩	110
アモキシシリン	24, 93, 182, 183, 196, 197, 203, 207, 309
――味・におい	292
アモキシシリン・クラブラン酸	160, 180
アモバン®	231
アラミスト®点鼻液噴霧用	234
アルギン酸ナトリウム	228
アルベカシン	303
アレグラ®錠・ドライシロップ・OD錠	37, 131, 139, 153, 234, 282
アレジオン®錠・ドライシロップ	37, 131, 139, 164, 234, 282
アレロック®顆粒・錠・OD錠	37, 131, 139, 234, 274
アローゼン®	118
アンテベート®軟膏	153
アンピシリン	207, 309
アンピシリン・スルバクタム	161, 180
アンヒバ®坐剤	174, 175
アンブロキソール塩酸塩	28, 55

い

イソジン®	172
イソジン®ガーグル液	57
イナビル®	61
イブプロフェン	27, 31, 53, 103, 174, 175, 196
イミグラン®点鼻薬	103
インタール®吸入液	84
インデラル®	111

う

ヴィーン®F輸液	216
ウレパール®クリーム	127

え

エスタゾラム	231
エソメプラゾールマグネシウム水和物	227, 228
エチゾラム	231
越婢加朮湯	235
エネーボ®	254
エピナスチン塩酸塩	7, 131, 139, 164, 282
エピネフリン注	275
エリザス®点鼻粉末噴霧用	234
エリスロマイシン	94
エリミン®	231
エルゴタミン	6
エレトリプタン臭化水素酸塩	103, 104
エレンタール®	254
塩酸フェニルプロパノールアミン	16
エンペシド®クリーム・腟錠	184

お

オーグメンチン®配合錠	160, 180
オキサセフェム系抗菌薬	311
オキサゾリジノン系抗菌薬	305
オキサトミド	8, 131, 139
オキシコナゾール硝酸塩クリーム・腟錠	184
オキシテトラサイクリン	134
オキナゾール®クリーム・腟錠	184
お薬じょうず服用ゼリー®	280
おくすり飲めたねチョコレート味®	280
オゼックス®細粒小児用・錠	69, 184
オゼノキサシンローション	151
オセルタミビルリン酸塩	61, 62
オノン®カプセル・ドライシロップ	80, 211, 234
オメプラール®	228
オメプラゾール	228
オメプラゾン	228
オラペネム®細粒	208
オルベスコ®インヘラー	82
オレキシン受容体拮抗薬	231
オロパタジン塩酸塩	131, 139, 274
オンダンセトロン	124

か

過酸化ベンゾイル	151
ガスター®散・錠・D錠	225
かぜ薬	13, 17, 52
――FDAによる勧告	48
――有効性と安全性	48
カチリ	36
葛根湯	71, 72
活性型ビタミンD	40
活性型ビタミンD_3外用薬	171
加味逍遙散	238
カラミンローション	147, 149
カルバペネム系抗菌薬	90, 242, 312
カルベジロール	246
カルベニン®	180
カルボシステイン	28, 54, 207
カロナール®原末・細粒・錠	103, 174, 175, 224

項目	ページ
浣腸	32, 116
甘麦大棗湯	263, 268
漢方薬	235, 238, 262
起立性調節障害	111

き

項目	ページ
気管支拡張薬	57, 275
キサンチン製剤	99
キシロカイン®ビスカス	174
キヌプリスチン・ダルホプリスチン	305
キノロン系抗菌薬	242, 302
キプレス®細粒・錠・チュアブル錠	81, 234, 283
キャンディン系抗真菌薬	313
吸着薬	35
去痰薬	29

く

項目	ページ
クアゼパム	231
クラバモックス®小児用配合ドライシロップ	160, 180, 204
クラフォラン®	180
クラリシッド®	67
クラリス®錠・ドライシロップ	67, 81, 184
クラリスロマイシン	67, 74, 121, 184, 303
味・におい	292
後発薬	67
苦味対策	279
クラリチン®錠・ドライシロップ・レディタブ錠	37, 131, 139, 234, 282
グランダキシン®細粒	238
グリコペプチド系抗菌薬	308
グリセリン浣腸	32, 116
クリンダマイシン	94, 151, 160, 161, 305
グルタルアルデヒド	171
クロトリマゾールクリーム・腟錠	184
クロラムフェニコール	10, 134, 304
クロルフェニラミンマレイン酸塩	55
クロルプロマジン	11
クロロマイセチン®軟膏	134

け

項目	ページ
経腸栄養剤	254
ケイツー®シロップ	38
下剤	118

項目	ページ
ケトチフェンフマル酸塩	8, 131, 139, 213
ケナコルト®	235
ケナログ®口腔用軟膏	174
ケニセフ®静注用	185
解熱薬	27, 99
ケフラール®	181
ケフレックス®	181
ケミカルメディエーター受容体拮抗薬	233
ケミカルメディエーター遊離抑制薬	233
ゲンタシン®軟膏	134, 182, 183
ゲンタマイシン硫酸塩	4, 134, 182, 183, 303

こ

項目	ページ
抗アレルギー点眼薬	192
抗アレルギー薬	7, 282
広域ペニシリン	309
抗菌点眼薬	192, 193
抗菌薬	240, 300
抗てんかん薬	99, 254
後発医薬品への切り替えに関する提言	293
抗ヒスタミン薬	8, 29, 55, 99, 137, 220, 233
剤形	294
第2世代──	139
鎮静性の分類	273
脳内ヒスタミンH_1受容体占拠率	220
抗不安薬	238
抗プラスミン薬	56
抗ロイコトリエン薬	81, 82
コキシブ系薬剤	225
コデインリン酸塩	53
コリスチン	306
五苓散	124, 263
坐剤のつくり方	264
コロネル®	118
コンサータ®	106, 107
コンバントリン®錠・ドライシロップ	188

さ

項目	ページ
柴胡加竜骨牡蛎湯	238
柴胡桂枝湯	238, 263
ザイザル®シロップ・錠	37, 56, 131, 204, 234
サクシゾン®静注	274

項目	ページ
ザジテン®カプセル・シロップ・ドライシロップ	131, 139
サトウザルベ®	127
ザナミビル水和物	61, 62
サリチルアミド	57, 58
サリチル酸	171
サリチル酸絆創膏	172
サワシリン®細粒	182, 183
酸化マグネシウム	117
酸分泌抑制薬	227
サンホワイト®	127

し

項目	ページ
ジアゼパム	98, 253
刺激性下剤	117
ジゴキシン	6
ジゴシン®エリキシル	20
ジスロマック®	94, 160, 184, 253
シナジス®	217
ジヒドロコデインリン酸塩	54
ジピリダモール	11
シプロヘプタジン塩酸塩水和物	56, 103, 104
収斂薬	35
消炎鎮痛解熱薬	53
小建中湯	262, 263
生薬・方剤・効能効果	265
硝酸銀水溶液	172
小青竜湯	235
止痢薬	35, 124
ジルテック®錠・ドライシロップ	56, 131, 139
シングレア®細粒・錠・チュアブル錠	83, 234, 283
浸透圧下剤	116, 117
真武湯	235

す

項目	ページ
睡眠導入薬	231
減量方法	232
スクラルファート	228
ステロイド外用薬	147, 149
スプレー	147
ランク	128
ローション	147, 149
ステロイド点眼薬	193
ステロイド薬	4, 69, 138
ストラテラ®	106, 107
ストレプトグラミン系抗菌薬	305
ストレプトマイシン	303
スピール膏®M	170, 171

スピロペント®錠	82	
スペクチノマイシン塩酸塩水和物	185, 303	
スボレキサント	231	
スマトリプタン	103	
スミスリン®シャンプー・パウダー	169	
スルファジアジン	134	
スルファメトキサゾール・トリメトプリム(ST合剤)	8, 179-181, 306	

せ

整腸薬	35, 124
制吐薬	124
ゼスラン®	139
セチリジン塩酸塩	56, 131, 139
セディール®錠	238
セファクロル	181
セファゾリン	310
セファマイシン	311
セファレキシン	181
味・におい	292
セファロスポリン系抗菌薬	87, 88
セフェピム	311
セフェム系抗菌薬	242, 310
セフォジジムナトリウム	185
セフォタキシム	161, 179, 180, 311
セフォチアム	310
セフカペンピボキシル塩酸塩水和物	203, 208, 279
セフジトレンピボキシル	179, 180, 182, 183, 203, 208
セフジニル	134
セフゾン®細粒	134
セフタジジム	311
セフテラムピボキシル	203, 208
セフトリアキソンナトリウム水和物	94, 179, 180, 185, 196, 197, 255, 311
セフピロム	311
セフメタゾール	311
セフメノキシム塩酸塩点眼薬	192
セフロキシム	161
セルシン®	98
セルテクト®錠・ドライシロップ	131, 139
セレコキシブ	225
セレコックス®錠	225
セレニカ®R	103
センナ	118

そ

総合感冒薬	48, 57
創傷被覆材	140
ゾピクロン	231
ゾビラックス®顆粒・軟膏	175
ゾフラン®	124
ソメリン	231
ソリタ®-T1号輸液	214, 216
ソリタ®-T配合顆粒2号	123, 254
ソリタ®-T配合顆粒3号	123, 254
ソルデム®1輸液	216
ゾルピデム	231
ソル・メドロール®静注用	272

た

ダーゼン®	13
第1世代抗ヒスタミン薬	211
第2世代抗ヒスタミン薬	7, 37, 131
鎮静性	213
ダイアップ®	98, 253
耐性ブドウ球菌用ペニシリン	309
タクロリムス	129, 130
タケプロン®カプセル・OD錠	225, 228
タミフル®	61
ダラシン®	160
タリオン®錠	139, 234
ダルメート®	231
タンドスピロンクエン酸塩	238
タンナルビン®	124
ダン・リッチ®	15

ち

チニダゾール®錠	184
チペピジンヒベンズ酸塩	28, 54
中枢性鎮咳薬	28
鎮咳去痰薬	53
鎮咳薬	28

つ

ツインライン®	254
ツロブテロール	57

て

ディレグラ®配合錠	234
テオドール®錠	82
テオフィリン	6, 82, 99
――徐放剤	25
デカドロン®	138
デカドロン®エリキシル	78
デカリニウム塩化物トローチ	57
デキサメタゾン	74, 78, 164
デキサルチン口腔用軟膏	174
デキストロメトルファン臭化水素酸塩水和物	49, 54
テグレトール®	19
鉄剤	8
テトラサイクリン系抗菌薬	10, 134, 242, 304
デパケン®	103
デパス®	231
テビペネムピボキシル	203, 208, 244
デポステロイド	235
テラマイシン®軟膏	134
テラジア®パスタ	134
テラナス®	103, 104
デルモベート®軟膏	153
テレミンソフト®	116, 117
天然型ビタミンD	40
天然ケイ酸アルミニウム	280
点鼻用血管収縮薬	234

と

ドキシサイクリン	245, 304
トコフェロールニコチン酸エステル	164
トスフロキサシントシル酸塩水和物	69, 75, 184, 244, 302
トフィソパム	238
トミロン®細粒	208
ドラール®	231
トラネキサム酸	56
トラベルミン®	113
トランサミン®	56
トリアゾラム	231
トリプタノール®	103, 104
トリプタン製剤	31, 104
ドリペネム水和物	312
ドルミカム®	98, 255
トロビシン®筋注用	185
ドンペリドン	34, 103, 124
頓用解熱薬	27

な

ナウゼリン®坐剤・錠・ドライシロップ	34, 103, 124
製剤の特徴	289
ナジフロキサシンクリーム・軟膏・	

ローション 134, 151, 182, 183	工」) 127	プロプラノロール塩酸塩 110, 246
ナゾネックス®点鼻液 234	ビオフェルミン® 35, 124	プロペト® 127, 130, 157
	ビカーボン® 216	フロモックス®細粒・小児用細粒
に	ピコスルファート 117	208, 279
ニトラゼパム 231	ビサコジル坐剤 116, 117	フロリード®ゲル経口用 177
ニポラジン® 139	ヒスタミンH₁受容体拮抗薬 275	分泌性下剤 118
ニメタゼパム 231	非ステロイド性抗炎症薬(⇨NSAIDs)	
	ビタミンD 39	**へ**
ね	ビタミンK 38	
ネキシウム® 228	ビタミンK₂シロップ 39	ベストロン®点眼用 192
粘液修復薬 29	鼻噴霧用ステロイド薬 234	ペニシリンG 94
粘膜潤滑薬 29	ピペラシリン 309	ペニシリン系抗菌薬 242, 300, 309
	非ベンゾジアゼピン系睡眠導入薬	ベネトリン®吸入液 274, 275
の	231	ペネム系抗菌薬 312
ノイチーム® 14	ヒルドイド®ソフト	ヘパリン類似物質外用スプレー0.3%
ノイラミニダーゼ阻害薬 60, 61	127, 130, 157, 164	「日医工」 127
ノルフロキサシン 121, 302	ヒルドイド®ローション 127, 157	ベポタスチンベシル酸塩 139
	ビンクリスチン 11	ペラミビル水和物 61, 62
は		ペリアクチン® 56, 103, 104
白色ワセリン 127	**ふ**	ベルソムラ® 231
バクタ® 160, 180, 181	ファムシクロビル 167	ベンザリン® 231
バクトラミン® 8, 160	ファモチジン 225	ベンジルペニシリンベンザチン 309
破傷風トキソイド 161	ファロペネム 312	ベンゾジアゼピン系抗不安薬 238
パスタロン®ソフト 127	ファンギゾン®シロップ 177	ベンゾジアゼピン系睡眠導入薬
パセトシン®細粒 182, 183	フェキソフェナジン塩酸塩	231, 232
パニペネム・ベタミプロン 180	131, 139, 213, 282	
パモキサン® 188	フェニトイン 4, 10, 25	**ほ**
パモ酸ピランテル 188	フェノトリン 169	ボアラ®軟膏 164
パモ酸ピルビニウム 188	フェノバール® 254	膨張性下剤 118
バラシクロビル塩酸塩	フェノバルビタール 99, 254	ホクナリン®テープ・ドライシロップ
166, 167, 175, 176, 279	フシジン酸ナトリウム 134	57, 81, 84
パリエット® 228	フシジンレオ®軟膏 8, 134	製剤の特徴 291
パリビズマブ 217	プソイドエフェドリン 58	保湿薬 126, 127
ハルシオン® 231	ブプレノルフィン 255	ホスホマイシン 35, 121, 134, 307
バルトレックス®顆粒・錠 176, 279	フラジール®腟錠・内服錠 184	ホスミシン®ドライシロップ 134
バルプロ酸 99, 103	フラジオマイシン 303	ボスミン®外用薬・注 78, 275
パルミコート®吸入液・タービュヘ	プランルカスト水和物 211	補中益気湯 238
イラー 80, 81, 83	プリンペラン® 124	ポビドンヨード 57
バレリン® 103	プルカロプリド 117	ポララミン® 55
ハロキサゾラム 231	フルコナゾール 307	ポララミン®静注 274
半夏厚朴湯 238	プルゼニド® 118	ポリエチレングリコール 117
半夏瀉心湯 238	フルタイド®ディスカス 82	ポリエン系抗真菌薬 306
半夏白朮天麻湯 111	フルニトラゼパム 231	ポリカルボフィルカルシウム 118
バンコマイシン 242, 308	ブルフェン®顆粒・錠 103, 174, 175	ポリフル® 118
	フルラゼパム塩酸塩 231	ポリペプチド系抗菌薬 306
ひ	フルルビプロフェン 11	
ビーソフテン®スプレー(⇨ヘパリン	ブレオマイシン 171	**ま**
類似物質外用スプレー0.3%「日医	プレドニン® 153	マイスリー® 231
	プロスタグランジン(PG) 11, 27	麻黄湯 71, 72, 235, 262, 263, 267, 268
	ブロチゾラム 231	麻黄附子細辛湯 235
	プロトピック® 129, 130	麻杏甘石湯 72
	プロトンポンプ阻害薬(PPI) 227, 228	

マクサルト®		103
マクロライド系抗菌薬		6, 242, 303
マスト細胞安定薬		233
マルツエキス		117

み

ミカファンギン	313
ミグシス®	103, 104
ミコナゾール	177
ミダゾラム	98, 255
ミダフレッサ®	98
ミティキュア®ダニ舌下錠	213
ミドドリン塩酸塩	110
ミノサイクリン塩酸塩	184
ミノマイシン®顆粒・錠・点滴静注用	69, 184
ミヤBM®	35
ミルメーク®	279

む

ムコソルバン®錠・シロップ・ドライシロップ	19, 28, 55
ムコダイン®錠・シロップ・ドライシロップ	28, 54, 81, 204, 207, 208
プラセボシロップとの二重盲検比較試験	55

め

メイアクトMS®小児用細粒	180, 182, 183, 204, 208
メキタジン	139
メジコン®	19, 54
メチシリン	309
メチルフェニデート徐放性製剤	106, 107
メトクロプラミド	124
メトリジン®	111
メトロニダゾール	94
メトロニダゾール腟錠・内服錠	184
メナテトレノン	38
メフェナム酸	53
メプチン®吸入液	275
メベンダゾール®錠	188
メラトニン受容体作動薬	231
メロペネム	312

も

モサプリドクエン酸塩水和物	228
モノバクタム系抗菌薬	313
モンテルカストナトリウム	283

ゆ

ユーロジン®	231
ユナシン®-S	180
ユベラ®顆粒	163

よ

葉酸	41
幼児用PL®配合顆粒	57
ヨクイニンエキス	170, 171
抑肝散	238

ら

ラキソベロン®	117, 118
ラクツロース	117
ラクテック®	216
ラコール®	254
ラセミ化アドレナリン	78
ラタモキセフ	311
ラックビーR®散	
牛乳アレルギー児	35
ラックビー®微粒N	35
ラニナミビルオクタン酸エステル水和物	61, 62
気道攣縮	63
ラピアクタ®	61
ラベプラゾールナトリウム	227, 228
ラメルテオン	231
ランソプラゾール	225, 228

り

リザトリプタン	103
リスペリドン	37, 108
リスミー®	231
リズミック®	111
六君子湯	228
リドカイン	174
リナクロチド	118
リネゾリド	305
リファジン®	94
リファマイシン系抗菌薬	302
リファンピシン	94, 302
苓甘姜味辛夏仁湯	235
リルマザホン塩酸塩	231
リレンザ®	61
リンコサミド系抗菌薬	305
リンデロン®シロップ	84

る

ルビプロストン	118

れ

レペタン®	255
レボセチリジン塩酸塩	56, 131
レミケード®点滴静注用100	
川崎病	46
レルパックス®	103, 104
レンドルミン®	231

ろ

ロイコトリエン受容体拮抗薬(⇨抗ロイコトリエン薬)	233
ロキソニン®細粒・錠	225
ロキソプロフェン	225
ロセフィン®静注用・点滴静注用	94, 180, 185, 255
ロゼレム®	231
ロヒプノール®	231
ロフェコキシブ	225
ロペミン®	124
ロペラミド塩酸塩	124
ロメリジン塩酸塩	103, 104
ロラタジン	7, 131, 139, 213, 282
ロラメット®	231
ロルメタゼパム	231

わ

ワイドシリン®細粒	204, 207, 208

数字 ギリシャ

5-FU	171
β_2刺激薬	272, 275
β-ラクタム系抗菌薬	90, 242, 308

A B N

antihistamin/decongestant combination(ADC)	48
Baby D®	40
NSAIDs	129, 225
副作用	225
ライ症候群	27

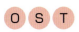

OD錠（口腔内崩壊錠） 272, 283, 290	OROS®（osmotic controlled release oral delivery system） 106	ST合剤 8, 179-181, 306
	OS-1 123	Th2サイトカイン阻害薬 233
	SPトローチ® 57	

用語索引

あ

アクアポリン（AQP）	263
アクネ菌	150
アシネトバクター属	306
アストグラフ法	84
アスピリン喘息	226
アスペルギルス	306
アスペルギルス症	313
アセトン血性嘔吐症	33
あせも（⇒汗疹）	
アタマジラミ	169
アデノイド切除術	203
アデノウイルス	93, 120
迅速抗原検査	92
アデノウイルス結膜炎	190, 192
アテレクタシス	203
アドヒアランス	2, 12
アトピー性皮膚炎	36, 126
アドレナリン吸入療法	77
アドレナリン反転	37
アナフィラキシー	269
診断基準	270
じんま疹	137
臨床所見	138
アナフィラキシーショック	269
アフタ性口内炎	173, 174
アフタ様潰瘍	174
アルギン酸塩	142, 144
アレルギー性結膜炎	190
アレルギー性鼻炎	211, 233
アンタビュース作用	311, 312

い

イーグル効果	91
イオン飲料	215
意識障害を惹起する薬剤	9

易刺激性	108
医師の裁量権	248
異常行動	62
胃食道逆流症（GERD）	227
イチゴ舌	86
一次性頭痛	30
一過性・短期不眠	231
一般名処方	18
遺尿	180
遺糞	114
イムノカード法	68
医薬品添付文書	46
授乳	258
医薬品の特許	24
医薬品の臨床試験の実施の基準に関する省令（GCP）	15
医薬品副作用被害救済制度	247, 249
医薬品名	18
医薬部外品	38
医薬分業	42, 43
咽後膿瘍	77
インタビューフォーム	46, 52
咽頭炎	86
インフルエンザ	263
抗ウイルス薬	60
重症化	62
麻黄湯	267
予防投与	64
インフルエンザ菌	243
耐性菌分離率	243
インフルエンザ脳症	62
インペアード・パフォーマンス	211, 213

う

ウイルス性胃腸炎	120, 122
ウイルス性咽頭炎	93
ウイルス性腸炎	214

ウエスト症候群	8
ウェット療法	140
ウェルチ・アレン耳鏡	211
うつ病	237, 238
――傾向を惹起する薬剤	9
運動誘発性喘息	84

え

液剤	295
液体窒素凍結治療	170
エクリン汗腺	149
壊死性筋膜炎	86
エナンチオマー	56
エモリエント	156, 157
塩	295
遠隔診療	2
塩化リゾチーム	14
炎症性腸疾患	33
エンテロウイルス	93
エンテロバクター	310

お

黄色ブドウ球菌	34, 133, 182
嘔吐	33, 123, 263
横紋筋融解症	6
お薬手帳	42
震災時	43
おしゃれ障害	153, 154
オセルタミビル耐性ウイルス	61-63
おとな飲み	280, 281
オフラベルユース（⇒適応外使用）	46
オンデマンド療法	228, 229
温冷交互浴	163

か

外陰炎	183

咳嗽	27	
咳嗽抑制	28	
化学熱傷	153	
過活動膀胱	180	
核黄疸	9	
角化異常	150, 151	
鵞口瘡	177	
かぜ薬の副作用	17	
かぜ症候群	13, 26, 52, 71, 263	
肩こり	224	
化膿性連鎖球菌	133	
痂皮性膿痂疹	133	
過敏性腸症候群	33, 119	
下部食道括約筋(LES)	227	
カプセル剤	290, 295	
花粉症	233	
カポジ水痘様発疹(症)	129, 175	
顆粒剤	290, 295	
過量投与	47	
川崎病	26, 53	
環境調整	106	
眼瞼結膜	190	
眼瞼腫脹	191	
眼脂	190	
カンジダ(症)	184, 306, 313	
カンジダ性外陰炎	183	
感受性菌	67	
肝障害を惹起する薬剤	11	
汗疹	137, 148	
乾性咳嗽	27, 28	
感染性胃腸炎	33	
汗腺膿瘍	149	
感染フォーカス	241	
感染予防	167	
乾燥肌	156	
浣腸	32, 116	
眼痛	191	
カンピロバクター	34	
カンピロバクター胃腸炎	121	
陥没呼吸	70	
顔面縫合	161	

き

規格単位	18	
気管支喘息	79, 80	
疑義照会	20	
寄生虫卵検査	186	
気道可逆性試験	83	
気道過敏性試験	84	
気道・食道異物	28, 77	
亀頭包皮炎	182	
気道攣縮	63	
機能的便貯留型便秘(FFR)	115	
偽膜性腸炎	305, 312	
救急処置物品	275	
球結膜浮腫	191	
吸収	3	
急性胃腸炎	31, 120	
急性出血性結膜炎	192	
急性腎盂腎炎	178	
急性じんま疹	136	
急性中耳炎	195, 201	
日本外来小児科学会抗菌薬適正使用ワーキンググループのガイドライン	197	
急性虫垂炎	35	
急性乳様突起炎	196	
急性鼻副鼻腔炎	206	
眼窩内合併症	210	
治療アルゴリズム	207, 209	
米国ガイドライン改訂版	208	
牛乳アレルギー(⇨ミルクアレルギー)		
狂犬病	159	
蟯虫	186	
蟯虫卵	187	
虚証	262	
巨大尿管	180	
起立性調節障害	110	
起立直後性低血圧	111	
禁忌	47	
菌交代現象	177, 311	
金属アレルギー	154	
筋肉痛	224	

く

クーリング	27	
くすりいやいやスパイラル	286	
クラミジア	183, 184	
クラミジア感染症	28	
クラリスロマイシン少量長期投与療法	203, 204	
クリーム	128	
クリーンキャッチ法	179	
クリプトコッカス髄膜炎	307	
クループ	76	
重症度	77	
くる病	40	

け

経過措置	14	
経口バイオアベイラビリティ	259	
経口補水液(ORS)	34, 123, 215, 254	
経口補水(液)療法(ORT)	34, 123, 214	
警告	47	
経静脈輸液療法	124	
痙性クループ	77	
けいれん	96	
かゆみ止め	220	
惹起する薬剤	9	
けいれん重積	97	
けいれん性咳嗽	28	
けいれん誘発	8	
劇症型GAS感染症	86, 90	
血圧低下	270	
血管性浮腫	77	
血管迷走神経性失神	111	
血小板障害を惹起する薬剤	11	
結晶レジボア構造	24	
血中濃度-曲線下面積(AUC_t)	23	
結膜炎	189	
結膜下出血	190	
下痢	34, 120, 123	
ゲル化剤	177	
健康保菌者	90	
検証的試験	53	
原則禁忌	47	
犬吠様咳嗽	27, 28, 76	

こ

肛囲検査法	187	
効果	52	
効果的な処方	289	
効果判定	26	
抗菌薬	240, 300	
作用機序による分類	301	
適正使用	240	
口腔カンジダ症	177	
口腔内崩壊錠(OD錠)	272, 283, 290	
抗原検出法	68	
咬傷	159	
予防的抗菌薬	160	
甲状腺機能異常	236, 237	
口唇ヘルペス	176	
高張性脱水	214	
公的医療保険制度	42	
喉頭蓋炎	77	
行動療法	106	
口内炎	173	
高熱	27	
更年期障害	236, 237	
効能・効果	47, 52	
後発医薬品(⇨ジェネリック医薬品)	22	
後発医薬品使用体制加算	25	
後鼻漏	28	

効用	52
抗ロイコトリエン薬	81, 82
呼吸困難	272
固形製剤	295
骨髄穿刺	272
粉薬	290, 295
コバスライド法	178
鼓膜換気チューブ留置術	203, 205
コリン性じんま疹	136

さ

細気管支炎	70, 74
細菌性胃腸炎	120, 121
細菌性気管炎	77
細菌尿	178
剤形	18, 289
最高血中濃度到達時間	295
最高血中濃度（C_{max}）	23, 242
最小発育阻止濃度（MIC）	5, 241, 300
在宅医療	251, 253
医師と薬剤師の連携	252
細胞質膜機能阻害薬	302, 306
細胞壁合成阻害薬	300, 302, 307
細粒	295
味・におい	292
坐剤	290
痤瘡	150
ざらつき	279
サルモネラ	34
サルモネラ感染症	121
散剤	278, 280, 284, 290, 295
酸素投与	271
サンタン	147
サンバーン	147

し

シェーピング法	285
ジェネリック医薬品	22, 291
ジェネリック医薬品品質情報検討会	22, 23
紫外線の照射量	148
歯牙黄変	10, 304
時間依存性抗菌薬	242
耳管機能障害	201
色素沈着（日やけ）	147
子宮頸管炎	183
シクロオキシゲナーゼ（COX）	27
持続効果（作用）（PAE）	241, 242, 300
耳痛	196
湿潤療法	140, 141
実証	262, 263

湿疹	156
湿性咳嗽	27, 28
シトロバクター	310
市販薬（⇨OTC）	48, 59
自閉スペクトラム症（ASD）	37, 106, 263
しもやけ（⇨凍瘡）	
充血	189
重症心身障害児	251
出血斑	137
受動喫煙	28
授乳中の薬	257
主要症候と薬物療法	26
証	262
小アフタ	173, 174
漿液性線維素性眼脂	190
消化性潰瘍	225
――の予防	4
猩紅熱	86, 87
錠剤	290
消毒	140
承認取消	14
上薬	268
生薬	264
初回通過効果	3
食物アレルギー	271
ショック	272
処方開示	43
徐放剤	25
処方箋の記載ルール	18
耳漏	196
シロップ剤	278, 290
新GCP	15
心因性咳嗽	28
腎盂腎炎	180
新型インフルエンザパンデミック	62
神経管閉鎖障害	41
心原性ショック	272
人工呼吸器	252, 253
滲出性紅斑	163
滲出性中耳炎	201
診療アルゴリズム	202
腎障害を惹起する薬剤	11
尋常性疣贅	170
心身症	236, 237
腎シンチグラフィー	181
新生児ビタミンK欠乏性出血症	39
新生児涙嚢炎	192
真性包茎	182
迅速抗原検査	90, 92
A群連鎖球菌	90, 92
アデノウイルス	92
慎重投与	47

腎尿路奇形	178
腎膿瘍	178
心肺蘇生	271
じんま疹	36, 136

す

膵障害を惹起する薬剤	11
水腎症	180
錐体外路症状	34
水痘	165, 166
水痘・帯状疱疹ウイルス（VZV）	165
水痘ワクチン	167
帯状疱疹予防	168
水毒	263
水疱性膿痂疹	133
髄膜炎菌（*Neisseria meningitidis*）	94
睡眠時間短縮	231
水薬	296
水和物	295
頭蓋内出血	39
スギ花粉症	213
梳き櫛	169
スキンケア	126, 127, 156
頭痛	30, 31, 224
頭痛ダイアリー	105
スティーブンス-ジョンソン症候群	133, 188, 306
ステロイド全身投与	78
ステロイドレスポンダー	193
スポーツドリンク	123
スモールステップ	285

せ

製剤特許	24
生体内利用率	3
性的虐待	183, 185
製品名	18
製法特許	24
セーフティーキャップ®	297
脊髄後根神経節	165, 166
舌下免疫療法	213
赤血球障害を惹起する薬剤	10
接触蕁麻疹	154
接触皮膚炎	133, 153
切迫排尿	180
セラペプターゼ	13
前兆のない片頭痛	102
穿通創	160
先発医薬品	22
喘鳴	81

そ

相互作用	47
早産児	38
パリビズマブ	217
創傷	140, 144
創傷被覆材	140
相対的乳児投与量（RID）	259
早朝覚醒	231
掻破行動	158
瘙痒	36
組成・性状	47

た

第2世代抗ヒスタミン薬	139
大アフタ	173, 174
体位性頻脈症候群	111
第三者委員会	249
胎児動脈管閉鎖	226
帯状疱疹	167, 168
帯状疱疹後神経痛（PHN）	167
苔癬化	153
大腸菌	182
タキフィラキシー	112
多剤耐性緑膿菌（MDRP）	312
多成分薬剤	266, 267
脱水	34, 122, 214, 215
ダニ感作	79
単純型熱性けいれん	96
単純ヘルペスウイルス（HSV）	93, 176
単純ヘルペス・帯状疱疹・水痘	133
胆道閉鎖	38
蛋白結合率	4, 258, 259
蛋白合成阻害薬	302, 303

ち

恥垢	182
腟炎	183, 187
チック	107
チトクローム P-450（CYP）	6
チャイルドレジスタンス（CR）容器	296
チャイルドロック	296
チュアブル錠	283
注意欠如多動症（ADHD）	106
中間尿	179
虫刺症	133, 137
虫垂炎	32, 187
中途覚醒	231
腸炎ビブリオ	34
腸管出血性大腸菌	34, 121
O157 感染症	307
腸管通過時間	115
腸管通過遅延型便秘（STC）	115
長期管理薬	83
腸重積症	32
貼付剤	128, 291
聴力毒性	306
直腸拡大	114
直腸コンプライアンス	119
治療のターゲット行動	106
治療薬物モニタリング（TDM）	242, 303, 305, 308

つ

ツァンク試験	173, 175

て

手足口病	173
低カルシウム血症	40
低形成腎	180
低張液	216
低張性脱水	214
剃毛刺激皮膚炎	154
適応外使用	46, 246
裁判例	247
摘便	116
てんかん	254
電子カルテ	21
点状出血	86
伝染性軟属腫	171
伝染性膿痂疹	8, 86, 129, 133, 172
点滴	255
天然保湿因子	156
添付文書	46
電話指示	255

と

トイレトレーニング	115
糖衣錠	295
凍瘡	162
等張液	216
等張性脱水	214
疼痛緩和	255
導尿	179
投薬	284
登録医師	107
登録薬剤師	107
トークン・エコノミー法	287
毒素性ショック様症候群（TSLS）	86, 87
とびひ（⇒伝染性膿痂疹）	
トポイソメラーゼ IV	302
ドライシロップ	290
味・におい	292
トラコーマ鑷子	172
ドラッグ・ラグ	248, 250
トリコモナス	183, 184
ドレッシング材	140, 141
レセプト	143

な

内因性物質	9
中村氏汗疹剤	149
難聴	201, 205, 303

に

苦味	279
にきび（尋常性痤瘡）	150
二次性乳糖不耐症	34
日光浴	40
ニットピッカーコーム	169
日本薬局方	295
乳児肝炎	38
乳児ビタミン K 欠乏性出血症	39
乳頭	190
入眠障害	231
乳様突起炎	198
尿アルカリ化	11
尿試験紙法	178
尿沈渣法	178
尿路感染症	8, 178
再発防止	181

ね

ネコひっかき病	159, 160
熱傷	133, 140, 141, 144, 145
熱性けいれん	8, 96
解熱薬	99
抗ヒスタミン薬	30
てんかん発症関連因子	100
ネフローゼ症候群	4
粘液性眼脂	190
粘液膿性眼脂	190
粘膿性後鼻漏	207

の

膿性眼脂	190
膿点	190, 191

濃度依存性抗菌薬	242
能動汗腺	149
膿尿	178
飲ませ方の工夫	278
乗り物酔い	113
ノロウイルス	120
ノンアドヒアランス	284-286

は

肺炎球菌ワクチン	244
急性中耳炎	200
肺炎マイコプラズマ	303
バイオフィードバック療法	115
バイタルサイン	271
ハイドロコロイド	142, 145
排尿筋括約筋協調不全	180
排尿時膀胱尿道造影検査	181
排便協調運動障害（OD）	115
排便記録	115
麦粒腫	189, 191, 193
破傷風予防	160, 161
ハチミツ	49
白血球障害を惹起する薬剤	10
発熱	26
発熱性好中球減少症	310
パラソムニア	230
パラフェニレンジアミン	154
パリビズマブ	218, 219
バレット食道	228
ハント症候群	167
汎発性帯状疱疹	167
反復感染	89
反復性アフタ性口内炎	174
反復性中耳炎	201
反復性扁桃炎	263

ひ

皮下免疫療法	213
ひきこもり	112
鼻汁	29, 211
微小面皰	150, 152
ビタミンAの催奇形性	41
ビタミンD	39, 40
ビタミンD欠乏症	39, 147
ビタミンK	38
ビタミンK欠乏性出血症	38
ヒトパピローマウイルス（HPV）感染	170
ヒトメタニューモウイルス（hMV）	
気管支炎	70
鼻副鼻腔炎（⇨急性鼻副鼻腔炎）	206

皮膚のバリア障害	158
鼻閉	29, 211, 234
びまん性汎細気管支炎	304
百日咳	28
日やけ	147
病原微生物	241
日和見感染	177
微粒子凝集法	68
貧血	8
頻尿	180

ふ

不安症	237
フィラグリン	156
フィルムコート錠	295
フェノトリン抵抗性アタマジラミ	169
複雑型熱性けいれん	96
副作用	9, 47, 294
腹痛	31
副鼻腔炎（⇨急性鼻副鼻腔炎）	206
服薬アドヒアランス	284
服薬拒否	278, 279
服薬用スプーン	278
服薬用ゼリー	280
服薬用法指示	282
プソイドエフェドリン中毒	58
物質特許	24
不定愁訴	236
ブドウ球菌性熱傷様皮膚症候群	
（SSSS）	133
不眠症	230
プラスモイスト®	142-144
プラセボ効果	52
プレパレーション	281
プロアクティブ療法	129
フローボリューム曲線	82
プロスタグランジン（PG）	11, 27
ブロッキング	286
プロトンポンプ阻害薬（PPI）	227, 228
プロバイオティクス	116, 124
粉砕	246
分子量	258, 259
分布容積（Vd）	3, 259
分量	18

へ

併用禁忌・注意	47
ペット外傷	159
ベドナーアフタ	174
ペニシリンアレルギー	87
ペニシリン結合蛋白（PBP）	300, 308

ペニシリンショック	309, 310, 313
ペニシリン耐性肺炎球菌（PRSP）	200, 311
ヘノッホ・シェーンライン紫斑病	32
ヘルパンギーナ	173
ヘルペス性菌肉口内炎	173-175
ヘルペス様潰瘍	173, 174
便塊除去	114, 116
片頭痛	30, 102
扁桃炎	86
扁桃周囲膿瘍	77, 86
便秘	31, 114
便秘型過敏性腸症候群	119

ほ

蜂窩織炎	160
包茎	178, 182
膀胱炎	178
膀胱尿管逆流症	179
方剤	264
訪問看護師	251, 255
訪問診療	252
訪問薬剤管理指導	252
保険薬局	284
保湿剤	156, 157
補体結合法	68
母乳	257
ビタミンD欠乏	40
ビタミンK欠乏	38
ポリウレタンフィルム	141
ポリウレタンフォーム	142

ま

マイコプラズマ肺炎	28, 65
治療指針	68
マイコプラズマ肺外病変	66
マクロライド耐性菌	69, 89, 244
マクロライド療法	203, 204
マッサージ	163
マラセチア毛包炎	152
慢性機能性便秘症	114
慢性疼痛	224
慢性鼻副鼻腔炎	206

み

味覚障害を惹起する薬剤	10
みずいぼ（⇨伝染性軟属腫）	
ミルクアレルギー	272
エンテロノンR®	125
ラックビーR®	125

む

ムコール	306
虫刺され（⇨虫刺症）	
無症候性中耳貯留液	202
無症候性保菌者	93

め

面皰	150, 152

も

モイスチャライザー	156, 157
毛細血管再充満時間（CRT）	33, 122, 214
モデリング	281

や

薬学的管理指導	252
薬剤抵抗性シラミ	169
薬剤の乳汁中移行	259
薬剤服用歴管理指導料	42
薬剤乱用頭痛	104
薬物動態（PK）	3, 5, 47, 241
薬力学（PD）	3, 5, 241
薬価基準収載品目削除願	14

ゆ

有効成分	22, 47
有酸素運動	112
疣贅	170
輸液	215, 272

よ

溶血性尿毒症症候群（HUS）	121
溶血性連鎖球菌	86, 182
鑑別を要する咽頭・扁桃炎	92
葉酸	41
葉酸合成阻害薬	302, 306
幼虫包蔵卵	187
腰痛	224
用途特許	24
用法	47
用量	18, 47
溶連菌感染後性糸球体腎炎（PSAGN）	86
溶連菌性咽頭炎	33
与薬	284

ら

ライ症候群	27, 53
ライスマイスター®	169
裸錠	295

り

リアクティブ療法	129
リウマチ熱	87, 88
C群・G群連鎖球菌	94
リストカット	112
淋菌	94, 183, 185
リング鑷子	172
臨床成績	47
リンパ節腫脹	159, 160
倫理委員会	249

れ

レスピラトリーキノロン	302
裂傷	144
レミエール症候群	94

ろ

ローション	128
ロタウイルス	120
濾胞	190

数字　ギリシャ

5類感染症	86, 87
10 days mark	29, 71
13トリソミー	254
18トリソミー	254
25水酸化ビタミンD測定	40
β-ラクタマーゼ非産生アンピシリン耐性（BLNAR）	243
β-ラクタム環	300

A　B　C

A群溶血性連鎖球菌（GAS）	86
劇症型——感染症	86, 90
抗菌薬療法	87
迅速抗原検査	92
ADHD	106
ADHD Rating Scale-Ⅳ	107, 108
antimicrobial stewardship program（ASP）	240
Arcanobacterium haemolyticum	94
AUC_t	23
Bartonella henselae	159
BRAT食の評価	125
C群連鎖球菌咽頭・扁桃炎	93
Candida albicans	177
capillary refill time（CRT）	33, 122, 214
*Capnocytophaga*属	159
C_{max}（maximal concentration）	5, 23, 242
*Corynebacterium*属	94
CYP阻害の血中濃度上昇	7

D　E　F

D-アラニル-D-アラニン	300
disimpaction	114, 116
Dmin（dose minimum）	84
DNA合成阻害薬	302
DNAジャイレース阻害	302
DSM-5	106
EBウイルス感染症	93
empiric therapy	9
Enterococcus faecalis（腸球菌）	179
Escherichia coli	179
FDA勧告	
市販感冒薬（OTC）	70
抗ヒスタミン薬	294
ヘルペス性歯肉口内炎への市販抗ウイルス薬	175
FTU（finger tip unit）	128, 158
functional fecal retention（FFR）	114
Fusobacterium necrophorum	93

G　H　I　L

G群連鎖球菌咽頭・扁桃炎	93
GCP（Good Clinical Practice）	15
GERD（gastroesophageal reflux disease）	227
gray症候群	304
hemolytic uremic syndrome（HUS）	121
ICチップつき保険証	45
LactMed	260
LAMP法	65, 68
lazy bladder syndrome	181
long tail drug	266, 267

M　O

M型凍瘡	163
MIC（minimum inhibitory	

concentration)	5, 241
M/P（母乳/血漿比）	259
MRSA 感染	134
O 脚	147
O157	121
obstructed defecation（OD）	114
OD（oral disintegrant）錠	272, 283, 290
OD（起立性調節障害）バンド	112
oral rehydration solution（ORS）	34, 123, 215, 254
oral rehydration therapy（ORT）	34, 123, 214
orthostatic dysregulation（OD）	110
OTC（over the counter）	48, 59

P

PA（protection grade of UV-A）	148
Pasteurella 属	160
PCA（patient controlled analgesia）	255
penicillin binding protein（PBP）	300, 308
％ time above MIC（％TAM）	242
PFAPA（periodic fever, aphthous stomatitis, pharyngitis, and adenitis）	173, 174, 263
pharmacodynamics（PD）	3, 5, 241
pharmacokinetics（PK）	3, 5, 47, 241
pKa	259
PK/PD	3, 5, 241, 246
PMDA メディナビ	46
post antibiotic effect（PAE）	6, 241, 300
post-herpetic neuralgia（PHN）	168
poststreptococcal acute glomerulonephritis（PSAGN）	86
PPA（phenylpropanolamine）	15
PPI（proton pump inhibitor）テスト	227
Pseudomonas	179

R S T

red neck 症候群	308
RID（relative infant dose）	259
RNA 合成阻害薬	302
RS ウイルス（RSV）細気管支炎	70
重症度評価クリニカルスコア	73
予防	217
slow transit constipation（STC）	114
SMART	287
SPF（sun protection factor）値	148
SSSS（staphylococcal scalded skin syndrome）	133
Stevens-Johnson 症候群	133, 188, 306
Streptococcus dysgalactiae subsp. equisimilis（SDSE）	93
streptolysin O	93
systems biology	266
T 型凍瘡	163
$T_{1/2}$（半減期）	5
tachyphylaxis	112
target behavior	106
therapeutic drug monitoring（TDM）	242, 303, 305, 308
TOXNET（Toxicology data network）	260
TSLS（toxic shock-like syndrome）	86, 87

中山書店の出版物に関する情報は,小社サポートページをご覧ください.
https://www.nakayamashoten.jp/support.html

総合小児医療カンパニア
小児科外来 薬の処方プラクティス

2017年1月5日　初版第1刷発行ⓒ　　　〔検印省略〕

総編集 ──	田原卓浩（たはらたかひろ）
専門編集 ──	宮田章子（みやたあきこ）
発行者 ──	平田　直
発行所 ──	株式会社 中山書店
	〒112-0006　東京都文京区小日向4-2-6
	TEL 03-3813-1100（代表）　振替 00130-5-196565
	https://www.nakayamashoten.jp/
装丁・本文デザイン ──	ビーコム
カバー装画 ──	冨長敦也
印刷・製本 ──	中央印刷株式会社

Published by Nakayama Shoten Co., Ltd.　　　Printed in Japan
ISBN　978-4-521-73689-1
落丁・乱丁の場合はお取り替え致します

本書の複製権・上映権・譲渡権・公衆送信権（送信可能化権を含む）
は株式会社中山書店が保有します.

[JCOPY]〈（社）出版者著作権管理機構 委託出版物〉
本書の無断複写は著作権法上での例外を除き禁じられています.
複写される場合は，そのつど事前に，（社）出版者著作権管理機構
（電話 03-3513-6969, FAX 03-3513-6979, e-mail: info@jcopy.or.jp）の許諾
を得てください.

本書をスキャン・デジタルデータ化するなどの複製を無許諾で行う行為は，著作
権法上での限られた例外（「私的使用のための複製」など）を除き著作権法違反
となります．なお，大学・病院・企業などにおいて，内部的に業務上使用する目
的で上記の行為を行うことは，私的使用には該当せず違法です．また私的使用の
ためであっても，代行業者等の第三者に依頼して使用する本人以外の者が上記の
行為を行うことは違法です．